刘景源

温病论丛

精研温病
学术有专长 术业有专攻

WEN
BING
LUN
CONG

王庆侠等 主编

中医古籍出版社
Publishing House of Ancient Chinese Medical Books

U0314445

图书在版编目（CIP）数据

刘景源温病论丛 / 王庆侠等主编 . — 北京：中医古籍出版社，2023.6

ISBN 978-7-5152-2603-3

Ⅰ . ①刘⋯ Ⅱ . ①王⋯ Ⅲ . ①温病—文集
Ⅳ . ① R254.2-53

中国版本图书馆 CIP 数据核字（2023）第 021033 号

刘景源温病论丛

主编　王庆侠　刘　宁　郑丰杰　朱官印

策划编辑　王　梅
责任编辑　王　梅　赵月华
封面设计　王　磊
出版发行　中医古籍出版社
社　　址　北京市东城区东直门内南小街 16 号（100700）
电　　话　010-64089446（总编室）010-64002949（发行部）
网　　址　www.zhongyiguji.com.cn
印　　刷　北京广达印刷有限公司
开　　本　787mm×1092mm　1/16
印　　张　23.5　彩插：0.75
字　　数　433 千字
版　　次　2023 年 6 月第 1 版　2023 年 6 月第 1 次印刷
书　　号　ISBN 978-7-5152-2603-3
定　　价　98.00 元

前　言

　　刘景源教授是北京中医药大学教授、主任医师、研究员，著名温病学家。他从教、从医 50 余年，笔耕不辍，勤奋临床，深受学生和患者的好评。在 50 余年的教学、临床工作中，刘教授出版学术著作 9 部，发表学术论文 70 余篇，受到广大读者赞誉。由国家中医药管理局主持录制的"中医药经典课程示范教学项目——刘景源教授《温病学》72 讲教学光盘"自 2003 年发行以来，被高等中医药院校教师、本科生、研究生、各级中医师及社会上的中医爱好者反复收听，广为传播，至今仍在网上反复转发、点赞，在中医界产生了广泛而巨大的影响。其所著《刘景源温病学讲稿》一书 2008 年由人民卫生出版社出版，《温病条辨通俗讲话》一书 2008 年由中国中医药出版社出版，这两部著作在国内外广泛发行，被高等中医药院校师生视为温病学教学的重要参考书，已由出版社多次再版。几十年来，刘教授撰写的大量学术论文，对中医温病学的传播与发展做出了贡献。

　　为了便于广大读者了解、学习刘景源教授的学术思想及临床经验，特编写本书。本书分为"上篇　概述""中篇　温病学理论研究""下篇　刘景源教授临床经验研究"三大部分，每部分又分为若干章节，分别收集了刘景源教授历年来发表的部分学术论文与弟子们跟师刘景源教授而总结撰写的刘景源教授的学术观点及临床实践经验。其中，有刘教授的师承渊源、对温病学的论述及各科临床的独到经验，内容翔实而丰富，读来亲切生动，给人以启迪。因为书中文稿出自不同人之手笔，有的同一内容由不同弟子整理，难免有重复之处，但其总结、分析又各有千秋，异彩纷呈，编排过程中反复切磋，不忍删除，故保留以待读者评析，同时也意图为师承弟子们开启思路——不同的弟子在跟师过程中，如何从不同角度去总结导师经验。本书内容涉猎较广，适合高等中医药院校青年教师、本科生、研究生及各级临床医师阅读参考。

因涉及内容较广，时间跨度较大，稿件来自多处，故编排有一定难度，姑且作为一项尝试以就正于广大读者。如蒙惠赐反馈、指教，则编者幸甚并不胜感激。

编　者

2022 年 12 月 20 日

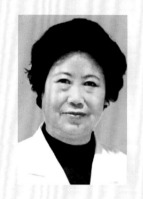

王庆侠，女，中国民主建国会会员，北京中医药大学教授、主任医师，著名内科、妇科专家，从医50余年。现任中国中医药信息学会中医医疗信息互联网咨询分会名誉会长、中国中医药信息学会温病分会执行副会长、世界中医药学会联合会温病专业委员会常务副秘书长。

先后在中国协和医科大学北京协和医院、北京中医药大学从事中医及中西医结合临床、教学、科研工作。曾讲授过中医基础理论、中医诊断学、中医内科学、中医妇科学等课程，教学效果优良。在多年临床工作中，擅长用中医、中西医结合方法诊治内科、妇科疾病，用中药及手法治疗儿科疾病，中药内服、外敷治疗皮肤科疾病，临床经验丰富，疗效显著。

历年来，参加科研课题多项，其中国家级1项、省部级3项、中国医学科学院级4项。国家级科研课题"合1、合2、合3（联苯双脂）治疗肝病临床观察"荣获1986年第35届布鲁塞尔尤里卡世界博览会金奖、国家级发明奖、卫生部重大成果奖，河北省科委科研课题"救坤丹治疗子宫发育不良"的临床研究获河北省科技进步二等奖。

编写《2008中医执业（助理）医师备考冲刺宝典》（任主编）、最新"实用中医中药百科疾病诊疗"丛书第一册《肝胆病》（任副主编）、《新编实习医生手册·妇科疾病》（任编委）、"中医刊授丛书"《温病学·中篇》，著作有《杏林集腋》等。历年来发表学术论文《"去菀陈莝"法钩玄》《阴虚发热与阳虚发热辨》等70余篇，《五味消毒饮治疗妇科疾患举隅》获《辽宁中医杂志》（中国自然科学核心期刊、首届全国中医药优秀期刊）优秀论文一等奖。

曾应邀去新加坡、法国等地讲学及临床医疗，事迹被多部名人录刊载。

王庆侠教授简介

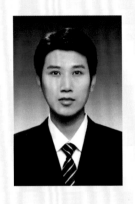

刘宁简介

刘宁，男，中共党员，民盟盟员，北京市通州区政协委员、北京市政协委员。北京中医药大学东直门医院针灸二区主任、疑难病诊疗中心主任。主任医师，中医内科学博士、针灸推拿学硕士。国家级名老中医、首都国医名师、著名温病学家刘景源教授学术继承人、国家中医药管理局国家级名中医刘景源传承工作室主任。岐黄中医药传承发展奖优秀继承人、全国名老中医药专家传承团队领军人才、2020年援鄂国家中医医疗队队员、2021年第五批全国中医临床优秀人才。

现任世界中医药学会联合会温病专业委员会副会长、中国中医药信息学会中医药人才信息分会副会长、中国中医药信息学会中医医疗信息互联网咨询分会副会长兼秘书长、中国中医药信息学会温病分会副秘书长。曾任中国医药新闻信息协会中医药临床分会常委兼副秘书长、北京中西医结合学会养生专业委员会青年委员、世界中医药学会联合会经方专业委员会理事。

从事中医内科、针灸临床及教学、科研工作十余年。临床诊疗坚持针药结合，整体治疗，形气神同调，对经方临床应用治疗复杂性疾病有独到经验，并配合火针、针刀、埋线、手法等多种治疗方法，合而治之。针之不及，药之所宜，相合以治，疗效显著。从业14年来门诊量高达15万余人次，日均门诊量近百人。擅长治疗筋伤、软伤、骨关节病、颈肩腰腿疼等疼痛类疾病、心脑血管疾病、消化系统疾病、皮肤病、妇科病、肿瘤、免疫性疾病、外感热病、内科疑难杂病及多系统复杂性疾病。发起成立刘景源工作室疑难病诊疗联盟，致力于中西医理论的融合创新和临床多手段治疗复杂性疾病的临床工作，发起成立东直门医院刘景源工作室疑难病诊疗中心和多手段治疗中心。

历年来组织开展多项医疗扶贫项目，2018 年组织工作室专家团队赴陕西省延安市洛川县开展实用技术服务基层公益学术讲座、义诊活动；2019 年 4 月至今多次组织工作室专家团队与黄廷方慈善基金会合作开展贵州省铜仁市印江土家族苗族自治县健康扶贫义诊活动，至今已开展六期；2020 年 8 月组织工作室专家团队赴河北省青龙满族自治县开展义诊、带教活动，获得当地医师、患者广泛好评。

　　历年来出版学术著作 9 部，其中 2 部为专著、3 部为副主编、4 部为编委。发表学术论文 90 余篇，第一作者 27 篇，其中核心期刊 22 篇。主持和参与国家级、省部级科研课题 4 项。曾多次参与录制北京卫视"养生堂"、中央电视台"健康之路"等健康科普节目。曾多次应邀到国外与国内各地讲学及从事诊疗活动。

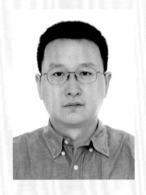

郑
丰
杰
简
介

　　郑丰杰，男，中共党员，北京中医药大学教授、主任医师、博士生导师，第五批全国名老中医药专家学术经验继承人（师承刘景源教授）、第五批全国优秀中医临床人才。从事《伤寒杂病论》理论与文献研究，经方配伍规律研究，经方治疗常见病、疑难病及其效应机制研究，兼任中华中医药学会仲景学说分会副主任委员兼秘书长、世界中医药学会联合会经方专业委员会副会长等。

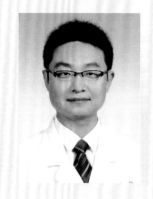

朱官印，男，北京中医药大学东直门医院针灸科主治医师。硕士研究生，毕业于陕西中医药大学针灸推拿系。师从陕西省名中医刘智斌教授，国家级名老中医、首都国医名师、著名温病学家刘景源教授，国家级名老中医、针灸学专家王麟鹏教授。现任中国中医药信息学会温病分会副秘书长，中华中医药学会眩晕防治协同创新共同体委员，中国中医药研究促进会儿科医师合作共同体委员。

临床上以针灸治疗为主体，针灸、中药、火针、针刀、埋线等多种内外治法相结合，中西医并举，擅长治疗眩晕类疾病、脾胃类疾病、疼痛类疾病、皮肤类疾病等。

朱官印简介

目录

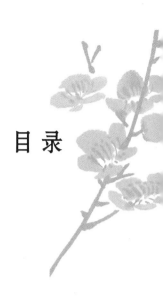

刘景源

温病论丛

下篇 **刘景源教授临床经验研究**

上篇 概述

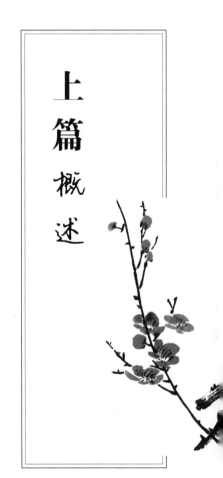

第一章　刘景源教授简介与著述

刘景源，男，1943 年 11 月 20 日生，汉族，河北省丰润县（现唐山市丰润区）人，祖籍浙江省义乌市。现任北京中医药大学教授、主任医师、研究员、博士生导师，第五、第六、第七批全国老中医药专家学术经验继承工作指导老师，首都国医名师，著名温病学家。

刘景源教授 1963 年考入北京中医学院（现北京中医药大学）中医系，在大学期间，聆听周信有、刘渡舟、印会河、王锦之等名师授课，学习他们的学术思想和临证经验，奠定了坚实的中医学基础。1969 年毕业后留校参加工作，曾任教于中医基础理论教研室、古典医著教研室和温病教研室，先后讲授中医基础理论、中医诊断学、方剂学、温病学和中医内科学等课程。1972 年借调至中国中医研究院（现中国中医科学院）西苑医院工作，担任西医学习中医班的辅导老师，辅助岳美中、王文鼎、赵锡武、郭士魁、王伯岳、方药中等著名中医专家完成教学任务，并聆听名师教诲，使学业得到很大提高。1973—1975 年，在唐山地区医院和唐山市人民医院进修学习西医内科，并带教北京中医学院学生实习，在实践中打下了坚实的临床功底。

刘景源教授从事中医教学、临床、科研工作已 54 年。他读书刻苦，经常手不释卷，博览群书，学识广博。在教学中旁征博引，深入浅出，能将深奥的理论用通俗的语言阐述得清晰易懂，因而深受学生欢迎。在临床中，他善于抓主症，辨病机。主症，即主要症状之简称，又称为必有症，是对证候做出判定的最主要依据。其他症状则称为兼症，也称为或有症。临证善于应用经方，亦精于时方，且有自己独到的处方用药思路与方法，不仅临床疗效良好，而且具有良好的医德医风，因而获得患者广泛好评。

刘景源教授是国内著名温病学家，著有《刘景源温病学讲稿》《温病条辨通俗讲话》《温病经典品读》等专著 10 部，发表学术论文 70 余篇，其中《刘景源温病学讲稿》已再版 16 次，成为高等中医药院校温病青年教师的指导用书，在全国温病学课程青年教师培养中发挥了重要作用。刘景源教授曾于 2003 年担任国家中医药管理局中医药经典课程示范教学项目《温病学》主讲教授，教学光盘在国内外广泛发行二十年，受到广泛好评。因此，2014 年又被国家中医药管理局人事教育司遴选为中医经典课程培训项目《温病学》主讲教授，主讲《叶香岩外感温热篇》与《温病条辨》等温病学经典著作。

此外，刘景源教授还积极参加并主持科学研究，1988 年至 1991 年主持完成了卫生部科研课题"中医师资格考试的可行性与实施方案的研究"；1989 年至 1991 年主持完成了国家中医药管理局科研课题"中医师资格考试大纲的制定与考试方法研究"。这两项课题的研究为国际中医专业人员水平考试和国家医师资格考试提供了理论依据并为其实施打下了基础。2003 年主持完成了国家中医药管理局抗击 SARS 特别专项科研课题"中医学防治疫病的文献及献方献药整理研究"，总结了历代疫病防治文献，为研究中医疫病学理论与临床治疗提供了翔实的文献资料。

2009 年承担了王永炎院士主持的"2009 年中医药行业科研支持课题"的子课题——"基于传染病中医临床应急模式的人才支撑研究项目"，作为课题负责人，主持对全国省级传染病医院中医临床人才的培训，收到了良好的效果，并主编出版专著 3 部。刘景源教授以其对中医学、温病学的高深造诣，被聘为国家中医药管理局"全国突发公共事件中医药应急专家委员会"委员，国家中医药管理局中医师资格认证中心顾问、首席专家，国家中医药管理局全国优秀中医临床人才研修项目指导专家，世界中医药学会联合会温病专业委员会会长、中国中医药信息学会温病分会会长等。

附1

刘景源教授发表的主要学术论文目录

[1] 刘景源."分消走泄"法在湿热病治疗中的应用（一）[J]. 中国中医药现代远程教育，2006，4（8）：32-35.

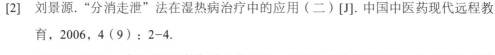

[2] 刘景源."分消走泄"法在湿热病治疗中的应用（二）[J]. 中国中医药现代远程教育，2006，4（9）：2-4.

[3] 刘景源. 叶天士《外感温热篇》前十条阐释：温病的发生发展规律与伤寒辨治的异同[J]. 中国中医药现代远程教育，2004，2（11）：12-14.

[4] 刘景源. 叶天士《外感温热篇》前十条阐释：伤寒与温热病、湿热病传变规律的区别[J]. 中国中医药现代远程教育，2004，2（12）：13-14.

[5] 刘景源. 叶天士《外感温热篇》前十条阐释：温热夹风与夹湿逆传营分的病机与证治[J]. 中国中医药现代远程教育，2005，3（1）：11-13.

[6] 刘景源. 叶天士《外感温热篇》前十条阐释：温热病与湿热病气分证的治法[J]. 中国中医药现代远程教育，2005，3（2）：16-19.

[7] 刘景源. 叶天士《外感温热篇》前十条阐释：温热病卫气营血证候的传变规律与治疗大法[J]. 中国中医药现代远程教育，2005，3（3）：17-22.

[8] 刘景源. 叶天士《外感温热篇》前十条阐释：湿热病与体质的关系及温热病与湿热病的治疗原则[J]. 中国中医药现代远程教育，2005，3（4）：15-18.

[9] 刘景源.《温病条辨》一书中几个问题的探究[J]. 中国中医药现代远程教育，2005，3（3）：12-14.

[10] 赵岩松，宋乃光，刘景源. 外感热病的瘥后调治[J]. 北京中医药大学学报，2005，28（2）：90-92.

[11] 刘景源.《温病条辨》评介：吴鞠通学术思想探讨[J]. 中国中医药现代远程教育，2005，3（5）：55-62.

[12] 刘景源.《温病条辨》评介：吴鞠通学术思想探讨（一）[J]. 中国中医药现代远程教育，2005，3（7）：22-24.

[13] 刘景源.《温病条辨》评介：吴鞠通学术思想探讨（二）[J]. 中国中医药现代远程教育，2005，3（8）：22-25.

[14] 刘景源. 明清时期中医疫病学与温病学的形成与发展（上）[J]. 中国中医药现代远程教育，2004，2（1）：21-24.

[15] 刘景源. 明清时期中医疫病学与温病学的形成与发展（下）[J]. 中国中医药现代远程教育，2004，2（2）：27-30.

[16] 刘景源. 温病学的形成与发展及文献版本源流（一）[J]. 中医教育，2002，21（6）：45-47.

[17] 刘景源. 温病学的形成与发展及文献版本源流（二）[J]. 中医教育，2003，22（1）：60-63.

[18] 刘景源. 温病学的形成与发展及文献版本源流（三）[J]. 中医教育，2003，22（2）：47-51.

[19] 刘景源. 温病学的形成与发展及文献版本源流（四）[J]. 中医教育，2003，22（3）：66-67.

[20] 刘景源. 中医疫病学与温病学的历史沿革：先秦至隋唐时期[J]. 中国中医药现代远程教育，2003，1（7）：32-35.

[21] 刘景源. 中医疫病学与温病学的历史沿革：宋金元时期[J]. 中国中医药现代远程教育，2003，1（8）：27-28.

[22] 刘景源，王庆侠. 温病辨治汇讲：第1讲 温病泛论：温病的概念、特点与病因[J]. 中国农村医学，1998，26（9）：13-15.

[23] 刘景源，王庆侠. 温病辨治汇讲：第2讲 温病泛论：温病的发病、病机与分类[J]. 中国农村医学，1998，26（10）：4-7.

[24] 刘景源，王庆侠. 温病辨治汇讲：第3讲 温病泛论：温病与伤寒[J]. 中国农村医学，1998，26（11）：4-7.

[25] 刘景源，王庆侠. 温病辨治汇讲：第4讲 温热病辨治撷要：温热病的辨证纲领、治疗原则与禁忌[J]. 中国农村医学，1998，26（12）：3-5.

[26] 刘景源，王庆侠. 温病辨治汇讲：第5讲 温热病辨治：卫分证候[J]. 中国农村医学，1999，27（1）：23-25.

[27] 刘景源，王庆侠. 温病辨治汇讲：第6讲 温热病辨治：气分证候[J]. 中国农村医学，1999，27（2）：2-5.

[28] 刘景源，王庆侠. 温病辨治汇讲：第7讲 温热病辨治：营分证候[J]. 中国农村医学，1999，27（3）：8-11.

[29] 刘景源，王庆侠. 温病辨治汇讲：第8讲 温热病辨治：血分证候（1）[J]. 中国农村医学，1999，27（4）：10-12. [J]. 中国农村医学，1999，27（5）：8-11.

[30] 刘景源，王庆侠. 温病辨治汇讲：第9讲 温热病辨治：血分证候（2）[J]. 中国农村医学，1999，27（5）：8-11.

[31] 刘景源，王庆侠. 温病辨治汇讲：第10讲 温热病传变规律概览[J]. 中国农村医学，1999，27（6）：9-11.

[32] 刘景源，王庆侠. 温病辨治汇讲：第11讲　湿热病辨治撷要：湿热病的辨证纲领、治疗原则与禁忌[J]. 中国农村医学，1999，27（7）：2-5.

[33] 刘景源，王庆侠. 温病辨治汇讲：第12讲　湿热病辨治：上焦湿热证候[J]. 中国农村医学，1999，27（8）：7-9.

[34] 刘景源，王庆侠. 温病辨治汇讲：第13讲　湿热病辨治：中焦湿热证候（1）[J]. 中国农村医学，1999，27（9）：13-15.

[35] 刘景源，王庆侠. 温病辨治汇讲：第14讲　湿热病辨治：中焦湿热证候（2）[J]. 中国农村医学，1999，27（10）：12-14.

[36] 刘景源，王庆侠. 温病辨治汇讲：第15讲　湿热病辨治：下焦湿热证候[J]. 中国农村医学，1999，27（11）：9-11.

[37] 赵绍琴，刘景源. 谈火郁证的治疗及体会[J]. 中医杂志，1980（10）：24-26.

[38] 赵绍琴，刘景源. 泄泻日久未必用补法[J]. 新医药学杂志，1979（1）：8-9.

附2

刘景源教授主要著作目录

[1] 刘景源. 中医药学概论[M]. 北京：光明日报出版社，1986.

[2] 宋乃光，刘景源. 中医疫病学[M]. 北京：人民卫生出版社，2004.

[3] 刘景源. 中医药专业考试命审题规则[M]. 北京：中国中医药出版社，2005.

[4] 刘景源. 刘景源温病学讲稿[M]. 北京：人民卫生出版社，2008.

[5] 刘景源. 温病条辨通俗讲话[M]. 北京：中国中医药出版社，2008.

[6] 刘景源，周丽雅. 温病经典品读[M]. 北京：人民军医出版社，2012.

[7] 王永炎，刘景源，刘保延. 温热病证治策论[M]. 北京：中国中医药出版社，2013.

[8] 王永炎，刘景源，王思成. 传染病临证验案录[M]. 北京：中国中医药出版社，2014.

[9] 王永炎，刘景源，王燕平. 中医药防治传染病临床人才培训讲义[M]. 北京：中国中医药出版社，2015.

[10] 刘宁，刘景源. 中医千年抗疫史及新冠肺炎研究与思考[M]. 北京：中国中医药出版社，2020.

第二章　刘景源教授学术渊源概述

一、熟读经典，用于临床

刘景源教授在大学期间师从多位中医名家，曾深入学习经典著作并得到名师的指教，可以说是学有渊源。正是这些经典著作的学习，为其打下了扎实的基本功，奠定了深厚的理论基础，夯实了嗣后数十年的教学和临床功底。

（一）深入研究《黄帝内经》的"天人合一"观、"精气学说"与"藏象学说"

刘景源教授认为，《黄帝内经》中的"天人合一"观、"精气学说"与"藏象学说"，充满了辩证法，是非常先进的科学理念，直至今天仍然闪耀着哲学的光芒，有效地指导着中医学的发展。

1.《黄帝内经》的"天人合一"观是科学的先进理念

《素问·宝命全形论》[1]云："人生于地，悬命于天，天地合气，命之曰人。"《灵枢·岁露》[2]云："人与天地相参也，与日月相应也。"刘景源教授认为，在《黄帝内经》中，始终贯穿着"天人合一"的观念，这种闪耀着哲学光芒的先进理念，不仅在古代，即使在现代或更远的将来，都是非常先进的。人生于天地之间，赖自然界以生存，人的生命活动与自然界息息相关。"水能载舟，亦能覆舟"，如果人类顺应自然规律而繁衍生息，在古代则称为"法天则地"。如果人类不能顺应自然规律而"逆天行事"，那么破坏自然的结果必然会使人类受到惩罚。可以说，人类的生存状态取决于自然状态，人类疾病的发生也与自然界密切相关。这种"天人合一""天人相应"的观念，不是孤立地看待人与疾病，而是把人放在自然界里去观察，以其指导养生保健与疾病的诊断治疗都是非常系统的、全面的、动态的，所以是非常先进的。这种思想观念宏观地构成了中医学理论的核心框架，永远都不会过时。这也是中医学能够长盛不衰、永葆青春的原因之一。

2.《黄帝内经》中的"精气学说"是辩证唯物主义哲学思想的体现

刘景源教授认为，中医学是建立在唯物论基础上的医学科学体系。中医学认为，精和气是构成人体与人体生命活动所必需的基本物质。在《黄帝内经》中，涉及精与气的内容非常之多[3]。从文字本身的含义来看，《说文解字》[4]曰："精，择米也，从米，青声。""氣，馈客刍米也，从米，气声。"可见，从文字学的角度来看，精和气都是谷物，是人体所必需的营养物质。在中医学里，关于精的概念，《素问·金匮真言论》[1]曰："夫精者，身之本也。"《灵枢·决气》[2]曰："两神相搏，合而成形，常先身生，是谓精。"关于气的概念，《素问·至真要大论》[1]曰："本乎天者，天之气也；本乎地者，地之气也。天地合气，六节分而万物化生矣。"《素问·宝命全形论》[1]曰："人生于地，悬命于天，天地合气，命之曰人。"由这些经文里可以看出，人是禀受天地精气而生的，也就是说，精气是构成人体与人体生命活动所必需的基本物质。中医学就以精气学说来解释人体的生理、病理和疾病的诊断与治疗。

刘景源教授认为，中医学中的精与气实际上是同一种物质的不同形态。处于弥漫状态者，就称为气；处于聚集状态者，就称为精。所以，有时统称为精气，就如同水与水蒸气一样。关于精气的来源，刘老师将其归纳为三个方面，一是受之于父母，与生俱来的"先天精气"；一是通过呼吸进入人体的"自然之气"；一是后天摄入的"水谷精气"。这三者在人体合而为一，就是中医学所说的真气、元气，也就是一身之气。一身之气分布于不同的部位，产生不同的功能，就分别命以不同的名称，如五脏之气、六腑之气、经络之气。有时为了说明人体某一方面的综合功能，又命以不同的名称，如代表呼吸与循环功能的"宗气"，代表消化吸收功能的"中气"，代表生长、发育、生殖功能的"元气"，代表血液营养功能的"营气"，代表抵御外邪功能与体温调节功能的"卫气"等。人的一生，就是精与气不断运动、变化的一生。

总之，用精气学说来解释人与自然的关系以及人体的结构与功能，大，可以解释宇宙的万事万物，小，可以解释用肉眼看不到的人体精微物质。可以说，精气学说中充满了中华民族先人的超常智慧，是辩证唯物主义哲学思想在中医学中的具体体现。

3.《黄帝内经》的“藏象学说”是古代先进的系统论

刘景源教授认为，中医学中的“藏象学说”，并不是讲孤立的五脏。其含义是，脏者藏也，象者形也、征也。脏，是指藏于体内的脏器。象，是指有形可征于外的与内脏相联系的体表的组织器官，它既可以反映内脏的生理功能状态，又可以反映内脏的病理变化。体内的每一个脏器，都通过经络与体表的组织、器官相连，从而构成一个功能系统。中医学把体内之脏分为五，因此五脏就是五个功能系统，而不是孤立的脏器。如：肺与大肠，通过手太阴肺经与手阳明大肠经相互络属，构成了相表里的一对脏腑，因此称为“肺与大肠相表里”。肺通过经络与体表的皮毛（组织）及体表的鼻（器官）相联系，因此称为“肺合皮毛”“肺开窍于鼻”。体内的肺脏与大肠，通过经络与皮毛、鼻相联系，就构成了“肺系”。五脏各有系统，这五个系统互相联系，就构成了人体生命活动的完整系统。所以说，《黄帝内经》的“藏象学说”是古代先进的系统论。

在五脏系统中，每一脏都有其特定的功能，而且每一脏的功能都表现为几个方面。如：心主血脉，主神志；肺主气，朝百脉，主宣发肃降，主通调水道，主治节；脾主运化，主统血，主升清；肝主疏泄，主藏血；肾主藏精气，主水液，主骨生髓，主纳气，主生长发育与生殖。刘景源教授认为，五脏之中每一脏实际上只有一个功能，其他功能都是由这一个功能衍生出来的。心的功能是主血脉，而血液是神志活动的物质基础，所以心通过主血脉而主神志，即《灵枢·本神》[2]所说的：“心藏脉，脉舍神。”肺的功能是主气，宣发与肃降是肺气的运动形式，肺气通过向全身各部位宣发肃降而朝百脉、通调水道、主治节。脾的功能是主运化，因其运化形式是向上，即如《素问·经脉别论》[1]所说“脾气散精，上归于肺”，所以说脾主升清，又通过主升清而使清气运行于周身，从而统摄血行。肝的功能是主疏泄，通过疏泄气机而使血液内藏与外输。肾的功能是藏先后天之精气，因其藏精气，为先天之本，所以主水液之运行，主骨生髓，主纳气，主生长发育与生殖。刘景源教授关于五脏系统功能的总结，是对《黄帝内经》藏象学说的高度概括，为我们指出了深入读经典的思路与方法，

（二）精读《伤寒论》与《金匮要略》，灵活熟练地用于临床

刘景源教授认为，《伤寒论》与《金匮要略》是张仲景对汉代以前中医临床医学的全面总结。《伤寒论》虽以“伤寒”为名，却不局限于外感病，对内伤杂

病同样有重大指导作用。刘老师早年曾精读《伤寒论》与《金匮要略》，至今仍时时翻阅并能将其中不少著名经方熟练地用于临床。刘老师曾言，读仲景书不可死背，不必拘于原文，更不可拘泥于一证一方，而是要灵活理解，综合运用。如，刘老师用甘草泻心汤治疗口腔溃疡疗效极佳。用此方法治此病者当今临床并不少见，而刘老师独特之处在于生、炙甘草并用，而且各用 10～15g，理由是：生甘草泻脾胃之虚火，炙甘草补脾气之不足。而且方中重用党参，一般是 30g，理由是：舌为肌肉组织，而脾主肌肉，肌肉之溃乃因脾气之虚，重用党参与炙甘草、大枣配伍，补脾气而生肌肉，溃疡自愈，脾虚甚者每每再加生黄芪 30g。用清半夏燥困脾之湿，降胃气之逆；用黄连、黄芩清泄胃热；干姜温振脾阳。诸药合用，共奏辛开苦降、清上热而温下寒之效。用此法治口腔溃疡一般一周可愈，且绝大部分患者不再复发。

再如，刘老师治疗胸痹、心痛，常将《金匮要略·胸痹心痛短气病脉证治》内的诸方与活血化瘀方合用。刘老师说，仲景当年治疗胸痹、心痛，以温振胸阳、化痰宣痹为法，后世则以活血化瘀为法。其实二者相互结合，则更为全面。中医学所说的胸痹、心痛，相当于西医学所说的"冠状动脉粥样硬化性心脏病"。"粥"是什么？西医学认为是脂类物质，中医学则称之为"痰"与"瘀"。因为痰瘀阻滞心脉，导致胸阳痹阻，血行不畅，所以发为胸痹、心痛。治疗应当从行气通阳，化痰祛瘀入手。《金匮要略》重行气通阳与化痰，后世重活血化瘀，二者结合，效果倍增。刘老师治疗此类病证，每将《金匮要略》中的瓜蒌薤白半夏汤、枳实薤白桂枝汤、茯苓杏仁甘草汤、橘枳姜汤合用而加后世活血化瘀的丹参饮、川芎、红花等味。若见气阴虚之表现者，再合生脉散，临床效果极佳。有不少因不愿放置支架而来就诊者，可免受支架之苦。

刘老师经常说，运用经方，应当善于拆分组合。根据病情需要，可将几个方剂拆分，取其各自的主要成分，组成新方，或将经方中几个小方组合运用。如参附汤，就是取补气固脱的生脉散之君药人参，与回阳救逆的四逆汤之君药附子，组成了新的补气固脱、回阳救逆的方剂。古人这种对成方拆分组合运用的方法，给我们提供了"读经典，做临床"的典范，值得认真学习。刘老师这种灵活运用经方的治学思路与方法，值得我们很好地继承。

（三）精研温病，学术有专长，术业有专攻

温病学在中医学领域里是形成较晚，但对临床治疗急性热病具有重大指导意义的学科。它既有系统的理论，又有临床实践基础，尤其近年来新发、突发传染病的流行，更显示了中医温病学的重要作用。刘景源教授大学毕业后，分配到中医基础理论教研室，后改为古典医著教研室任教，因为当时温病教研室尚未独立，所以在此期间承担的教学任务以温病学内容为主，温病教研室成立后即分配到温病教研室，专门从事温病学教学与临床带教。以后工作虽有调动，但始终未放弃温病学的教学，并曾多次应邀到全国各地与国外讲学。刘老师在温病教学中旁征博引，深入浅出，理论联系实际，经常在教学中加入亲身治验案例，深受学生欢迎。刘景源教授精研温病50余年，对叶天士、俞根初、吴鞠通、王孟英等温病学大家的著述都有精到的见解。刘老师遵吴鞠通《温病条辨》的辨证体系，继承其师印会河教授的学术思想，主张以卫气营血辨证辨治温热病，以三焦辨证辨治湿热病并在临床应用中进行推广。刘老师对辛凉清解法治疗温热病、分消走泄法治疗湿热病有独特见解，曾多次在全国各地做学术讲座进行推广，其温病学著作与教学光盘在国内外广泛发行，深受业内教学与临床工作者的好评。

（四）广泛涉猎，从善如流

刘景源教授除熟读四大经典之外，对后世各家著作亦多有涉猎，所以能博采众长，获得良好的临床疗效。刘老师临证处方用药从无门户之见，更无宗某非某之说，而是从善如流，择善而从。在临床中运用名人名方往往信手拈来，灵活加减。如用三拗汤合补中益气汤治疗癃闭，疗效极佳，曾于一个月内治疗插导尿管排尿者5例，其中甚至有插导尿管年余者，都拔掉了导尿管而恢复了自主排尿。再如借鉴清代沈金鳌《杂病源流犀烛》中关于结石之形成乃因湿热煎熬之论，用自拟四金排石汤治疗胆结石与泌尿系结石，用自拟升清降浊通秘汤以大剂量生白术配伍补气行气之品治疗气虚湿阻型便秘等，均收到良好的临床疗效，深受广大患者欢迎。刘老师常讲，中医学在发展过程中，由于时代的不同，地域的不同，所针对的患者群的不同，自然而然地形成了不同流派，这些流派各有所长，都有值得学习、借鉴之处。但任何流派都不可能尽善尽美，因此在临床中不可存门户之见，而应当集思广益，择善而从，应有海纳百川的心胸，才能学业精湛，提高疗效。

11

二、师从名家，继承创新

刘景源教授在大学期间师从多位中医名家，曾深入学习经典著作并得到名师的指教，可以说是学有渊源。学习《黄帝内经》曾得到程士德、周信有老师的耳提面命，学习《伤寒论》曾从始至终聆听刘渡舟老师的教诲，学习《金匮要略》曾得到祝谌予、宋孝志、濮秉铨老师的点拨，学习《温病学》深得印会河老师之真传。正是这些经典著作的学习，为其打下了扎实的基本功，奠定了深厚的理论基础，夯实了此后数十年的教学和临床功底。至今，刘老师还经常教导我们："读经典、做临床、跟名师"，是中医成才的必由之路。没有经典理论指导的临床，是盲目的实践，不在临床中去深入体会经典著作，空背经典，则是空头理论，必须在临床中反复体会，运用经典理论，才能不断进步，登堂入室。而在读书和实践的过程中，名师的指点教诲，则是登堂入室的阶梯。刘老师曾得到周信有、刘渡舟、印会河、王绵之等老师的教诲，在继承基础上有所创新，兹举例如下。

（一）周信有教授

周信有教授（1921—2018），国医大师，20 世纪五六十年代年曾任教于北京中医学院（现北京中医药大学），主要从事《内经》教学，兼任临床带教，1963 年参与主编出版全国中医院校二版试用教材《内经》讲义，是著名《内经》研究专家、中医教育家。周老治外感病宗叶、吴温病学说；治内科杂病则经方、时方择优而从。临证思路开阔，重视整体，善于运用辩证观、整体观的方法分析问题，精于"复方多法"，如燥湿并用、升降并用、寒温并用、攻补兼施、糅合疏化、宣导、渗利、祛瘀、温散、清理、祛邪安正、扶正达邪等诸般治法，精于治疗痹症、病毒性肝炎、肺心病等老年病。

1. 提出整体系统观和辩证恒动观是《内经》学术思想的精髓和核心

周信有教授学术思想渊源于《内经》，毕生致力于《内经》研究，深谙《内经》旨意，认为尽管《内经》博大精深，但自始至终，贯穿一条主线，即统领全局的整体观、系统观和辩证观的哲学思想。中医在认识疾病和处理疾病时的独特的思维方法是从宏观的、联系的、动态的角度去观察人体生理和病理，用整体调节的方法去协调阴阳，恢复机体平衡。对藏象学说的理解则是把人体看成最复杂的自动控制系统，对各个脏腑的认识不受脏腑实体即形态学的束缚，而是以功能系统为单位，着重研究他们之间的联系，并用五行归类和生克制化的理论，阐明机体内脏与外界环境的统一性和机体整体统一性，以及机体各系统自控调节的复杂关系。从阴阳对立统一的辩证观点出发，分析生命活动的实质，认为藏象学说体现了祖国医学在生理上的系统观、整体观和方法上的辩证思维理论特点。

刘景源老师深入研究《黄帝内经》的"天人合一"观、"精气学说"与"藏象学说"，认为《黄帝内经》中的"天人合一"观、"精气学说"与"藏象学说"，充满了辩证法思想。刘老师认为，《黄帝内经》中始终贯穿着"天人合一"的观念，即人生于天地之间，赖自然界以生存，人的生命活动，与自然界息息相关。"天人相应"的观念，不是孤立地看待人与疾病，而是把人放在自然界里去观察，并以其指导养生保健与疾病的诊治。

对"精气学说"，刘老师认为，精与气实际上是同一种物质的不同形态，处于弥漫状态者，就称为气；处于聚集状态者，就称为精。并以先天精气、自然精气、水谷精气为源，阐释了真气、元气、宗气、中气、营气、卫气、五脏之气、六腑之气、经络之气等概念与内涵。认为精与气都是物质基础，而气又产生功能表现。刘老师认为，"藏象学说"是古代先进的系统论。中医学中的"藏象学说"，并不是讲孤立的五脏。脏者藏也，象者形也、征也。脏，是指藏于体内的脏器。象，是指有形可征于外的与内脏相联系的体表的组织、器官，它既可以反映内脏的生理功能状态，又可以反映内脏的病理变化。体内的每一个脏器，都通过经络与体表的组织、器官相连，从而构成一个功能系统。由此可见，"藏象学说"是整体观念指导下的系统论。

2. 肺心病急性发作期治疗经验

周信有教授认为，肺心病的基本病机为本虚标实。肺、脾、肾气虚是为本，痰盛、水泛、血瘀是为标。其急性发作期多由感受外邪，而使痰湿化热，痰热壅肺所致，提出排痰是控制感染的重要措施，应在清宣肺热的基础上，较大剂量应用千金苇茎汤。若痰多不易排出，常应用半夏、杏仁、桑皮、紫菀、款冬花、白前等利肺、化痰、平喘之品；若痰少而黏稠、咯出不易，则用沙参、麦门冬、知母等甘寒苦润，润燥化痰。因肺心病急性发作，必然具有严重的血脉瘀滞，因此也要辅以当归、丹参、地龙、郁金、赤芍等活血通脉之品，以促进血液循环。根据以上临证思路和遣方用药原则，周信有教授拟定了肺心病急性发作期常用基本方药：麻黄 9g，杏仁 9g，黄芩 9g，广地龙 9g，桑白皮 9g，生石膏 60g，鱼腥草

20g，银花 20g，沙参 9g，桃仁 9g，冬瓜仁 20g，川贝母 9g，枇杷叶 9g，瓜蒌仁 9g，前胡 9g，丹参 20g，芦根 9g。

刘景源老师认为，肺病多责之于肺气不利。盖肺司呼吸，主一身之气，以宣为用，以降为顺。外感病以肺气失宣为主，而内伤杂病则主要表现为肺气上逆与郁滞，所以在治疗上，应以降肺利气为主。肺气不利所致病证，不外虚实两端。实则肺气有余，气滞痰壅；虚则肺气不足，肃降无力，甚或肾失纳摄。刘老师临床总结发现，以咳喘为主要临床表现的肺病，其急性发作期多为肺气不利，痰湿停聚，故当以降肺利气，开泄气机为主。然肺之宣发与肃降相辅相成，用药不可过于寒凉重坠，更何况若痰湿停聚，多责之于肺气不足，因此刘老师主张若非肺热壅盛，应避免应用大剂量生石膏，而侧重在祛痰化浊。刘老师创制治咳八味汤（麻黄、炒杏仁、黄芩、广地龙、炙紫菀、炙款冬花、桑白皮、葶苈子），用麻黄与杏仁相配，一宣一降调理肺气。黄芩清热泄肺，地龙清热化痰通络，平喘止咳。炙紫菀、炙款冬花化痰降逆以止咳嗽，开闭塞而利咽喉。桑白皮、葶苈子二者相配，一则泻肺中痰饮，一则泄肺热以止咳。诸药相伍，共奏清宣肺热、化痰止咳、降气平喘之功，广泛应用于咳嗽、哮喘、慢性阻塞性肺疾病、肺心病等，疗效满意。

3. 痹症治疗经验

周信有教授根据《内经》所谓"营卫之气，亦令人痹乎？……不与风寒湿气合，故不为痹"之论，认为正气虚衰和营卫气血阻逆不通是痹证发生的主要内因，风、寒、湿侵袭是其外在致病因素。进而针对病因，将痹症分为两大类，其一是风、寒、湿邪合而侵袭所致的行痹、痛痹和着痹；其二是由风湿外袭，病程日久，郁而化热，形成的热痹。他提出治疗痹证的三个原则：一是针对外因而祛邪外出，主要有疏风、散寒、除湿、清热等法，兼顾"寒湿宜温化""湿热宜清化"的原则。二是针对内因而调和营卫气血，舒筋通络。三是根据"久病必虚""久病及肾"的原理，在痹证后期重视补肾，辅以祛邪。拟定了风湿热痹、风寒湿痹、肾阳虚衰三个基本处方，认为温热药因有辛通开闭之功，可改善或消除痹证的经络痹阻，营卫气血凝滞，痰瘀胶结的病理状况，主张痹证不论属寒、属热，均可在基本方的基础上加用制附子、制川乌、制草乌等。治痹症三个基本处方如下：

湿热阻络型：忍冬藤 30g，桑枝 20g，秦艽 20g，麻黄 10g，知母 15g，防己

9g，生薏苡仁 30g，海桐皮 15g，豨莶草 15g，连翘 15g，蒲公英 20g，桂枝 10g，赤白芍（各）15g，延胡索 20g，丹参 20g，制乳没（各）15g。

寒湿偏胜型：羌独活（各）9g，桂枝 9g，秦艽 20g，制附片 9g，细辛 6g，桑枝 20g，当归 9g，赤白芍（各）9g，制乳没（各）15g，延胡索 20g，丹参 20g，鸡血藤 20g。

肾阳虚衰型：桑寄生 20g，淫羊藿 20g，巴戟天 20g，黄芪 20g，羌独活（各）9g，狗脊 20g，熟地 9g，制川草乌（各）9g，补骨脂 20g，当归 9g，伸筋草 20g，续断 20g，骨碎补 20g，怀牛膝 15g，桂枝 9g，制附片 9g，丹参 20g，鸡血藤 20g，全虫 10g。

刘景源老师辨治痹症，借鉴周信有教授经验，并结合《金匮要略》痉湿暍和中风历节病相关记载，认为痹症的病机在于肝肾亏虚，营卫不和，风寒湿等邪气外袭。辨治大法分寒痹、热痹、寒湿蕴热、虚痹四种。刘老师指出，痹症初起，病位尚浅，治当注重祛邪外出，活血通络止痛，常以桂枝汤作为调和营卫，通络祛邪的基本方剂，随证加减。如寒痹常用桂枝附子汤、白术附子汤、麻黄附子细辛汤。热痹则用加减木防己汤。风胜或上或下，四肢游走作痛，加桂枝、桑叶；湿胜则肿，加滑石、苍术等。若风寒湿邪蕴久化热，则用桂枝芍药知母汤加海桐皮、海风藤、络石藤等。既然肝肾不足，筋骨失养是痹症的内因，对于虚痹，补肝肾、强筋骨自不待言，常用独活寄生汤加减。基于这一认识，刘老师强调即便是痹症早期，亦不可忽视补肾强骨中药如川牛膝、鹿角霜、狗脊、续断、桑寄生等的应用。风为百病之长，寒、湿之邪多夹风为病，因此刘老师治疗痹症，喜用风药，如荆芥、防风、淡豆豉、羌活、独活、桂枝、桑枝、细辛、麻黄、姜黄、白芷等，并依《医宗必读·卷十·痹》指言"治风先治血，血行风自灭"之论，配伍川芎、当归、刘寄奴、鸡血藤、威灵仙等活血祛风，通络止痛。由于川乌、草乌等药虽善于散寒止痛，但因其毒性强，刘老师常用川乌、草乌、麻黄、细辛、防己、防风与桑枝、桂枝、羌活、独活、泽兰、鸡血藤、络石藤、海风藤等配伍，制成外用熥包，内外兼治，既能提高疗效，又能避免毒副作用。

（二）王绵之教授

王绵之教授（1923—2009），著名中医药学家，北京中医药大学终身教授、中医教育家。临床擅治内科、外科、妇科、儿科疑难杂症，2009 年被评为首届"国医大师"。

1. 对方剂组方配伍的认识

王绵之教授为中医方剂学科的创始人，主张学习方剂时应首先了解方剂的来源，理解原著及相关方论，方能掌握各个历史时期医家用药风格和原方主治证的本意及精神实质。王老对许多方剂的认识和理解上常有独到之处，如三拗汤由麻黄汤去桂枝，加生姜而成，主治外感风寒之邪或伤风伤冷，咳嗽，胸满气短，头痛目眩，鼻塞声重，语音不出，四肢拘倦等。本方主治之证，为外感风寒不甚，其病主要在肺，因无须峻药发汗，故于麻黄汤中去桂枝。然为何加用生姜？王老认为，形寒伤于皮毛，饮冷伤于胃，皮毛与肺相合，胃与肺相通。用生姜一则与麻黄相配，祛风散寒解表；二是取其入胃经，能鼓舞胃气，散寒行水[11]。再如，补中益气汤中用陈皮，王老认为，气虚证易导致胸中气乱，升降无序，加陈皮是在黄芪、党参、白术、当归等补气养血的基础上，与升麻、柴胡相配伍，使清浊之气升降相宜。诸如此类认识，堪称独树一帜。

2. 治感冒伤风的经验

感冒伤风，多因正气较弱，卫外不固，外邪侵袭，正气不能抗邪外出所致，症见全身酸楚不舒，恶寒，发热，脉浮弱。王绵之教授常用扶正解表方[12]，以苏叶、荆芥、防风芳香辛散，疏风散寒；桔梗、枳壳（即枳桔散）升降相配，宽胸理气祛痰；前胡、茯苓宣肺气、健脾气；香附疏肝解郁，理三焦，除气滞；佐以甘草扶正。使正气足，以祛邪外出。本方实取法于人参败毒散，尤宜于虚人外感不可峻汗者，王老强调败毒散中人参培正气，败邪气，用量宜小。

刘景源老师认为，临床上不可一见发热、咽痛就予苦寒清热解毒，因为这多是风寒闭郁肌腠，郁而化热所致。因此需要在辛温解表中佐以清凉，或用清凉之时，辅以辛温，解表兼以宣散内热。刘老师常举银翘散配伍来说明，银花、连翘、薄荷、牛蒡子等虽寒凉清热，但透表作用尚嫌不足，所以需要配伍辛温之豆豉、荆芥穗，在辛凉的同时开皮毛以透邪，组成辛凉轻解法，并用芦根以甘寒生津保液以护正气。若见气阴不足者，则加入小剂量生脉散以扶正。临床应用此法治疗外感发热，常一二剂即热退身凉，退热的效果不逊于解热镇痛药和抗生素。

3. 治疗脾胃病的经验

王绵之教授对于脾胃病有其独特的认识和用药特点[13]，认为脾胃病病因虽多端，但以贪凉饮冷、过用或误用寒凉药物者居多。其证以虚寒为多，治宜温运脾胃，常以香砂六君子汤合良附丸出入。若气虚明显，加炙黄芪。寒湿停聚加苍术、白蔻仁芳香行气燥湿。食滞不化加神曲或焦三仙。湿蕴化热则加浙贝母、瓜蒌皮清热化痰。泛酸明显，入汤以煅瓦楞子为好，入丸用乌贼骨为佳。但清热、化痰、消食药祛邪不过权宜之计，其重点还应健运脾胃。王绵之教授还强调，脾胃病与肝、大肠关系密切，常有肝木乘土之病。治当调理肝脾，常以逍遥散出入，并根据木郁、血虚、脾虚的轻重调整用药。

刘景源老师继承王老的经验，临床诊治脾胃病，论大法先分虚、实，虚则重视建中固本，治用黄芪建中汤加减。若中焦虚寒较甚加干姜、毕茇、高良姜等。若兼及下焦虚寒则选用小茴香、乌药等。实则痰湿停聚，甚至蕴久化热，多呈本虚标实，胃热脾寒之态，治宜平调寒热，辛开苦降，常用半夏泻心汤合小陷胸加枳实汤加减。刘老师认为，治疗胃脘痛，也要兼顾肝郁气滞，临床亦常用逍遥散加减出入。此外，刘老师还特别重视制酸，因酸为肝之味，常用左金丸、乌贝散、煅瓦楞子组成制酸五味方。总之，刘老师认为，胃脘痛以中焦虚寒为核心病机，治当建中益气，疏肝和胃，常用黄芪建中汤去饴糖（饴糖甘甜，不利于制酸）加制酸五味方或逍遥散加减治疗，确有良效。

（三）刘渡舟教授

刘渡舟教授（1917—2001），北京中医药大学终身教授，著名中医药学家、教育家，伤寒学泰斗。刘渡舟教授致力于中医教学、医疗、科研工作半个多世纪，上溯岐黄之道，下逮诸家之说，力倡仲景之学，博采众长，学验俱丰，逐步形成了独特的学术思想和医疗风格。刘老认为，《伤寒论》乃论病之书，非为伤寒一病而设；临证重视六经辨证，认为六经的实质是经络、脏腑和气化的统一体。刘老提出，《伤寒论》的理论体系是脏腑、经络、气化学说，在临床中善于抓主症，推重经方，但亦不薄时方，提出"古今接轨"的新论点。刘老主张方证相对，有证有方，提出"辨证知机论"，在诊治许多疑难重症时，每能出奇制胜，化险为夷。刘景源老师在求学和工作中，曾多次聆听刘渡舟教授的教诲，受益匪浅，试举例如下。

1. 辨证知机，方证相应

辨证论治是中医学的基本特色，而方证相应是临床应用经方的主要方法。刘渡舟教授认为，"证"是用以反映疾病痛痒的一个客观"验证"，有客观规律性，又有自己的特殊性，具有供人分析研究、综合归纳等诸多妙用[5]；并提出"证"之精微之处，则在于"机"，即事物初露苗头的先兆[6]。对于辨证论治的方法，刘老认为第一步是方证相应，按图索骥；进而在方、证归纳与分析研究之下，融会贯通，灵活应用。刘老认为方证相应亦是辨证论治的一个手段，即在证与方相符时，精准选用相应方剂，照猫画虎，近于临摹。如果病机相对复杂，难以找到与之相应的成方时，则可以根据主症选定主方，然后灵活加减，或针对病机，组成新的方剂。但不论哪种方法，其关键都是"证"（病机）与方相契合，临床方能取得最佳疗效。

刘景源老师通过继承发扬刘渡舟教授的这一学术思想，在临床诊治疾病时，擅长辨病与辨证相结合，认为一病总有某一核心病机，针对核心病机，选择或制定相应方剂，同时兼顾兼症，灵活加减，是临床辨治复杂性疾病的思路与方法。刘老师通过多年临床实践，总结出了多种疾病的主要病机和主治效验方，如咳喘主要咎于痰湿阻肺，肺失宣降，以治咳八味汤为基本方加减治疗。胃脘痛以中焦虚寒，肝胃不和证最为常见，治以黄芪建中汤加制酸五味为主方。胸痹心痛的病机多是气阴两虚，气滞痰凝血瘀，胸阳痹阻，治宜选用生脉散、瓜蒌薤白半夏汤、枳实薤白桂枝汤、茯苓杏仁甘草汤、橘枳姜汤、丹参饮等合方加减，制成通阳化浊饮。尿路结石以湿热下注，气虚血瘀为主要病机，创制四金排石汤，清利湿热，理气活血，通淋排石。这些效验方虽为病而设，但无一不是围绕病机，应证组方。

2. 开郁泄热法的应用

开郁泄热，是《伤寒论》治疗外感病证的一个重要法则，即针对不同病因所致的郁塞不畅的病理特点，通过开通疏导，调畅气机，以利热邪外泄[7]。刘渡舟教授从《伤寒论》出发，针对寒邪束表，阳郁化热的病理特点，阐述了辛温发散，宣泄郁阳；无形热郁，疏导透达；有形热结，攻逐通利等治法。阐明"开郁泄热法"，实为通其郁闭，舒畅气机，使邪气外有泄路之法[8]。

刘景源老师通过梳理分析温热病和湿热病的致病特点，总结归纳出了辛平表散法、分消走泄法、清化法等，形成了临床注重"给邪气找出路"的学术特点（2013 年 4 月，刘老师应邀做客北京卫视"养生堂"，分四个系列讲述了这一学术思想）。简而言之，辛平表散法，即通过合理配伍，使温热与寒凉相当，用辛温药

（如苏叶、防风、荆芥、淡豆豉、白芷、麻黄）外散在表之风寒，以寒凉药（如银花、连翘、黄芩、栀子、竹叶）清透在里之郁热，双管齐下，以达到最佳疗效。用于治疗风寒郁热证或风热外袭，肺卫失宣证，临床常用此法治疗外感热病，确有一剂知、两剂已之良效。分消走泄法，则是选用辛温芳香药（苏叶、豆豉、白芷、藿香）宣发肺气；苦温燥湿药（白豆蔻、清半夏、厚朴、大腹皮、苍术等）调理脾胃；甘淡渗利药（薏苡仁、猪苓、泽泻、滑石、通草、茯苓等）排湿利尿。三类药物相配共用，以宣上、畅中、渗下，治疗湿热病。清化法，则是综合应用辛温宣透、寒凉清热、化痰软坚（如浙贝母、瓜蒌皮等）、活血通络（如川芎、当归、威灵仙、刘寄奴等）药物，治疗风寒或风湿郁闭肌表，蕴久化热，痰瘀阻络证，临床常用此法治疗痤疮，疗效满意，且不易复发。

3. 温胆汤的应用

温胆汤是治疗胆郁痰热的经典方剂。刘渡舟教授认为，《备急千金要方》自注"此胆寒故也"之"寒"字当作"痰"解，与《伤寒论》中瓜蒂散证所言"此为胸中有寒也"相同。刘老通过分析温胆汤的组成，认为本方应属于化痰、清热、和肝利胆，除虚烦，定惊悸之方，以口苦、呕涎、虚烦、惊悸不眠、头目眩晕、幻见、幻闻、幻觉为主症（简称苦、呕、烦、悸、眩、幻）[9]。由于肝胆在生理上具有生发、条达的特点，以疏泄为平，古人将肝胆之气类比如春之温和，胆气乃达，方名温胆汤，意在复少阳之常。

刘渡舟教授根据临床实践，详列了温胆汤证同时又有痰偏胜或热偏胜，兼气郁、阴伤、阳亢、动风等灵活加减。如痰多蒙蔽，眩晕，呕吐痰涎，每见幻证，舌苔厚腻者，重用半夏、竹茹，加南星、竹沥、黛蛤散、海浮石等。若口苦较重、烦躁者，加栀子、黄连、黄芩、连翘、竹叶以清热除烦。若胁胀，憋闷，善太息，则加柴胡、香附、郁金、佛手以疏肝解郁。若五心烦热，低热缠绵，头晕耳鸣，可加丹皮、地骨皮、青蒿、生地、龟板以滋阴凉血。若头目眩晕，头胀痛，面红目赤，有阳亢之征者，加夏枯草、益母草、决明子、珍珠母、牛膝、桑寄生等平肝潜阳。若头目眩晕，肢体窜痛或麻木，皮内如有虫行等风动之兆，则加钩藤、天麻、生地、白芍等以养血息风。

刘景源老师则在刘渡舟教授经验的基础上，从《叶香岩外感温热篇》所言"再论气病有不传血分，而邪留三焦，亦如伤寒中少阳病也。彼则和解表里之半，此则分消上下之势，随证变法，如近时杏、朴、苓等类，或如温胆汤之走泄"之论，提出温胆汤为治疗三焦气分湿热证之主方，为分消走泄法的代表方剂。刘老师认为，温胆汤与小柴胡汤同为调畅气机之方，只不过小柴胡汤偏于表里出入失常，温胆汤则偏于上下升降失常。如同"十"字路口的东西横向和南北纵向两条大道，其中任何一条道路发生了堵塞，则另一条道路也会相应堵塞。因此，在临床上常于温胆汤中加入小柴胡汤的关键对药柴胡、黄芩，即柴芩温胆汤（柴胡、黄芩、陈皮、清半夏、枳实、竹茹、茯苓、炙甘草），依此为基本方，加减治疗高血压病、神经官能症、失眠、精神分裂症等多种疑难杂症。

4. 老年便秘的证治

刘渡舟教授指出，老年便秘有血虚、热结、气虚、寒积等证型。老人脾肾阳虚，气化失司，津液不能正常输布，肠道失润，成阳虚水蓄之便秘，提出用五苓散、真武汤论治。特别指出，气秘之证，老人更不少见，尤其是冬春之时。老年人因多有肺气肿、慢性阻塞性肺疾病、肺纤维化等病证，常因肺气不足，宣降失司或肾不纳气，形成上实下虚之证，刘渡舟教授提出可用苏子、橘皮、肉桂、厚朴、当归、沉香、半夏、前胡、甘草治肾阳虚之气秘。用人参、乌药、槟榔、沉香治脾虚气滞，症见胸膈满闷，饮食下行不快，或见呕逆、噫气呃逆等[10]。

刘景源老师学习刘渡舟教授之经验，加以吸收和发扬，并结合现今临床气虚便秘多夹有湿滞的特点，用李东垣《脾胃论》补中益气汤为主方，重用生白术健脾祛湿，加大腹皮、枳实、厚朴行气导滞；酌加杏仁、紫菀、桔梗宣降肺气，润肠通便；若下焦阳虚，则酌加肉苁蓉、企边桂、乌药等。本方着眼于人体气机升降，集升健脾气、宣降肺气、疏肝理气、温补肾气于一体，为治疗功能性便秘的专病专方。

（四）印会河教授

印会河教授（1923—2012），著名中医药学家，北京中医药大学终身教授、中医教育家，擅长治疗脾胃、肝胆、心肺等疾病。他遵古而不泥古，查阅古籍，结合临床实践，撰写《六经新论》[14]、《外感热病总论》[15]、《中医内科新论》[16]、《卫气营血新论》[17]、《三焦新论》[18]，认为《伤寒论》所言之六经不是"热病者伤寒之类也"的"六经"，包括了杂病在内。印老对温病学理论进行了系统总结分析和升华，提出了用卫气营血辨证辨治温热病和用三焦辨证辨治湿热病，以苦寒为主燥湿清热辨治温热夹湿病的热病分类新法。从而一改过去中医温热、湿热混同立说之状，规范了外感热病的辨证论治体系。印老主张西医辨病与中医辨证相结合，结合 40 余年临床经验撰写《中医内科新论》，以西医诊断纳入中医辨证论治，以定方、定药、定量的方式重点介绍了 38 首抓主症（其中包括西医的明确诊断）处方，既保持了中医用药的针对性、准确性，又不流于俗套的"灵活无边"，创立了一套简单易行、行之有效的诊治方法。

1. 以卫气营血辨证辨治温热病

印老认为，卫气营血辨证是用来辨治外感热病的主要方法，提出六经没有分气血为病，而气血分证在外感热病中则更为主要。印老提出卫气营血分证实际上就是气血分证，卫和营分别是气和血的轻浅阶段，并认为卫气营血分证亦同六经一样，具有次第相传、始终不传、直入等传变方式。印老对比分析了卫气营血分证的病理阶段、病位、主症和治法方药，其中不乏创新之论，如认为卫分证的主症是恶寒，气分证的主症是发热，营分证的主症是舌绛，血分证的主症是出血和动风。

印老还分析了卫气营血四分证候主治方剂的异同，如提出银翘散治疗重点是消炎退热，以全身症状的发热为主，也就是重点治邪在皮毛；桑菊饮则是清宣肺气，咳比较明显，发热反不甚高。印老在临床中常二方合用，以桑叶、菊花、黄芩、薄荷、山豆根、鱼腥草为基础，高热加生石膏，无汗加荆芥、豆豉，无汗甚再加苏叶，咳甚加桑白皮、杏仁，咽痛加甘草、桔梗、牛蒡子。

2. 以三焦辨证辨治湿热病

印老认为，湿热既然是由湿所生，就不能不与它代谢的通路三焦发生关系。从水湿有"下流"的特征，通过三焦水道向下流的代谢过程出发，提出湿热为病，有上、中、下三焦相传的发展过程，形成了以上、中、下三焦相传的次第为依据的初、中、末三期，主张以三焦辨证辨治湿热病。

刘景源老师精研温病 50 余年，他遵循吴鞠通《温病条辨》的辨证体系，继承其师印会河教授的学术思想，主张以卫气营血辨证辨治温热病，以三焦辨证辨治湿热病，并多次在全国各地做学术讲座进行推广。其温病学著作与教学光盘在国内外广泛发行，使这一学术思想远播到海内外。

3. 论复脉汤与加减复脉汤

印老通过分析《伤寒论》炙甘草汤（即复脉汤）及其药物组成，结合临床实践指出，热病见"脉结代，心动悸"固不乏例，而更多的还是由于内伤七情所致。如思虑伤脾，脾伤不能化生气血，心脉失养，则见此证，治疗唯有养津益血，并引《备急千金要方》《外台秘要》以本方治疗肺痿、虚劳以证此说。印老通过临床实践体会到，加减复脉汤有治亡津失水之效，具有重要的临床指导意义。

刘景源老师通过学习印老的这一见解，对比分析《伤寒论》复脉汤、《温病条辨》加减复脉汤加减化裁衍化的六个复脉辈方剂，形成了自己的独到见解和心得体会。伤寒与温病虽均可以见脉结代与心动悸的症状，但是因其病因病机不同，所以治法判然有别。刘老师认为，《伤寒论》中复脉汤补气通阳而不燥烈，滋阴养血而不柔腻，配伍平和精当，又以补气通阳为主，故其作用是复脉中之阳气。吴鞠通《温病条辨》从温热病的病因病机入手，对《伤寒论》的复脉汤进行加减化裁，组成"复脉辈"，使之由复脉中之阳气变为复脉中之阴液，其临床处方遣药的思路，很值得从师学习者深入体会与借鉴。

三、博采众长，集思广益

刘景源老师勤奋学习，善于博采众长，因而能集思广益并多有创新发挥。虽已年逾古稀，仍坚持勤读书、读好书。我辈到刘老师办公室解惑答疑之时，每能看到他端坐于书案之前，一杯白开水、一副老花镜、一本医书、一叠白纸，一边阅读、一边批阅、一边记录，其严谨的治学态度、持之以恒的学习精神，永远值得我辈学习。对于弟子们撰写的心得体会、临床经验总结，均逐字批阅，并常引经据典，使我们受益良多。刘老师临证处方用药从无门户之见，更无宗某非某之说，常是择善而从。如对于胃、十二指肠溃疡（又称消化性溃疡，属于中医"胃脘痛"范畴）的治疗，刘老师认为西医学所提出的"无酸无溃疡"这一溃疡病病因概括十分精当，因而制酸是治疗溃疡病的经典原则。刘老师在临床中发现，有很多病人诉说胃痛、胃灼热、泛酸，畏冷、酸、辣、甜等食物，受凉则疼痛、胃灼热等诸症加重，证实本病证属虚寒，治宜温中和胃，恶食甜食则意味着甘能助酸。基于这一认识，刘老师常用黄芪建中汤去饴糖为基本方建中益气，加干姜、毕茇以散寒止痛，然尤当重视制酸药的应用。

《素问·阴阳应象大论》曰"东方生风，风生木，木生酸，酸生肝，肝生筋，筋生心，肝主目"，故有"酸为肝之味""肝经郁火吐吞酸"之说。《金匮要略·脏腑经络先后病脉证》谓"夫治未病者，见肝之病，知肝传脾，当先实脾，四季脾旺不受邪"，提出肝病最易传脾，此肝木克伐脾土之属。对于肝胃虚寒之证，《伤寒论》载和胃温肝之法，以吴茱萸汤主之，为历代医家习用之良方。吴茱萸辛苦大热，既长于温肝行气，又是温胃散寒、降逆止呕的要药。《本草经疏》释曰：

"凡脾胃之气，喜温而恶寒，寒则中气不能运化，或为停实不消，或为腹内绞痛，或寒痰停积，以致气逆发咳，五脏不利。吴茱萸温暖脾胃而散寒邪，则中自温，气自下，诸症悉除。"《本草便读》亦曰："吴茱萸，辛苦而温，芳香而燥，本为肝之主药，而兼入脾胃者，以脾喜香燥，胃喜降下也。其性下气最速，极能宣散郁结，故治肝气郁滞，寒浊下踞，以致腹痛疝瘕等疾，或病邪下极而上，乃为呕吐吞酸胸满诸病，均可治之。即其辛苦香燥之性，概可想见其功，然治肝，治胃以及中下寒湿滞浊，无不相宜耳。"

吴茱萸对于肝胃虚寒确属要药，但若肝热犯胃，则殊为不宜。朱丹溪制左金丸，由黄连、吴茱萸二味药物以 6∶1 的比例组成，用于肝经火旺，横逆犯胃之证。肝经自病则胁肋胀痛，犯胃则胃失和降，致嘈杂吞酸，呕吐口苦。治当清泻肝火为主，辅以开郁降逆。本方重用黄连，一则清泻肝火，肝火得清，则不横逆犯胃；其次，黄连亦可清泻胃火，胃火降则其气自降。但黄连之苦寒，恐致肝气郁结不开，故少佐吴茱萸，取其辛热之性，下气散寒，又助黄连和胃降逆。又因其性辛热，可开郁疏肝。二药相配，辛开苦降，肝胃同治，使肝火得泻，胃火得降。前已述及，胃脘痛证属中焦虚寒者多，黄连重用，有损中阳，刘景源老师对其胃灼热明显且口苦者，一般用黄连 6g、吴茱萸 3g，如此既能清肝和胃，又避免了黄连苦寒伤中之弊。

此外，刘老师还借鉴王药雨医师的经验，在左金丸（黄连∶吴茱萸 =2∶1）的基础上，伍用乌贝散以制酸。乌贝散，古书不载，1955 年王药雨医师撰文报道 [19]，采用乌贼骨（85%）、浙贝母（15%）制成复方，治疗消化性溃疡，疗效高达 90%以上。刘老师临床亦喜用乌贝散，并对其药物比例变通为 1∶1。在此基础上，刘老师还加入煅瓦楞子和胃止酸，从而拟定了制酸五味方：黄连 6g，吴茱萸 3g，乌贼骨 15g，浙贝母 15g，煅瓦楞子 30 ～ 60g。刘老师博采众长，集思广益，师古不泥，知常达变之学术风格，由此可见一斑。刘老师常告诉我们，中医学在发展过程中，由于时代、地域不同，所医治的患者群有所不同，自然而然地形成了不同流派，这些流派各有所长，都有值得学习、借鉴之处。但任何流派都不可能尽善尽美，因此在临床中不可存门户之见。即便是乡村医生，他们长期从事中医临床工作，有更多的机会诊治大城市中并不常见的疾病，常有独到的见解和很多值得借鉴的用药经验，我们应该有海纳百川的心胸，集思广益，择善而从，才能有所创见，不断提高临床疗效。

参考文献 ——

[1] 重广补注黄帝内经素问[M]. 北京：学苑出版社，2015.

[2] 黄帝内经灵枢[M]. 北京：学苑出版社，2015.

[3] 王明辉. 中医气学说理论及临床应用[M]. 北京：中国医药科技出版社，2000：12.

[4] 许慎. 说文解字[M]. 北京：中华书局，1963：147-148.

[5] 刘渡舟. 方证相对论[J]. 北京中医药大学学报，1996，19（1）：3-5.

[6] 刘渡舟. 辨证知机论[M]// 刘渡舟伤寒临证指要. 北京：学苑出版社，2010：53-57.

[7] 刘渡舟，王庆国.《伤寒论》开郁泄热法析要[J]. 河南中医，1986（5）：1-4.

[8] 刘渡舟. 试论《伤寒论》的水火痰郁证治：兼驳吴谦对28条去桂改为去芍之非[J]. 北京中医学院学报，1985（4）：23-25.

[9] 刘渡舟. 谈谈温胆汤证及加减应用的体会[J]. 新医药学杂志，1978（4）：13-15.

[10] 刘渡舟. 老年便秘证治[M]//刘渡舟医学全集. 台北：启业书局，1998：264.

[11] 王绵之. 王绵之方剂学讲稿[M]. 北京：人民卫生出版社，2005：49-50.

[12] 王坦. 王绵之教授临床经验整理与继承[D]. 北京中医药大学硕士研究生学位论文，2010：6-8.

[13] 樊永平，王煦. 王绵之教授治疗脾胃病经验[J]. 北京中医药大学学报，1996，19（2）：43-44.

[14] 印会河. 六经新论[J]. 中医药研究，1987（1）：13-16.

[15] 印会河. 外感热病总论[J]. 中医药研究，1981（2）：5-7.

[16] 印会河. 中医内科新论[M]. 太原：山西科学技术出版社，1983.

[17] 印会河. 卫气营血新论[J]. 中医药研究，1987（3）：11-13.

[18] 印会河. 三焦新论[J]. 中医药研究，1987（5）：10-11.

[19] 王药雨. 乌贝散与消化性溃疡[J]. 江西中医药，1955（12）：50-52.

第三章　刘景源教授学术思想概述

一、基础理论

中医学历来十分强调人与自然的统一性。人处自然之中，无时不受天时气候、地理环境的影响。《黄帝内经》关于"天有五行御五位，人有五脏化五气"的天人合一的整体观，一直指导着中医药的理论思维和实践过程。刘老师学术思想渊源于经典，深谙《黄帝内经》奥旨，无论是治疗外感疾病，还是内伤杂病，最重视整体观念在辨证论治过程中的应用。刘老师认为，系统整体观和辩证恒动观，是中医的最基本思维。人的生命活动，与自然界息息相关，应该在"天人相应"的思想指导下，系统整体地看待人的健康与疾病，把人的生命与健康问题放到自然与社会里去观察，并以其指导养生与疾病的诊治实践。中医认识疾病和处理疾病过程中，其独特的思维方法，就是从宏观的、联系的、动态的角度去观察人体生理和病理，用整体调节的方法去协调阴阳的平衡。刘老师对于藏象学说的理解，则更进一步从系统整体的思维出发，把人体看成是一个复杂的自动控制系统，对各个脏腑的认识，是以功能系统为单位，着重研究脏腑之间的联系，并用五行归类和生克制化的理论，阐明机体内在的脏腑功能与外界自然与社会环境的统一性和整体性，以及机体各系统自控调节的复杂关系。同时还应该从阴阳平衡协调的辩证观点出发，分析人体的生命活动和疾病的实质，认为中医藏象学说最典型地体现了中医学在生理和病理上的系统观、整体观和方法学上的辩证思维理论特点。

对"精气学说"，刘老师认为是深刻理解系统整体思想的关键要素。精与气，实际上是同一种物质的两种不同形态，都是构成整体关系的物质基础。处于聚集状态者称为精，处于弥漫状态者称为气。并以先天精气、自然精气、水谷精气为源，阐释了真气、元气、宗气、中气、营气、卫气、五脏之气、六腑之气、经络之气等概念与内涵，认为精与气都是物质基础，而气又产生了功能表现。刘老师认为，中医学中的"藏象学说"，并不是讲孤立的五脏。"藏象学说"比较集中体现了古代先进的系统整体思想。体内的每一个脏器，都通过经络与体表的组织、器官相连，从而构成一个功能系统。由此可见，"藏象学说"是整体观念指导下的系统论。

二、临床辨治

刘景源教授从事温病学教学与临床工作多年，对温病学理论与温病的临床治疗体会殊深。在理论上，深入研究叶天士、俞根初、吴鞠通、王孟英的学术思想，认为卫气营血辨证的核心是气血辨证，把温热邪气对人体气与血的损伤划分为浅深轻重四个不同阶段。气的病变表现为卫分证与气分证，血的病变表现为营分证与血分证。三焦辨证是把温病划分为上、中、下三个部位，标示其病变部位以及传变规律。主张温病的定性应当分为温热病与湿热病两大类别，温热病的发展规律是沿卫→气→营→血传变，湿热病的发展规律是沿上焦→中焦→下焦传变，因此，在临床上主张用卫气营血辨证辨治温热病，用三焦辨证辨治湿热病。

刘景源教授擅长治疗发热性疾病，认为外感发热的病机是外邪侵袭人体，导致正邪相争；内伤发热的病机是气血阴阳失调。在治疗方面，外感发热以祛邪为主，邪去则热退；内伤发热则以调理气血阴阳平衡为法，阴平阳秘则正安。

由于古今气候的变化以及人们饮食结构的改变，近年来外感热病以外感风热或风寒郁热者居多，因此外感病初起的治疗应当用辛平表散法，即以辛温解表药与寒凉清透药相配伍，宣郁透热以清散表邪。热邪入里，达于气分，有无形热盛与有形热结之别，治疗时应当分别采用清法或下法。无形热盛又有里热蒸腾与里热郁闭的不同，里热蒸腾者，热邪有外越趋势，临床以高热大汗为特点，治疗应当因势利导，用辛寒清气法，药物以石膏为代表；里热郁闭者，热郁不宣，临床以高热无汗为特点，治疗应当用宣郁折热法，药物以淡豆豉、黄芩为代表。热邪深入营分，消灼营阴，临床以身热夜甚、舌绛为特点，治疗应当用清营养阴，透热转气法。热邪深入血分，耗血动血，临床以高热、出血或耗损真阴为特点，治疗应当用凉血散血或滋补真阴法。

湿热病的特点是湿热弥漫，郁阻气机，病变以脾胃为中心。其治疗重点在于祛湿清热，调整脾胃的升降功能。湿热郁阻气机往往导致气的升降出入失常，所以祛湿清热应当从和解少阳入手。所谓和解，是指调和气机，解除滞障，用药重点在于行气与祛湿。少阳，是指手少阳三焦与足少阳胆，二者共同主持气机的升降出入。以升降失常为主者，病变重点在手少阳三焦，治疗应当用分消走泄法；以出入失常为主者，病变重点在足少阳胆，治疗应当用清透少阳法。分消走泄法与清透少阳法均属和解少阳法的范畴，二者往往同用以互补。总之，湿热病的治疗，始终以祛湿清热、和解少阳、健脾和胃为法，分消走泄尤为重要，如能随证变法，守方不移，多能获得满意疗效。

关于内伤杂病的治疗，刘景源教授强调因时、因地、因人制宜。近年来由于饮食结构的变化，痰饮水湿类病变趋多。因痰饮水湿郁阻，气血运行障碍，清阳不升，往往见形体倦怠、精神萎靡等临床表现。若诊为虚证，则越补越滞，反成胶着难解之势，应当用分消走泄法祛除痰饮水湿，浊气去则清阳自升。在诊治内伤杂病时，刘老师在辨明主要病机之后，处方用药通常有以下三种情况：一是证情比较单一，可以找到与其相对应的成方（经方、时方或经验方等），即根据"方证相应"原则，直接选用该方。二是辨证所得的病机比较复杂，但尚可找到与其较为接近的方剂，此时亦可根据"方证相应"原则，选用相应方剂作为主方或基础方，然后进行加减化裁。三是辨证所得的病机十分复杂，难以找到与之相对应的方剂，此时则将复杂的病机合理拆分或组合为数量相对局限、内容相对清晰的若干个病机组合，然后从既往所掌握的有效方剂中，准确提取出与其相对应的方剂，叠加组合而临证组成新方。但不论哪种处方用药模式，都有一个最基本的核心，就是针对病机，方证相应。

中篇 温病学理论研究

第一章 温病学发展概述

——温病学的形成与发展及文献版本源流

温病学，是研究温病（含温疫）的病因病机、发生发展规律及预防与辨证论治的一门学科，它是中医学的重要组成部分。在中医学体系中，温病学是经过漫长的历史时期才逐步形成的一门新兴学科，形成之后，有效地指导着临床实践，对多种急性外感热病的预防与辨治都具有重要的指导意义。现将温病学的形成与发展过程及在这一过程中产生的主要温病学文献的版本源流介绍如下。

一、战国至隋唐时期

1.《黄帝内经》对温病的认识

中医学对温病的认识，溯源于战国时期的重要中医学经典著作《黄帝内经》。如《素问·生气通天论》说："冬伤于寒，春必病温。"《素问·六元正纪大论》说："气乃大温，草木乃荣，民乃疠，温病乃作。"这是目前可见到的关于"温病"这一名词的最早记载。另外，《素问·疟论》提出："温疟者，得之冬中于风，寒气藏于骨髓之中。至春则阳气大发，邪气不能自出，因遇大暑，脑髓烁，肌肉消，腠理发泄，或有所用力，邪气与汗皆出，此病藏于肾，其气先从内出之于外也。如是者，阴虚而阳盛，阳盛则热矣，衰则气复反入，入则阳虚，阳虚则寒矣，故先热而后寒，名曰温疟。"这段话明确指出，温疟是冬季感受风寒，邪气内藏于骨髓，至暑夏发病。因此，为后世认为温病是伏邪自内外发提供了依据。可以说，此论与"冬伤于寒，春必病温"之说，是后世伏气温病学说的肇始。

2.《难经》对温病的认识

《黄帝内经》以后，《难经》中对温病的具体病种，又有所记载。如《难经·五十八难》说："伤寒有五：有中风、有伤寒、有湿温、有热病、有温病。"其文中"伤寒有五"的伤寒，是指广义伤寒，即一切外感热病的统称，其中包括了伤寒与温病两大类别。在这五种外感热病中，中风与伤寒，属于伤寒病的范畴，即张仲景《伤寒论》中所说的太阳中风与太阳伤寒。而湿温、热病、温病，则属于温病的范畴。可见，在《难经》中已经提出了温病不是单指哪一个病种，而是除中风、伤寒之外的多种外感热病的总称，但文中仍将温病列入广义伤寒范畴之内，说明《难经》仍认为温病的病因是"冬伤于寒"。

3.《伤寒论》与《金匮要略》对温病的认识

《黄帝内经》《难经》以降，中医学的经典著作当推东汉末年张机（约151—219）所著的《伤寒杂病论》。张机，字仲景，河南南阳人。由于当时战乱频仍，《伤寒杂病论》原书已佚，经后世医家整理、编次，成为《伤寒论》与《金匮要略》两部书而刊行于世。在这两部书中，也有关于温病的记载。《伤寒论·平脉法》中说："师曰：伏气之病，以意候之，今月之内，欲有伏气，当须脉之。"文中明确提出了"伏气"这一名词。至于邪气所伏的部位，《伤寒论·伤寒例》中说："阴阳大论云：中而即病者，名曰伤寒；不即病者，寒毒藏于肌肤，至春变为温病，至夏变为暑病。暑病者，热极重于温也。是以辛苦之人，春、夏多温热病者，皆由冬时触寒所致，非时行之气也。"文中指出，冬季感寒，当时即发病者，称为伤寒。当时不发病，寒毒邪气伏藏于肌肤，至春、夏发病者，即是温病。此文实是《黄帝内经》"冬伤于寒，春必病温"的注脚。文中还接着指出，温病的发生，除冬季感寒，至春、夏发病外，还有一类是因气候反常，即"非其时而有其气"而产生的"时行之气"致病。文中说："凡时行者，春时应暖，而反大寒；夏时应热，而反大凉；秋时应凉，而反大热；冬时应寒，而反大温。此非其时而有其气，是以一岁之中，长幼之病，多相似者，此则时行之气也。"因文中指出了"时行之气"所致的温病有使"长幼之病，多相似者"的传染性，就为后世的温疫学说提供了依据。此外，《伤寒论》中还对外感所致的太阳病进行了分类。《伤寒论·辨太阳病脉证并治上》说："太阳病，发热，汗出，恶风，脉缓者，名为中风。"（第二条）"太阳病，或已发热，或未发热，必恶寒，体痛，呕逆，脉阴阳俱紧者，名为伤寒。"（第三条）"太阳病，发热而渴，不恶寒者，为温病。"（第六条）由以上三条可见，仲景当时是把太阳病分为三类，即太阳中风、太阳伤寒、太阳温病。在《伤寒论》中，太阳中风以桂枝汤主之，太阳伤寒以麻黄汤主之。但太阳温病只列其名，而条下无方。因此，就为后世留下了疑惑。仲景在《伤寒卒病论集》（即今人所说的《伤寒杂病论·原序》）中自称："为《伤寒杂病论》合十六卷。"令人费解的是：仲景既在题头称其书为《伤寒卒病论集》，文中却又称之为《伤寒杂病论》，那么此书到底是《伤寒卒病论》还是《伤寒杂病论》？再者仲景既自称"合十六卷"，为什么《伤寒论》仅有十卷？其余六卷是什么内容？到哪里去了？对此，后世医家各执己见，众说不一。有人认为，该书应是《伤寒杂病论》，后世所见之《伤寒论》有十卷；其余六卷的内容是杂病，即后世通行的《金匮要略》。也有人认为，该书应是《伤寒卒病论》，但对"卒病"二字，看法也有分歧。有人认为，卒病包括伤寒与温病这两类外感热病，因为二者均是急病，故统称为"伤寒卒病"。不过，书中仅保留了论伤寒部分的十卷，而论温病部分的内容已亡失了。执此说者，以明代温病学家吴又可为代表。也有人认为，卒病是指温病，因为温病是卒然而发，比伤寒发病更急，故二者合称为"伤寒卒病"。其书中《卒病论》六卷已亡失，故仅存《伤寒论》十卷。执此说者，以清代温病学家杨栗山为代表。吴又可与杨栗山对"卒病"的看法虽有不同，但对仲景书中确有论温病的部分，而且已亡失，这一点上的看法是一致的。吴又可在《温疫论·原序》中说："仲景以伤寒为急病，仓卒失治，多致伤生，因立论以济天下后世，用心可谓仁矣。然伤寒与温疫，均急病也。以病之少者，尚谆谆告世，至于温疫多于伤寒百倍，安忍反置勿论？或谓温疫之证，仲景原别有方论，历年既久，兵火淹没，即《伤寒论》乃称散亡之余，王叔和立方造论，谬称全书，温疫之论，未必不由散亡也明矣。"杨栗山在《伤寒温疫条辨·自序》中说："汉长沙太守张仲景《伤寒论》，为医家鼻祖。其论治伤寒曰：未有温覆而当不消散者。至于治温病，则曰：可刺五十九穴。可知温病、伤寒，划然两途矣。况世之凶恶大病，死生人在反掌间者，尽属温病，而发于冬月之正伤寒，百不一二。仲景著书，独详于彼而略于此，何也？盖自西汉（应为东汉）至晋，中历两朝，数经兵燹，人物几空，相传《卒病论》六卷不可复睹矣。《伤寒论》十卷，温病副之，想已遗亡过半。"从古籍考证的角度来看，吴又可与杨栗山两位学者的说法不无道理，而且《伤寒论》中，"详于寒而略于温"，也是不争的事实。那么《卒病论》是否曾存在？它的内容是否有关温病的论述？也只有存疑待考了。

除《伤寒论》外，《金匮要略》中也有关于温病的零星记载。如《金匮要略·痉湿暍病脉证治》中说："太阳中热者，暍是也，汗出恶寒，身热而渴，白虎加人参汤主之。"这一条讲了"暍"，即伤暑的证治，它属于温病的治法，但惜乎书中此类内容不多，并未系统论述温病。

在《黄帝内经》《难经》《伤寒论》《金匮要略》这四部经典著作中，已经提出"温病"的名称，并已指出温病是与伤寒并列的一类外感热病，对其临床表现、治疗也有散在的记载。但是，还没有形成温病的辨证论治体系。也正是由于四部经典著作中对温病的论述较少，而《伤寒论》又被后世尊崇为"方书之祖"，故在后世漫长的历史时期中，研究伤寒者诸家蜂起，而研究温病者寥寥无几。甚至不少医家认为，温病包括在伤寒之中，伤寒法亦足以治温病，从而限制了温病学的发展。

杨栗山在《伤寒温疫条辨·温病与伤寒根源辨》中说："西汉（应为东汉）张仲景著《卒病伤寒论》十六卷，当世兆民赖以生全。至晋代，不过两朝相隔，其《卒病论》六卷已不可复睹。即《伤寒论》十卷，想亦劫火之余，仅得之读者之口授，其中不无残缺、失次。赖有三百九十七法，一百一十三方之名目，可为校正。王叔和搜讨成书，附以己意，伪为伏寒，插入异气，似近理而弥乱真。其《序例》（指《伤寒论·伤寒例》）有曰：'冬时严寒，杀厉之气，中而即病者，谓之伤寒，中而不即病，寒毒藏于肌肤，至春变为温病，至夏变为暑病。'成无己注云：'先夏至为温病，后夏至为暑病，温、暑之病本于伤寒而得之。'由斯以谈，温病与伤寒，同一根源也。又何怪乎后人治温病，皆以伤寒方论治之也。殊不知温病另为一种，非寒毒藏至春、夏变也。自叔和即病、不即病之论定，而后世名家，方附会之不暇，谁敢辨之乎。"杨氏此论指出了自仲景之后，至晋、隋、唐、宋温病学没有长足进展的原因，是因为"后人治温病，皆以伤寒方论治之也"。但他把责任完全归咎于王叔和，又似有失公允。王叔和整理、编次《伤寒论》，其功大矣，有目共睹。至于《伤寒例》是否王叔和伪作，并无确凿史料为证。而《伤寒论》中又确实详于寒而略于温，以致后人在《伤寒论》有关温病的残简中搜辑钩沉，各持己见。这种治学方法，不仅使温病学的发展受到限制，而且在某些方面曾走入歧途。这是由于古代文献的缺失、断裂而造成的，并非某一人之过。我们也应当承认，《伤寒论》中治疗里热证的清热、攻下诸法及书中的麻杏甘石汤、白虎汤、三承气汤、白头翁汤等方剂，也被后世温病学派所广泛采用，对温病治疗学的发展产生了深远的影响。

4.《诸病源候论》《备急千金要方》《外台秘要》对温病的认识

张仲景之后，隋代巢元方（约550—630）于大业六年（610年）主持编成的《诸病源候论》中，将温病分为34候，对其病因病机有所论述。唐代孙思邈

（581—682），世称孙真人，陕西耀县人。在其所著《备急千金要方》（约成书于652 年）、《千金翼方》（约成书于 681 年）中，收载治温病方剂多首，其中葳蕤汤、犀角地黄汤等方剂，至今仍然用于治疗温病的临床实践中。唐代王焘（约 690—756），祖籍山西太原，后迁陕西万年，即今之西安市。在其所著《外台秘要》（约成书于 752 年）中，也收载了不少防治温病的方剂。总体来看，自战国至隋、唐时期，虽然已经对温病有所认识，对温病的治疗也有所阐发，但温病学并未能脱离伤寒的窠臼而在理论上有所突破。

二、宋金元时期

1.《伤寒补亡论》对温病的认识

逮至宋代，郭雍（约 1095—1187），字子和，号白云先生，河南洛阳人，后隐居湖北宜昌。在其所著《伤寒补亡论》中提出"冬伤于寒，至春发者，谓之温病。冬不伤寒，而春自感风寒温气而病者，亦谓之温"。《伤寒补亡论》成书于南宋淳熙八年辛丑（1181 年），郭氏之论是在继承《黄帝内经》与《伤寒论》"伏气"学说的基础上，又提出了温病有新感而发的见解。可以说，后人将温病分为伏气温病与新感温病两类，实以郭氏之论为发端。这是在漫长的徘徊历程中，温病学病因病机学说向前迈出的艰难的一步。

2.《素问玄机原病式》等书对温病治疗学的贡献

金元时期，中医学对温病学的认识得到了较大提高。其中，贡献突出者，以金元四大家中的刘完素（1110—1200）为最。刘完素字守真，号通玄处士，生于北宋大观至金章宗承安年间，享寿 90 岁，河北河间人，后世称为刘河间。其著作较多，具代表性者如《宣明论方》（成书于 1172 年）、《素问病机气宜保命集》（成书于 1186 年）、《素问玄机原病式》（该书 1155 年撰写，完成于 1186 年）等。刘河间根据《素问·热论》"人之伤于寒也，则为病热"的说法，在《素问玄机原病式》中对《素问·至真要大论》提出的病机十九条加以深入阐发，扩展了火热病的范围。他指出，"怫热郁结"为热证的主要病机，从而大倡寒凉清热以治热病，使温病治疗学得到较大发展。他所创制的方剂，如双解散、防风通圣散、天水散（即六一散）等，均对后世产生了重大影响。他在《素问病机气宜保命集》中说："余自制双解、通圣辛凉之剂，不遵仲景法桂枝、麻黄发表之药，非余自炫，理在其中矣。故此一时，彼一时，奈五运六气有所更，世态居民有所变，天以常火，人以常动，动则属阳，静则属阴，内外皆扰，故不可峻用辛温大热之剂，纵获一效，其祸数作。岂晓辛凉之剂，以葱白、盐豉，大能开发郁结，不惟中病令汗而愈，免致辛热之药，攻表不中，其病转甚，发惊、狂、衄血、斑出，皆属热药所致。故善用药者，须知寒凉之味况。"正因为刘河间开寒凉清热治疗温病之先河，故后世称其为"寒凉派"，且有"伤寒宗仲景，热病用河间"之誉，更被推崇为温病学派的奠基人。

3.《医经溯洄集》对温病与伤寒之区别的论述

河间之后，元末明初医学家王履（1332—1391），字安道，号畸叟，又号抱独山人，生于元至顺至明洪武年间，江苏昆山人。他在其所著《医经溯洄集》（成书于1368年）中明确指出温病与伤寒发病机理及治疗法则的不同。他说"温病不得混称伤寒"，又进一步阐明："伤寒即发于天令寒冷之时，而寒邪在表，闭其腠理，故非辛甘温之剂，不足以散之。……温病、热病，后发于天令暄热之时，火郁自内而达于外，郁其腠理，无寒在表，故非辛凉或苦寒或酸苦之剂不足以解之。"王氏此论不仅指出温病的病机是"火郁自内而达于外"，从而为伏气温病学说张目，而且从病机与治法上将伤寒与温病判为两途，使温病从伤寒的体系中分离出来，为温病学体系的形成提供了理论依据。因此，清代温病学家吴鞠通对他给予高度评价，吴氏在《温病条辨·凡例》中说："至王安道，始能脱却伤寒，辨证温病。"但因王氏书中对寒、温之辨论述不多，故仍未能使温病学形成体系。所以吴鞠通又为之叹曰："惜其论之未详，立法未备。"

三、明清时期

明、清两代，是温病学的形成、发展时期。这一时期，经过众多医学家的努力，温病学逐渐脱离伤寒学派而终于自成体系。

1.《伤暑全书》论暑病

《伤暑全书》为明代张鹤腾（1557—1635）所著。张氏字凤逵，约生于明嘉靖至崇祯年间，安徽颍州（今阜阳）人，进士出身，官至户部陕西司郎中，故后世又称其为张司农。他在《伤暑全书·自序》中说，当时对伤暑一证，"世皆忽之，一遇是证，率目为伤寒，以发散等剂投之，间加衣被取汗，甚灸以致伤生者，累累不悟"。张氏本人也曾于万历戊子（1588年）夏天患伤暑之证，"势极气索，瞀然自愦"，几乎被庸医所误。幸听从徽医汪韫石之言，"服益元散二剂而苏，仍调以加味香薷饮，数剂而愈"。于是他发愿搜罗群书，至五十岁以后开始写作，于天启壬戌（1622年）编集成帙。于次年，即天启癸亥（1623年）定稿作序而书成。该书为论暑病的专书，对暑病的辨治多有阐发。关于暑病的治疗，他提出"暑证不分表里，一味清内，得寒凉而解，苦酸而收，不必用下"的论点。此论经叶天士在《叶香岩三时伏气外感篇》中加以发挥，他说"张凤逵云：暑病首用辛凉，继用甘寒，再用酸泄酸敛，不必用下，可称要言不烦"，这对后世治暑病颇有启发。但其书专论暑病，未及其他温病，内容颇觉局限。

《伤暑全书》现存较好版本是经清末医学家叶霖（字子雨）增方并加按语的两种版本：一是1936年世界书局印行的《珍本医书集成》本，名为《增方伤暑全书》；一是1936年大东书局印行的《中国医学大成》本，名为《增订叶评伤暑全书》。

2.《温疫论》——第一部温病学专著

明代医学家中，对温病学贡献最为突出者，首推吴有性（1582—1652）。吴有性字又可，约生于明万历至清顺治年间，江苏吴县人。他亲历了温疫流行的惨境，因而于崇祯壬午（1642年）发愤著成《温疫论》一书。他在《温疫论·原序》中说："崇祯辛巳（1641年），疫气流行，山东、浙省、南北两直（'两直'指今之江苏、河北两省），感者尤多，至五六月益甚，或至阖门传染。始发之际，时师误以伤寒法治之，未尝见其不殆也。……嗟呼！守古法不合今病，以今病简古书，原无明论，是以投剂不效，医者彷徨无措，病者日近危笃。病愈急，投药愈乱，不死于病，乃死于医，不死于医，乃死于圣经之遗亡也。呼！千载以来，何生民不幸如此。余虽固陋，静心穷理，格其所感之气，所入之门，所受之处，及其传变之体，平日所用历验方法，详述于左，以俟高明者正之。"《温疫论》一书是我国医学史上第一部温病学专著，也是世界医学史上对传染病学有突出贡献的专著。对温疫的病因及传变，吴氏在《温疫论·原序》中即开宗明义。他说："夫温疫之为病，非风、非寒、非暑、非湿，乃天地间别有一种异气所感，其传有九，此治疫紧要关节。"他在该书"原病"篇中又进一步指出了温疫与伤寒在病因（"所感之气"）、邪气入侵途径（"所入之门"）、邪侵部位（"所受之处"）等方面的区别："伤寒与中暑，感天地之常气。疫者，感天地之疠气。在岁运有多少，在方隅有轻重，在四时有盛衰，此气之来，无老少强弱，触之者即病。邪自口鼻而入，则其所客，内不在脏腑，外不在经络，舍于伏膂之内，去表不远，附近于胃，乃表里之分界，是为半表半里，即《内经·疟论》所谓'横连募原'者也。"在书中，吴氏明确指出了温疫的病因不是六淫邪气，而是感受自然界的"异气""疠气"，又称为"戾气"。这种邪气致病，具有强烈的传染性。邪气自口鼻而入，直达募原，其传变形式（"传变之体"）有九种，统称为"九传"。其初起之治，以疏利气机之品，直达募原，使邪气溃散外达，自创"达原散（饮）"一方，传世数百年来，为后世治疫所常用。至其传变，则视病情而分别采用吐法、清法、下法等诸方。总之，《温疫论》一书，突破了以伤寒法治温病，初起必用麻、桂的旧例，开拓了温病治疗的新思路。此外，吴氏在书中还对温、瘟、热、疫四字进行了考证。他在《温疫论·正名》中说："《伤寒论》曰：'发热而渴，不恶寒者，为温病。'后人去'氵'加'疒'为瘟，即温也。……夫温者热之始，热者温之终，温、热首尾一体，故又为热病即温病也。又名疫者，以其延门阖户，如徭役之'役'，众人均等之谓也。今省去'彳'加'疒'为疫。又为时疫、时气者，因其感时行戾气所发也，因其恶厉，又谓之疫疠。……然近世称疫者众，书以'温疫'名者，弗遗其言也。"从文中可以看出，吴氏认为，温病与温疫、瘟疫、热病，在名称、写法上虽有不同，但并无本质区别。温与瘟，只不过是偏旁衍变而已。温与热的区别，仅在于程度的轻重。疫，实际上就是役字的衍变，温病用疫字的原因，是强调它的传染性。所以，吴氏提出，温病、温疫、瘟疫、热病实际上都是温病，可以不加区分。本书之所以名为《温疫论》，而不称为"温病论"，是因为近世多数人把温病称为温疫，因而用了温疫之名。吴氏对温病与温疫、瘟疫、热病的正名，更正了明代以前用词混乱、概念不清的问题。但其将温疫与温病完全等同的说法，又未免失之偏颇。依我们今天的观点来看，温病是外感四时温热邪气所引起的多种急性热病的总称，它包括温疫在内。而温疫只是温病中的一个种类，因为它具有强烈的传染性，故称为"疫"。温病之义广而温疫之义狭，二者并不等同。总之，应当承认，《温疫论》的问世，极大地推动了温病学的发展，但限于它仅论述了温疫的辨治，范围狭窄，因而未能使温病学形成完整的理论体系。吴鞠通在《问心堂温病条辨自序》中说："得明季吴又可《温疫论》，观其议论宏阔，实有发前人所未发，遂专心学步焉。细察其法，亦不免支离驳杂，大抵功过两不相掩，盖用心良苦，而学术未精也。"吴鞠通对吴又可"学术未精"的评价，虽未免过苛，但由于吴又可所处的时代，温病学尚未形成大发展的局面，故其著述带有明显的局限性，也确是事实。

中 篇 温病学理论研究

第一章 温病学发展概述

《温疫论》一书版本较多，现存较早者有康熙二十四年乙丑（1685 年）葆真堂刻本，康熙三十年辛未（1691 年）金陵长庆堂石楷校本，康熙四十八年己丑（1709 年）积秀堂刘方舟校梓本，康熙四十九年庚寅（1710 年）郑重光《温疫论补注》本等。

3.《证治心传》——一部几被淹没的温病学重要文献

与吴又可同时代，还有一位虽名不见经传，在温病学发展史上也无任何记载，直至今日仍默默无闻，却有惊人之论的学者及其著述，值得特书一笔。先生名袁班，字体庵，明末江苏秦邮（今高邮）人，曾为明崇祯年间兵部尚书史可法的幕宾。

袁氏虽不以医为业，但曾博究方书，并于临证中随笔记录，辑成一书，名为《证治心传》。此书曾由史可法作序，序中说："幕宾袁子体庵，顾影无俦，居珠湖之浜，喜读书，达通塞，其才如五石之瓠，不适于用。然济人利物之心，未尝去怀。早年侍亲疾，博究方书，深得异人秘授，遂以天下之疲癃残疾为己任。……袁子之《心传》，则折衷诸家，参以临证经验，有疑似难明者，发挥奥蕴，随笔记录，以待质正。予嘉其阐古今所必由之理，实天下所未见之书，俾后进者引而伸之，平时得之于心，临症应之于手，裨益苍生，非浅鲜也。于戎马倥偬之际，抽闲阅勘，俟锋焰稍息，亟付手民，以饷世之习医者。苟研求而有得焉，将免杀人之恶名，而为生人之仁术，岂不懿欤！时在崇祯岁次癸未仲秋月，兵部使者溧阳史可法识。"史氏之序，对袁氏之书并非虚赞，而且他表示在战乱稍停之后，要将此书刊印发行。令人遗憾的是，史氏写序是在崇祯癸未（1643 年），而次年，即甲申（1644 年），明朝即被清朝灭亡，而史可法也因扬州失守而殉国。《证治心传》一书终未得刊行，以致淹没二百余年。至清咸丰年间，此书稿传至袁班玄孙之手，其同乡赵观澜得见遗稿，遂重新抄录并加按语。赵氏在按语中说："澜因先生为吾邑先达，兼与其玄孙同局襄修邑志，始获此书。字迹蚀过半，用特重录以免淹没。奈无别本可以校对，只姑仍旧贯，未敢更易一字。稍有疑义者，附以按语，以醒眉目云尔。时在咸丰戊午（1858 年）中秋节后二日。"赵氏虽将残搞重抄，但亦未能为之刊行。迨至 1923 年，浙江绍兴裘庆元（1873—1948），字吉生，于杭州成立三三医社，编纂出版《三三医书》时，由其社友徐石生处重金购得该书抄稿，刊于《三三医书·第二集·第二十五种》，于 1924 年出版。书前冠以"秦邮袁班体庵辑　珠湖赵观澜双湖评点　鸳湖徐树荣石生珍藏　绍兴裘庆元吉生刊行"。此书在历经近三百年沧桑之后，才终得公之于世。袁氏在《证治心传·治病必审四时用药说》中说："至于冬令严寒肃杀之气为伤寒者，仲景言之详矣。惟阳气潜藏于内，天时晴燥，雨雪稀少，乃成冬温之证，须用大剂清下，不得拘执伤寒成法以误人哉。近世此病甚多，尤宜加审，轻则用杏苏饮，重则用葱豉汤加荆、薄、枳、桔、连翘、大贝，以达表为治。若时值初春，严寒将退，风木司权，其气善升而近燥，多犯上焦，故多身热咳嗽，微恶寒者，以黄芩汤为主方，随证加减，如薄、桔、荆、防、杏、苏、翘、贝、桑、菊、牛、蝉之类，取清轻之味清肃肺卫。若失治久延，渐入荣分，有逆传、顺传之候。近世市医不知者多，徒守仲景六经成法，辄投辛温表散，耗液伤阴，或变神昏酣睡，厥逆瘛瘲，或咳甚失血，延成痨瘵，或胃实失下，谵狂痉搐，莫救者多矣。又有热极旁流，名为顺传胃府，法宜急下以存阴液，然有舌苔黄燥裂纹可凭。奈何庸医不知者多，余以济世为怀，昼夜研钻，斯悟其致病之由，挽救之法，历验不爽，随笔记之，以拯斯民之厄。鸣呼！自古迄今，无人发明春温、湿温、冬温之奥蕴，致误于庸俗者，不啻恒河沙数矣，或者前哲知其所以然，而珍如拱璧，未能笔之于书，日久淹没者有之；或有其书，久久失传，亦未可知也。"

对袁氏此论，赵观澜在按语中说："澜按：……世人仅知，温邪上受，一言叶氏（叶天士）创解，而不知叶氏前已有言之哉。或者叶氏本此书而阐明其旨。由叶氏传播，亦未可知。谚云，后来居上，其斯之谓欤。"在《证治心传·温热温疫辨》中，袁氏又进一步说道："近世以来，四时感症，类伤寒多，正伤寒罕见也。夫类伤寒者，春温、夏热、湿温、秋燥、冬温是也。虽然仲景谓伤寒有五，方分温散、辛散、攻下、和解诸法，后人识浅，殊难领悟，惟拘执传经限日成法，遂致遗误者多。惟近年凶荒饥馑，兵火之余，酿成疫疠，互相传染，切勿拘执日数。余治疫症，大剂攻下，每多获效，缘此病邪由口、鼻吸入者多。……然则，与无疫之温热有间，未可混淆，以误人者。夫温热者，天地之常候也。经云：'冬伤于寒，春必病温。'惟冬令外虽严寒，而阳气潜藏于内。若天时晴燥，雨雪稀少，则阳失潜藏，致生冬温之证，当用葱豉汤加大贝、芩、翘、银花、牛子、甘、桔等味。盖春为一岁之首，严寒未退，仍防寒邪遏伏，直待春升，木气发透，风阳化温，是为风温。其气近燥，多犯上焦，致有身热咳嗽、胸闷气促之症，法宜清宣轻剂，如薄荷、牛子、桔梗、杏仁、大贝、蒌皮之类。久延失治，转入荣分，误用辛温成法，多致衄血、咯血，甚则成痨。若已入胃，舌黄干燥，亟宜攻下。初夏渐热火旺，宜仿此方，重加清药可耳。如长夏湿土司令，宜燥湿清热，苍术白虎汤治之。直至秋深，燥令大行，身热咳嗽、咽痛者，辨天时之凉、暖，以分寒化、热化，然用药有温润、甘寒之别，此秋燥之治法也。若热已入胃，便结溲赤，舌苔黄焦垢腻，亦宜急下存津，切勿延久，正伤气弱，反成危候。近年以来，四时感症，温热独多，每憾治法仍延辛温，以致不死于病，而死于误药者，比比皆然。偶见新出《六书》，乃余杭陶节庵所辑，意在变化成法，独出心裁，将仲景所集增损加减，标新立异。不为无功，惜未将温热见症阐明原理。余细为研究，有择焉不精，语焉不详，何足以尽格致生化之源，跳出伤寒之范围哉。于是焚膏继晷，精审四时代谢之序，参以六淫偏盛之因，豁然自得。不揣草率无文，爰将各篇病理随时笔记，以免遗忘。是否有所采择，质之海内明哲，愿早赐之削政，则感如师资之深矣。"

由以上两段文字可以看出，袁氏对温病与伤寒的区别、温疫与其他温病（"无疫之温热"）的区别及四时温病的治法，均有明确论述，言虽简而意殊深。袁氏之论，远较吴又可之《温疫论》更为全面而深刻。吴氏之《温疫论》成书于1642年，袁氏之《证治心传》成书于1643年，二人虽同为江苏人，生于同时代，且几乎同时成书，但吴氏之书得以刊行，而袁氏之书被淹没于当时，以致吴氏之论显而袁氏之论晦。从袁氏书中治温病所用之药物来看，特别是其"取清轻之味清肃肺卫，若失治久延，渐入荣分，有逆传、顺传之候"及"又有热极旁流，名为顺传胃府"等说法，与后世叶天士《温热论》中的论述极为相似。但叶氏只提出"逆传心包"，并未提"顺传"一词，因而引起后人对"顺传"纷纷推测。袁氏之论，早在1643年即已成书稿。而叶氏之论，应是述于其晚年，大约在1740年前后，比袁氏要晚近百年。由此推想，叶氏或曾见到袁氏之书，或曾得袁氏后人之口授，而又加以发扬，均未可知。总之，人们对叶天士《温热论》的内容当有所本源这种疑惑，应不是空穴来风。对此，赵观澜之按语颇有见地。他说："澜按：温热者，四时之常气也。温疫者，天地之恶气也。盖常气以常法治之，恶气以峻法治之，理势然也。先生治疫，重用攻下，除恶务尽耳。与吴又可法暗合，其时各居一境，所治之症，大略相同。袁氏辨舌苔垢腻厚薄，以定攻邪之轻重，又辨明温热与瘟疫有间，岂可混淆以误人哉。况先生济世心切，每以慎审为本，其学邃深，在又可之上。且吴氏虽有'九传'方法，未将病理阐明，书虽流传，惜乎混疫于温，贻误亦多，不足为法也，或谓当时彼此各居一邑，未能面商至理为憾。

如袁、吴同处一堂，互相讨论，吴氏必不致混淆立论，温热原理，毋待叶氏发明之。呜呼！天下事有幸有不幸，吴书早经刊传，袁氏此书渺无知者。缘先生志尚高傲，不求闻达，又非医流，此书乃当时之日记耳。观其自记云'不揣草率无文，随笔记录，以免遗忘'，即知其仅记病理，临症实验而已，其言辞不加修饰，已可慨（概）见。"

4.《尚论篇》《医门法律》对温病学的阐发

与吴又可《温疫论》、袁体庵《证治心传》几乎同时，喻昌（1585—1664）在《尚论篇》《医门法律》中，也有关于温病的论述。喻氏字嘉言，生于明万历至清康熙年间，江西南昌新建人，清初定居于江苏常熟。因其故乡新建古称西昌，故晚年自号西昌老人。著有《寓意草》（成书于1643年）、《尚论张仲景〈伤寒论〉重编三百九十七法》（简称《尚论篇》，成书于1648年）、《医门法律》（成书于1658年）等书。《尚论篇》虽非温病学专著，但喻氏在该书卷首"详论温疫以破大惑"一文中对温病学也有所阐发。关于邪气的入侵途径及所犯部位，他说："然从鼻、从口所入之邪，必先注中焦，以次分布上、下……此三焦定位之邪也。"又说："伤寒邪中外廓，故一表即散。疫邪行在中道，故表之不散。伤寒邪入胃府，则腹满便坚，故可攻下。疫邪在三焦，散漫不收，下之复合。"关于治法，他指出："未病前先饮芳香正气药，则邪不能入，此为上也。邪既入，急以逐秽为第一义。上焦如雾，升而逐之，兼以解毒；中焦如沤，疏而逐之，兼以解毒；下焦如渎，决而逐之，兼以解毒。"喻氏的疫病邪犯三焦之说，对吴鞠通提出温病以"三焦辨证"为纲领不无引导作用。其治疫用芳香、逐秽、解毒之法，对鞠通立法组方亦有所启发，故鞠通在"银翘散方论"中说"又宗喻嘉言芳香逐秽之说"。此外，在《医门法律·秋燥论》中，喻氏详述了燥气为病的证治，此论对后世影响深远。其所创制的清燥救肺汤，也成为后世治疗燥热犯肺的代表方剂。总之，喻氏书中对温病学颇有阐发，但惜乎尚未形成辨证论治体系。

《尚论篇》《医门法律》有1917年豫章丛书本，是较好的校勘本；此外，还有1930年上海锦章书局石印本。

5.《广瘟疫论》与《重订广温热论》对《温疫论》的发挥

吴又可的《温疫论》之后，又有清代戴天章（1644—1722）的《广瘟疫论》一书较为著名。天章字麟郊，晚号北山，学者称北山先生，生于清顺治至康熙年间，江苏上元（江宁县）人。他极推崇吴又可的《温疫论》一书，他在《广瘟疫论·自序》中说："至吴又可先生贯串古今，融以心得，著时行瘟疫一论，真可谓独辟鸿蒙，揭日月于中天矣。"他惋惜该书在当时未被人们所重视，究其原因，认为是"知其名而未得其辨证之法耳"。因而对吴氏原著进行了删削增改，于康熙十四年乙卯（1675 年）著成《广瘟疫论》一书。他在书中首先强调辨证，他说："意在辨瘟疫之体异于伤寒，而尤慎辨于见证之始，开卷先列辨气、辨色、辨舌、辨神、辨脉五条，使阅者一目了然。"还指出，"疫邪见证，千变万化，然总不出表、里二者"。关于治疗，他总结出汗、下、清、和、补五法。由书中可以看出，戴氏之作确对吴又可《温疫论》有所发挥，且更为系统，在温病学形成的前期，是较为重要的专著。其书名虽将"温"字改为"瘟"字，但书中并非专论瘟疫，其中也包括了非瘟疫类的其他温病。此书曾经坊刻，改名为《瘟疫明辨》。又经陆懋修（字九芝）删订，将"瘟疫"改为"温热"，更名为《广温热论》。再经清末民初著名医学家何炳元（1861—1929，字廉臣）增补重订，名为《重订广温热论》。该书之不足，在于内容偏于狭隘，故恽树珏（字铁樵）评之曰："此书浅而狭隘，读之既久，恒偏于用凉，转以凉药误事。"

　　《广瘟疫论》早期版本有乾隆四十三年戊戌（1778 年）刻本；乾隆四十八年癸卯（1783 年）刻本。《瘟疫明辨》有乾隆十五年庚午（1750 年）汪氏紫峰刻本。从以上版本刊行时间来看，改名本《瘟疫明辨》早于原本《广瘟疫论》。关于其原因，北山先生之孙戴祖启在他于乾隆四十三年所写的《广瘟疫论》序中说，其祖父北山先生所著医书有数十种，均由其父雪村先生行楷细字抄录，存于家里之"存存书屋"中。祖启于书坊中见到有《瘟疫明辨》四卷，遂购阅之，发现就是其祖父"存存书屋"所藏的《广瘟疫论》。虽然更改了书名，却未改窜其文，但误刻为歙县郑某（郑奠一）撰。因此，祖启将"存存书屋"原本校刻，以纠讹传。正因如此，改名本之刊行反比原本为早。《广温热论》于同治五年丙寅（1866 年）由陆九芝收入《世补斋医书·续集》刊刻。《重订广温热论》有 1914 年绍兴育新书局铅印本。

　　6.《温热暑疫全书》论温、热、暑、疫

　　周扬俊的《温热暑疫全书》是与《广瘟疫论》同时的又一部较早的温病学专著。周氏字禹载，约生于清顺治至康熙年间，江苏吴县人，著有《伤寒论三注》《温热暑疫全书》传世。《温热暑疫全书》成书于康熙十八年己未（1679 年），书中将温病分为温、热、暑、疫四类，分别论述其证治，并提出"黄芩汤，治温本药也"。因其成书较早，故对温病的论述尚欠全面，亦未明晰揭示温病的发生发展规律。

清代自乾隆以后是温病学理论体系形成的阶段，也是温病学成熟、发展的重要阶段。这一时期，研究温病学的学者日多，著述甚丰，其中最具代表性的有叶（天士）、薛（生白）、吴（鞠通）、王（孟英）四大家。

7.《温热论》——温病学体系形成的标志

《温热论》的作者叶桂（1667—1746），字香岩，号天士，又号上津老人，生于清康熙至乾隆年间，江苏吴县人（祖籍安徽歙县），祖与父均业医。天士一生勤奋好学，14 岁丧父后，从其父之门人朱某学医。闻有擅长医学者即往投师，10 年间从 17 师，博采众长，成名甚早，毕生忙于诊务，故著述不多。其部分医案经华岫云整理刊刻，名为《临证指南医案》，是古代优秀医案专著之一。

叶氏关于温病的论述，据传是其游太湖洞庭山时，门人顾景文随于舟中，手录其语而得以传世。从文章结构来分析，似是师徒之间提问答疑的记录。顾景文记录时，仅书写了叶氏答疑之语，而省略了弟子提问之句，故文章结构看似不如亲笔书写之论文那样严谨、系统、全面。读此文章，须前后对照，在某些地方，还应据其文意设问，"于无文处求文"，方能深入理解。该文世所传本，最早有两个来源。一是来源于华岫云的种福堂《续选临证指南医案》，世称"华本"；一是来源于唐大烈所辑的《吴医汇讲》，世称"唐本"。

"华本"：华岫云收集叶天士之医案，于乾隆三十一年丙戌（1766 年）刊刻《临证指南医案》一书。而后，华氏为补充《临证指南医案》所遗叶氏医案，再撰《续选临证指南医案》一书，但未完成而谢世，由岳廷章续完，于乾隆四十年乙未（1775 年）刊行，名为种福堂《续选临证指南医案》。该书卷一中收入叶氏之文，名之为《温热论》，从文义来看，其文未经修饰，应是文章原貌。道光九年己丑（1829 年）卫生堂《续刻临证指南医案·卷一》中，在叶文上加入华岫云个别眉注。后又有道光二十四年甲辰（1844 年）经锄堂《临证指南医案》刻本，将《种福堂公选良方》四卷附于书末，其卷一中有叶氏《温热论》，分为 33 条。

"唐本"：清代医学家唐大烈（字立三，号笠山）所辑的《吴医汇讲》，成书于乾隆五十七年壬子（1792 年），称为问心草堂刻本，书中收入叶氏之文（在卷一第二篇），名为《温证论治》。唐氏在该篇的作者小传中说："叶天士，名桂，号香岩，世居阊门外下塘。所著《温证论治》二十则，乃先生游于洞庭山，门人顾景文随之舟中，以当时所语，信笔录记，一时未加修饰，是以词文佶屈，语亦稍乱，读者不免晦目。烈不揣冒昧，窃以语句少为条达，前后少为移缀，惟使晦者明之，至先生立论之要旨，未敢稍更一字也。"由唐氏所写作者小传中可以看出，他是认为原文"词多佶屈，语亦稍乱"而进行了编辑加工，在语句上有所润饰，文章前后次序亦稍有改动（"语句少为条达，前后少为移缀"）。另外，小传中说将文章分为 20 则，但书中实际是 21 则。

清代医学家章楠（字虚谷，约生于清乾隆至道光年间，浙江会稽人）从"唐本"将叶氏之文收入其《医门棒喝》，名之为《叶氏温病论》，并对原文加以注释。《医门棒喝》刊刻于道光五年乙酉（1825 年），现存早期版本还有同治六年丁卯（1867 年）聚文堂藏版本。

王士雄（字孟英）从"华本"之续刻眉注本将叶氏之文收入其《温热经纬》，名之为《叶香岩外感温热篇》，分为 36 条。王氏书中将此文与"唐本"进行了对校，凡与"华本"不同之处，均注以"唐本"，指出两种版本的不同。同时王氏在每条后选录章虚谷等人的注释，并于其后自加按语，名曰"雄按"，对叶氏之论多有阐发。王氏对唐大烈改动叶氏原文，颇有微词。他在《叶香岩外感温热篇》按语中说："雄为原论次序，亦既井井有条，而词句之间并不难读，何必移前缀后，紊其章法。而第三章'如玉女煎'去其'如'字之类，殊失庐山真面目矣，兹悉依华本订正之。"王孟英对唐氏改动原文之非议，不为无因。将"唐本"与"华本"对照来看，唐氏的加工确实无必要，且某些地方，加工后反而有失原意。如"唐本"第三则中"乍入营者，犹可透热，仍转气分而解"一句，在"华本"（经锄堂本）第七条（《叶香岩外感温热篇》为第八条）为"入营犹可透热转气"。两个版本看似差别不大，但"乍入营者"，是指营分证初起；而"入营"，是指营分证全过程。按"华本"之说，透热转气法适用于营分证全过程，而"唐本"仅限于营分证初起。验之临床，以"华本"说法为是。故唐氏之所谓"条达""移缀"，不仅蛇足，更失原意。由此可见，王氏将两个版本进行对校，确属必要。正因为王氏之版本严谨，按语精辟，故后世读叶论者，多以此为据，引述叶文者也多称之为《叶香岩外感温热篇》。

叶氏此文虽篇幅不长，但言简意赅，博大精深，实为后世学习温病学之津梁。其论与前文所述袁体庵之《证治心传》是否有所瓜葛，目前尚无从考证，但其与袁氏之论多有相似，又较袁氏所述更为精详，且自成体系，却也不可否认。在此文中，叶氏首先讲述了温病的发生发展规律，并从病因、病机及治法上将温病与伤寒加以严格区分。如《叶香岩外感温热篇》第一条指出："温邪上受，首先犯肺，逆传心包。肺主气属卫，心主血属营。辨营卫气血虽与伤寒同，若论治法，则与伤寒大异也。"此说为寒、温分论奠定了坚实的理论基础。叶氏的最大贡献在于，他创立了"卫气营血辨证"，明确地指出了温病沿卫气营血四个阶段传变的规律及各阶段的治法。如《叶香岩外感温热篇》第八条说："大凡看法，卫之后方言气，营之后方言血。在卫汗之可也；到气才可清气；入营犹可透热转气，如犀角、元参、羚羊角等物；入血就恐耗血动血，直须凉血散血，加生地、丹皮、阿胶、赤芍等物。否则，前后不循缓急之法，虑其动手便错，反致慌张矣。"此论一出，就使温病的辨证论治有所遵循，这是温病学发展史上的重大突破，是温病学体系形成的标志。正是基于此论，温病学才最终脱离伤寒体系，而自创学派。此外，叶氏总结前人经验并加以发展，对温病中望舌、验齿、辨斑疹、白㾦做了深入阐发，丰富了中医诊断学的内容，为温病的临床诊断提供了重要依据。叶天士的学术思想，在温病学中占有无可替代的作用，直至今天，对温病的研究和临床治疗仍有重大指导意义。

因此，叶天士被尊为一派宗师、温病学派的创始人。叶天士之后的医学书籍中，收载、注释叶氏之文者，代不乏人，其中较为突出者如凌德（嘉六）的《温热类编》、宋佑甫（兆淇）的《南病别鉴》、陈光淞的《温热论笺正》、严鸿志的《感证辑要》、吴锡璜的《中西温热串解》等。

在《临证指南医案》中，还有《幼科要略》一卷，据传乃叶氏手定。王孟英在《温热经纬》中说："余谓虽为小儿说法，大人岂有他殊，故于《温热论》后，附载春温、夏暑、秋燥诸条，举一反三，不仅为活幼之慈航矣。"王氏将其收入《温热经纬》中，附于《叶香岩外感温热篇》之后，名之为《叶香岩三时伏气外感篇》，这是叶氏论述温病的又一篇重要文献。

8. 薛生白《湿热病篇》——湿热病辨治的代表文献

清代另一位温病学家薛雪（1681—1770），字生白，号一瓢，生于清康熙至乾隆年间，江苏吴县人，与叶天士同时、同乡。擅诗文，兼及丹青，医籍载其医名颇高，与叶天士齐名。其曾孙薛东来曾述薛生白《日讲杂记》，由唐大烈刊于《吴医汇讲》（为卷二之首篇）但谓生白不屑以医自见，故无成书。有《湿热条辨》一文，世传为薛生白所作。据王孟英《温热经纬》中说，此篇始见于舒松摩《重刻医师秘笈》中（名为《湿热条辨》），但仅载其前35条，后注是薛生白所作。章虚谷将唐大烈《吴医汇讲》所载叶天士《温证论治》与舒松摩《重刻医师秘笈》所载《湿热条辨》一并收于《医门棒喝》，并加注释。江白仙刻陈平伯之文，附该文于陈文之后，但于35条中只采20条，而后面又另增11条，其编次也与舒氏之版本互异。吴子音（金寿）《温热赘言》取江白仙本陈、薛二人之文，书中将陈、薛二文并为一篇，并不标明何人所著，但曰"寄瓢子述"，而在前篇陈文之末，又写有"今补薛生白先生一法于后"，且江本、吴本均将"湿热"称为"湿温"。总之，此文版本混乱，无从订正。王孟英由于偶然的机会，从友人顾听泉（学博）处得见《湿热条辨》46条的抄本，据说此本得自吴人陈秋垞（赞府）处。于是王孟英将其收入《温热经纬》中，题名为《薛生白湿热病篇》。因其又有《湿热条辨》之称，故该文以一篇二名而传世。因《温热经纬》所收该篇似是原稿之全文，又有章虚谷之注释及王氏之按语，阐发详明，故后世读薛论者，多以此为据，引述薛文者，也多称之为《薛生白湿热病篇》。至于此篇是否薛氏所作，后人疑义颇多。笔者曾读薛氏诗作及诗话（《一瓢诗话》），其为文高雅通达，与《薛生白湿热病篇》之文风颇不相类，亦疑为托名薛氏之作。但观《薛生白湿热病篇》之内容，其对湿热病之病因病机、辨证论治的论述以及所用药物，都有独到见解，对湿热病的辨治具有重要指导意义。因此，可以说它是一篇湿热病辨治的代表文献。叶氏之论重点论述温热病，薛氏之论专论湿热病，二者并收于《温热经纬》一书，相得而益彰，使温病学体系更为完备而垂范后世。

9.《温病条辨》——温病学的集大成之作

叶、薛之后，清代温病学之集大成者，当属吴瑭（1758—1836）。吴氏字配珩，号鞠通，生于清乾隆至道光年间，江苏淮阴人，有《温病条辨》《吴鞠通医案》《医医病书》等著作存世。关于学医的缘由，他在《问心堂温病条辨自序》中说："缘瑭十九岁时，父病年余，至于不起。瑭愧恨难名，哀痛欲绝，以为父病不知医，尚复何颜立天地间。遂购方书，伏读于苫块之余，至张长沙'外逐荣势，内忘身命'之论，因慨然弃举子业，专事方术。"吴氏一生中经历了多次温疫流行，亲人亦有死于温病者，从而促使他发愤在温病学领域深入探究。时当清朝中叶，温病学经叶天士等诸家阐发，虽已形成体系，但限于当时的条件，尚未得到广泛传播，故吴氏之研究十分艰辛。他博览群书，反复实践，经过数十年的努力，终有所成。他在《问心堂温病条辨自序》中说："盖张长沙悲宗族之死，作《玉函经》，为后世医学之祖。奈《玉函》中之《卒病论》亡于兵火，后世学者，无从仿效，遂至各起异说，得不偿失……又遍考晋唐以来诸贤议论，非不珠璧琳琅，求一美备者，盖不可得，其何以传信于来兹！瑭进与病谋，退与心谋，十阅春秋，然后有得……因有志采辑历代名贤著述，去其驳杂，取其精微，间附己意，以及考验，合成一书，名为《温病条辨》。"关于此书的学术渊源，他在凡例中说道："晋唐以来诸名家，其识见学问功夫，未易窥测，瑭岂敢轻率毁谤乎！奈温病一证，诸贤悉未能透过此关，多所弥缝补就，皆未得其本真，心虽疑虑，未敢直断明确。其故皆由不能脱却《伤寒论》蓝本，其心以为推戴仲景，不知反晦仲景之法。至王安道，始能脱却伤寒，辨证温病，惜其论之未详，立法未备。吴又可力为卸却伤寒，单论温病，惜其立论不精，立法不纯，又不可从。惟叶天士持论平和，立法精细，然叶氏吴人，所治多南方证，又立论甚简，但有医案散见于杂证之中，人多忽之而不深究。瑭故历取诸贤精妙，考之《内经》，参以心得，为是编之作。诸贤如木工钻眼，已至九分，瑭特透此一分，作圆满会耳。"由其所述可见，《温病条辨》一书，是以《内经》为理论基础，又参考历代诸家著述，特别是叶天士之论，加以吴氏本人的心得与经验，经反复实践检验而著成的。正如征保（字以园）为该书作序所说："近师承于叶氏，而远追踪乎仲景……其处方也，一遵《内经》，效法仲祖。"其书成稿于嘉庆三年戊午（1798 年），但当时并未刊行。据吴氏同乡友人汪廷珍（字瑟庵）为此书所作之序中说："吾友鞠通吴子，怀救世之心……述先贤之格言，摅平生之心得，穷源竟委，作为是书。然犹未敢自信，且惧世之未信之也，藏诸笥者久之。予谓学者之心，固无自信时也，然以天下至多之病，而竟无应病之方，幸而得之，亟宜出而公之……吴子以为然，遂相与评骘而授之梓。"汪氏之序写于嘉庆十七年壬申（1812 年），而征保之序又在汪序之后，写于嘉庆十八年癸酉（1813 年）仲秋。由此可知，《温病条辨》的刊刻并不是 1798 年，而是 1813 年。从书中之理、法、方、药可以看出，吴氏的确是以《内经》为理论基础，继承了《伤寒论》的立法处方思路，而又发扬了叶天士的学术思想。同时，他也强调伤寒、温病两大学派应互相取长补短，而不应互相排斥。他在该书《凡例》中说："是书虽为温病而设，实可羽翼伤寒。若真能识得伤寒，断不致疑麻桂之法不可用；若真能识得温病，断不致以辛温治伤寒之法治温病。"吴氏此论，平正公允，乃学贯寒温，卓然大家之风范。

《温病条辨》共分为7卷。卷首为原病篇，引经19条，注释《内经》关于温病的论述。卷一为上焦篇，法58条，方46首，论述了风温、温热、温疫、温毒、冬温、暑温、伏暑、湿温、寒湿、温疟、秋燥等温病上焦证候的证治。卷二为中焦篇，法102条，方88首，外附3方，论述了温病中焦证候的证治。卷三为下焦篇，法78条，方64首，图1幅，论述了温病下焦证候的证治。上、中、下三焦篇是全书的核心，共238法，198方。卷四为杂说，收入了吴氏杂说、救逆病后调治等论文17篇。卷五为解产难，收入了吴氏关于产后调治与产后惊风等论文17篇。卷六为解儿难，收入了吴氏关于小儿急、慢惊风、痘证等论文24篇。卷四、卷五、卷六共收论文58篇，文章虽短，但颇有见地。《温病条辨》一书，仿效张仲景《伤寒论》作法，以条文形式论述温病的辨治，故名条辨。但恐条文过于简略，后人妄加臆断，故吴氏在条文后自加分注，注明文义。又以方药附于证后，并于每一方剂之后，自加方论，解释方意。因而，它是一部理、法、方、药系统完整的温病学专著。

《温病条辨》的主要贡献在于，提出以"三焦辨证"作为温病的辨证纲领，指出了"温病由口、鼻而入，鼻气通于肺，口气通于胃。肺病逆传，则为心包。上焦病不治，则传中焦，胃与脾也。中焦病不治，即传下焦，肝与肾也。始上焦，终下焦"的传变规律。又确立了"治上焦如羽，非轻不举"，"治中焦如衡，非平不安"，"治下焦如权，非重不沉"的三焦温病治疗原则，为温病的辨证论治及处方选药提供了理论依据和临床范例。吴氏还总结前人经验，归纳出清络、清营、育阴等各种治法，制定了银翘散、桑菊饮、清营汤、大定风珠、三仁汤等方剂，至今仍广泛用于临床。

总之，《温病条辨》是温病学的集大成之作，是一部理论和实用价值均极高的温病学专著。但它以三焦为纲，病名为目，又把六经辨证与卫气营血辨证穿插到三焦辨证之中，就显得辨证体系纷繁复杂，使初学者难于理解。此外，其书中以辛温之剂桂枝汤为第一方，也受到后世温病学家的非议，这应当说是其美中不足之处。

《温病条辨》的早期版本有嘉庆十八年癸酉（1813年）问心堂刻本、咸丰九年己未（1859年）天津孙昌重刻问心堂刊本等。

10.《温热经纬》——优秀的温病学文献集注

清代又一温病学名家王世雄（1808—1868），字孟英，晚号梦隐，约生于嘉庆至同治年间，浙江钱塘（今杭州市）人。著有《温热经纬》《随息居重订霍乱论》《归砚录》《王氏医案》等著作多部。孟英曾祖至其父均业医，14 岁丧父后延师学医，潜心研究医学。他一生中经历多次霍乱、疫疠等多种温病的流行，故对温病的研究尤为深入，颇有心得。咸丰二年壬子（1852 年）辑成《温热经纬》一书。他在该书《自序》中说："《难经》云：'伤寒有五：有中风、有伤寒、有湿温、有热病、有温病。'此五气感人，古人皆谓之伤寒。故仲圣著论亦以伤寒统之，而条分中风、伤寒、温病、湿、暍五者之证治，与《内经》《难经》渊源一辙。法虽未尽，名已备焉。……后贤不见，遂至议论愈多，至理愈晦。或以伤寒为温热，或以温热为伤寒，或并疫于风温，或并风温于疫，或不知有伏气为病，或不知有外感之温，甚至并暑、暍二字而不识，良可慨已。我曾王父《随笔》（指其曾祖王学权之《重庆堂随笔》）中，首为剖论。兹雄不揣愚昧，以轩岐仲景之文为经，叶薛诸家之辩为纬，纂为《温热经纬》五卷。其中注释，择昔贤之善者而从之，间附管窥，必加'雄按'二字以别之。"其书共分为五卷，卷一、卷二以"轩岐仲景之文为经"，卷三、卷四以"叶薛诸家之辩为纬"，故书名《温热经纬》。卷一为《〈内经〉伏气温热篇》，摘录《内经》中有关温热病的原文，引诸家注释并加"雄按"以阐释之。卷二为《仲景伏气温病篇》《仲景伏气热病篇》《仲景外感热病篇》《仲景湿温篇》《仲景疫病篇》。摘录《伤寒论》《金匮要略》中有关温病的条文，引诸家注释并加"雄按"以阐释之。卷三为《叶香岩外感温热篇》《叶香岩三时伏气外感篇》。卷四为《陈平伯外感温病篇》《薛生白湿热病篇》《余师愚疫病篇》。卷三、卷四中，辑录叶、陈、薛、余四家有关温病之论，并附以诸家注释，再加"雄按"以阐发其文义。

关于卷四中《陈平伯外感温病篇》之来源，王氏在该篇按语中说："此与下篇（指《薛生白湿热病篇》），相传为陈、薛所著，究难考实。姑从俗以标其姓字，俟博雅正之。"该篇共 12 条，对风温病之病机、证治的论述颇为深入，其用药亦示人以规矩，内容虽不多，但对风温病的辨治极具指导作用。

卷四中《余师愚疫病篇》来源于《疫疹一得》一书。作者余霖（约 1724—1795），字师愚，生于清雍正至乾隆年间，祖籍江苏常州，后移居安徽桐城。王氏在本篇按语中说："纪文达公云（见纪晓岚《阅微草堂笔记》）：乾隆癸丑（1793 年），京师（今北京）大疫，以景岳法治者多死，以又可法治者亦不验。桐乡冯鸿胪星实姬人，呼吸将绝，桐城医士投大剂石膏药，应手而痊。踵其法者，活人无算。……然纪氏不详姓氏，读之令人怅怅。越五载，毗陵庄制亭官于长芦，重镌《疫疹一得》。书出，始知纪氏所目击者，乃余君师愚也。原书初刻于乾隆甲寅（1794 年），而世少流行，苟非庄氏，几失传矣。余读之，虽纯疵互见，而独识淫热之疫，别开生面，洵补昔贤之未逮，堪为仲景之功臣。不揣疏庸，节取而删润之，纂作圣经之纬。"从《疫疹一得》原书余氏自序来看，其成书确是在乾隆五十九年甲寅（1794 年），目前所见的最早版本，是嘉庆十六年辛未（1811 年），裴奉辰（铁桥）将其自己所藏之手抄本略为校订，分为上、下二卷所刊刻的版本。其次是道光八年戊子（1828 年）长芦候补盐运司知事庄锦（制亭）刊刻的延庆堂本，即王氏《温热经纬》中所依据的版本。王氏在《温热经纬》一书中《余师愚疫病篇》的前半部分，将余氏原书的内容加以"节取删润"，裁并为短文 11 篇，分别题名。后半部分，则将原书"卷上"的"疫疹之症"52 症和"卷下"的"瘥后二十症"合并，列为 71 条，题名为《疫证条辨》。在《余师愚疫病篇》中，王氏对余氏之论均加"雄按"以阐发之。余氏之书对治疗发斑的温疫极具实用价值，其重用石膏之论，对后世治疗温病启示极大，其所创以石膏为君药的清瘟败毒饮一方，是温病学中的重要方剂之一。

《温热经纬》的卷五为《方论》，选辑历代治疗温病有效方剂 113 首（暗合《伤寒论》113 方），引诸家对方剂之分析，并加"雄按"，供后世治疗温病参酌。

《温热经纬》一书对温病学的贡献，不仅在于它"以轩岐仲景之文为经，叶薛诸家之辩为纬"，辑录了大量古代温病学文献，更重要的学术价值，是在书中王孟英本人的"雄按"之中。王氏之按，对前人之论的评价，公允平正，少有偏见，且议论宏阔，其中多有发前人所未发之处。如在《叶香岩外感温热篇》第九条的按语中，力辟前人之缪，而为暑的属性正名。他说："经云：热气大来，火之胜也。阳之动，始于温，盛于暑。盖在天为热，在地为火，其性为暑。是暑即热也，并非二气。或云暑为兼湿者，亦误也。暑与湿原是二气，虽易兼感，实非暑中必定有湿也。譬如暑与风，亦多兼感，岂可谓暑中必有风耶？若谓热与湿合始名为暑，然则寒与风合又将何称？更有妄立阴暑、阳暑之名者，亦属可笑。如果暑必兼湿，则不可冠以'阳'字。若知暑为热气，则不可冠以'阴'字。其实彼所谓阴者，即夏月之伤于寒湿者耳。设云暑有阴阳，则寒亦有阴阳矣。不知寒者，水之气也。热者，火之气也。水火定位，寒热有一定之阴阳。寒邪传变，虽能化热而感于人也，从无阳寒之说。"又如，《薛生白湿热病篇》第三十八条云：

"湿热证,湿热伤气,四肢困倦,精神减少,身热,气高,心烦,溺黄,口渴,自汗,脉虚者,东垣用清暑益气汤(一百三)主治。"王氏在此条之按语中说:"此脉此证,自宜清暑益气以为治。但东垣之方,虽有清暑之名,而无清暑之实……故临证时须斟酌去取也。余每治此等证,辄用西洋参、石斛、麦冬、黄连、竹叶、荷秆、知母、甘草、粳米、西瓜翠衣等,以清暑热而益元气,无不应手取效也。"东垣之清暑益气汤,由人参、黄芪、白术、陈皮、神曲、泽泻、苍术、升麻、麦冬、炙甘草、葛根、当归、黄柏、青皮、五味子组成。此方用于治疗暑湿损伤脾胃、阳气郁遏之证,故方中多温燥之品,但用于薛氏所述暑热耗伤津气之证,则反有伤津耗气之弊。王氏指出其"虽有清暑之名,而无清暑之实",确具真知灼见,而他本人所用之药,亦为治疗暑伤津气之良剂,后世名之为"王氏清暑益气汤"而广泛用于临床。总之,从书中可以看出,王孟英确实是继吴鞠通之后的又一位学验俱丰的温病学大家。其所著《温热经纬》是一部优秀的温病学文献集注,与吴鞠通所著《温病条辨》一样,至今仍被视为研究温病学的必读之书。

《温热经纬》的早期版本有咸丰二年壬子(1852年)刻本、同治二年癸亥(1863年)刻本。

清代中、后期,除叶、薛、吴、王四大温病学名家的著述外,还有四位温病学家的著作,在温病学的发展史上也占有重要地位,即杨栗山的《伤寒温疫条辨》、俞根初的《通俗伤寒论》、雷丰的《时病论》、柳宝诒的《温热逢源》。

11.《伤寒温疫条辨》论伤寒与温病之辨

《伤寒温疫条辨》的作者杨璿(约1706—1796),字玉衡,晚号栗山老人,生于清康熙至嘉庆年间,享寿90岁,河南夏邑县人。他经历过多次温疫流行,因此采辑、总结前人关于温病之论述,加以分析批判,取其精华,结合自己多年的理论研究与实践经验,著成《伤寒温疫条辨》(简称《寒温条辨》)一书。于乾隆四十九年甲辰(1784年)他79岁时最后编次定稿,由孙宏智(静川)校对并出资刊行。在书中,他指出温病的病因是"天地疵疠旱潦之杂气"。其传入途径是"杂气由口鼻入三焦,怫郁内炽"。温病的病机是"邪热内攻,凡见表证,皆里证郁结,浮越于外也。虽有表证,实无表邪"。又说,"温病得于天地之杂气,怫热在里,因内而达于外,故不恶寒而作渴,此内之郁热为重,外感为轻,兼有无外感而内之郁热自发者"。关于温病的治疗,他指出:"若用辛温解表,是为抱薪投火，轻者必重，重者必死。惟用辛凉、苦寒，如升降、双解之剂，以开导其里热，里热除而表证自解矣。"对温病的治疗，杨氏自创以升降散为总方的十五个方剂："轻则清之：神解散、清化汤、芳香饮、大小清凉散、大小复苏饮、增损三黄石膏汤八方；重则泻之：增损大柴胡汤、增损双解散、加味凉膈散、加味六一顺气汤、增损普济消毒饮、解毒承气汤六方。而升降散，其总方也。"升降散由白僵蚕、全蝉蜕、广姜黄、川大黄四味药组成，为散剂，用黄酒、蜂蜜调匀冷服。若升降散炼蜜为丸，则名为太极丸。他解释其方剂作用说："盖取僵蚕、蝉蜕升阳中之清阳；姜黄、大黄降阴中之浊阴。一升一降，内外通和，而杂气之流毒顿消矣。"《伤寒温疫条辨》问世后，受到后世医家的重视，尤其是升降散一方，颇受后世称赏。可以说，他的学术思想，在吴又可《温疫论》的基础上，又有了很大发展。但杨氏书中并未构成温病辨治体系，且对前人批判过多，又每有重复，是其不足。

《伤寒温疫条辨》的早期版本有乾隆四十九年甲辰（1784 年）刻本、乾隆五十年乙巳（1785 年）刻本。

12.《通俗伤寒论》论广义伤寒

《通俗伤寒论》的作者俞肇源（1734—1799），字根初，生于清雍正至嘉庆年间，浙江绍兴人。其书稿先传于何秀山之手，何秀山在《通俗伤寒论·前序》中说："俞根初，行三，凡男妇老少就诊者，统称俞三先生。日诊百数十人，一时大名鼎鼎，妇孺咸知。其学识，折衷仲景，参用朱氏南阳（朱肱）、方氏中行、陶氏节庵、吴氏又可、张氏景岳。其立方，不出辛散、透发、和解、凉泻、温补等五法。其断病，若者七日愈，若者十四日愈，若者二十一日愈，十有九验，就诊者奉之如神明。内子胡（秀山之妻胡氏）患伤寒，延聘者三，次诊病即有转机，三诊热退神清，能饮稀粥，自用调养法而痊。从此成为知己，赴安镇（秀山所居之安昌镇）诊病毕，即来晤谈。……一日，出《通俗伤寒论》示余，一一浏览，其学术手法，皆从病患实地练习熟验而得，不拘拘于方书也。……爰为之随选随录，随录随按，务使俞氏一生辨证用药之卓识雄心，昭昭若发蒙。"写此序是在乾隆四十一年乙未（1776 年）。秀山虽对《通俗伤寒论》原稿"随选随录，随录随按"并为之序，但并未刊刻，仅手抄本而传之子孙。其孙何廉臣对乃祖所传抄本进行了校勘，并于 1916 年为之序。他在《通俗伤寒论·后序》中说："前清俞根初先生，在乾嘉之间盛行四五十年，著《通俗伤寒论》十二卷。……其辨析诸症，颇为明晰。其条列治法，温寒互用，补泻兼施，亦无偏主一格之弊，方方切用，法法通灵。其定方宗旨，谓古方不能尽中后人之病，后人不得尽泥古人之法，全在一片灵机，对症发药。……俞氏此著，勤求古训，博采众法，加以临证多年，经验丰富，故能别开生面，独树一帜，多发前人所未发，一洗阴阳五行之繁文，真苦海之慈航，昏衢之巨烛也。"据廉臣门人曹赤电（字炳章）《重订通俗伤寒论·题辞》中说，廉臣校勘之稿，最初发表于《绍兴医药月报》（裘吉生主编），随编随印，当时该刊曾为此书出"大增刊"，版出而书即售罄，风行遐迩。惜乎刊行未及三分之二，而廉臣先生不幸于 1927 年逝世。1930 年，上海六也堂书局协议继续编印，再版出书，以应读者之渴望。遗稿由曹炳章先生补苴续成，于 1932 年出版，名为《通俗伤寒论》，全书为 12 章。其后，绍兴徐荣斋先生本着"去芜存菁"的原则，对该书删削、合并、补正，进行了重订，名为《重订通俗伤寒论》，全书仍为 12 章，但与原稿略有不同，于 1956 年由浙江杭州新医书局出版。俞氏之书以《通俗伤寒论》为名，是以广义伤寒而名之，但其内容，并非单论伤寒，而是广及温病。书中之春温伤寒、暑湿伤寒、秋燥伤寒、大头伤寒、湿温伤寒、热证伤寒、伏暑伤寒、冬温伤寒等，均属温病。书中俞氏所创的多首方剂，如加减葳蕤汤、蒿芩清胆汤、陷胸承气汤、白虎承气汤、枳实导滞汤、五仁橘皮汤、犀地清络饮、羚角钩藤汤等均被后世所广泛采用，临床疗效极佳。书中何秀山之按语（秀按）、何廉臣之校勘（廉勘）、徐荣斋之按语（荣斋按）均多有精辟之论，可谓于原书锦上添花。但书中将春温、暑湿、秋燥、湿温、伏暑、冬温等温病病名之后又加"伤寒"二字，实属蛇足。

13.《时病论》论时令之病

《时病论》的作者雷丰（1833—1888），字少逸，生于清道光至光绪年间，祖籍福建浦城，后迁居浙江衢州。据其《时病论·自序》中说，其父雷逸仙精于岐黄之术，曾著有《医博》《医约》二书，但在刊刻前丢失。逸仙逝世后，少逸仅留其方案数百条，是他随侍其父时所录见闻，其中亦有论时病者。其父生前曾说："一岁中杂病少而时病多，若不于治时病之法研究于平日，则临证未免茫然无据。"少逸秉承其父遗训，"以《素问·阴阳应象大论》'冬伤于寒，春必病温；春伤于风，夏生飧泄；夏伤于暑，秋必痎疟；秋伤于湿，冬生咳嗽'八句经文为全部纲领，兼参先圣后贤之训，成一书"。《时病论》成书于光绪八年壬午（1882 年），少逸在该书"凡例"中说："是书专为时病而设。时病者，乃感四时六气为病之证也，非时疫之'时'也。故书中专论四时之病，一切温疫概不载入。"其书中所论病证及治法，颇为实用，一些方剂至今仍用于临床。但此书既名为"时病"，其中自然夹杂非温病之病种，治温病者应斟酌选取。

《时病论》的早期版本有光绪九年癸未（1883 年）汗莲书屋刻本、光绪十年甲申（1884 年）柯城雷慎修堂开雕三衢养鹤山房本。

14.《温热逢源》对伏气温病的阐发

《温热逢源》的作者柳宝诒（1842—1901），字谷孙，号冠群，生于清道光至光绪年间，江苏江阴人。他选取《内经》以下历代诸家关于伏气温病的论述，结合自己多年临床经验，于光绪二十六年庚子（1900 年）著成《温热逢源》一书，是讨论伏气温病的专著。在书中，他对前辈诸家论述加以"辨正"，进而详细阐明自己的学术见解，对伏气温病学说多有发挥。他认为："温病乃冬时寒邪，伏于少阴，适春、夏阳气内动，伏邪化而为热，由少阴而外出。如邪出太阳，亦见太阳经证，其头项强痛等象，亦与伤寒同。但伤寒里无郁热，故恶寒不渴，溲清无内热。温邪则标见于外，而热郁于内，虽外有表证，而里热先盛，口渴溲黄，尺肤热，骨节疼，种种内热之象，皆非伤寒所有。其见阳明、少阳，见证亦然。初起治法，即以清泄里热，导邪外达为主。与伤寒用药，一温一凉，却为对待。"他还提出伏邪自发与新感引动伏邪之说："伏温之邪，由春、夏温热之气蒸动而出，此其常也。亦有当春、夏间感冒风寒，邪郁营卫而寒热，因寒热而引动伏气……此新邪引动伏邪之证。"对伏气温病的治疗，他特别强调保护阴液，他说："其或邪已化热，则邪热燎原，最易灼伤阴液，阴液一伤，变证蜂起，故治伏（气）温病，当步步顾其阴液。……愚意不若用黄芩汤加豆豉、元参。……豆豉为宣发少阴伏邪的对之药，再加元参以补肾阴，一面泄热，一面透邪。"柳氏对温病的辨证与治疗，不乏高见，其著作对伏气温病亦多所阐发，故为后世所推重。但其仅论伏气而不及新感，亦难免偏颇之嫌。

《温热逢源》最早刊于 1924 年出版的《三三医书·第一集·第一种》中。

自战国时期直至清代，温病学经历了约二千年艰难曲折的发展历程，终于自成体系，全面地指导着临床实践。在漫长的历史进程中，历代医学家的艰苦探索，功不可没。其锲而不舍的奋进精神，也昭示后人——开拓、创新不仅是温病学，同样也是中医学前进、发展的必由之路。

第二章　经典学术传承研究

第一节　《叶香岩外感温热篇》前十条阐释

清代著名医学家叶桂（字香岩，号天士）有关温病学的论述收入清代王士雄（字孟英）所著《温热经纬》一书中，题名为《叶香岩外感温热篇》，分为三十六条。此篇充分反映了叶天士对温病学理论的建树和辨证论治的实践经验，对后世有重大指导意义。尤其是篇中的一至十条，集中体现了叶天士的学术思想，为研究温病学所必读。本节对这十条分列标题进行讲解、阐释，以供读者参考。

一、温病的发生发展规律及与伤寒辨治的异同

温病，就其病变性质而言，可分为温热病与湿热病两大类别。叶天士在《叶香岩外感温热篇》第一条中，重点论述了温热病。他以精练的语言高度概括了温热病的发生发展规律及其与伤寒辨治的异同，并提出了卫气营血辨证作为温病的辨证纲领，从而为温病学说的形成提供了实践依据并奠定了理论基础。他说："温邪上受，首先犯肺，逆传心包。肺主气属卫，心主血属营。辨营卫气血虽与伤寒同，若论治法，则与伤寒大异也。"本条内容可分为四段。

（一）温病的发生发展规律

本段即原文中"温邪上受，首先犯肺，逆传心包"一句，论述了四个方面的问题，即指出了温病的病因、侵入途径、初起病变部位和发展规律。

"温邪"二字是定性，明确地指出了温病的致病因素是温热邪气，这就把温病与外感寒邪所导致的伤寒病从病因上严格地区别开来。

"上受"二字是定位，指出了温热邪气侵入人体的途径。其"上"字含义有二：一是指温邪袭人自口、鼻而入，口、鼻皆在人体上部；二是指肺开窍于鼻，

肺气通于口、鼻，且肺合皮毛，温热邪气自口、鼻、皮毛而入，皆导致肺的卫外功能失常而发生表证。因手太阴肺经在人体上部，故肺卫病变曰"上受"。

"温邪上受"四字不仅是讲温病的病因与邪气侵入途径，而且与伤寒做了鉴别。温为阳邪，其性上行，升散开泄，故温邪袭人始从上受，由口、鼻、皮毛而入，先侵袭手太阴肺经。寒为阴邪，其性下行，收引凝滞，故寒邪袭人始从下受，先侵袭足太阳膀胱经。温病与伤寒病因有温邪与寒邪之分，发病初起有上受（手经）与下受（足经）之别，其病机与治法亦不相同。故叶氏在本条最后强调指出："辨营卫气血虽与伤寒同，若论治法，则与伤寒大异也。"由此句也可以看出，叶氏对温病与伤寒之鉴别是非常重视的。他既然提出二者治法"大异也"，那么对其病因及发病之区别就不可能不加以论述。本条虽未明确提出"寒邪下受"之论，但视其"温邪上受"之说，可推断其当与"寒邪下受"相对而言无疑，则其与伤寒鉴别之意已在其中矣。另外，据传《叶香岩外感温热篇》并非叶氏手著，乃叶氏游太湖洞庭山时，其门人顾景文随于舟中，记录其口授而成文。既为笔记，于记录中难免有省略删减之处。因本段重点在于记录叶氏对温病发生发展规律的论述，故将有关与伤寒对比鉴别的内容删去未录，因而略去"寒邪下受"之句，也未必无其可能。细考"温邪上受"四字，含义殊深，颇耐寻味，由此更可以悟出古人"于无文处求文"之论确实发人深省。

"首先犯肺"一句，指出了温病初起的病变部位。其"犯肺"不是单纯指肺脏，应是指肺系而言。从中医学的整体观念出发，五脏不是孤立的脏器，而是以脏为中心，通过经络与其相表里之腑及体表的组织器官相联系的功能系统。肺系，即是以肺脏为中心，通过手太阴肺经，与体表的口、鼻、皮毛相联系的一个系统，温热邪气侵袭人体，首先导致肺系病变，故称"首先犯肺"。肺系病变可分为两个阶段：初起温热邪气侵袭口、鼻、皮毛，导致肺的卫外失司，其以发热、微恶风寒为主症。或因邪气侵袭，导致手太阴肺经经气不利，从而引起肺失宣降，以咳为主症。无论是卫外失司还是肺失宣降，其邪气仅在口、鼻、皮毛或经络，并未深入肺脏，故均属表证，称为邪在肺卫，乃卫分证。若表证不解，热邪入里，必循手太阴肺经而深入肺脏，导致热邪壅肺，其以高热、喘咳为主症，则属肺的气分证。也就是说，肺系的病变，根据其浅深轻重之不同，有太阴（肺）卫分和太阴（肺）气分之别，但二者均属"温邪上受"的阶段，故统称为"首先犯肺"。

"逆传心包"一句，指出了温病的发展规律。"逆传"是相对"顺传"而言。

"顺传"是指温热邪气自上焦太阴卫分传入太阴气分，进而传入中焦阳明气分，见足阳明胃经无形热盛，以高热恶热，蒸蒸汗出，大渴饮冷，脉象洪数为主症。若高热不解，津液耗伤，导致大肠燥热，燥屎内结，则为手阳明大肠腑有形热结，其以日晡潮热，手足濈然汗出，腹满痛拒按，大便秘结，舌红起芒刺，苔黄燥甚或焦燥，脉沉实有力为主症。若中焦燥热不解，灼伤真阴，消耗肝血肾精，则可进而深入下焦血分，而成真阴耗损之证，甚则导致水不涵木，虚风内动。正如王孟英在本条按语中所云："温病始从上受，病在卫分，得从外解，则不传矣。第四章（指本篇第十条）云'不从外解，必致里结'，是由上焦气分，以及中、下二焦者为顺传。"如果温热邪气既不外解，又不顺传中焦、下焦，则往往出现逆传心包的险证。因肺与心包同居上焦胸中，故肺系温热邪气最易传入心包。其传变形式有两种：一是太阴卫分温热邪气不经太阴气分而径传心包，由卫分证直接转为营分证；二是上焦太阴气分温热邪气不顺传中焦阳明气分，而径传上焦心包营分。因二者皆来势迅猛，病情凶险，故曰"逆传"。因其内逼心包，直犯心主，故又称为"热陷心包"。正如王孟英在本条按语中所云："惟包络上居膻中，邪不外解，又不下行，易于袭入，是以内陷营分者为逆传也。"从本条的文义来看，叶天士意在讲述温病的发生发展规律。其既讲"逆传"则"顺传"亦必在其论中，文中之所以未及"顺传"，很可能是其门人于记录中有所节略。因"顺传"易于理解，故略而未记。依此推论，温病的发生发展规律应全面地概括为：温邪上受，首先犯肺，顺传胃肠，逆传心包。兹将温病"顺传"与"逆传"规律用图表示如下（见图1）。

图1　温病顺传与逆传规律

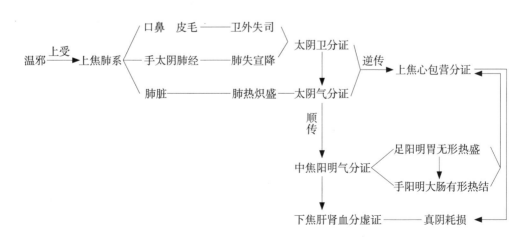

导致"逆传心包"的原因有三：一为心气或心阴素亏，正虚邪陷；一为温热邪气猖獗，正不敌邪，邪气内陷；一为误用辛温解表药物，使心气、心阴被劫，以致正虚邪陷。温热邪气一旦逆传心包，则灼伤心阴，导致营阴不足。此外"逆传心包"之证非独热盛，且有痰浊，故又称"痰热蒙蔽心包"。其痰热之形成，或因温热邪气灼液成痰；或因素体痰盛，热邪内陷，与痰相合，两相胶结，蒙蔽心包。正如叶天士在本篇第十四条所云："或平素心虚有痰，外热一陷，里络就闭。"因其证既有营阴不足，又有痰热蒙蔽，故以身热灼手，痰壅气粗，神昏谵语或昏愦不语，四肢厥逆，舌蹇短缩，质红绛，苔黄燥，脉细滑数为主症。

（二）卫气营血辨证与脏腑的关系

本段即原文中"肺主气属卫，心主血属营"一句。叶氏在上一段对温病的发生发展规律做出明确的脏腑定位，本段则进一步阐明卫气营血辨证与脏腑的关系。

叶天士根据温热邪气侵袭人体后对人体损伤轻重程度的不同，把温病分为卫分证、气分证、营分证、血分证四大类。这里的"分"即"分界"之意，可引申为阶段。卫气营血四分证，实际上就是四个阶段。从生理上讲，卫是指人体的保卫功能，它以各个脏腑的功能活动为基础，脏腑功能正常，则保卫功能健全。气是指由气的运动变化而产生的各个脏腑的功能。可以说，卫气是气的一部分。营和血，都是行于经脉之中的液态营养物质，而营是血中之津液。可以说，营是血的一部分。一般来说，温热邪气侵袭人体，首先引起卫外功能的失常，是为卫分证。进而向里发展，影响脏腑功能，即为气分证。卫分证和气分证都是人体功能活动失常的病变，而卫分证是气分证的轻浅阶段，二者虽有浅深轻重的区别，但并无本质上的不同。温热邪气深入血脉，损伤人体营养物质，轻则消耗血中津液，是为营分证。重则损伤血液，是为血分证。营分证是血分证的轻浅阶段，其与血分证虽有程度轻重之差，但并无本质上的不同。

若把卫气营血辨证与脏腑结合起来分析，因肺主宣发，上通口、鼻，外合皮毛，卫阳乃由肺宣发于表而抵御外邪，保卫人体，故温热邪气侵袭人体而引起卫外功能失常的卫分证与肺系有关，称为肺卫病变。若卫分热邪不解，则邪气深入于里，可导致各个脏腑功能失常，统称为气分证，根据其证候而具体区分，又有肺、胃、大肠、肝、胆等不同脏腑的证候。温热邪气深入血脉，轻者为营分证，重者为血分证。心主血脉，肝主藏血，肾主藏精，肝肾同源，肾精与肝血可互相化生，故营分证、血分证每损及心、肝、肾三脏。

在本条中，叶天士重点在于论述"首先犯肺"与"逆传心包"，故其对卫气营血辨证与脏腑关系的分析亦落实于肺与心两脏。"肺主气属卫"，指出肺的生理功能是主一身之气，若热邪壅肺导致肺主气功能失常的病变，则为气分证。句中的"属"字依文意应做"统属"讲，引申为"包括"。"属卫"，是指肺主一身之气的功能包括宣发卫阳，抵御外邪，保卫人体。因此，肺的病变也包括温热邪气袭表，卫外功能失常的卫分证。也就是说，在肺的病变中，先出现卫分证，后出现气分证，卫分是气分的轻浅阶段。"心主血属营"，指出热邪损及心血，即为血分证。其句中之"属"字，亦做"统属""包括"解。"属营"，是指营乃血中津液，故心的病变也包括热邪损伤营阴的营分证。也就是说，在心的病变中先出现营分证，后出现血分证，营分是血分的轻浅阶段。由此可见，"温邪上受，首先犯肺"，初起先导致肺的卫分证，进而发展为气分证。无论是肺的卫分证还是气分证，深入发展皆可"逆传心包"。因心包乃心主之宫城，其功能是卫护心脏，在病变中代心受邪，故热陷心包就是心的病变，轻则为营分证，重则为血分证。

（三）温病与伤寒辨治的异同

本段即原文中"辨营卫气血虽与伤寒同，若论治法，则与伤寒大异也"一句。

从叶氏此论可以看出，温病与伤寒均属外感病范畴，就其病变而言，皆不外乎外邪损伤人体营卫气血而产生的各种证候。因此，在辨证上离不开营卫气血的内容，从这一点来看，二者是相同的。同时也应看到，温病与伤寒虽同为外感病，但因其病因有温热邪气与风寒邪气之分，二者对人体营卫气血损伤的机制有别，因而其治法也就大有差异。兹以伤寒之太阳病为例，将其与温病的营卫气血证治鉴别比较如下。

1. 营

（1）伤寒寒伤营（太阳伤寒证）的证候及治法：太阳伤寒证的病理机制为寒邪束表，卫阳内闭，营阴凝滞。症见恶寒重，发热轻，无汗而喘，头项强痛，周身疼痛，舌苔薄白，脉浮紧。其头项强痛，周身疼痛，脉紧皆为寒邪凝滞营阴之兆，故称为"寒伤营"。因其病变关键在于寒邪凝滞营阴，故治当辛温发汗，散寒解表，代表方剂如《伤寒论》之麻黄汤。

（2）温病营分证的证候及治法：温病营分证的病理机制为温热邪气深入血脉之中，耗伤营阴。症见身热夜甚，口反不甚渴，或竟不渴，心烦躁扰不寐，甚或时有谵狂，舌红绛无苔，脉细数。因其病变关键在于温热邪气耗伤营阴，故治当清营养阴，透热转气，代表方剂如《温病条辨》之清营汤。

2.卫

（1）伤寒风伤卫（太阳中风证）的证候及治法：太阳中风证的病理机制为风邪外袭，卫外不固，营阴外泄，营卫不和。症见发热，恶风，头痛，汗出，鼻鸣干呕，舌苔薄白，脉浮缓。因其病变关键在于风邪外袭，卫外不固，故称为"风伤卫"。因其风邪夹寒，故治当辛温之剂，以解肌祛风，调和营卫，代表方剂如《伤寒论》之桂枝汤。

（2）温病卫分证的证候及治法：温病卫分证的病理机制为风热邪气外袭，卫阳被郁，卫外失司，肺失宣降。症见发热，微恶风寒，无汗或少汗，头痛，咳嗽，咽红或痛，口微渴，舌边尖红苔薄白，脉浮数。因其病变关键在于风热邪气外袭，故治当辛凉轻剂，以疏透风热，代表方剂如《温病条辨》之银翘散、桑菊饮。

3.气

（1）伤寒气分（太阳蓄水证）的证候及治法：太阳蓄水证的病理机制为太阳经证不解，风寒邪气循经入腑，导致膀胱气化功能障碍。症见发热，恶风，汗出烦渴，水入则吐，小便不利，脉浮。因其病变关键在于气化不利，以致水蓄膀胱，故称为病在"气分"，治当外疏内利，化气行水，代表方剂如《伤寒论》之五苓散。

（2）温病气分证的证候及治法：温病气分证的病理机制为温热邪气入里，导致脏腑功能失常。其病证虽因所在脏腑不同而异，但共同特点为邪气盛而正气不衰，正邪激争，功能亢奋，呈现一派里热炽盛之象。症见高热恶热，心烦，口渴、舌红苔黄，脉数有力。因其病变关键在于里热炽盛，故治当清泄热邪，代表方剂如白虎汤。

4.血

（1）伤寒血分（太阳蓄血证）的证候及治法：太阳蓄血证的病理机制为太阳表邪化热入里深入下焦，热入血络，耗损血中津液，致使血液黏聚成瘀，瘀血与

刘景源

温病论丛

热邪搏结于少腹。症见少腹急结或硬满，精神如狂或发狂，小便自利，舌紫暗或有瘀斑，脉沉涩。因其病变关键在于瘀血与热邪相互搏结，故称为病在"血分"，治当泄热逐瘀，代表方剂如《伤寒论》之桃核承气汤、抵当汤。

（2）温病血分证的证候及治法：温病热邪深入下焦，亦可导致蓄血证候，其治法亦与伤寒大体相同。但温病系热邪为患，其对血液危害较重，故其血分证之范围远较伤寒为广，温病的血分证大致可分为动血与耗血两大类。

动血，是指热邪鼓动血液而造成的出血证候。其病理机制为热邪灼伤血络，迫血妄行，致使血不循经，溢出脉外，出现人体各部位之出血。症见身热夜甚，躁扰昏狂，或吐血、或衄血、或便血、或尿血、或见妇女非时经血，量多，色紫，或发斑，斑色紫黑，舌紫绛而干，脉数。因其病变关键在于热邪动血，故治当凉血散血，代表方剂如《温病条辨》之犀角地黄汤。

耗血，是指热邪耗伤血液而造成的阴血耗损证候。其病理机制为热邪耗伤血中津液，甚则耗损肝血肾精，从而导致真阴耗损之虚热证。症见低热，五心烦热，口干舌燥，心悸神倦，甚则神昏耳聋，舌强，手足瘛疭，舌红绛少苔，脉虚大或迟缓结代。因其病变关键在于热邪耗血伤阴，故治当滋阴养血，以清虚热，代表方剂如《温病条辨》之加减复脉汤、二甲复脉汤、三甲复脉汤、大定风珠。

综上所述，温病与伤寒虽同为外感病，但温热为阳邪，其性上行，升散开泄，发病之初先侵袭手太阴肺经；寒为阴邪，其性下行，收引凝滞，发病之初先侵袭足太阳膀胱经。温病与伤寒虽均可导致人体营卫气血的损伤，但二者的实质迥然不同，因此治法也就大异。

二、伤寒与温热病由表入里传变的区别及温病表证的治法

叶天士在《叶香岩外感温热篇》第二条中说："盖伤寒之邪留恋在表，然后化热入里。温邪则热变最速。未传心包，邪尚在肺，肺主气，其合皮毛，故云在表。在表，初用辛凉轻剂。夹风，则加入薄荷、牛蒡之属；夹湿，加芦根、滑石之流。或透风于热外，或渗湿于热下，不与热相搏，势必孤矣。"本条内容可分为两段。

1. 伤寒与温病由表入里传变之区别

本段即原文中的"盖伤寒之邪留恋在表，然后化热入里。温邪则热变最速"。

伤寒是外感寒邪而致病的。寒为阴邪其性下行，初起先犯足太阳膀胱经，发

为表寒证。因寒主收引，主凝滞，故伤寒初起寒邪束表，腠理闭塞，使卫阳被郁不得外达。临床以恶寒为主症，待卫阳之气郁极而发，正气奋起驱邪，正邪交争，方始出现发热。因寒邪留恋，故这段时间持续较长。《伤寒论》云"太阳病，或已发热，或未发热，必恶寒"，即指出了伤寒初起寒邪留恋在表的这一特点。若表寒不解，且人体阳气充盛，经过一段较长时间，卫阳勃发，正邪激争，寒邪才能逐渐化热入里而传入阳明。此即叶天士"盖伤寒之邪留恋在表，然后化热入里"之论。从其发展趋势来看，伤寒病寒邪化热入里传入阳明的过程，也就是阳气和寒邪斗争的过程。在这段过程中，寒邪化热要大量消耗阳气。也可以说，伤寒病能由太阳表寒证发展为阳明里实热证，是以阳气的耗伤为代价的。如果患者素体阳虚，阳气无力与寒邪抗争，伤寒病是不会出现阳明病的。其发展趋势一般是太阳表寒入里而成为太阴虚寒证，通常所谓"实则阳明，虚则太阴"即指此而言。由此可见，伤寒病传入阳明，尽管由于人体阳气充盛表现为里实热证，但已经潜伏着阳气被寒邪所伤的危机。在阳明阶段又呈现持续高热，热邪继续耗气伤津，阳气已耗而再耗，其结局往往是阳气大伤，导致三阴虚寒证，甚则形成亡阳厥逆之证。伤寒虽然也可出现因阴虚内热而导致的少阴热化证，但总体趋势是以亡阳厥逆为主流。

温热病是外感温热邪气为患，温热为阳邪，其性上行，初起先犯手太阴肺经，发为表热证，也就是卫分证。因为温热主升散、开泄，所以温病初起温热邪气袭表，腠理开泄，卫阳立即奋起驱邪而正邪交争，临床以发热为主症而兼微恶风寒，而且由于热邪耗伤津液而见口微渴。如果表证不解，热邪很快就由表入里，或顺传中焦阳明胃肠气分，或逆传上焦心包营分而转为里热证。因为邪气性质属温热阳邪，不需经过转化，由表热变为里热的过程为时短暂而迅速，所以叶天士说"温邪则热变最速"。从发展趋势来看，温病是温热邪气直接由表入里，热邪在上焦卫分的表热证阶段就已经耗伤津液，入里之后，无论是顺传中焦阳明气分，还是逆传上焦心包营分，都在继续伤津耗气。津液已伤而再伤，其结局往往是津枯液涸，进而深入下焦，消灼真阴，导致真阴耗损证，甚至形成亡阴脱液之证。温病虽然也可以出现因热邪耗气而导致的虚脱亡阳证，但总体趋势是以亡阴脱液为主流。

兹将伤寒与温热病由表入里传变的区别及二者病变发展趋势的不同用图表示如下（见图2）。

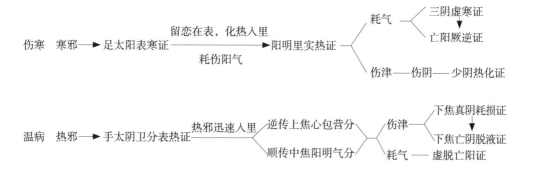

图2　伤寒与温热病发展趋势

2. 温病表证初起的治法

本段即原文中的"未传心包，邪尚在肺，肺主气，其合皮毛，故云在表。在表，初用辛凉轻剂。夹风，则加入薄荷、牛蒡之属；夹湿，加芦根、滑石之流。或透风于热外，或渗湿于热下，不与热相搏，势必孤矣"。

文中首先指出，温病与伤寒比较虽传变迅速，但并不是一开始就见里热证，也存在由表入里的发展过程。温病在未传心包之前，邪气仍在肺系。肺主一身之气，宣发卫阳于皮毛以抵御外邪，保卫人体，即所谓"肺合皮毛"。温热邪气侵袭肺系的初起阶段，邪自皮毛而入，病在肺卫，部位尚浅，以发热、微恶风寒为主症，因此称为表证。

关于温病表证初起的治法，叶天士主张用"辛凉轻剂"。这就是说，选用味辛、性凉、质地轻而升浮的药物组成方剂，以其辛味发散、凉性清热、轻扬宣透之功，清透在表之温热邪气，使其外达而病解。吴鞠通总结叶天士治疗温病表证组方用药之经验，制"银翘散"一方。其以芥穗、淡豆豉之辛，配伍银花、连翘之凉，且诸药皆为穗、花、壳类轻扬之品，用以辛凉轻解表热，遂为后世之楷模。另外，叶氏此处所谓"轻剂"，亦有与"重剂"相对而言之意。辛凉重剂为白虎汤，其以石膏为君药，药重力雄，有清泄气分里热之功，而用于表热证则有寒凉郁遏气机之弊，反使邪不易解。因表热证邪浅病轻，故宜用轻剂，取轻扬之品以透邪外达。

"夹风，则加入薄荷、牛蒡之属"，指出了以温热邪气为主，又夹风邪而袭表的治法。风为阳邪，其性上行，故温热夹风之表证除见发热、微恶风寒外，又兼头痛，咽红或肿痛，舌边尖红，脉浮数等风热上攻之象。究其治法，当在辛凉轻剂中加入辛凉疏散风邪的药物，如薄荷、牛蒡子之类，以使风邪外透，出表而解。

"夹湿，加芦根、滑石之流"，指出了以温热邪气为主，又夹湿邪而袭表的治法。湿为阴邪，其性重浊黏滞，故温热夹湿之表证，除见发热、微恶风寒外，又兼头身重痛，胸脘痞闷，舌苔腻，脉濡等湿邪困表，气机阻滞之象。究其治法，当在辛凉轻剂中加入甘淡渗利湿邪的药物，如芦根、滑石之类，以使湿邪下行，从小便而驱。叶氏此处虽只提出甘淡渗湿之法，但依其法则在临床推而广之，治温热夹湿之表证，在辛凉轻剂中，芳香轻扬，宣表化湿之品，如藿香、苏叶、白芷之类，亦可加入。

总之，临床治疗温热表证以辛凉轻剂为法。若温热夹风，应加入辛凉散风之品，以"透风于热外"；若温热夹湿，应加入甘淡祛湿之品，以"渗湿于热下"。如此，则可使风邪或湿邪与热邪分而解之，不至于造成热与风或热与湿互相搏结，从而使邪气的势力孤单而易除。关于叶氏"或透风于热外，或渗湿于热下"之论，陈光淞在本条按语中之分析颇为透彻。他说："盖温邪为病，必有所夹，不外风与湿之两途。风，阳邪，宜表而出之，故曰透外；湿，阴邪，宜分而利之，故曰渗下。"

三、温热夹风、夹湿的证候与病机及湿热病与伤寒的鉴别

叶天士在《叶香岩外感温热篇》第三条中紧承第二条，进一步论述温热夹风、夹湿的证候与病机并指出了湿热病与伤寒的鉴别要点。他说："不尔，风夹温热而燥生，清窍必干，谓水主之气不能上荣，两阳相劫也。湿与温合，蒸郁而蒙蔽于上，清窍为之壅塞，浊邪害清也。其病有类伤寒，其验之之法，伤寒多有变证；温热虽久，在一经不移，以此为辨。"本条内容可以分为两段。

1.温热夹风、夹湿的证候与病机

这一段就是原文中的"不尔，风夹温热而燥生，清窍必干，谓水主之气不能上荣，两阳相劫也。湿与温合，蒸郁而蒙蔽于上，清窍为之壅塞，浊邪害清也"。这段紧承上条而急转，上条指出"或透风于热外，或渗湿于热下，不与热相搏，势必孤矣"，本条则以"不尔"为转语，强调指出若不按上述原则进行治疗，就将导致风邪或湿邪与温热邪气互相搏结的变化，使病情转为复杂、严重。

风邪与温热邪气均为阳邪，二者相搏结，必然化燥而劫夺耗伤津液，致使通过气化作用而敷布周身，主司人体濡润作用的水液亏损，不能上荣头面清窍而出

现口、鼻、唇、咽、舌诸官窍干燥的见症。叶天士把产生这种风热伤津证候的病机，精练地概括为"两阳相劫"。

湿为阴邪，重浊黏滞；温热为阳邪，蒸腾开泄。湿邪与温热邪气相搏结，湿郁热蒸而致湿热上蒙，遏阻清阳，就会出现头重痛如裹，昏瞀眩晕，鼻塞，耳聋等清窍壅塞不利的见症。叶天士把产生这种湿浊上蒙清窍证候的病机，精练地概括为"浊邪害清"。

2. 湿热病与伤寒的鉴别

这一段就是原文中的"其病有类伤寒，其验之之法，伤寒多有变证；温热虽久，在一经不移，以此为辨"。"其病有类伤寒"这一句，是承上句"湿与温合……浊邪害清也"而言。湿为阴邪，重浊黏滞，所以湿热病初起，由于湿阻气机，卫阳不宣，往往见恶寒，身热不扬，头身重痛，临床表现与伤寒初起有相似之处。但伤寒初起以头身疼痛为主，并无沉重感，其舌苔薄白，脉浮紧；湿热病初起则以头身沉重困顿为主而兼有疼痛，其舌苔腻而脉濡。二者貌似相同，其实判然有别。

对湿热病与伤寒病的不同，叶天士特别强调从二者的传变情况去进行辨析，以作为鉴别要点。伤寒初起寒邪侵袭足太阳膀胱经，虽然留恋在表，然而一旦发生传变，则形式多种多样，或为少阳病、或为阳明病、或为三阴病、或为并病等。而且在传变过程中，证候又有表寒、里实热、里虚寒、寒热错杂等多种变化，所以叶天士把这一特点概括为"伤寒多有变证"。

"温热虽久，在一经不移"这句话中的"温"字，应是"湿"字之误。持此说法有三个方面的理由：一是第二条中说"温邪则热变最速"，这里又说"温热虽久，在一经不移"，叶天士的说法不可能前后自相矛盾。二是这句话是承上句"湿与温合……浊邪害清也"而言，自然应该是"湿热"而不是温热。三是"其病有类伤寒"者并非温热而是湿热，而且"久""在一经不移"者，也并非温热而是湿热。脾主运化水湿，湿越滞则脾越困，而脾越困则湿越滞，从临床实践中看，湿热病往往以脾胃为病变中心，缠绵日久，难解难移，所以叶天士把这一特点概括为"湿热虽久，在一经不移"。也应该看到，叶天士的这种说法是与伤寒相对而言的，实际上湿热病也并非绝对一成不变，在其发展过程中，也可以出现上、中、下三焦传变以及从阳化热、从阴化寒等变化，但是与伤寒相比较，毕竟传变缓慢而变化少。

将第二条"盖伤寒之邪留恋在表，然后化热入里。温邪则热变最速"与本条"伤寒多有变证；温（湿）热虽久，在一经不移"相互对照可以看出，在外感病的温热病、伤寒病、湿热病三种类型中，由于邪气的性质及特点不同，病证的传变及变化情况也就大有差异。温热为阳邪，升散开泄，易伤津耗气，所以温热病传变最快，而且变化多端；寒为阴邪，收引凝滞，易伤阳气，所以伤寒病传变较慢，然而一旦发生传变之后，则又多有变化；湿为阴邪，重浊黏滞，易遏伤阳气，阻滞气机，而热为阳邪，湿与热合侵袭人体，往往胶结难解，所以湿热病传变最慢，病程长，缠绵难愈，而且变化较少。

四、温热夹风、夹湿逆传营分的病机与证治

热入营分，是温病的危重阶段，其治疗也较为复杂。叶天士在第四条中详细地论述了温热夹风、夹湿逆传营分的病机与证治。他说："前言辛凉散风，甘淡驱湿，若病仍不解，是渐欲入营也。营分受热，则血液受劫，心神不安，夜甚无寐，或斑点隐隐。即撤去气药，如从风热陷入者，用犀角、竹叶之属；如从湿热陷入者，犀角、花露之品，参入凉血清热方中；若加烦躁，大便不通，金汁亦可加入，老年或平素有寒者，以人中黄代之。急急透斑为要。"

本条内容可以分为两段。

（一）温热夹风、夹湿逆传营分的病机与证候

这一段就是原文中的"前言辛凉散风，甘淡驱湿，若病仍不解，是渐欲入营也。营分受热，则血液受劫，心神不安，夜甚无寐，或斑点隐隐"。"前言辛凉散风，甘淡驱湿"是承第二条温热夹风、夹湿的治法而言。第二条已明确指出"在表，初用辛凉轻剂"，在此基础上，"夹风，则加入薄荷、牛蒡之属""辛凉散风"，以"透风于热外"；"夹湿，加芦根、滑石之流""甘淡驱湿"，以"渗湿于热下"。在临床中如果依法施治，一般情况下都可以使邪气外达而病愈。然而也有治虽循法而病仍不解者。出现这种情况，一般有两种原因：一是邪气猖獗，药力不敌；一是素体正虚，气阴不足，抗邪无力。在这两种情况下，邪气就将逐渐深入，逆传营分。

营是血中津液，热入营分则劫夺耗伤营阴，甚则劫伤血液，所以叶天士把营分证的病机概括为"营分受热，则血液受劫"。心主血属营而藏神，心神赖营血以

滋养，营热盛则心神被扰，营阴伤则神失所养，所以营热阴伤则心不藏神，导致心神外越而出现"心神不安"。人体卫阳之气昼行于阳，夜入于阴，营热阴伤之证本来就是热邪盛而营阴不足，又加夜间阳入于阴，则导致阴不制阳而使热势更高，心不藏神之兆更为明显，所以心神不安加重，以致"夜甚无寐"。如果营热炽盛，灼伤血络，迫血妄行，使血不循径，溢出脉外，瘀于皮下，也可以导致发斑，但是营分证毕竟比血分证轻浅，所以仅见少量斑点隐隐约约现于皮下，还不至于形成大片发斑之势。叶天士在本篇第十四条又说："再论其热传营，舌色必绛。绛，深红色也。"可见，营分证还必见舌质红绛，这是热邪损伤营阴以致血液浓缩黏稠的表现。

（二）温热夹风、夹湿逆传营分的治法

这一段就是原文中的"即撤去气药，如从风热陷入者，用犀角、竹叶之属；如从湿热陷入者，犀角、花露之品，参入凉血清热方中；若加烦躁，大便不通，金汁亦可加入，老年或平素有寒者，以人中黄代之。急急透斑为要"。

热已入营，则辛凉轻剂及辛凉散风、甘淡祛湿等透卫清气的药物已不适用，所以"即撤去气药"。关于营分证的治法，叶天士指出，应该针对其从风热陷入或从湿热陷入的不同，分别"用犀角、竹叶之属"，或"犀角、花露之品"，"参入凉血清热方中"。由"参入"二字可以看出，治疗热入营分的主要药物是"凉血清热"之品，如犀角、丹皮、赤芍等，而竹叶、花露之类则是辅助药。因为营是血中津液，凉血之品就可以清营分之热而保津液，所以凉血又可以称为凉营或清营。营热盛则营阴伤，所以临床治疗中又在清营保津的同时，辅以养阴生津之品，如生地、麦冬、元参等。这类药物都属甘寒、咸寒之品，既有养阴生津之功，又有清营凉血之效，与犀角、丹皮、赤芍等药同用，清营与养阴并施，是治疗营热阴伤之大法。

热入营分，清营养阴固然是治疗大法，但是还应该考虑到营分的热邪既然是由卫分陷入或由气分传入，那么在热邪已经入营的同时，如果卫分、气分的热邪仍然未尽，而且气机不畅，清营之品虽然有清除营热的效果，却没有清透卫分、气分热邪的作用。可以说，虽然用了清营的药物，但是因为卫分、气分热邪不解，仍然继续传入营分，所以营热却终不能除。因此，在清营养阴的同时又必须辅以清解气分热邪，宣透气机之品，以开通门径，使营分热邪有外达之机，邪有出路，就可以逆流挽舟，透出气分而解。叶天士在本篇第八条中把使用清气、宣气药的治法称为"透热转气"。至于透热转气药物的具体运用，要根据不同情况而灵活选

取，叶天士在本条中列举了三种类型。

1. 透风热

所谓透风热，就是叶天士所说的"如从风热陷入者，用犀角、竹叶之属"。如果初起是温热夹风侵袭卫分，必先见风热表证。因为热与风"两阳相劫"，津液损伤严重，所以逆传入营分后，必见心烦躁扰，舌光绛无苔。因为有风热内扰而致气机不畅，所以在用犀角清心凉营的同时加入轻凉的竹叶以宣透风热。叶天士在这里仅以竹叶为例，以示用药规范，临床应用可以推而广之，如银花、连翘等轻凉宣透之品都可以斟酌选用。

2. 透湿热

所谓透湿热，就是叶天士所说的"如从湿热陷入者，犀角、花露之品"。如果初起是温热夹湿侵袭卫分，必先见湿热表证。因为湿热郁蒸，所以逆传入营分后，除必见舌红绛外，又因卫分、气分湿热未尽而见苔薄腻而黄。因为有湿热阻滞而致气机不畅，所以在用犀角清心凉营的同时，加入清凉芳香的花露以化湿透热。依此类推，在临床应用中，如青蒿、银花等轻宣芳化之品都可以酌选。

3. 透滞热

所谓透滞热，就是叶天士所说的"若加烦躁，大便不通，金汁亦可加入，老年或平素有寒者，以人中黄代之"。如果营分证而又加烦躁，大便不通，说明是气分热邪炽盛而致津伤肠燥。肠燥而大便不通，则阻滞气机而使营热内滞，不能外达，这是气营两燔的征兆，所以要在用犀角清心凉营的同时加入大寒的金汁以清泄气分热邪。气热得清，则津液自还而大便可通，营分热邪可以透出气分而解。因为金汁是大寒之品，老年人或平素有寒者服用恐其反而损伤阳气，所以用人中黄代之。叶天士在这里之所以提出用金汁或人中黄通大便，以其用药而测其证就可以看出，大便虽然不通，但仅是燥屎初结，尚未形成腹满痛拒按的腑实重证，所以仅用清泄大肠热邪的药物，使其热退津还而大便自通。临床如果见燥结已成腑实者，用金汁、人中黄已经无能为力，也可以用大黄、芒硝攻下腑实，泄热通便以宣畅气机，透其滞热，使营热外达。

叶天士在最后以"急急透斑为要"归结本条，突出地强调宣透气机法在营分证治疗中的重要作用，可以说是画龙点睛之笔。前面已谈到热入营分可见"斑点隐隐"，斑点的出现，一方面，标志着营分热炽，已有灼伤血络，迫血妄行，使血不循经，溢出脉外的动血倾向，势将深入血分；另一方面，也标志着营分热邪随血液外溢而有外达之机，从这个角度来看，斑点的出现正是邪有出路的征兆。如果斑点隐隐而不能透出，反而标志着气机阻滞，营热内闭，邪无出路。所以见到斑点隐隐就应该急速宣畅气机，透斑外达，防止热邪内陷而发为痉厥，因此就要在清营养阴的基础上，针对造成气机不畅的原因，迅速采取相应的治疗措施。如果是从风热陷入者，就透其风热；是从湿热陷入者，就透其湿热；是从滞热者，就透其滞热。总而言之，去其壅滞，宣畅气机，使气机畅达，就能使斑点透发而营热自然随之外达。正如陈光淞在本条按语中所说："营分受热，至于斑点隐隐，急以透斑为要。透斑之法，不外凉血清热，甚者下之，所谓炀灶减薪，去其壅塞，则光焰自透。若金汁、人中黄所不能下者，大黄、元明粉亦宜加入。"

由以上所述可以看出，叶天士所谓的"透斑"，实质上是指宣畅气机，透热外达。因为透热法在营分证的治疗中对清营养阴法有着非常重要的辅助作用，所以叶天士特别以"急急""为要"强调其重要性。需要特别指出的是，如果把"透斑"误解为升提透发而错误地使用柴胡、升麻、葛根等药物，就与叶天士的说法有天壤之别了，不仅病不能解，反而会使营热窜逆而致痉、厥、吐、衄，使病情转为危重。

综上所述，热入营分的治法，应该以清营凉血药物为主。因为热邪已伤营阴，又应该辅以养阴生津之品。由于气分热邪未尽，气机不畅，以致营分热邪无外达之机，所以还必须加入清泄气热、宣畅气机、透热转气之品。这三类药物共用，就是清营养阴、透热转气法。

五、温热病胃津亡及兼肾水亏的治法

叶天士在《叶香岩外感温热篇》第五条中紧承第四条"急急透斑为要"，进一步论述斑已透出而热仍然不解的病机及治法。他说："若斑出热不解者，胃津亡也，主以甘寒，重则如玉女煎，轻则如梨皮、蔗浆之类。或其人肾水素亏，虽未及下焦，先自彷徨矣，必验之于舌，如甘寒之中，加入咸寒，务在先安未受邪之地，恐其陷入易易耳。"

温热病斑已透出，说明热邪已经外达，本应该热势渐解。如果斑已透出而热仍不解，叶天士指出其原因是"胃津亡"。这里的"亡"字是丢失之意，就是指胃津大伤。这种情况下的治疗，应该以甘寒药物为主组成方剂以清热生津。由于热势的轻重及病人体质的差异，其病情及方药运用又有所不同，叶天士列举了三种情况。

本条内容可以分为三段。

1. 胃津大伤而热邪仍盛的治法

叶天士在文中虽然没有谈到这个证候的临床表现与病机，却明确地指出治法是"主以甘寒，重则如玉女煎"，这是以方测证的笔法。由他所说的"重则"二字及所用方剂以测其证，就可知是胃津大伤而热邪仍盛的气营两燔重证。这类证候临床多见：斑已透出，但仍然高热，口渴，心烦躁扰，舌红绛苔黄燥，脉数，治疗应以甘寒药物为主，清气生津与凉营养阴并施。叶天士所说的"如玉女煎"，是指可效仿玉女煎的清热滋阴法加减化裁，而并非照搬原方。玉女煎出自明代张景岳的《景岳全书》，由石膏、知母、熟地、麦冬、牛膝组成，有清热滋阴之功，是治疗内伤杂病胃热盛肾阴虚的方剂。方中熟地滋补肾阴，牛膝引热下行，这两味药都属温性，用于杂病则可，而温病热盛阴伤不宜使用。由此可知，叶天士此处是指效其组方之法，而不一定就是指用原方。如果是指原方，应该直接说"玉女煎"，而不必在前面加一个"如"字。这里用"如"字，正是要说明师其法而不泥其方。吴鞠通在《温病条辨》中治气营两燔之证用"玉女煎去牛膝熟地加细生地元参方"，后世称为"加减玉女煎"，正是遵循叶天士之论灵活运用的具体体现。王孟英在叶天士本条的按语中也说："本条主以甘寒，重则如玉女煎者，言如玉女煎之石膏、地黄同用以清未尽之热而救已亡之液。以上文曾言邪已入营，故变白虎加人参法而为白虎加地黄法。不曰白虎加地黄而曰'如玉女煎'者，以简捷为言耳。唐本（指唐大烈《吴医汇讲·温证论治》）删一'如'字，径作'重则玉女煎'，是印定为玉女煎之原方矣……岂知胃津虽亡，身热未退，熟地、牛膝安可投乎？余治此证，立案必先正名，曰白虎加地黄汤，斯为清气血两燔之正法。"王氏的这段话确实深入阐发了叶天士的原意，是深得其要领之论。

2. 热邪已退、胃津大伤、虚热内生的治法

叶天士在文中也没有谈到这类证候的临床表现与病机，但明确地指出了其治法是"轻则如梨皮、蔗浆之类"，这也是以药测证的笔法。由他所说的"轻则"二字及所用药物以测其证，就可知是热邪已退、胃津大伤而虚热内生的证候。这类证候临床多见：斑已透出，低热不退，口燥咽干，舌红少苔，脉细数，治疗应甘寒生津以退虚热。吴鞠通在叶天士用梨皮、蔗浆为例的启示下，以"甘寒救液"为法，制雪梨浆方（以甜水梨大者一枚薄切，新汲凉水内浸半日，时时频饮）、五

70

汁饮方（梨汁、荸荠汁、鲜苇根汁、麦冬汁、藕汁或用蔗浆）及益胃汤方（沙参、麦冬、冰糖、细生地、玉竹），用大队甘寒之品养胃生津以清虚热，是为甘寒清养法。这正是具体运用叶天士"主以甘寒"之论的良好范例。

3. 胃津大伤又兼肾水亏的治法

叶天士文中所说的"或其人肾水素亏，虽未及下焦，先自彷徨矣"，是承接首句"若斑出热不解者，胃津亡也"进一步指出，对斑已透出而热仍不解的病人，在已明确诊断为胃津大伤的情况下，还必须更深入地观察其体质。若其人素体肾水亏损，真阴不足，则上焦、中焦气分之热非常容易乘虚深入下焦而导致真阴枯竭，亡阴脱液，虚风内动的危重证候。对"肾水素亏"的诊断要点，叶天士指出"必验之于舌"。关于具体舌象，叶天士在本篇第十七条中说："其有虽绛而不鲜，干枯而痿者，肾阴涸也。"也就是说，其舌象多见光绛晦暗，瘦薄痿软，干枯无津。关于胃津大伤又兼肾水素亏的治法，叶天士指出："如甘寒之中，加入咸寒。"其目的是"务在先安未受邪之地，恐其陷入易易耳"。这就是说，肾水素亏的人，热邪虽然还没有深入下焦，但是因其下元亏损而极容易陷入，所以务必先用咸寒之品滋其肾阴，充其下元，固其根本，以断热邪下陷之路。此论深刻地体现了叶天士谨遵《黄帝内经》治病求本，防患于未然的治未病学术思想。至于咸寒药物的具体运用，临床多取元参、鳖甲、海参之类。叶天士在本篇第十七条中对"肾阴涸"的救治，主张用阿胶、鸡子黄、地黄、天冬等，这些药物虽然不是咸寒，但确有滋肾之功，临床可以斟酌选取。

六、温病气分证战汗的病机、治法及预后

《叶香岩外感温热篇》第六条是在第四条、第五条论述了温病热入营分的证治之后，又承上条而继续论述温热邪气已不在卫分，但又未入营分，而是始终流连气分，发生战汗的病机、治法及预后。叶天士说："若其邪始终在气分流连者，可冀其战汗透邪。法宜益胃，令邪与汗并，热达腠开，邪从汗出。解后胃气空虚，当肤冷一昼夜，待气还自温暖如常矣。盖战汗而解，邪退正虚，阳从汗泄，故渐肤冷，未必即成脱证。此时宜令病者，安舒静卧，以养阳气来复，旁人切勿惊惶，频频呼唤，扰其元神，使其烦躁。但诊其脉，若虚软和缓，虽倦卧不语，汗出肤冷，却非脱证；若脉急疾，躁扰不卧，肤冷汗出，便为气脱之证矣；更有邪盛正虚，不能一战而解，停一二日再战汗而愈者，不可不知。"

本条内容可以分为三段。

（一）战汗的病机

温热邪气已不在卫分，但又未深入营分，而是始终在气分流连，一般是邪气盛而正气不衰，正邪持续相争所致。其临床表现多为：高热恶热，心烦，口渴，舌红苔黄，脉数有力。在这种情况下，可以寄希望于战汗，通过战汗使邪气外透而病解。战汗，一般发生在气分证第六七日左右，其"战"字有两方面的含义：一方面是指战汗的病机是正邪交争而战，就是说，在邪气流连气分的过程中，邪气盛而正气不衰，正邪相峙，势均力敌，激烈争战。另一方面的含义是指战汗的临床表现呈高热寒战，全身战栗，继则全身大汗。由此可见，战汗是正气奋起鼓邪外出的征兆，出现高热寒战，正是阳气与津液内聚，正邪激争于里的表现，所以在一般情况下多是战后汗出，邪退病解。

（二）战汗的治法

关于在邪气流连气分的过程中促使其发生战汗的治疗，叶天士提出了"法宜益胃"的方法。所谓"益胃"，并不是指用甘温的药物如党参、黄芪之类以补益胃气，而是用甘寒清养之品益胃生津，以解胃中的燥热干涩，使津液盛，汗源充，则气机通畅而作战汗。战后正气驱邪外达，腠理开泄，则邪随汗解，就是叶天士所说的"令邪与汗并，热达腠开，邪从汗出"。王孟英在本条按语中说："可见益胃者，在疏瀹其枢机，灌溉汤水，俾邪气松达，与汗偕行，则一战可以成功也。"陈光淞的按语也说："益胃之法，如《温病条辨》中之雪梨浆、五汁饮、桂枝白虎等方均可采用。热盛者食西瓜，战时饮米汤、白水。所谓'令邪与汗并，热达腠开'，得通泄也。"王、陈二家的按语，都对叶天士之论做了很好的阐释。

（三）战汗的预后

气分证已作战汗的预后，一般有三种情况。

1. 战汗之后邪退正虚，阳气未复

叶天士指出，"解后胃气空虚，当肤冷一昼夜，待气还自温暖如常矣。盖战汗而解，邪退正虚，阳从汗泄，故渐肤冷，未必即成脱证。此时宜令病者，安舒静卧，以养阳气来复，旁人切勿惊惶，频频呼唤，扰其元神，使其烦躁。但诊其脉，

若虚软和缓，虽倦卧不语，汗出肤冷，却非脱证"。这就是说，战汗之后，邪从汗解，阳气也随汗出而外泄。正因为邪虽退而正气也虚，阳气未复，不能布达周身，所以在热退之后其肌肤就逐渐转冷。同时，因为气虚而功能低下，又可以出现倦怠嗜卧，不欲言语。但是切按其脉，虽然因为气虚鼓动无力而呈虚软无力之象，却从容和缓而节律匀整。由这些表现可以看出，这是邪退正虚之兆，并非阳气虚脱的危证。叶天士在这里特别强调，"但诊其脉，若虚软和缓，虽倦卧不语，汗出肤冷，却非脱证"。可见，脉诊是辨战汗之后是否发生虚脱的关键，临床不可忽视。在这种情况下，医护人员或家属千万不要误认为病人已经生命垂危而惊慌失措，频繁地进行呼唤，这样做反而会扰乱其神志，使其烦躁不安，从而更耗损正气。应该让病人安静舒适地卧床休息，以调养正气，使阳气尽早恢复。一般来说，经过一昼夜之后，则阳气来复，布散周身，肤冷就会自然解除而周身温暖如常，病体也就渐趋康复。

2. 战汗之后阳气虚脱

叶天士指出，"若脉急疾，躁扰不卧，肤冷汗出，便为气脱之证矣"。这就是说，战汗之后，阳气随汗出而外脱，这时候无论邪气已退还是未退，而其阳气先脱，已经形成了阳气虚脱的危重证候。因为阳气外脱，阴气内盛，形成了浮阳外越的局面，所以浮阳扰动，脉来急疾，躁扰不卧。这种脉象除了急疾之外，又必见躁动而节律不匀整之象，正如《灵枢·热病》所说："热病已得汗而脉尚躁盛，此阴脉之极也，死；其得汗而脉静者，生。"肤冷，是由阳气虚脱，不能布达周身所致。汗出，是阳气失于固摄的表现。战汗之后，肤已冷而汗仍出与脉躁疾，躁扰不卧并见，就可以明确地诊断为阳气虚脱。在这种情况下，应该采取益气固脱的急救措施，方用生脉散。如果进一步发展而见四肢厥逆，冷汗淋漓，则是亡阳的征兆，急用参附汤，以大剂人参、附子益气固脱与回阳救逆并施。待阳气回复后，如果邪气已退，就有向愈之机；如果邪气仍然未退而热势又起，就需要再随其证情而辨证论治。

3. 邪气强盛，一战不解，再作战汗而愈

叶天士指出，"更有邪盛正虚，不能一战而解，停一二日再战汗而愈者，不可不知"。这就是说，有的时候由于邪气强盛，正气不能通过一次战汗而祛邪外出，就可以出现战汗之后病仍不解的情况。因为战汗之后正气也受到消耗，所以要停一二日，待正气得到恢复，再作战汗才能使病解。临床上也有反复战汗

数次才能祛邪外出的情况，对这种情况要有所了解，临床中才不会产生疑惑。这里应该指出的是，叶天士所谓的"邪盛正虚"，关键在于邪气强盛。正因为邪气强盛，才导致正气相对力弱，不能一战而鼓邪外出，须停一二日再战汗而愈。也就是说，这里所说的"正虚"是与"邪盛"相对而言，并不是指真正的"虚"。如果正气大虚，就没有力量与邪气激争，因而也就不可能出现战汗。既然能一战而再战，就说明正气仍然有与邪气激争的力量，只不过由于邪气强盛，正气不能一战而驱之罢了。

七、"分消走泄"法在湿热病气分证治疗中的应用

叶天士在《叶香岩外感温热篇》第七条中说："再论气病有不传血分，而邪留三焦，亦如伤寒中少阳病也。彼则和解表里之半，此则分消上下之势，随证变法，如近时杏、朴、苓等类，或如温胆汤之走泄。因其仍在气分，犹可望其战汗之门户，转疟之机括。"由文中所述"气病有不传血分，而邪留三焦"可以看出，病变属三焦气分证。叶天士提出的治法是"分消上下之势"。所用方药为"杏、朴、苓等类，或如温胆汤之走泄"，所用药物均属祛湿之品。综观叶天士所述的证候与治法，可以知道本条所说的证候属于湿热病的三焦气分证，也就是三焦气分湿热证。

本条内容可以分为两段。

1. 三焦气分湿热证与伤寒少阳病证治的异同

叶天士在文中提出，湿热病"邪留三焦"的证候"亦如伤寒中少阳病也"。这就是说，温病的三焦气分湿热证与伤寒病中少阳病的病机有相同之处。这句话的含义很深。可以说，叶天士在这里将少阳病的机制做了高度而深刻的概括。伤寒少阳病的病位在足少阳胆，湿热病少阳病的病位在手少阳三焦。二者病变部位并不相同，叶天士为什么用"亦如"二字把它们联系起来呢？关于这个问题，叶天士在文中未做解释，而清代的何秀山在《通俗伤寒论》蒿芩清胆汤的按语中阐发得非常深刻，他说："足少阳胆与手少阳三焦合为一经。其气化，一寄于胆中以化水谷，一发于三焦以行腠理。若受湿遏热郁，则三焦之气机不畅，胆中相火乃炽。"这段话是讲，胆经与三焦经同属少阳，所以"合为一经"。少阳是人体气机升降出入的枢纽，所以有"少阳为枢"的说法。足少阳胆经从横向主半表半里，为气机表里出入之枢。它的气化功能是疏泄胆汁，参与水谷的消化，同时胆的疏泄功能还可以促进脾胃的消化吸收功能，也就是通常所说的木能疏土。手少阳三

焦经从纵向贯通上、中、下三焦，为气机上下升降之枢。它是人体阳气和水液运行的通道，通过三焦的气化功能可以使阳气和水液敷布周身，直达腠理，以充养人体。手、足两少阳经虽然有所分工，但又密切相关，气机表里出入条达，则上下升降通畅；气机上下升降通畅，则表里出入条达，二者相辅相成，相互为用。如果气机出入障碍，则升降必然阻滞；反之，气机升降阻滞，则出入也必然发生障碍。气机的出入与升降之间的关系，可以用"┼"符号来表示。它标志着南北纵向和东西横向的两条大道，其中任何一条道路发生了堵塞，则另一条道路也会相应堵塞。如果外感湿热邪气流连于三焦，必然阻滞三焦气机，导致上、中、下三焦气化受阻而升降失常。手少阳三焦经气机升降失常，则足少阳胆经气机的出入也必然受阻而导致胆失疏泄，郁而化热、化火。由此可见，在病变过程中手少阳三焦与足少阳胆往往互相影响，出现气机升降出入失常的病证。所以，治疗气机升降出入失常的手、足少阳病变，都要采用和解法。"和"，是指调和气机；"解"，是指解除滞障。概括地说，和解法就是调和气机、解除滞障的治疗方法。和解法的治疗范围相当广泛，有和解表里、调和营卫、调和肝脾、调和胃肠、分消走泄、开达募原等具体治法，但总体来说，都不外乎以疏利调和气机、解除滞障为目的。具体而言，在和解法的大范围内，和解表里法适用于足少阳胆的病变，分消走泄法适用于手少阳三焦的病变。这是因为，两少阳经虽然有共同主司气机升降出入的密切联系，但毕竟又有手少阳与足少阳之分。在病变过程中，气机失常又有偏于表里出入失常与偏于上下升降失常之别。所以，少阳病的治法虽然都是采用和解法，但叶天士指出二者又有"和解表里之半"与"分消上下之势"的不同。因为证候有所不同，所以又应该在和解法的大前提下灵活变通，就是叶天士所说的"随证变法"。

"彼则和解表里之半"，是伤寒少阳病的治法。《伤寒论》第96条说："伤寒五六日中风，往来寒热，胸胁苦满，嘿嘿不欲饮食，心烦，喜呕，或心中烦而不呕，或渴，或腹中痛，或胁下痞鞕，或心下悸、小便不利，或不渴、身有微热，或咳者，小柴胡汤主之。"《伤寒论》第263条说："少阳之为病，口苦、咽干、目眩也。"《伤寒论》中的少阳病，是以足少阳胆为主，但也涉及手少阳三焦。由条文中可以看出，少阳病的临床特点不同于太阳病与阳明病有经证与腑证之分，而是发病就呈经腑同病。往来寒热，是因为寒邪侵袭半表半里，导致足少阳枢机不利，气机出入失常所致。正气出表与邪争则发热，但少阳为稚阳，与邪争则阳气

75

伤而无力抗邪，以致邪阻气机，正气不得出而恶寒，待正气得续，又与邪争，就又发热，所以恶寒与发热往来交替出现。足少阳经行于胸胁部，邪郁少阳，经气不利，所以胸胁为胀满所苦。少阳枢机不利，木不疏土，脾胃升降失司，就见静默不欲饮食。木郁化火，母病及子，上扰心神，就出现心烦。木郁乘土，胃气上逆，则喜呕。胆热上蒸，胆汁上溢，所以口苦。胆热伤津则咽干。胆热循经上扰于目，就见目眩。在伤寒少阳病的主症中，"嘿嘿不欲饮食""喜呕"虽然是胃气上逆的表现，但病变机制则是中焦痞塞，气机升降失常，所以在或有症中可以出现三焦气化不利，水道失于通调所产生的多种兼症。比如三焦气滞，水饮蓄结胁下，可见"胁下痞鞕"；水饮停于心下，可见"心下悸"；三焦水道不通，膀胱气化不利，可见"小便不利"等。可以说，伤寒少阳病的病位在足少阳胆，但又影响到手少阳三焦。治疗伤寒少阳病的主方是小柴胡汤，其方剂组成是：

柴胡半斤　黄芩　人参　甘草（炙）　生姜（切）各三两　大枣十二枚（擘）　半夏半升（洗）

方中柴胡苦辛性平，轻扬升散，专主少阳，疏气机而透表邪为君。黄芩苦寒，清泄少阳郁热为臣。柴胡与黄芩君臣合力，透解半表之邪而清泄半里之热，共奏和解表里之功。半夏辛温，和胃降逆止呕。半夏与柴胡互伍，升降相因，调升降而畅三焦气机；半夏与黄芩相配，辛开苦降，开痞散结。人参、炙甘草、生姜、大枣既鼓胃气以拒邪深入，又扶正气以助祛邪。这个方剂以和解表里，疏调足少阳胆经气机的表里出入为主，兼顾手少阳三焦经气机的上下升降。《伤寒论》第230条说，服用小柴胡汤之后可以使"上焦得通，津液得下，胃气因和，身濈然汗出而解"。这是因为，服用小柴胡汤后，足少阳胆经气机表里出入条达，从而使手少阳三焦经气机上下升降通畅，于是上焦宣通，中焦和畅，津液四布，其下行则大便可解，小便通利，其发布于腠理则濈然汗出。可以说，服用小柴胡汤可以取得不通便而大便通，不利尿而小便利，不发汗而汗出的效果。由此可见，小柴胡汤是手、足少阳同治而偏重于和解足少阳表里之半的方剂。

2. 三焦气分湿热证的治法与方药

外感湿热邪气导致的湿热病，初起多以湿邪为主，呈湿热裹结、热蕴湿中的态势。因为湿性黏腻，氤氲弥漫，阻滞气机，所以容易导致三焦气化失权，水道不通的变化，治疗当然应该从祛除湿邪，通利三焦水道入手，所以叶天士提出"此则分消上下之势"的治法。至于具体方药的运用，他又明确指出了"如近时杏、朴、苓等类，或如温胆汤之走泄"，短短的一句话，就把理、法、方、药讲述得清清楚楚。因为湿热病的病变机制是湿邪阻滞三焦，上下气机不通，所以治疗要采用分消走泄法，以祛除湿邪，宣通上、中、下三焦气机。分消走泄法中的"消"字与"泄"字，是指消除湿邪，使其泄出体外。"分"字，是指出祛湿的方法不只是一条途径，而是要因势利导，从不同部位给湿邪以出路。比如，治上焦应该宣通肺气，一方面通过肺的宣发功能使湿邪从表而出，一方面通过肺的肃降功能使水道通调，湿邪下行而入膀胱；治中焦应该辛开苦降，使湿从燥化；治下焦应该淡渗利湿，使湿邪从小便而驱。分消走泄的"走"字，是行走的意思，是指用行气之品宣通气机，使气行则湿走，就是叶天士在本篇第十一条所说的"具流动之品可耳"。综上所述，分消走泄法，是指用祛湿行气的药物，因势利导，使弥漫于三焦的湿邪分道而消，泄出体外。可以说，是使湿邪分而消之，走而泄之。

叶天士在条文中所说的"杏、朴、苓等类"，是列举因势利导祛除三焦湿邪的代表药物。杏仁苦温，降肺气而作用于上焦，使肺气行则水道通；厚朴苦辛温，燥湿行气，宣畅中焦；茯苓甘淡平，健脾利湿，导湿邪下行，从小便而驱。王孟英在叶天士本条的按语中说："杏仁开上，厚朴宣中，茯苓导下。"这就指出了这三味药合用，可以共奏通利三焦、分消走泄之功。不过，王氏所说的"宣中"的"宣"字，往往用于"宣肺"，在这里不如称为"畅中"。其"导下"的"导"字，往往用于通导大肠，在这里不如称为"渗"下。合而言之，可以说杏、朴、苓这三味药分别作用于上、中、下三焦，有开上、畅中、渗下的功用。还应当看到，叶天士所指的这三味药是举例而言，临床使用可以随证灵活变通，不必拘泥。比如，开上也可用苏叶、藿香，畅中也可用苍术、半夏、蔻仁，渗下也可用泽泻、生薏苡仁等。

叶天士在条文中所说的"或如温胆汤之走泄"一句，明确地指出了温胆汤是分消走泄法的代表方剂。这种说法对中医药学理论做了深刻的阐发。温胆汤这个方剂出自唐代孙思邈的《备急千金要方·卷第十二胆腑·胆虚第二》，原文如下：

胆虚寒

左手关上脉阳虚者，足少阳经也，病苦眩厥痿，足趾不能摇，躄不能起，僵仆，目黄失精晄晄，名曰胆虚寒也。

治大病后，虚烦不得眠，此胆寒故也，宜服温胆汤方：

半夏　竹茹　枳实各二两　橘皮三两　生姜四两　甘草一两

上六味，咀，以水八升，煮取二升，分三服。

孙氏在书中明确指出病在"足少阳经也"，以温胆汤主治胆虚寒证。但是，其证其方以胆虚寒立论却令人费解，所以后世医学家对这个方剂的运用多有发挥。宋代陈言（无择）在他所著的《三因极一病证方论》中对孙氏原方有所改动，仍然称为温胆汤，其方剂组成是：

半夏　竹茹　枳实面炒,各二两　陈皮三两　甘草一两,炙　茯苓一两半

上锉散，每服四大钱，水一盏半，姜五片，枣一枚，煎七分，去滓，食前服。

陈氏的方剂是在孙氏原方的基础上加茯苓、大枣而减生姜之量，成为后世所常用的方剂。对于这个方剂的功用，清代的罗美（东逸）在《古今名医方论》中阐发得非常精辟，他说："胆为中正之官，清静之府，喜宁谧，恶烦扰，喜柔和，不喜壅郁。盖东方木德，少阳温和之气也。若夫病后，或久病，或寒热甫退，胸鬲之余热未尽，必致伤少阳之和气，以故虚烦惊悸者，中正之官以熇蒸而不宁也；热呕吐苦者，清静之府以郁实而不谧也；痰气上逆者，土家湿热反乘而木不得升也。如是者，首当清热及解利三焦。方中以竹茹清胃脘之阳，而臣以甘草、生姜，调胃以安其正，佐以二陈，下以枳实，除三焦之痰壅，以茯苓平渗，致中焦之清气。且以驱邪，且以养正，三焦平而少阳平，三焦正而少阳正，胆家有不清宁而和者乎？和即温也，温之者，实凉之也。若胆家真畏寒而怯，属命门之火衰，当与乙癸同源而治矣。"按罗氏的说法，温胆汤主治证的临床表现有：虚烦惊悸，热呕吐苦，痰气上逆。其病机是：胆热内扰，加之脾胃湿热内蕴，土壅木郁，使足少阳甲木之气不得升，进而影响手少阳三焦，以致手、足少阳同病，气机升降出入失常。胆热内扰，则虚烦惊悸不宁；胆热犯胃，则热呕吐苦；土壅木郁，胃失和降，则痰气上逆。所以治疗"首当清热及解利三焦"。清热，应从足少阳胆入手；解利之法，是针对手少阳三焦而用。方中以苦寒的竹茹为君，清热和胃，化痰止呕。甘草、生姜为臣，调胃益气止呕。以半夏、陈皮之辛温，配枳实之苦降，辛开苦降，行气开郁，燥湿化痰，降逆止呕。茯苓淡渗，健脾以升清，利尿以逐邪。方中诸药配伍，行气机，祛痰湿，通三焦而清胆热。方中的药物以行气化痰祛湿为主，治疗的部位在手少阳三焦而不在足少阳胆，但三焦的气机畅达，升降之枢通利，则出入之枢自然畅通而胆热自清，可以说是不从胆治而治胆之法。所以罗氏做出了"三焦平而少阳平，三焦正而少阳正，胆家有不清宁而和者乎"的结论。至于温胆汤的"温"字，罗氏的解释是："胆为中正之官，清静之府……盖东方木德，少阳温和之气也……和即温也，温之者，实凉之也。"张秉成在《成方

便读》中也说："此方纯以二陈、竹茹、枳实、生姜和胃豁痰，破气开郁之品，内中并无温胆之药，而以温胆名方者，亦以胆为甲木，常欲得其温和之气耳。"也就是说，胆为"中正之官"，应东方少阳春升温和之气，所谓温胆，是指通过宣通气机、祛除痰热，使胆热自清而恢复其中正温和的本性，由此可以认为，温胆汤其实是清胆之方。温胆汤虽然有清胆作用，但是方中并未用大队寒凉药物，而是以辛温为主，通过宣气机、祛痰热而使胆热得清。可以说，温胆汤实际上是《金匮要略·痰饮咳嗽病脉证并治》中所说的"病痰饮者，当以温药和之"的祛痰清胆之方。罗美关于温胆汤清胆热的论点虽然与孙思邈用温胆汤治胆虚寒的原意相悖，但更符合临床实际。罗美的《古今名医方论》成书于 1675 年，叶天士生于 1666—1746 年间，《叶香岩外感温热篇》是他晚年所述的记录，所以叶天士对温胆汤的见地似乎应该是受到了罗氏的影响。但叶天士在罗氏的基础上又有所发挥，他的学术见解不仅与罗氏"三焦平而少阳平，三焦正而少阳正"的论点相同，而且更进一步，以温胆汤作为分消走泄法的代表方剂。

叶天士在本条的最后提出了"因其仍在气分，犹可望其战汗之门户，转疟之机括"的说法。他是说，湿热邪气留滞三焦的病变，因为没有传入血分而仍然属气分证范畴，所以就有可能通过分消走泄法的治疗而使邪气外达，阳气得以宣通而愈。湿热邪气外达有"战汗"与"转疟"两种途径，其中"战汗之门户"这句话，是指通过分消走泄，使气机畅达，正气奋起祛邪，正邪激争而作战汗，通过战汗而开通门户，使邪从汗解，这是使湿热外达的一种途径。从"转疟之机括"的"机括"二字可以看出，这里所说的"转疟"，并不是说转为疟疾病，而是指分消走泄、宣畅气机而言。"疟"属少阳病变，其病机是邪气欲进而正气祛邪，正邪反复交争，所以寒热往来，反复发作。湿热邪气留滞三焦气分的病变，由于湿邪阻滞、气机不畅而致阳气郁遏，阳气郁遏则湿更不易化，因而形成湿越滞则阳越郁，阳越郁则湿越滞的局面。由于邪无出路，阳郁不宣，正气被困而不能祛邪，所以裹结黏滞，缠绵难解。通过分消走泄法的治疗，使裹结黏滞的湿邪得以松动开泄，阳气得以伸展宣通，阳气就可以奋起祛邪而形成正邪反复交争的局势，这就与疟疾正邪反复交争的机制相同。在这种情况下再因势利导，继续用分消走泄法治疗，就可以使留滞三焦气分的湿热邪气得以解除，这也是使湿热外达的一种途径。

需要指出的是，叶天士在本条所说的是湿热邪气留滞三焦气分的治法。因为这种证候是以湿邪为主，热蕴湿中，湿不去则热不能清，所以虽然有热邪，却不能用寒凉药物，以免冰伏湿邪。用分消走泄的治法，选用杏、朴、苓等类或温胆汤的作用是祛湿行气，使湿去则热不独存。但是这类药物多属温燥、渗利之品，用于湿热邪气留滞三焦确有疗效，而对温热邪气流连气分者不能使用，以防助热耗津。由此可见，上条与本条所述的虽然同属气分证，然而因为有温热病与湿热病的区别，所以治法大不相同，临床应该认真进行辨证而后依法论治。

在叶天士倡导用分消走泄法治疗湿热病的思路影响之下，后世的温病学家如俞根初、吴鞠通等在临床应用中更有所发挥。俞根初《通俗伤寒论》中的芩连二陈汤（青子芩、仙半夏、淡竹茹、赤茯苓、小川连、新会皮、小枳实、碧玉散、生姜汁、淡竹沥），蒿芩清胆汤（青蒿脑、淡竹茹、仙半夏、赤茯苓、青子芩、生枳壳、陈广皮、碧玉散）和吴鞠通《温病条辨》中的三仁汤（杏仁、飞滑石、白通草、白蔻仁、竹叶、厚朴、生薏苡仁、半夏），杏仁滑石汤（杏仁、滑石、黄芩、橘红、黄连、郁金、通草、厚朴、半夏），黄芩滑石汤（黄芩、滑石、茯苓皮、大腹皮、白蔻仁、通草、猪苓）等，都可以说是在温胆汤的启示下而组成的分消走泄法的有效方剂。

由上述内容可以看出，在张仲景《伤寒论》创立小柴胡汤作为和解少阳法代表方剂的基础上，叶天士又提出"彼则和解表里之半，此则分消上下之势，随证变法"的学术思想，倡导用分消走泄法治疗三焦湿热的病证，俞根初、吴鞠通等诸家又在临床治疗方药上有所发挥。应该说，这些前辈学者都是在熟读经典的基础上又有所发扬，他们的继承创新精神给我们树立了良好的典范。其实在临床实践中，分消走泄法不仅适用于外感湿热病的治疗，凡是内伤杂病中的痰、饮、水、湿类疾患都可以宗其法而变通应用。因此，如何"随证变法"以提高临床疗效，是我们今后应当努力研究的课题之一。

八、温热病卫气营血四类证候的传变规律与治疗大法

在《叶香岩外感温热篇》第一条至第七条中，叶天士分别择要地论述了温病卫、气、营、血四类证候的病机、临床特点、传变规律及治法。在第八条中，又以高度概括的语言，精练地对前文加以总结，指出了卫气营血四类证候的传变规律与治疗大法。从具体内容来看，本条主要是对温热病而言。也可以说，本条内容突出地体现了叶天士对温热病辨证论治的学术思想，因而在理论上和临床实践

上都对后世产生了深远的影响，对温热病的辨证论治有着重大指导意义。他说："大凡看法，卫之后方言气，营之后方言血。在卫汗之可也；到气才可清气；入营犹可透热转气，如犀角、元参、羚羊角等物；入血就恐耗血动血，直须凉血散血，加生地、丹皮、阿胶、赤芍等物。否则，前后不循缓急之法，虑其动手便错，反致慌张矣。"

本条内容可以分为两段。

（一）温热病卫气营血四类证候的传变规律

这一段就是原文中的"大凡看法，卫之后方言气，营之后方言血"，高度地概括了温热病的传变规律与卫气营血辨证的核心思想。

"大凡"二字，可以理解为规律。所谓"大凡看法"，就是指对温热病传变规律的看法。在第一条中已经讲过，叶天士根据温热邪气侵袭人体的不同阶段对人体损伤程度的不同，把温病的发展过程分为卫分证、气分证、营分证、血分证四个阶段。一般来说，温热邪气侵袭人体，首先引起卫外功能失常而导致卫分证，进而向里发展，影响脏腑功能，就出现气分证。卫分证和气分证都是人体功能失常的病变，而卫分证是气分证的轻浅阶段，二者虽然有浅深轻重的不同，却没有本质上的区别，属于渐变、量变。温热邪气继续深入，损伤人体营养物质，轻则消耗血中津液，称为营分证，重则损伤血液，称为血分证，营分证是血分证的轻浅阶段，二者之间虽然有程度轻重之差，但也没有本质上的区别，亦属渐变、量变。叶天士在本条中所说的"卫之后方言气，营之后方言血"，把卫、气与营、血分开论述，就明确地指出了卫分证是气分证的轻浅阶段，二者统属"气病"。营分证是血分证的轻浅阶段，二者统属"血病"。而卫、气与营、血之间，却是性质不同的两大阶段，属于突变、质变，前者属功能失常，邪浅病轻；后者属物质损伤，病势深重。因此，概括起来说，卫气营血辨证实质上就是气血辨证，这种辨证方法的核心思想就是以温热邪气对人体功能活动与营养物质损伤的程度作为判断温热病浅深轻重的标准，并依次而采用不同的治法。

叶天士在本条中概括地指出了温热病在一般情况下是按照卫分证→气分证→营分证→血分证的规律，逐步由表入里、由浅入深、由轻转重、由实致虚、由功能失常到实质损伤的次第传变。反之，由血分证、营分证而转为气分证、卫分证，则意味着由重转轻。但是由于邪气的轻重程度不同、病人体质的差异以及治疗、护理失当等因素的影响，病证的变化又复杂多样，而并非完全依一种模式传变。因此，叶天士在本篇的其他条文中又对另外一些传变形式做了阐述，比如在由卫分传入气分的初起阶段，由于卫分证未罢而气分证又起，可以出现卫气同病；也有由卫分逆传入营分的情况，在这个过程的初起阶段，由于卫分证未罢而营分证已起，又可以表现为卫营同病；还有在由气分传入营分的过程中，气分证与营分证同时出现的，称为气营两燔；又有由气分直接窜入血分的类型，在这个过程中，可出现气分证与血分证同时并见的情况，就称为气血两燔。温热病的各种传变情况，可以用图表示如下（见图1）。

图1　温热病卫气营血传变

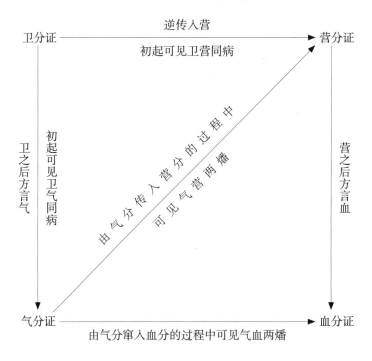

卫分证　————————逆传入营————————→　营分证
　　　　　　　　初起可见卫营同病

卫之后方言气　初起可见卫气同病　由气分传入营分的过程中　可见气营两燔　营之后方言血

气分证　————————————————————→　血分证
　　　　由气分窜入血分的过程中可见气血两燔

（二）温热病卫气营血四类证候的治疗大法

这一段就是原文中的"在卫汗之可也；到气才可清气；入营犹可透热转气，如犀角、元参、羚羊角等物；入血就恐耗血动血，直须凉血散血，加生地、丹皮、阿胶、赤芍等物。否则，前后不循缓急之法，虑其动手便错，反致慌张矣"。在这里，叶天士对卫、气、营、血四类证候的治疗大法做了精辟论述。下面分为四个小段分别加以阐释。

1.“在卫”与“汗之可也”

“在卫”，是指温热邪气在卫分，是温热病的轻浅阶段，是温热邪气侵袭手太阴肺系，导致肺的宣发、肃降功能失常，表气郁滞，卫外失司而发生的表热证。叶天士在本篇第一条中所说的“温邪上受，首先犯肺……肺主气属卫”，在本篇第二条中所说的“肺主气，其合皮毛，故云在表”，都是指的这类证候。卫分证的病机是邪气在表，正气祛邪外出，正邪相争于表。其临床表现是：发热，微恶风寒，无汗或少汗，头痛，咳嗽，口微渴，舌边尖红苔薄白，脉浮数。吴鞠通《温病条辨》中所说的“太阴温病，脉不缓不紧而动数，或两寸独大，尺肤热，头痛，微恶风寒，身热，自汗，口渴，或不渴而咳，午后热甚者，名曰温病”，就是指卫分证。

对卫分证的治疗，叶天士提出了“汗之可也”，与他在本篇第二条中所说的“在表，初用辛凉轻剂”的说法结合分析，就可以知道所谓“汗之”，并不是指用发汗的药物。“汗”字是名词使动用法，“汗之”，就是使之汗出的意思，结合他所说的“用辛凉轻剂”来看，应该说是指用辛凉轻解法。之所以用辛凉，是取辛味以疏散表邪，取凉性以清泄表热。这里的“轻”字，是指用轻扬升浮的药物以宣透肺卫。辛散、凉清、轻宣，用意不在发汗，而在宣透表邪，开其表郁，使卫分热邪外透，则肺气得宣，气机条畅，腠理通达，营卫调和，津液四布，就自然病解而汗出，是不发汗而得汗。正如华岫云在本条注释中所说：“辛凉开肺，便是汗剂。”叶天士文中的“可也”二字，是说温热邪气在卫分，病势轻浅，用辛凉轻清平和之剂清解表邪就可以了，既不能用辛温之品大发其汗，又不能用寒凉重剂大清其热。所以忌辛温，是因为温热病的卫分证与伤寒太阳表证迥然有别。太阳表寒证是寒邪外束，腠理闭塞，卫阳郁闭，必须用麻黄、桂枝重剂辛温发汗，才能使邪随汗解。而温热病的卫分证是风热袭表，并非风寒外束，用辛温发汗法治疗不仅不能逐邪，反而容易助热伤阴。正如吴鞠通在《温病条辨》中所说：“温病忌汗，汗之不惟不解，反生他患……且汗为心液，心阳受伤，必有神明内乱、谵语癫狂、内闭外脱之变。再，误汗虽曰伤阳，汗乃五液之一，未始不伤阴也……温病最善伤阴，用药又复伤阴，岂非为贼立帜乎？此古来用伤寒法治温病之大错也。”卫分证之所以忌寒凉重剂，是因为邪气在表，尚属轻浅阶段，如果一见其热，不分表里，就轻率地投入大剂寒凉清热之品，必然导致寒凝郁遏，气机凝滞，反而使表邪不得宣泄。正如章虚谷注释本篇第二条“在表，初用辛凉轻剂”：“温邪为阳……始初解表用辛凉，须避寒凝之品，恐遏其邪，反不易解也。"总之，叶天士用"汗之"二字，指出了卫分证的治疗大法，又用"可也"二字，指出了治疗禁忌，文字精练，寓意殊深，发人深省。

吴鞠通总结叶天士的临床治疗经验，制银翘散一方（连翘、银花、苦桔梗、薄荷、竹叶、生甘草、芥穗、淡豆豉、牛蒡子、鲜苇根）收入《温病条辨》中，被为后世所广泛应用，成为辛凉轻解的代表方剂。银翘散方中药物，大多数并非辛凉之品，而吴鞠通却称它为"辛凉平剂"，是因为方中以银花、连翘为君，二者都是清凉而轻扬的药物，有轻宣表热之功。芥穗与淡豆豉为臣，二者都是辛温之药，有开郁散邪，宣畅肺气，通达腠理之效。以芥穗、淡豆豉的辛温，与银花、连翘等大队寒凉药物相配，是取其辛散透邪之长，而制其温燥伤津之弊。而且方中清凉药物用量大而芥穗、淡豆豉之用量小，因而诸药相合，共同组成了辛凉平和之剂。银翘散并非发汗之剂，但是它在清散之中就可以使郁解腠开，营卫通畅，自然病解而汗出。而且这个方剂既可以清散表邪，又不耗伤正气，还兼能清热保津，以防热邪灼阴，可以说是"在卫汗之可也"的代表方剂。正如吴鞠通所说："此方之妙，预护其虚，纯然清肃上焦，不犯中、下，无开门揖盗之弊，有轻以去实之能，用之得法，自然奏效，此叶天士立法，所以迥出诸家也。"

2. "到气"与"才可清气"

"到气"，是指温热病由卫分表热证发展到气分里热证的阶段。它是温热邪气深入，正邪相争于里，影响脏腑功能，使之处于亢奋状态所引起的一类证候。气分证涉及的范围相当广泛，病变部位或在肺、或在胸膈、或在胃肠、或在肝胆，等等。它的病机是邪气盛而正气不衰，正邪相争激烈，所以呈现一派阳热有余的表现。气分证共同的临床表现是：身热不恶寒，反恶热，口渴喜饮，舌红苔黄燥，脉数有力等。

气分证以里热炽盛为特点，治疗就应该根据《黄帝内经》"热者寒之"的原则，选用寒凉药物以清泄里热，也就是叶天士所说的"清气"。但是清气药物多属大寒之品，而气分证又多由卫分发展而来，如果在卫分证未罢的情况下，过早使用大寒清气，反而容易寒凝郁遏，使表闭而邪气不能疏散。因此，叶天士特别强调"到气才可清气"，用"到气"二字启示学者，务必辨清卫分表热与气分里热两个不同阶段，切不可一见热证，不分表里，就使用大寒清气之品。虽然仅有六个字，却语重心长，既明确指出了气分证的治疗大法，又指出了辨证论治的重要性。

气分证范围相当广泛，因此在运用清气法时，又必须针对邪气所在的不同部位，选用相应的寒凉药物，才能药到病除，邪退正安。气分证的用药虽然较为广泛，但是总起来看可以归纳为辛寒清气与苦寒直折两大类。辛寒清气法，适用于里热炽盛、蒸腾发越的证候。其临床表现是：壮热恶热，面赤，大汗出，渴喜冷饮，喘急鼻扇，舌红苔黄燥，脉洪数。因为这种证候的特点是里热蒸腾，有发越外达的趋势，所以要用辛寒药物清其大热，并因势利导，透邪外出，代表方剂如白虎汤（石膏、知母、粳米、生甘草）。吴鞠通在《温病条辨》中称白虎汤为"辛凉重剂"，说它有"达热出表"之功，就是指它有辛透寒清的作用，能使蒸腾之热内清外达而言。苦寒直折法，适用于里热郁闭，气机不宣的证候。其临床表现是：寒热往来，热重寒轻，或但热不寒，口苦而渴，胁痛，干呕，心烦，小便短赤，胸胁不舒或胁痛，舌红苔黄，脉弦数。因为这种证候的特点是里热郁闭，外达无路，所以要用苦寒直折药物折热降泄，并配入行气宣郁之品，以开郁宣气，使郁热有外达之机，代表方剂如《温病条辨》中的黄连黄芩汤（黄连、黄芩、郁金、豆豉）。

此外，在气分证过程中，由于高热伤津，肠燥津亏，可以形成燥屎与热邪互结的肠腑热结之证，治疗要用苦寒攻下法。因为攻下法有攻下腑实燥结，泄除热邪之功，所以从广义上说也可以列入清气法的范围之内，代表方剂如大承气汤（大黄、芒硝、枳实、厚朴）等。

3."入营"与"犹可透热转气"

"入营"，是指温热邪气深入营分，消耗血中津液的阶段。叶天士在本篇第一条说"心主血属营"，可见，营分证的病变部位在心。因为心包是心主的宫城，所以在温热病中，心包的病变也属营分证范畴。由于病理机制及临床表现的不同，营分证可以分为热灼营阴与热入心包两种类型。

热灼营阴证的病机是营分热邪盛而血中津液耗伤。其临床表现是：身热夜甚，心烦躁扰，甚或时有谵狂，或斑点隐隐，口反不甚渴或竟不渴，舌红绛少苔或无苔，脉细数。叶天士在本篇第四条中所说的"营分受热，则血液受劫，心神不安，夜甚无寐，或斑点隐隐"，吴鞠通在《温病条辨》中所说的"太阴温病，舌绛而干，法当渴，今反不渴者，热在营中也"，都指出了热灼营阴的证候特点。

热入心包证，多由手太阴肺的卫分或气分直接传入心包营分而致，就是叶天士在本篇第一条中所说的"温邪上受，首先犯肺，逆传心包"。因为这个证候是上焦太阴温病未顺传中焦阳明气分而直接传于心包营分，所以称为"逆传"。因为邪气直犯心主，病势凶险，所以又称为"热陷心包"。如果由中焦阳明气分或其他途径传入心包者，就统称热入心包，其中也包括热陷心包。热入心包证的病机是不仅营热阴伤，而且有热痰蒙蔽心包。其临床表现是：痰壅气粗，身热灼手，四肢厥逆，神昏谵语或昏愦不语，或四肢抽搐，舌蹇，色鲜绛苔黄燥，脉细滑数。叶天士在本篇第十四条中所说的"再论其热传营，舌色必绛。绛，深红色也……纯绛鲜泽者，包络受病也……延之数日，或平素心虚有痰，外热一陷，里络就闭"，吴鞠通在《温病条辨》中所说的"邪入心包，舌蹇，肢厥"，都指出了热入心包的证候特点。

营分证既然以营热盛而血中津液耗伤为主要特征，治疗当然就应该采用清营凉血、养阴生津的治法。而叶天士在本条提出"入营犹可透热转气，如犀角、元参、羚羊角等物"的治法。从表面来看，未提清营养阴，所列举的药物又没有透热转气作用，这里所说的治法似乎与证情不符，因而就应该追究原委，探求叶天士的本意。把本条与本篇第四条所讲述的内容进行综合分析，前后互参，叶天士的本意就可以了然于目了。叶天士在本篇第四条中明确地指出："营分受热，则血液受劫………如从风热陷入者，用犀角、竹叶之属；如从湿热陷入者，犀角、花露之品，参入凉血清热方中。"由此可见，叶天士治疗营分证是以"凉血清热"为大法，而透热转气，则是针对不同情况，选用相应的药物，如透风热用竹叶、透湿热用花露之类，参入、配入清营凉血的方剂之中。从他在这两条中所列举的药物来看，其中的犀角、羚羊角是清营凉血药，元参有养阴降火的功效，三药共用，有清营凉血、养阴生津的作用。由此更可以看出，叶天士确实是以清营养阴为治营分证的大法。

"入营犹可透热转气"，是说营分证虽然是热邪消耗血中津液的病变，但是较之血分证却还属轻浅阶段，仍然还有使营分的热邪透出气分而解的可能性。因此，还可以在清营养阴的同时，配入清泄气热、宣透气机的药物，使营分热邪有外达之机，透出气分而解。从"犹可"二字可以明确看出，叶天士是说透热转气药可以配合使用，并非指营分证可以不必清营养阴而专用透热转气。治疗营分证用清营养阴法很好理解，而且在第四条中已经讲过，而透热转气法却含义颇深，所以叶天士的门人在笔录老师口述的过程中，特别记录了"犹可透热转气"这句话，而省略了清营养阴之说。因为"透热转气"所用药物如竹叶、花露之类，叶天士已经在第四条中讲过了，所以在这里省略而未录。而在第四条中虽然已经提出"凉血清热"法，却未列举出药物，所以其门人在这里将叶天士所列举的清营养阴药物"如犀角、元参、羚羊角等物"记录下来，致使"透热转气"法与所列举药物似乎相矛盾，而给后世留下了疑惑，以至于众说纷纭，怀疑这句话有误。其实这一问题的产生，是由于叶天士门人在笔录老师的口述时，只记录自己所不知而省略已知的内容，于是在文字上有所省略，这并不是叶天士的说法有误，仔细阅读全篇，前后对照，就能全面领会。也就是说，叶天士在第四条中，讲了营分证的治疗以凉血清热为法，但并未讲具体药物，而是列举了透热转气的药物，但又未提出"透热转气"这个名词。在第八条中，省略了前面已经提过的"凉血清热"之法，专门提出了"透热转气"这个名词，而列举的药物却是清营凉血之品，以致令人生疑。其实叶氏这两条是相互补充的，必须联系起来看，才能全面理解其原意。

叶天士之所以强调"透热转气"，是因为它在营分证的治疗中具有特殊意义。热邪有通过辐射、传导、对流等各种形式从热势高的部位向热势低的部位传递的趋势，气分病位浅而营分病位深，如果气分高热不除，就必然内逼入营。在气分热邪不解的情况下，即使用清营的药物已经使营热减轻，而气分的热邪仍然可以再逼入营。可以说，气热不解，则营热终不能除，特别是在气营两燔的情况下，更是如此。要想使营热转出气分，必须以气热得清、气机通畅为前提，如果气机闭塞，热郁不宣，营热就没有外达的出路。只有气热得清，气机通畅，营热才能发扬于外，透出气分而解。所谓"透热转气"法，就是指用清泄气热、宣畅气机的药物，开通门径，使营分热邪外达，透转气分而解。凡是营分证而兼气热不解、气机不畅的情况，都应该在清营养阴的同时，配入清泄气热、宣畅气机的药物，给营分热邪找出外泄的门路。导致气机不畅的原因很多，比如过服寒凉药而郁遏阳气、饮食积滞、痰热内停、湿浊内聚、燥屎内结、瘀血内阻，等等。在治疗上，就应该在清营养阴的药物中，相应地配入宣阳行气、消食导滞、清化热痰、祛除湿邪、通下燥结、活血行瘀等药物，使气机畅通而营热外达，这些配伍方法都属透热转气法的范畴。

治疗热灼营阴证，以吴鞠通《温病条辨》中的清营汤（犀角、生地、元参、竹叶心、麦冬、丹参、黄连、银花、连翘）为代表方剂。方中用犀角、丹参、生地、麦冬相配，以清营凉血，养阴生津。而用银花、连翘、竹叶轻清之品及黄连清透气分热邪，宣畅气机，使营热能透出气分而解。诸药相伍，共收清营养阴、透热转气之功。如果营阴损伤严重者，可以去黄连，防其苦燥而重伤津液。如果因热灼营阴、津亏液耗而导致膀胱水液黏滞，水热互结，除热伤营阴的见症外，又有小便短赤热痛的表现，就用俞根初《通俗伤寒论》中的导赤清心汤（鲜生地、辰茯神、细木通、辰砂染麦冬、粉丹皮、益元散、淡竹叶、莲子心、辰砂染灯心、莹白童便）。方中用生地、元参、麦冬、童便、丹皮、莲子心、辰砂染灯心、辰茯神相配以清营养阴，清心安神。而以木通、益元散、淡竹叶清泄膀胱气分之热，通利小便，宣畅气机，透热转气。

治疗热入心包证，《温病条辨》中用清宫汤、安宫牛黄丸、紫雪丹、至宝丹等方剂。从临床实践来看，以清宫汤（元参心、莲子心、竹叶卷心、连翘心、犀角尖、连心麦冬）送服安宫牛黄丸为最佳选择。清宫汤中用犀角、元参、麦冬相配以清营养阴，而以莲子心、连翘、竹叶透热转气。因为热入心包证除了营热阴伤之外，又有痰热蒙蔽心包，痰热不去，虽然使用大剂清营养阴的药物，病变仍不能解除，所以又用安宫牛黄丸以清心凉营，豁痰开窍。痰热一去，气机通畅，营热就可以透出气分而解。清宫汤与安宫牛黄丸同用，有清营养阴、豁痰开窍、透热转气多方面的功效。如果是湿热化燥，酿成热痰蒙蔽心包，但湿浊还未化尽，除了热入心包的见症外，又见舌苔滑腻，可以用《温病条辨》中清宫汤去莲心麦冬加银花、赤小豆皮，煎送至宝丹的方法治疗。用犀角、元参配至宝丹以清营养阴，芳香开窍。以银花、连翘、竹叶清气透热，赤小豆皮利湿以宣畅气机，四药相合，共同透热转气。如果热入心包又兼瘀血阻络，除了热入心包的见症外，又有口唇、爪甲青紫、舌质紫暗、脉沉涩的表现，可以用《通俗伤寒论》中的犀地清络饮治疗（犀角汁、粉丹皮、青连翘、淡竹沥、鲜生地、生赤芍、原桃仁、生姜汁、鲜茅根、灯心草、鲜石菖蒲汁）。方中用犀角、生地、茅根相配以清营养阴。用竹沥、鲜石菖蒲汁、姜汁豁痰开窍。丹皮、赤芍、桃仁活瘀通络。即三汁豁痰，三物通瘀，使痰热、瘀血消除，气机自然畅通，用灯心草、连翘以轻清宣透，共同起到透热转气的作用。如果热入心包又兼阳明腑实，除了热入心包的见症外，又有腹满便秘，舌绛苔黄燥，脉沉滑数的表现，可以用《温病条辨》中的牛黄承气汤治疗（安宫牛黄丸二丸，化开，调生大黄末三钱，分二次服）。用安宫牛黄丸清心凉营，豁痰开窍，用生大黄攻下腑实以透热转气，二者合用，使痰热消除，腑实得下，气机通畅，邪有出路，心包营分的热邪就可以透转气分而解。

总而言之，治疗营分证除了必用清营养阴的药物外，还必须配入清泄气热、宣畅气机之品，才能使营热外达，透热转气。

营分热邪是否已透转气分，主要是观察神志与舌象的变化。营分证多见心烦不寐或躁扰昏谵，舌质绛。如果治疗后神志渐清，舌质由绛而转红，是营热已透转气分、病势渐轻的征兆。临床中也可以见到通过治疗后并不再出现气分证而营热直接内清外透的情况，这也是清营养阴、透热转气、开达门径的功效。

4.“入血就恐耗血动血”与“直须凉血散血”

“入血”，是指温热邪气深入血分，损伤血液的病变，它是温热病的深重阶段。因为心主血，肝藏血，肾藏精，肾精与肝血互相化生，所以血分证与心、肝、肾三脏关系最为密切。人体的生命活动依赖血液循环以供给营养物质，一旦血液受损，就将危及生命，所以叶天士用“就恐耗血动血”六个字强调了血分证的严重性。血分证的临床表现是：身热灼手，躁扰不安，甚则昏狂谵妄，衄血、吐血、便血、尿血、非时经血、发斑，斑色紫黑成片，或蓄血，舌绛紫，脉数。血分证的病机，就是叶天士所说的“耗血动血”。耗血，是指温热邪气消耗血中津液，如果血中津液大亏，就使血液浓缩黏滞，越耗越滞，甚至使血液流行不畅而凝聚成瘀，这种瘀血的形成是因热邪耗津所致，可以说是热凝而瘀。临床所见血分证的舌绛紫及斑色紫黑，都是津液耗伤，热凝血瘀的征象。动血，是指温热邪气不仅灼伤血络，而且鼓动血液，迫血妄行，使血不循径，溢出脉外，造成人体各部位出血。如果血溢于上，则可见鼻衄、齿衄、吐血；如果血溢于下，则可见便血、尿血、或妇女非时经血；如果血溢于肌肤而瘀于皮下，则可见发斑；如果血溢于脉外而瘀于体内，则为蓄血；病情严重的，可以出现各个部位同时出血，就称为“大衄”。由于血热扰心，又兼血中津液亏损而心神失养，所以见躁扰昏狂谵妄。身热、脉数，也是由血热而致。血热不除，身热、出血与神志症状都不能解除。血分证既耗血，又动血，而且往往是耗血与动血同时并见，使血液瘀者自瘀而溢者自溢，内瘀外溢，周身失养，所以病情危重。

血分证表现为耗血与动血两个方面。耗血，应该用养阴法治疗；动血，应该用止血药物。然而叶天士并没有说养阴与止血，而是明确地指出“直须凉血散血”。这不仅强调了血分证的治疗大法，而且提示了治疗血分证应该注意的问题，虽然仅仅六个字，却含义深刻。“直须”二字，是强调血分证病情危重，除凉血散血之外，别无他法，启示后人临床切勿犹豫，必须当机立断，义无反顾，才能挽狂澜于既倒，救危亡于顷刻。

"凉血"，是指用入血分的寒凉药物清除血分热邪，这对耗血与动血都是"釜底抽薪"的治法。耗血，是热邪消耗血中津液。阴津的消耗，是因热邪炽盛所致，如果单纯用滋阴生津的药物，无异于"扬汤止沸"，不仅热不能清，反而有滋腻恋邪之弊，而用凉血的药物，就可以收到清热保津的功效。甘寒凉血的药物又多兼有养阴生津的作用，如叶天士所列举的药物中，生地就不仅凉血清热，而且能养阴生津。叶天士在这里仅突出凉血而不提养阴，实际上是寓养阴于凉血之中，可以说是寓补于清。动血，是热邪鼓动血液而导致出血，要止其出血，必先清其血热，凉血法才是正本清源的治本之法。如果忽视了凉血而使用大量止血的药物，特别是炭类收涩止血药，实际上是弃源塞流，不仅容易导致涩滞留瘀，而且容易敛滞热邪，使邪无出路，反而更加重动血，这就是古人所说的"鲧堙洪水"之过。因此叶天士对动血的治疗也仅突出凉血而不提止血，实际上是寓止血于凉血之中。

对于"散血"，一般多理解为"活血"，这种看法虽然不能说是错误的，但是却难免失于片面。其实，散血有两方面的含义：一方面是指养阴，一方面是指活血。耗血，是热邪伤津导致热凝而瘀，津不复则瘀不能去。欲祛其瘀，必先复其津液，使血中津液充足而不黏滞，则血流自然通畅而瘀血自然消散。所以说，必须在养阴生津的基础上才能活血散瘀，而不是单纯用活血药物所能奏效。叶天士所列举的四味药中，生地、阿胶滋阴养血生津，丹皮、赤芍凉血活血行瘀，四药配伍，共收拮抗热凝、养阴生津、活血化瘀之功，简而言之就是散血。阿胶既不是凉血药，又不是活血药，而叶天士举它为凉血散血的代表药物，可见是取其养血滋阴的作用以收散血的功效。动血的见症是各部位出血，治疗应该用凉血药以止血。但是投以大剂凉血药物，虽然有止血之长，却因为寒凉太过，难免有使"血遇寒则凝"的弊端。这种因为使用凉血药物而导致的瘀血，可以说是寒凝而瘀。在用凉血药的同时又加入活血药，有拮抗寒凝、活血化瘀的作用，可以达到止血而不留瘀的目的。血分证中的发斑、蓄血都是血溢出脉外而瘀于体内的病变，这种离经瘀血留着在体内，阻滞血行，也可以导致血不循经而溢出脉外，这是因瘀血而又引起出血。对这种离经的瘀血，也必须采用散血法治疗，可以说，是通过活血而收止血之功，所以活血药物更是必用之品。总而言之，对血分证中产生的瘀血，必须养阴生津与活血化瘀药物同用，才能达到散血行瘀的目的，二者缺一不可。叶天士之所以强调"散血"而不提活血，用意就在这里。

　　对血分热盛耗血动血的证候，治疗应该用凉血散血法。凉血止血与散血二者之间既对立又统一。凉血止血，是止其欲出之血；散血，是散其瘀血，散血既可以抗凝血，也可以收到止血之功。所以凉血止血与散血并用，使止血而不留瘀，祛瘀而有助于止血，二者同用，有清热、止血、养阴、抗凝、活瘀诸方面的作用，对临床治疗有重大指导意义。在叶天士这一原则的指导下，后世治疗耗血动血的证候多用犀角地黄汤。这个方剂出自唐代孙思邈的《备急千金药方》，其组成是：犀角一两，生地黄八两，芍药三两，牡丹皮二两。吴鞠通在《温病条辨》中引用该方，改其组成为：干地黄（即生地黄）一两，生白芍三钱，丹皮三钱，犀角三钱。吴鞠通分析方中的药物说："犀角味咸，入下焦血分以清热；地黄祛积聚而补阴；白芍祛恶血，生新血；丹皮泄血中伏火。"从方中的药物来看，犀角、生地黄、丹皮这三味药，孙、吴二方是相同的。孙氏方中用芍药未分赤、白，吴鞠通方中用白芍，而又分析它的功效是"祛恶血，生新血"。根据药物功效及临床使用来看，"祛恶血，生新血"应该是赤芍而不是白芍，而且在叶天士所列举的凉血散血药物中，也主张用赤芍，所以犀角地黄汤中的芍药应该用赤芍。方中以犀角清热凉血，生地黄凉血养阴，二药配伍，既有凉血止血之功，又有养阴散血之效。吴鞠通说"地黄祛积聚而补阴"，这里所说的"祛积聚"，是指生地黄通过养阴生津稀释血液而散血，祛除血中积聚的瘀血而言。在吴鞠通方中干地黄用量达一两之重，也是取其凉血养阴散血的作用。方中丹皮、赤芍凉血活血。四药相配，既能凉血止血，又能养阴活血，相辅相成，所以是凉血散血的代表方剂。

　　如果温热邪气深入下焦血分，损耗肝血肾精而导致真阴耗损，甚至亡阴脱液，虚风内动的证候，就应该遵照叶天士在本篇第五条中所说的"甘寒之中，加入咸寒"的方法治疗。吴鞠通在《温病条辨》中，依据叶天士的理论，制二甲复脉汤、三甲复脉汤、大定风珠诸方，是滋阴养血、潜阳息风的代表方剂。

　　由上述内容可以看出，叶天士治疗温热病的基本观点是：邪在卫分，因为病轻位浅，只宜用辛凉轻解法开郁散邪，清除表热，开通肺气，宣畅气机，使腠理通达，营卫调和，则虽不发汗而自然病解汗出。卫分证既不可用辛温发汗之品，以防助热伤津；又不可早用寒凝药物，防其遏阻气机而致表闭病深。邪到气分，应该针对具体病情，或者用辛寒清气，或者用苦寒直折，或者用苦寒攻下，总之是以寒凉清泄气分热邪为基本大法。但是必须注意，只有确认邪气已经传到气分才可以清气，如果邪气还在卫分，就应该用辛凉轻解法，而不能一见热证，不分表里，就使用大寒之品。邪入营分，因为与血分比较而言还属轻浅阶段，所以除了用清营养阴法治疗外，仍然可以配合透热转气法，用清泄气热、宣畅气机的药物，使营热有外达之机。邪气深入血分，必然耗血动血，损伤血液，病情危笃，治疗也应该当机立断，必须使用凉血散血的药物，以凉血止血，养阴生津，抗凝活瘀，才能挽危救亡。

从条文中"在卫""到气""入营""入血"的语气中可以看出，随着温热邪气沿卫分→气分→营分→血分逐步深入，病情也在逐步加重。因为这四个阶段的病势有轻重缓急的不同，治法也有缓急之分。从条文中"可也""才可"的语气可以看出，卫分证、气分证邪浅病轻，正气不衰，所以在治疗中不可操之过急。卫分证不可早用凉遏之品，清气也要审慎而行，必须确诊已到气分才可以清气。营分证虽然属深重阶段，血中津液已经被耗伤，但是比血分证尚轻，虽然应该清营养阴，但是"犹可""透热转气"，其治疗比卫分证、气分证急，但比血分证尚缓。血分证是耗血、动血的重证，病势急迫，所以"直须""凉血散血"而刻不容缓。临床中能遵循这种缓急之法施治，就可望获效，而不遵循这种缓急之法，很可能动手便错，反而使病情加重，甚或危及生命，医者必然惊慌失措，束手无策。所以叶天士谆谆告诫后学："否则，前后不循缓急之法，虑其动手便错，反致慌张矣。"

九、湿热病与体质的关系及温热病与湿热病的治疗原则

《叶香岩外感温热篇》在第八条中论述了温热病卫、气、营、血四类证候的传变规律与治疗大法。在第九条中，紧承上条而又加以补充，重点论述湿热病与体质的关系，强调了不同体质外感湿热邪气的治疗注意点。进而对温热病与湿热病两类不同性质温病的治疗原则分别进行了高度概括。最后还指出了温病与杂病治疗的不同。他说："且吾吴湿邪害人最广。如面色白者，须要顾其阳气，湿胜则阳微也。法应清凉，然而到十分之六七，即不可过于寒凉，恐成功反弃。何以故邪？湿热一去，阳亦衰微也。面色苍者，须要顾其津液，清凉到十分之六七，往往热减身寒者，不可就云虚寒而投补剂，恐炉烟虽熄，灰中有火也。须细察精详，方少少与之，慎不可直率而往也。又有酒客，里湿素盛，外邪入里，里湿为合。在阳旺之躯，胃湿恒多；在阴盛之体，脾湿亦不少，然其化热则一。热病救阴犹易，通阳最难。救阴不在血，而在津与汗；通阳不在温，而在利小便。然较之杂证，则有不同也。"

本条涉及内容十分广泛，全文可以分为四段。

1. 阳虚体质外感湿热邪气的治疗注意点

这一段就是原文中的"且吾吴湿邪害人最广。如面色白者，须要顾其阳气，湿胜则阳微也。法应清凉，然而到十分之六七，即不可过于寒凉，恐成功反弃。何以故邪？湿热一去，阳亦衰微也"。叶天士在这里详细地分析了阳虚体质的人外感湿热邪气的治疗注意点。

"且吾吴湿邪害人最广"一句，指出居住环境与发病的关系。叶天士是江苏苏州人，春秋时期是吴国属地，所以习称为吴。这一地区东临东海，西滨太湖，河道纵横，水域广阔，湿气弥漫，往往容易感受湿邪而发病，所以叶天士针对这一地理环境的特点指出"且吾吴湿邪害人最广"。句中虽然只提出"湿邪"而未提出热邪，但是从地理条件来看，这一地区气候炎热，湿邪与热邪共同侵袭人体也在所难免，而且本条中的治法也明确提出了"法应清凉"，可见是不仅有湿邪，而且又有热邪为患。由此可以看出，叶天士本条所论述的是湿热邪气侵袭人体而导致的湿热病。上条论述温热病的治疗大法，病因是热邪；本条论述湿热病的治疗注意点，重点在湿邪。温热病的治疗要点在于泄热保津，湿热病的治疗要点在于祛湿通阳。二者虽然同属温病，但是治疗大有差异，所以叶天士在这里突出强调"湿邪"，以与上条相对照，在此基础上再深入论述湿热病的治疗注意点。

"面色白者"，是素体阳气不足的表现。因为阳气虚，鼓动无力，气血不能上荣于面，所以面白无华。这类体质的人患湿热病，治疗中要特别注意顾其阳气。因为湿为阴邪，遏伤阳气，湿越盛则阳越虚，所以治疗湿热病虽然应该以清凉为法，然而治到邪去十分之六七，就应该调整方药，减少或不再用寒凉药物。这是因为，湿热邪气虽去，人体的阳气也已衰微，如果再过用寒凉，恐怕反而损伤阳气，使湿热病从阴化寒而转为寒湿病，以致造成"成功反弃"的恶果。

2. 阴虚火旺体质外感湿热邪气的治疗注意点

这一段就是原文中的"面色苍者，须要顾其津液，清凉到十分之六七，往往热减身寒者，不可就云虚寒而投补剂，恐炉烟虽熄，灰中有火也。须细察精详，方少少与之，慎不可直率而往也"。叶天士在这里又详细地分析了阴虚火旺体质的人外感湿热邪气的治疗注意点。

"面色苍者"，是素体阴虚火旺的表现。因为阴虚火旺，津亏血涩，所以面色青暗晦滞。这类体质的人患湿热病，治疗中要特别注意顾其津液，防止津液损伤而燥热内炽。治疗湿热应该以清凉为法，治到邪去十分之六七的时候，往往可以见到热势减退、肌肤渐凉的表现。这是邪气渐退的征兆，不能认为是虚寒而轻率地使用甘温补气的药物，防止它助热伤津，反使湿热病从阳化热，转为温热病而深入营分、血分。这是因为，病人素体阴虚火旺，虽然因为湿热渐退而"热减身寒"，但是虚火仍在，就如同炉中的焰烟虽然已经熄灭，但是灰中仍然蕴藏着余火。这时候如果妄用温补，就如同火上浇油，反而更助其热而伤其津，以致死灰复燃，化燥成温，损及营、血。在这种情况下，必须仔细观察，辨证精当，即使确属虚寒，也只能施以少量温阳之品，使其阳气渐复而又不致助热伤津。但是一定要谨慎从事，切不可轻率地使用大剂温补药物，以防变证蜂起，险象丛生。

3.湿盛体质外感湿热邪气发病的部位及胃湿与脾湿的区别

这一段就是原文中的"又有酒客，里湿素盛，外邪入里，里湿为合。在阳旺之躯，胃湿恒多；在阴盛之体，脾湿亦不少，然其化热则一"。叶天士在这里分析了湿盛体质的人外感湿热邪气发病的病变部位以及"胃湿"与"脾湿"的区别。

"又有酒客，里湿素盛"，是举例而言。酒性辛热多湿，所以平素嗜酒、豪饮无度的人，往往损伤脾胃，使脾胃升降失司而致湿浊内蕴。由此推而广之，凡是饮食不节，过食肥甘油腻、生冷、黏硬的人，一般多见脾胃失调而湿浊内困。湿盛体质的人又外感湿热邪气，很容易内外合邪而发为湿热病，病变的部位多以中焦脾胃为中心。湿邪越重，脾胃就越容易被湿困而呆钝，脾胃越呆钝，湿邪就越不易化，从而形成湿热裹结、黏滞胶着的态势，所以病势缠绵，难治难解。正如吴鞠通《温病条辨·中焦篇》第63条所说："……内不能运水谷之湿，外复感时令之湿，发表攻里，两不可施，误认伤寒，必转坏证，徒清热则湿不退，徒祛湿则热愈炽。"

湿热病的病变部位，从总体来看虽然多以脾胃为中心，但是由于病人素体阳气盛衰的不同，证候类型又有"胃湿"与"脾湿"的区别。胃为阳土，主消磨水谷，以阳气为用。阳盛体质的人多呈阳盛胃热，所以在湿热病中往往以热邪为主而呈热重于湿，病变中心在胃，这就是叶天士所说的"在阳旺之躯，胃湿恒多"。脾为阴土，主运化水谷与水湿，脾阳易受损伤。阳虚阴盛体质的人多呈脾阳不足，湿邪停聚，所以在湿热病中往往以湿邪为主而呈湿重于热，病变中心在脾，这就是叶天士所说的"在阴盛之体，脾湿亦不少"。

"然其化热则一"这句话，是指湿热病虽然有属于热重于湿的"胃湿"与属于湿重于热的"脾湿"两种类型，但是在发展过程中，由于治疗用药等因素的影响，二者又都可以从阳化热，甚至最终化燥成温而转化为温热病，可以说是殊途同归。湿热病一旦从阳化热而转化为温热病，也就不存在"胃湿"与"脾湿"的区别了，治疗一概用清热法。

4. 温热病与湿热病的治疗原则及与杂病治疗的不同

这一段就是原文中的"热病救阴犹易，通阳最难。救阴不在血，而在津与汗；通阳不在温，而在利小便。然较之杂证，则有不同也"。叶天士在这里用高度概括的语言论述了温热病与湿热病的治疗原则及与杂病治疗的不同。

在本段中，叶天士提出了治疗温病的"救阴"与"通阳"两大法则。"救阴"，是针对温热病而言；"通阳"，是针对湿热病而言。温热病是外感温热邪气而发，在发生发展过程中始终以温热伤阴为主要临床特点，所以治疗应该始终以泄热存阴为宗旨，如卫分证用辛凉轻解法，气分证用清热法或攻下法，营分证用清营养阴、透热转气法，血分证用凉血散血法等。以上治法，都是以泄热存阴为着眼点。再进一步分析泄热与存阴二者之间的关系，可以说泄热是存阴的手段，而存阴才是根本目的，这就是通常所说的"存得一分津液，便有一分生机"。因此，叶天士在这里才特别强调治疗温热病必须着眼于"救阴"。湿热病是外感湿热邪气而发，在发生发展过程中，始终以湿邪弥漫、阻滞气机、阳气不通为主要临床特点，所以治疗应该始终以祛除湿浊、宣畅气机、通达阳气为宗旨，如上焦湿热证用辛宣芳化法，中焦湿热证用辛开苦降法，下焦湿热证用淡渗利湿法等。治疗湿热病的开上、畅中、渗下诸法，都是以祛湿通阳为着眼点，湿邪一去，阳气通达，则热不独存。再进一步分析祛湿与通阳二者之间的关系，可以说祛湿是通阳的手段，而通阳才是根本目的，因此叶天士在这里才特别强调治疗湿热病必须着眼于"通阳"。

"救阴犹易"与"通阳最难"，是把温热病与湿热病的治疗相比较而言。温热为无形之邪，清之即解，热退则阴液得存，即使是阴液已经大伤，用甘寒、咸寒的药物养阴生津，一般来说阴液就可以恢复。因此，温热病的"救阴"与湿热病的"通阳"相比较，还属"犹易"。而湿为有形的阴邪，重浊黏滞，在湿热病中，湿热裹结，热蕴湿中，氤氲胶滞，难解难分。湿不去则热不能清，热不退则郁蒸湿邪，因而湿越滞则热越郁，热越蒸则湿越黏，始终胶着黏滞，缠绵困顿，阻滞气机，使阳气郁而不通。如果用辛温的药物如桂枝、附子之类通阳，就会更助其热；如果用寒凉的药物清其热，反而容易导致湿邪冰伏，所以这两类药物都不可用。湿邪不除，阳气就始终不能通，而祛湿又难求速效，所以叶天士才有"通阳最难"之慨。正如陈光淞在本条按语中所说："热处湿中，温蕴热外，湿热交混，遂成蒙蔽。斯时不开，则热无由达，开之以温，则又助其热，然通阳之药，不远于温，今温药既不可用，故曰'通阳最难'。"

"救阴不在血，而在津与汗；通阳不在温，而在利小便"这句话，是进一步阐述"救阴"与"通阳"两大法则的具体运用。

血、精、津、液虽然都属阴，但又有所不同。在温热病中，温热伤阴主要是指耗伤津液，即使是营分证、血分证，也是以血中津液耗伤为主，而不是造成血虚。同时，在温热病中由于高热蒸腾，也多见汗出，汗为津液所化，汗出就更伤津液。因此叶天士特别提出"救阴不在血，而在津与汗"，以此来告诫学者，温热病的"救阴"，并不是指用温性柔腻的药物如当归、熟地、山萸肉等来补血，而是要着眼于"津与汗"。

首先看温热病"救阴"与津的关系，温热耗津，当然要保津、生津。保津，就应该以泄热为法；生津，就应该以甘寒药为主。温病初起，邪在卫分，耗伤肺津，治疗要用辛凉轻解法以宣透热邪而保津，热解则津不再伤，同时还可以佐以甘寒生津之品，如银翘散中的芦根就有生津作用。热邪到气分，耗损胃津，治疗要用清气法以泄其热，泄热即可保津，同时还可以佐以生津之品，如白虎汤中的知母，既泄热又生津。如果气分热炽，津液损伤严重而导致肠燥腑实，燥屎内结，治疗要用苦寒攻下法，以急下而保津存阴；如果燥屎不去而津亏液涸，治疗就要滋阴与攻下并施，如增液承气汤中生地、麦冬、元参与大黄、芒硝同用，就有增水行舟的作用。热入营分，耗伤血中津液，治疗要用清营养阴、透热转气法以保津、生津，如清营汤就是治疗营热阴伤的代表方剂。热入血分，耗血动血，治疗要用凉血散血法，凉血就可以止血、保津，而散血也必然要用养阴生津的药物，这类方剂以犀角地黄汤为代表。至于热入下焦血分，耗损真阴，这类证候的"救阴"之法，就必须在甘寒生津之中加入咸寒的药物以滋阴增液，代表方剂如大定风珠。

温热病"救阴"与汗的关系，应该从两方面分析。一方面是要忌发汗，一方面是要泄热以止汗。温热病初起，邪在卫分，不同于伤寒初起的表闭无汗，所以只能用辛凉轻解法清透表热而不能用辛温发汗，以防助热伤津，反而引邪深入导致内闭外脱的重证。热入营分、血分，因为血中津液大伤，汗源匮乏，往往见身热无汗，治疗要清营凉血，养阴生津，更不可一见身热无汗，就乱用辛温发汗之品，以防劫阴动血。由此推而广之，热入营分、血分，由于津液大伤，也常见尿少或无尿，治疗要养阴生津，使津液恢复则小便自下，切忌用淡渗利尿之品，以防重伤津液。热到气分，或呈无形热盛，或呈有形热结，因为里热蒸腾，多见大汗不止，治疗要用清气法或攻下法以泄其热，热退则汗自止，不能用黄芪、白术、麻黄根、牡蛎之类的药物收敛止汗，以防闭门留寇。至于因高热大汗，伤津耗气而导致津气欲脱而出现身热骤退，冷汗淋漓，脉微细等见症，就应该急用补气生津、敛汗固脱的药物，使阳气得固，则汗不外泄，阴津内守，则阳气不脱。

湿热病中的阳气不通，是湿阻气机所致，如果使用了辛温通阳的药物，反而会鼓动湿邪，助长热邪。要使阳气通达，必须先祛除湿邪，所以叶天士指出"通阳不在温，而在利小便"。这里所说的"利小便"，是为了强调祛湿就可以通阳，读这句话应该与本篇第七条互参。第七条说："此则分消上下之势，随证变法，如近时杏、朴、苓等类，或如温胆汤之走泄。"条文中明确指出，祛湿应该用分消走泄之法，开上、畅中、渗下并施，使肺气宣畅，脾升胃降，水道通调，邪有出路，三焦弥漫之湿得以祛除，则气机畅达而阳气自通。因为第七条已详细讲述了治疗湿热病要用分消走泄法，这里是承前条而论，所以简而言之，以"利小便"为例，指出通阳必须祛湿。读这句话要前后条文互参，不能局限地理解为祛湿通阳只有"利小便"一条途径。

"然较之杂证，则有不同也"，这句话是承上句而强调温病与杂病治疗的不同。温热病是外感温热邪气为患，温热伤阴主要是耗伤津液，并不是血虚，所以治疗原则是"救阴不在血，而在津与汗"。内伤杂病的阴虚，或由先天不足，或由情志所伤，或由饮食劳倦所致，多为肝肾之阴亏损，因为"乙癸同源"，肝血肾精可以互相化生，所以杂病的滋阴与补血往往同用，熟地、山萸肉等是必不可少的滋阴补血药，而这类药物在温热病中绝不能用，防其助长温热而敛邪。湿热病是外感湿热邪气为患，阳气不通是湿阻气机所致，所以通阳就要用祛湿的药物，因为湿中又有蕴热，不能使用辛温通阳的药物，所以治疗原则是"通阳不在温，而在利小便"。内伤杂病的阳气不通，多是由于脏腑功能障碍、阴寒困遏，所以治疗要用辛温走窜之品破阴寒而通阳，如桂枝、附子等就是通阳的常用药。由此可见，温病与杂病虽然都要用滋阴法与通阳法，但是用药大有不同，临床千万不可忽视。

十、湿热病气分证治疗中下法的运用及与伤寒下法的不同

在《叶香岩外感温热篇》第十条中，叶天士承第七条进一步阐述在湿热病气分证的治疗中，下法的运用及其与伤寒下法的不同。他说："再论三焦不得从外解，必致成里结。里结于何？在阳阴胃与肠也。亦须用下法，不可以气血之分，就不可下也。但伤寒邪热在里，劫烁津液，下之宜猛；此多湿邪内搏，下之宜轻。伤寒大便溏为邪已尽，不可再下；湿温病大便溏为邪未尽，必大便硬，慎不可再攻也，以粪燥为无湿矣。"

第七条论述了湿热邪气不传入血分而留滞三焦气分的治法，采用开上、畅中、渗下的药物以分消走泄，使邪有出路，湿热从外而解。本条又进一步指出，三焦气分湿热不能从外而解，就"必致成里结"。里结的部位是"在阳明胃与肠也"。产生这种情况的原因，是由湿热阻滞气机，脾胃升降失司，食滞内停，湿热夹饮食积滞黏滞在胃肠，结聚不下所致。因为是湿热夹食滞里结于胃肠，非攻下不能去，所以"亦须用下法"。至于"不可以气血之分，就不可下也"这句话，是指出温热伤津导致阳明燥结，不及时攻下，热邪无出路，就要深入下焦血分而消耗肝血肾精。必须急用攻下才能泄热存阴，防止窜入血分而耗血动血，或深入下焦消灼真阴。也就是说，攻下就可以阻断其传入血分。而湿热邪气氤氲黏滞，始终留滞三焦气分，既不传血分，一般又不伤津，所以多以清化法治疗，而少用攻下。但是如果湿热夹食黏滞胃肠，已经形成里结阳明之证，则又非攻下而不能解，所以它虽然没有传入血分的趋势，但"亦须用下法"，不能拘泥于它留滞气分不传血分就认为不可攻下。也就是说，是否用攻下法，不在于气分之邪是否有传入血分的趋势，而是取决于是否有"里结"。凡里结于阳明胃肠的病变，无论是燥热还是湿热，也无论它有无传入血分的趋势，都必须用下法。

伤寒的阳明腑实证与温病的湿热里结阳明胃肠之证都要用下法，但是由于病因、病机、证候不同，攻下药物的配伍及运用也有所区别。"但伤寒邪热在里，劫烁津液，下之宜猛"这句话，指出了伤寒的阳明腑实证是寒邪化热入里，阳明热盛，消灼津液而致燥热内结，肠燥便秘。其临床表现是：日晡潮热，手足濈然汗出，大便秘结，腹部胀满硬痛拒按，时有谵语，舌红苔黄燥甚或焦燥，脉沉实有力。因为津液越伤则燥结越甚，而燥结越甚则津液越伤，所以必须用苦寒重剂猛攻急下，才能收泄热存阴之功。《伤寒论》中的大承气汤以大剂量的大黄、芒硝与

厚朴、枳实相配，荡涤破滞，攻下燥结的功力非常强，是峻下实热燥结的代表方剂。"此多湿邪内搏，下之宜轻"这句话，指出了湿热里结阳明之证是湿热夹食滞黏滞于胃肠所致。其临床表现是：身热，胸腹灼热，恶心呕吐，大便溏滞不爽，色如黄酱，夹不消化之食物，舌苔黄腻或垢腻，脉濡数。因为湿性黏滞，难以速除，非一攻可尽，而且用苦寒重剂猛攻急下反易损伤脾胃阳气而致洞泄不止，所以应该用轻下、缓下之剂从容治疗，俞根初《通俗伤寒论》中的枳实导滞汤（大黄、枳实、厚朴、槟榔、黄连、连翘、紫草、木通、山楂、神曲、生甘草）是代表方剂。方中药物分为攻下、行气、祛湿、清热、消导五类，共奏清热祛湿、导滞通下之功。方中药物的用量都很轻，攻下力缓，不至于损伤正气，可以连续服用，直至湿热里结尽除为止。

伤寒的阳明腑实证以大便燥结不通为主症，攻下之后若见大便溏，说明燥结已去，邪气尽解，就应该立即停药，不可再用攻下，以防损伤阳气，这就是叶天士所说的"伤寒大便溏为邪已尽，不可再下"。湿温病中的湿热夹食滞黏滞胃肠以大便溏滞不爽为主症，用轻下、缓下之剂后大便仍然溏滞，就说明湿邪未尽，必须再连续用药，反复通下，直至大便成硬为止。因为大便由溏而转燥转硬，说明湿邪已尽除，所以不可再用攻下，以防损伤正气，这就是叶天士所说的"湿温病大便溏为邪未尽，必大便硬，慎不可再攻也，以粪燥为无湿矣"。概括地说，伤寒的阳明腑实证以大便燥结为可下之征，以大便溏为停下之度；湿热病的阳明里结证以大便溏为可下之征，以大便硬为停下之度。

第二节 《温病条辨》评价——吴鞠通学术思想探讨

清代吴瑭（鞠通）所著的《温病条辨》，是一部理、法、方、药自成体系的温病学专著。此书问世 200 余年，因其对温病的辨证论治在理论上和实践上都有重大指导意义，所以一经刊行，即为广大医家所称誉、效法。至今，更被人们视为学习和研究温病学的重要参考文献。但因其体例独特，内容纵横交织，初学者往往难于掌握要领。笔者结合自己的学习体会，对此书及其作者做一评介。

一、《温病条辨》的作者及成书的时代背景

吴瑭（1758—1836），字配珩，号鞠通，江苏淮阴人，生于清代乾隆至道光年间。在他19岁时，其父病卒，因而"愧恨难名，哀痛欲绝，以为父病不知医，尚复何颜立天地间"，遂立志攻读医书。读张仲景所著之《伤寒论》，深受其思想之影响，于是"慨然弃举子业，专事方术"。四年之后，其侄子患温病，请了不少医生诊治，多用辛温发散药物，终因治不得法而夭亡。鞠通当时因初学医，"未敢妄赞一词，然于是证，亦未得其要领"。由此，更激励他深入研究关于温病辨证论治的问题。又过了三年，他来到北京，在检校《四库全书》的过程中，看到明末吴又可所著的《温疫论》一书。他认为，吴又可"议论宏阔，实有发前人所未发"，然而"细察其法，亦不免支离驳杂，大抵功过两不相掩，盖用心良苦，而学术未精也"。于是他"又遍考晋唐以来诸贤议论"，认为"非不珠璧琳琅"，但"求一美备者，盖不可得"。对于晋唐以来，直至当时温病学说未能得到大发展的原因，他认为，"其故皆由不能脱却《伤寒论》蓝本"。也就是说，是由于未能摆脱《伤寒论》的框框所致。他赞赏王履、吴又可大胆突破《伤寒论》的束缚，在温病学说的发展上所做出的努力，但也指出了他们的不足之处。他说："至王安道，始能脱却伤寒、辨证温病，惜其论之未详，立法未备。吴又可力为卸却伤寒，单论温病，惜其立论不精，立法不纯，又不可从。"他非常拥戴叶天士，认为叶氏"持论平和，立法精细"，但也指出其缺憾，"然叶氏吴人，所治多南方证，又立论甚简，但有医案散见于杂证之中，人多忽之而不深究"。由他这些话可以看出，在吴鞠通所处的时代，经过历代医学家的努力，温病学派已经逐渐脱离《伤寒论》的束缚而向前发展。但当时并没有一部系统研究温病学的专著，温病学说也还未被广大医家所接受。叶天士在温病学方面的卫气营血辨证理论和丰富的实践经验尚未得到推广，当时的医界还是以沿袭伤寒法治温病者居多。因此，用药杂乱，收效甚微，这也就促使吴鞠通下定了著书立说的决心。他说："癸丑岁（1793年），都下温疫大行。诸友强起瑭治之，大抵已成坏病，幸存活数十人，其死于世俗之手者，不可胜数。呜呼！生民何辜，不死于病而死于医，是有医不若无医也，学医不精，不若不学医也。因有志采辑历代名贤著述，去其驳杂，取其精微，间附己意，以及考验，合成一书，名曰《温病条辨》。"此书完成于1798年，刊刻于1813年。可以说，吴鞠通是由于不满于当时医界沿袭

伤寒法治疗温病的时弊，而潜心攻读历代名家著作的。他吸取前人经验，结合自己的读书体会和丰富的临床经验，经过数十年的努力，终于写成了《温病条辨》这部温病学专著。从某种意义来讲，《温病条辨》可以说是一部愤世之作，也可以说是一部温病学的集大成之书（以上引文见《温病条辨》自序、凡例）。

吴鞠通平生著作除《温病条辨》外，现所能见到的还有《吴鞠通医案》《医医病书》。从这些著作可以看出，吴鞠通对中医理论有相当高深的造诣，临床经验也很丰富。他对《黄帝内经》《伤寒论》等经典著作都曾做过深入的研究，并有很多独到的精辟见解，对后世诸多名家的著作也涉猎极广。他既能吸取前人长处加以发挥，又不盲从，对前人错误观点的批评，有很多地方是恰中要害的。关于吴鞠通的治学态度和为人品格，其友人曾有所评述。汪瑟庵称其"怀救世之心，秉超悟之哲，嗜学不厌，研理务精，抗志以稀古人，虚心而师百氏"（《温病条辨》汪序）。征保称其"近师承于叶氏，而远追踪乎仲景。其临证也，虽遇危疾，不避嫌怨。其处方也，一遵《内经》，效法仲祖。其用药也，随其证而轻重之，而功若桴鼓"（《温病条辨》征序）。这些评价虽难免溢美之词，但与吴鞠通本人著作的内容对照来看，确实也反映了他知识渊博，学有所宗，临床经验丰富和性情刚正，不人云亦云的品德。

吴鞠通之所以能著成《温病条辨》这部在温病学发展史上占有重要地位的著作，除了他本人的勤奋努力外，与他所生活的时代也有着密切的关系。

吴氏生活于清代中期的乾隆、嘉庆、道光年间。他一生的大部分时间是处于清朝的鼎盛时期，即所谓"康乾盛世"。这个时期，清帝国的政权相对稳定，比较重视发展文化，人民的生活也较为安定，这就为文人、学者读书学习，致力于研究工作和著书立说提供了有利条件。因此，《古今图书集成》《四库全书》等卷帙浩繁的丛书相继问世。吴鞠通也正是在这种背景下才有机会"来游京师，检校《四库全书》"（《温病条辨》自序），并能够从中看到历代医家著述的。这对于开阔他的视野和进一步深造，起了重要作用。此外，在学术上，自金、元、明直至清初，经过刘完素、王履、吴又可、叶天士等医学家的不断深入研究和倡导，温病学说在理论上和实践上已经逐步脱离《伤寒论》的束缚，而有自成体系的趋势。特别是叶天士《温热论》和《临证指南医案》的问世，对《温病条辨》的成书有着重大的指导意义。正如吴氏自己所说，"瑭故历取诸贤精妙，考之《内经》，参以心得，为是编之作。诸贤如木工钻眼，已至九分，瑭特透此一分，做圆满会耳"（《温病条辨》凡例）。另外，从《温病条辨》和《吴鞠通医案》中也可以看出，吴氏一生治疗过大量的温病患者。因此，他有机会在临床观察中深入研究温病发生发展的情况，总结温病的辨证论治规律，这也为他著书立说提供了可靠的实践依据。

由上可以看出，吴鞠通是一位勤奋学习、刻苦钻研、勇于在实践中探索的伟大医学家。他在当时有利的社会条件下，继承了前人的理论和实践经验，但又不落窠臼，能结合自己的丰富实践经验而有所创见。他花费数十年精力著成的《温病条辨》这部集温病学之大成的专著，丰富了中医学宝库的内容，给后人留下了珍贵的财富。

二、《温病条辨》的体例及编写特点

（一）《温病条辨》的体例

全书分为 7 卷，具体如下。引文见《温病条辨》目录、凡例。

卷首：原病篇，引经 19 条，"历引经文为纲，分注为目，原温病之始"。

卷一：上焦篇，法 58 条，方 46 首，"凡一切温病之属上焦者系之"。

卷二：中焦篇，法 102 条，方 88 首，外附 3 方，"凡温病之属中焦者系之"。

卷三：下焦篇，法 78 条，方 64 首，图 1 幅，"凡温病之属下焦者系之"。

三焦篇共 238 法，198 方。

卷四：杂说，"杂说、救逆、病后调治"。

卷五：解产难，"专论产后调治与产后惊风"。

卷六：解儿难，"专论小儿急慢惊风、痘证"。

（二）《温病条辨》的编写特点

该书仿效张仲景《伤寒论》的写法，以条文分证，使读者便于记诵，故名曰"条辨"。条文后又自加分注，使读者一目了然，便于理解，并免后人妄注，曲解原意。

该书"往往义详于前而略于后，详于后而略于前"（《温病条辨》凡例）。读时须前后互相参照，方能全面深入理解。

该书主要内容在三焦篇。其结构特点是以三焦为纲，病名为目，把六经辨证和卫气营血辨证穿插于三焦各病之中。

1. 三焦辨证在《温病条辨》中的作用

书中的三焦篇以三焦辨证为纲，纵贯全文。作者以三焦来划分病变部位，是为定位诊断（上焦——心、肺病变；中焦——脾、胃、大肠病变；下焦——肝、肾病变），把温病按其侵袭人体的部位分为上焦温病、中焦温病、下焦温病三类不同的证候群。每一类证候群中都包含了多种不同的证候。三类证候之间又有由上至下、由浅入深传变的内在联系。正如吴氏在中焦篇第一条分注中所说："上焦病不治，则传中焦，胃与脾也。中焦病不治，即传下焦，肝与肾也。始上焦，终下焦。"

关于三焦温病的治则，吴氏在《卷四·杂说·治病法论》中说："治上焦如羽（非轻不举）；治中焦如衡（非平不安）；治下焦如权（非重不沉）。"这就明确地指出，病在上焦，治用轻宣药物，以举邪外出；病在中焦，治法虽有多种，但其原则不外祛除邪气，调整脏腑升降功能之平衡；病在下焦，肝血肾精受损，往往见虚风内动之证，治用质重潜镇药物，以息虚风。这段文字虽简洁，却为治疗三焦温病提供了重要的理论依据。

2. 病名分类在《温病条辨》中的作用

在三焦篇中，吴氏以病名为目，把各种温病分门论述。作者依据各种温病的病因有别，治法有异，把它们按照病变的性质，分别归纳为温热病和湿热病两大类，是为定性诊断。凡因温热邪气致病者，皆属温热病范畴；凡因湿热邪气致病者，皆属湿热病范畴。

风温、温热（春温）、温疫、温毒、冬温五个病为一门。这五个病的病因均为温热邪气，故皆属温热病范畴。

暑温、伏暑为一门，其病因有温热邪气和湿热邪气两种。因其病因不同，临床表现及治法亦皆有异。感受暑热邪气而发病者为暑热病，属温热病范畴；感受暑湿邪气而发病者为暑湿病，属湿热病范畴。吴氏在上焦篇第 35 条中说："暑兼湿热。偏于暑之热者为暑温，多手太阴证而宜清；偏于暑之湿者为湿温，多足太阴证而宜温；湿热平等者，两解之。各宜分晓，不可混也。"吴氏此论，意在强调暑病当分暑热与暑湿两类，二者不可混同。在上焦篇中，暑温与伏暑虽分为两门，但吴氏在伏暑病名下加了按语，"暑温、伏暑，名虽异而病实同，治法须前后互参，故中、下焦篇不另立一门"。

湿温为一门，其病因为湿热邪气，属湿热病范畴。三焦篇中均有寒湿病（上焦篇与湿温同列为一门，中焦篇与下焦篇另列一门），实际上它并不属温病范畴，但它与湿温均有湿邪为患，临床表现亦有疑似之处，故附入篇中与湿温对照，以示鉴别。正如吴氏在上焦篇第49条分注中所说："载寒湿，所以互证湿温也。……以见湿寒、湿温不可混也。"此外，中焦篇与下焦篇湿温门中，皆有"疟痢疸痹附"，此四病虽非湿温病，但因其多为感受湿热邪气而致病，亦属温病范畴，故于湿温门中附带提及。又因前人对此四病论述颇多，故书中不详述之。

温疟为一门，其证多属温热病范畴，因其以上焦证候居多，故仅于上焦篇中列此一门。

秋燥为一门，论温燥病的辨证论治。其病因是燥热邪气，属温热病范畴。上焦篇中附有《补秋燥胜气论》，是讲凉燥为病的，实际上不属温病范畴，但可以与温燥病对照分析。

用图表示如下（见图1）。

图1　温热病病名分类

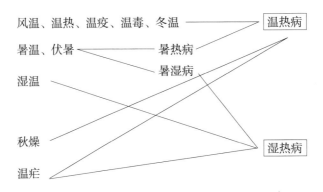

由此可以看出，吴鞠通把温病按病名分类，意在强调每个病种各自的临床特点，即个性。而把这些病按其病变性质归纳为温热病与湿热病两大类，又是为了突出这两大类温病各自所包含的几种温病的共同特点，即共性。也可以说是为了执简驭繁。

3. 六经辨证在《温病条辨》中的作用

在三焦篇各病证中多提到六经辨证。其作用是以六经统括其所系的脏腑，作为病变所在脏腑的定位诊断，如：上焦太阴温病，指病变在手太阴肺，中焦太阴温病，指病变在足太阴脾；上焦少阴温病，指病变在手少阴心，下焦少阴温病，指病变在足少阴肾；上焦厥阴温病，指病变在手厥阴心包，下焦厥阴温病，指病变在足厥阴肝；中焦阳明温病，指病变在中焦足阳明胃与手阳明大肠。

4. 卫气营血辨证在《温病条辨》中的作用

在三焦篇各病证中，亦常穿插卫气营血辨证。其作用是以卫、气、营、血来标明邪气由表入里、由浅入深的传变层次，以之划分病变浅深轻重的四个不同阶段。卫分证，标志邪气在表，邪浅病轻；气分证，标志邪气入里，正邪相争激烈，多见里热炽盛；营分证、血分证，标志邪气深入，消耗血中津液，或耗血动血，病势危重。卫分证和气分证属功能活动失常的阶段；营分证和血分证属营养物质损伤的阶段。由书中可以看出，卫气营血辨证主要是用于辨温热病，而在湿热病中则较少提及。

总而言之，《温病条辨》中的三焦辨证，是用来划分病变部位的，也就是大范围的定位诊断。把温病分为三类不同的证候群，并标示出其由上至下传变的内在联系。病名分类，是根据病变的性质，把多种不同名称的温病分为温热病和湿热病两大类别，也就是定性诊断，这是一种由杂返约的分类方法。六经辨证，是用来判定病变所在的脏腑经络的。可以说，三焦辨证是粗线条、大范畴的定位诊断，六经辨证是细线条、具体脏腑的定位诊断。卫气营血辨证，是用来划分病变浅深轻重的四个不同阶段的。三焦辨证、病名分类、六经辨证、卫气营血辨证四者相互结合，构成了一个完整、独特的分类辨证体系。既有定位诊断，又有定性诊断，还有不同阶段的划分，这就为临床治疗提供了可靠的依据，这正是《温病条辨》这部著作编排结构的主要特点。

三、《温病条辨》的主要内容及其学术思想的核心

《温病条辨》一书的主要内容在三焦篇。在三焦篇中，吴鞠通将各种温病按病变性质分为温热病和湿热病两大类别，分别论述其辨证论治。在这里把它的主要内容及学术思想的核心简要地加以概括讲述。

（一）温热病

纵观三焦篇有关温热病的全部内容，虽然上、中、下三焦的证候类型繁多，治疗方药有异，但自始至终以温热邪气损伤阴津为其主要特点。因此，治疗上始终以泄热存阴为目的。

1. 上焦篇

上焦篇第 3 条说："太阴之为病，脉不缓不紧而动数，或两寸独大，尺肤热，

头痛，微恶风寒，身热，自汗，口渴，或不渴，而咳，午后热甚者，名曰温病。"此条讲述了太阴温病初起，邪袭肺卫的临床特点，并从脉象上与伤寒初起做出鉴别诊断。它是上焦篇第2条所说的三焦温病"始于上焦，在手太阴"的具体证候，是感邪即发的新感温病的发端。以下诸条是论述上焦温热病诸证的辨证论治。综其所述，可以归纳为：

温热病初起，风热邪气侵袭太阴卫分，导致卫外失司，肺失宣降，治疗要辛凉轻解以清透表热，宣畅肺气。其中以卫外失司，发热，微恶风寒为主症者，用辛凉平剂银翘散；若以肺失宣降，咳为主症者，用辛凉轻剂桑菊饮。温燥犯肺，以燥热伤津为主要特点者，治疗要清润宣降，方用桑杏汤。

太阴卫分热邪未解，内传入太阴气分，邪气盛而正气不衰，正邪相争，人体功能活动亢奋，以高热，大汗出，口大渴，脉浮洪有力为主症者，治疗要清热生津，达热出表，方用辛凉重剂白虎汤。若热邪耗气伤津，热邪仍盛而津气已伤，则清热与扶正并施，方用白虎加人参汤。若持续高热，大汗不止，导致津气欲脱，治当益气生津，敛汗固脱，方用生脉散。其余诸方如清燥救肺汤、栀子豉汤、普济消毒饮去升麻柴胡黄芩黄连方、翘荷汤等皆属清泄气热之剂。若气分热邪已解，而津液损伤，或发热、或咳、或渴者，则以甘寒清热生津为法，方如沙参麦冬汤、雪梨浆、五汁饮。总的来说，气分证类型虽多。组方虽各有不同，但均不外以清泄气热为法。

热邪深入手少阴营分，消灼血中津液，热邪盛而营阴伤，以身热夜甚、燥扰不寐，口反不甚渴，舌红绛为主症者，治当清营养阴，透热转气，方用清营汤。若卫营同病，卫有邪阻，营有热逼，使血液瘀于肤表血络而发疹者，治当清透卫营与凉营养阴并施，用银翘散去豆豉加细生地丹皮大青叶倍元参方。热邪内陷手厥阴心包，灼液成痰，痰蒙热扰，以神昏谵语，舌蹇，肢厥为主症者，治当清营养阴，豁痰开窍，方用清宫汤、安宫牛黄丸、至宝丹、紫雪丹。总之，热入营分，治疗应以清营养阴，透热转气为法。若气营两燔者，治当清气与凉营并施，用玉女煎去牛膝熟地加细生地元参方。

热邪深入血分，灼伤血络，迫血妄行，往往导致血不循经，溢出脉外，见各部位之出血，治当凉血散血，方用犀角地黄汤。若血从上溢，口、鼻出血者，用犀角地黄汤合银翘散。若气血两燔，血溢脉外，瘀于皮下而发斑者，治当清气凉血化斑，方用化斑汤。总之，血分之治，以清热凉血为要。

综观上焦篇温热病诸条文可以看出，尽管病有浅深轻重之别，温热邪气有在卫分、气分、营分、血分的不同。治疗方法有清解表热、清泄气热、清营透热、清热凉血之分。但因其均属无形之热，故总起来说，其治疗原则皆可统称为清法，清热即得以保津。若津液耗损较其者，可于清热之中加甘寒生津之品。

清法，是上焦篇论述之重点内容。

2. 中焦篇

中焦篇第 1 条说："面目俱赤，语声重浊，呼吸俱粗，大便闭，小便涩，舌苔老黄，甚则黑有芒刺，但恶热，不恶寒，日晡益甚者，传至中焦，阳明温病也。脉浮洪躁甚者，白虎汤主之；脉沉数有力，甚则脉体反小而实者，大承气汤主之……"此条紧接上焦篇，引出中焦篇诸证，为承上启下之文，论述上焦太阴气分热邪不解，传至中焦阳明气分的证治。《灵枢·经脉》说："肺手太阴之脉，起于中焦，下络大肠，还循胃口。"手太阴肺与足阳明胃经脉相连，故上焦太阴气分无形热邪不解，势必顺传中焦，导致足阳明胃之无形热盛，其治疗仍须清泄气热。因白虎汤中主要药物石膏、知母既清肺热，又清胃热，故仍以白虎汤为治。由此可见，白虎汤是两解太阴、阳明气分无形热邪，泄热保津之良剂。阳明为多气多血之经，故其病变多属里实热证，临床见一派高热之象。但因其有足阳明胃与手阳明大肠之别，故证治又大相径庭。若肺、胃高热不解，大汗不止，津液大伤，导致大肠燥热，传道失司，热邪与糟粕相炼成实而形成有形热结，再用白虎汤清热，就无异于扬汤止沸，必须用大承气汤釜底抽薪，急下存阴。从临床表现来看，阳明温病虽有相同症状，但又有无形热盛与有形热结的不同反映。本条以脉象加以区别，实则是以脉象论病机。无形热盛，里热蒸腾，气血涌越，故"脉浮洪躁甚"，治用白虎汤清泄气热；有形热结，燥屎内壅，气机阻滞，气血内闭，故"脉沉数有力，甚则脉体反小而实"，治用大承气汤攻下热结。至于有形热结之证还当见腹满痛拒按等症状，以大承气汤之方测其证自知，毋庸赘述，故条文中略之。简而言之，本条内容与上焦篇联系分析，可概括为：上焦手太阴气分无形热盛用白虎汤→中焦足阳明气分无形热盛仍用白虎汤→中焦手阳明气分有形热结用大承气汤。

中焦篇其余诸条大致可归纳为三种类型。

（1）阳明气分热盛，但未形成腑实证者，治疗用清法。方如减味竹叶石膏汤、黄连黄芩汤、栀子柏皮汤、冬地三黄汤、小陷胸加枳实汤等。若中焦气分无形热邪深入营分、血分，或气血两燔者，其治法同上焦篇，仍须清气凉营或清气凉血。

（2）阳明腑实，有形热结，治疗用下法。这部分内容是中焦篇论述的重点。书中根据阳明腑实的轻重缓急程度，分别论述了苦寒急下的大、小、调胃承气汤三方的运用。此外，又根据各种不同情况，讲述了另外几个通下方剂。如：下后邪气未尽，阴津耗损，邪气复聚，又成腑实者，治用护胃承气汤，以滋阴清热通下。若应当用下法而未及时攻下，迁延时日，致实邪未去而气阴大伤者，治用新加黄龙汤，以攻补兼施。若阳明腑实又兼痰热壅肺，肺与大肠同病者，治用宣白承气汤，以宣肺化痰与攻下热结并施。若阳明腑实又兼小肠热盛，大肠、小肠同病者，治用导赤承气汤，以清泄小肠与攻下热结并施。若阳明腑实兼痰热蒙蔽心包者，治用牛黄承气汤，以清心豁痰开窍与攻下热结并施。若阴津亏损，液枯肠燥，"无水舟停"者，治用增液汤，以滋阴润下，不效者，用增液承气汤，滋阴与攻下并施。以上几个方剂是吴鞠通在《伤寒论》三承气汤的基础上，针对温病的不同情况，对下法的灵活运用，也是对《伤寒论》下法的发展。再者，阳明腑实兼痰热结胸，治用承气合小陷胸汤，以攻下与清化并施。阳明热结发黄，治用茵陈蒿汤，以通利大、小便，泄热降火。此类方剂亦属下法范畴。

（3）用下法之后，阳明有形热结已去，无形热邪仍存，或津液未复诸证的善后治疗。方如白虎汤、白虎加人参汤、银翘汤、清燥汤、栀子豉汤、益胃汤、雪梨浆、玉竹麦门冬汤、牛乳饮等。若下后疹续出者，是腑实已去，气血宣畅，已被逼入营分之热邪外达之兆，治当清透与凉营养阴并施，方用银翘散去豆豉加细生地大青叶元参丹皮汤。

综观中焦篇温热病诸条文可以看出，温热邪气在中焦气分，若属无形热盛，概用清泄气热之法，以清热保津；若属有形热结，则当用下法，以急下存阴。

下法，是中焦篇论述之重点内容。

3. 下焦篇

下焦篇第1条说："风温、温热、温疫、温毒、冬温，邪在阳明久羁，或已下，或未下，身热，面赤，口干舌燥，甚则齿黑唇裂，脉沉实者，仍可下之；脉虚大，手足心热甚于手足背者，加减复脉汤主之。"此条紧接中焦篇，引出下焦篇诸证，为承上启下之文。论述中焦阳明气分有形热结之证不解，深入下焦，吸灼真阴，土燥水竭，必然导致肝血肾精大亏的真阴耗损证。中焦阳明气分有形热结证与下焦真阴耗损证二者虽均有燥热与阴伤之象，但虚实判然有别，本条以热型与脉象为鉴别标准。若属中焦阳明气分有形热结的腑实证，是以燥热为主，症见高热而"脉沉实"，无论是否用过下法，均须用下法以急下存阴。若属下焦真阴耗损证，则见"脉虚大，手足心热甚于手足背"。其脉之虚大，乃轻取浮大而重按则空之谓，是因真阴亏损而致心阴虚，脉中阴津不足，阴不敛阳，阳气虚浮所致。手足心热甚于手足背，也是阴虚内热的表现。故须用加减复脉汤甘寒之剂，以滋阴复脉，兼清虚热，此乃下焦篇之首方。篇中有7条皆讲此方之适应证。此外，救逆汤、一甲复脉汤、二甲复脉汤、三甲复脉汤、大定风珠等方，皆由此方加减化裁而成，所以统称"复脉辈"。下焦篇还有小定风珠一方亦与之同属一类，但因其不是由加减复脉汤加减而成，故虽属同类，但不属"复脉辈"。此类方剂，皆大队滋补之品，纯属滋阴法，必以真阴耗损为主症者方可用之。若热邪仍盛者，切不可妄投，防其闭门留寇。正如吴氏在此篇第17条所说："壮火尚盛者，不可用定风珠、复脉。"以上诸证诸方是下焦篇论述之重点。

下焦篇其余诸条，大致可归纳为三种类型。

（1）真阴耗损而热邪犹存者，治当清热与滋阴并施，方如黄连阿胶汤、青蒿鳖甲汤、竹叶玉女煎、连梅汤等。

（2）热邪深入下焦，热与血互结，形成瘀血停蓄之证。此类多属实证，治当泄热行瘀，方如犀角地黄汤、桃仁承气汤、抵当汤、加减桃仁承气汤等。

（3）下焦温热病治疗后，邪气退而未尽，或邪气已退，但阴液已伤，或阳气已伤，或气阴两伤诸证的善后调理之法。方如桃花汤、桃花粥、护阳和阴汤、加减复脉仍用参方、半夏秫米汤、桂枝汤、小建中汤、五汁饮、牛乳饮、益胃汤、三才汤等。

综观下焦篇温热病诸条文可以看出，其论述重点是，温热邪气深入下焦，肝肾真阴耗损，治用滋阴法。

滋阴法，是下焦篇论述之重点内容。

总而言之，《温病条辨》三焦篇中所述温热病沿上、中、下三焦传变，按卫、气、营、血四个阶段由浅入深发展，在传变发展过程中，始终体现着温热伤阴这一特点。在治疗上，上焦用清法，清热以保津；中焦无形热盛仍用清法，有形热结用下法，急下以存阴；下焦以滋阴法为主。三焦温热病的治疗，皆以泄热存阴为原则。可以说，温热伤阴和泄热存阴，是吴鞠通对温热病辨证论治学术思想的核心。

温热病传变规律与治疗原则用图表示如下（见图2）。

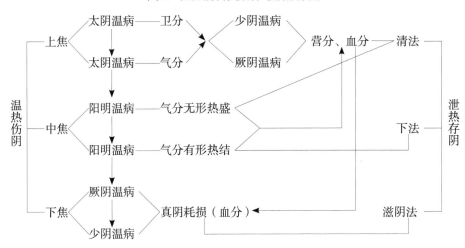

图 2　温热病传变规律与治疗原则

此外，吴鞠通对温热病的治疗禁忌亦甚为重视，他主要强调三个方面：

一是忌辛温发汗，如上焦篇第 4 条银翘散方论中说："温病忌汗，汗之不惟不解，反生他患。"第 16 条说："太阴温病，不可发汗。"

二是忌淡渗利尿，如中焦篇第 30 条说："温病小便不利者，淡渗不可与也，忌五苓、八正辈。"

三是慎用苦寒药，如中焦篇第 31 条说："温病燥热，欲解燥者，先滋其干，不可纯用苦寒也，服之反燥甚。"

从这些方面，也可以充分体现出吴氏治疗温热病处处注意保护津液的学术思想。

（二）湿热病

在三焦篇中，吴鞠通把暑温、伏暑中属于暑湿病的证侯与湿温病一同归入湿热病范畴。因其病因为湿热邪气，湿热熏蒸，弥漫表里，初起卫分和气分的界限并不明显。在湿热未化燥时，一般又不入营分、血分，往往始终流连气分，故用卫气营血辨证很难标示湿热病的传变发展规律。而湿乃重浊之邪，有自上流下之特性，三焦辨证恰能清楚地标明其由上至下的传变途径。所以书中在论述湿热病时，较少用卫气营血辨证，而是以三焦辨证为纲领。综观三焦篇中湿热病的内容，始终突出湿邪弥漫，阻滞气机这一特点，治疗上则强调祛除湿浊，宣畅气机，湿去则热不独存。

1. 上焦篇

上焦篇第43条说："头痛，恶寒，身重疼痛，舌白，不渴，脉弦细而濡，面色淡黄，胸闷，不饥，午后身热，状若阴虚，病难速已，名曰湿温……三仁汤主之。"此条讲述了湿热邪气在上焦的临床表现及治法。湿邪困阻上焦，肺气失宣，表气不畅，则头痛，恶寒，身重疼痛。湿阻脾胃，升降失司，故胸闷不饥。见症虽多，皆因湿邪困阻，肺气失宣所致，故治以轻宣肺气，化湿泄浊之法。正如吴氏在此条分注中所说："惟以三仁汤轻开上焦肺气。盖肺主一身之气，气化则湿亦化也。"其他如新加香薷饮、银翘散去牛蒡元参加杏仁滑石方等，亦属此类方剂。

2. 中焦篇、下焦篇

湿热邪气在中、下焦，其主要特点是湿困脾胃，升降失司，三焦气滞，小便不利，治疗以辛开苦降，宣畅气机，健脾开胃，淡渗利湿为组方遣药之原则。即吴氏所说的"以升降中枢为要"（中焦篇第59条分注），"共成宣气利小便之功，气化则湿化，小便利则火腑通而热自清矣"（中焦篇第63条分注）。因湿热病有湿重于热、湿热并重、热重于湿之分，故在药物配伍上亦有不同变化。

湿重于热者，以辛温、苦温、淡渗三类药物相配，以祛湿为主，从湿中泄热。方剂如三香汤、茯苓皮汤、一加减正气散、二加减正气散、三加减正气散、小半夏加茯苓汤、薏苡竹叶散、二金汤、茵陈五苓散、厚朴草果汤、滑石藿香汤、宣清导浊汤等。湿热并重者，以辛温、苦温、辛寒、苦寒、淡渗之品相配，祛湿与清热并重。方剂如三香汤、半夏泻心汤去干姜甘草加枳实杏仁方、杏仁滑石汤、人参泻心汤、黄芩滑石汤、宣痹汤、加减木防己汤、草果知母汤等。热重于湿者，以清热为主，佐以祛湿之品。方如白虎加苍术汤、三石汤、杏仁石膏汤、加味白头翁汤等。

总而言之，《温病条辨》三焦篇中所述湿热病，在沿三焦传变发展的过程中，始终体现着湿邪弥漫，阻滞气机这一特点。在治疗上，上焦以轻宣肺气，化湿泄浊为法；中焦以辛开苦降，宣畅气机，健脾开胃为法；下焦以淡渗利湿为法。三焦湿热病的治疗皆以祛除湿浊，宣畅气机为原则。吴氏对上、中、下三焦湿热病的治法，可以用开上、畅中、渗下六个字来概括。也可以说，这是吴鞠通湿热病辨证论治学术思想的核心。此外，因湿热邪气有弥漫三焦的特点，故治上焦要兼顾中焦、下焦，治中焦要兼顾上焦、下焦，治下焦要兼顾中焦、上焦。综合剖析书中治疗湿热病诸方的配伍，可以明显看出其处处兼顾三焦的特点，并以杏仁、

111

滑石、通草三药相配，通利三焦水道为其用药特长。

湿热病传变规律与治疗原则用图表示如下（见图3）。

图3　湿热病传变规律与治疗原则

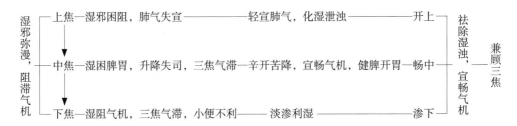

此外，吴鞠通对湿热病的治疗禁忌亦甚为重视，他在上焦篇第43条中明确提出：

一是忌辛温大发汗，防其鼓动湿邪，内蒙心包，上蒙清窍，他说"汗之则神昏，耳聋，甚则目瞑不欲言"。

二是忌苦寒峻下，防其损伤脾阳，他说"下之则洞泄"。

三是忌滋腻壅补，防其阴柔敛邪助湿，他说"润之则病深不解"。

综上所述，《温病条辨》以三焦为纲，标明了多种温病的各类证候。以条文形式论述了各类证候的辨证论治，并在条文后自加分注、方论，以分析病机及方药配伍原则。其理、法、方、药条分缕析，是一部系统的温病学专著。由于历史的局限性。书中也难免存在一些缺点、错误。如以桂枝汤为全书第一方的问题，以及书中个别治疗方剂与证情不相符的问题等，这是我们应当加以分析的。

四、《温病条辨》中存在的几个问题

1. 三焦辨证、病名分类、六经辨证、卫气营血辨证四者交错运用的得失

《温病条辨》一书的重点内容在三焦篇。其以三焦为纲，病名为目，把六经辨证和卫气营血辨证穿插于三焦各病之中。

三焦辨证、病名分类、六经辨证、卫气营血辨证四者相互结合，交错运用，构成了一个独特、完整的分类辨证体系，这是《温病条辨》在结构编排上的主要特点。但是，吴鞠通对这四者交错运用的各自作用和内在联系却未做明确交代。另外，书中虽有以卫气营血辨证辨温热病、以三焦辨证辨湿热病的倾向，也惜乎没有明确提出，这些都不能不说是该书的缺点。对这样纵横交错的分类辨证体系

和纷繁庞杂的内容，如不反复研讨，深入探究，是很难掌握其学术特点的。所以，不少初学者往往致力于背诵条文，其结果多是虽能全篇背诵，但所获知识凌乱纷杂，仅局限于一证一方之得，而对其学术体系，却未必能够得出完整的概念。因而，不少人对之做出编排混乱的评论，这种说法虽有失公正，却不无道理。

2. "凡病温者，始于上焦，在手太阴"的偏差

上焦篇第2条说："凡病温者，始于上焦，在手太阴。"吴氏在此条分注中说："温病由口、鼻而入，自上而下，鼻通于肺，始手太阴。"这种说法，不能说全无道理，但失于片面。吴氏此句乃从叶天士《温热论》中"温邪上受，首先犯肺"之论脱化而来。叶氏原意谓温热邪气侵袭人体，自口、鼻而入，由于肺为五脏六腑之华盖，上通于口、鼻，故温热邪气由口、鼻内侵脏腑，必然先犯肺系。这句话的关键在于"上受"二字，明确指出了是新感温热邪气致病，这种说法是完全正确的。而吴氏之语，从字面上看似与叶氏相仿，却出现了偏差。此句之所以不确切，就在于"凡病温者"之"凡"字。因为温病从发病类型上看，分新感温病与伏气温病两类。新感温病的特点是感而即发，这种类型者虽多始于上焦，在手太阴，但不如此者亦有之，如暑温则可不始于手太阴肺而直接侵入足阳明胃。中暑也可不始于手太阴而直入手少阴心。伏气温病的特点是伏而后发，即邪气侵袭人体之当时并不发病，而是潜伏于体内，遇适当时机自内而发，这种类型者更未必始于上焦手太阴肺。正如王孟英对此句之按语所说："伏气自内而发，则病起于下者有之。胃为藏垢纳污之所，湿温、疫毒，病起于中者有之。暑邪夹湿者，亦犯中焦。又，暑属火而心为火脏，同气相求，邪极易犯，虽始上焦，亦不能必其在手太阴一经也。"

3. 以桂枝汤为全书一方的问题

上焦篇第4条说："太阴风温、温热、温疫、冬温，初起恶风寒者，桂枝汤主之；但热不恶寒而渴者，辛凉平剂银翘散主之……"温病是温热之邪为患，若治以辛温之品，势若抱薪投火，必助热而劫阴，反致病情加剧。古人云"桂枝下咽，阳盛则毙"，可见，桂枝剂尤其不能用于温病。吴鞠通之所以把桂枝汤作为全书第一方之理由，他在卷四《本论起银翘散论》中说："本论第一方，用桂枝汤者，以初春余寒之气未消，虽曰风温（系少阳之气），少阳紧承厥阴，厥阴根乎寒水，初起恶寒之证尚多，故仍以桂枝为首，犹时文之领上文来脉也。"这种说法实质上是自相矛盾的，既然是"初春余寒之气未消""初起恶寒之证尚多"，则属伤寒范畴，

不是温病。若曰风温，乃感受风热邪气致病，则当用辛凉轻解，而桂枝汤断不可用。吴鞠通把桂枝汤列为《温病条辨》第一方，并加这段说明，并非他不懂伤寒与温病的区别，也并非他真的主张以桂枝汤治疗温病，而是违心之说，其中有难言之隐。在当时的历史条件下，医家多推崇《伤寒论》，治疗温病也多用伤寒之法，温病学派作为不同于伤寒学派的一个新体系出现，在当时还没有被广泛接受。所以，吴鞠通迫于医界偏见的压力，在倡导温病学说时，亦不得不假推尊伤寒学派之名，行标新立异之实。究其本心，吴氏对太阴温病初起的治疗，是力斥辛温发汗而主张用辛凉之剂的。他在银翘散方论中明确指出："温病忌汗，汗之不惟不解，反生他患。盖病在手经，徒伤足太阳无益，病自口鼻吸受而生，徒发其表亦无益也。"而且他在《本论起银翘散论》中也明确指出："本论方法之始，实始于银翘散。"可见，《温病条辨》第一方用桂枝汤是假，而用辛凉平剂银翘散是真。综观全书，前后对照，反复推敲，即可知其本意。

虽然如此，但对初学者来说，对吴氏的用心是很难一目了然的，往往容易为其所惑，因而误人匪浅。对此，叶霖评之曰："售奸欺世，莫此为极。"这种评价虽未免过于苛刻，但确实指出了问题的实质。

4. 个别条文中治疗方药与证情不符的错误

《温病条辨》一书中所列诸条，其为证为方绝大多数在临床皆有效验，对临床有重大指导意义。但在个别条文中，亦存在治疗方药与证情不相符的错误。如中焦篇第56条说："吸受秽湿，三焦分布，热蒸头胀，身痛，呕逆，小便不通，神识昏迷，舌白，渴不多饮，先宜芳香通神利窍，安宫牛黄丸；继用淡渗分消浊湿，茯苓皮汤。"从本条证情来看，"吸受秽湿，三焦分布，热蒸头胀，身痛，呕逆，小便不通，神识昏迷，舌白，渴不多饮"，是属湿重于热，湿邪为主。其神识昏迷，乃湿浊蒙蔽心包所致，治当辛宣芳化、祛湿开窍，用温开的苏合香丸为宜。而吴氏提出用凉开的安宫牛黄丸，实属大谬不然。"舌白"而用大寒之剂，必导致湿邪冰伏而变证丛生。另外，吴氏采用"先宜芳香通神利窍""继用淡渗分消浊湿"的治法也不可取。因为神昏乃因湿浊蒙蔽心包所致，"小便不通"则邪无出路，湿不去则神不醒。所以先开窍后利尿之法是本末倒置。应当是利尿与开窍并用，才能使湿去而窍开。方用茯苓皮汤送服苏合香丸为宜。推究产生这种错误的原因，在于吴鞠通对此证并无治愈经验可谈。因为作者受条件所限，不可能面面俱到，对于温病纷繁复杂的各类证候，他未必都有亲身治疗经验。在著述过程中，为了求得系统、全面，在某些方面必然要参照、引用前人经验。由于没有经过亲身实践，又没有进行深入分析，盲目照搬，就难免出现纰漏。叶霖在中焦篇第54条后，对其湿温诸条加评说："此篇湿温，全抄叶氏湿门医案十余条，并未剪裁，惟捏撰方名而已。……《临证指南》一书，本非香岩先生手笔，乃门诊底薄，为诸门人分类刊刻，其获效债事，不得而知，安能便为不磨之秩式哉？"其对书中所出现错误的产生根源，确实分析得合情合理。

5. 书名个别地方有唯心主义的成分

由于作者的认识水平所限，书中个别地方存在着某些唯心主义的成分，如下焦篇第11条分注中说，"前人训鸡子黄，金谓鸡为巽木，得心之母气，色赤入心，虚则补母而已，理虽至当，殆未尽其妙。盖鸡子黄有地球之象，为血肉有情，生生不已，乃奠安中焦之圣品，有甘草之功能，而灵于甘草。其正中有孔，故能上通心气，下达肾气，居中以达两头"。在这段话中，所引述前人对鸡子黄药理作用牵强比附的解释已属唯心。吴氏又进一步称其"有地球之象""其正中有孔，故能上通心气，下达肾气，居中以达两头"，则更属不经之谈。类似这样唯心主义的内容，书中虽然并不多见，但也有必要指出来，通过分析，加以扬弃，剔除其中的糟粕，会使这部著作更具科学性。

总之，《温病条辨》是成书于200多年前的著作，由于历史的局限性，它不可避免地存在着一些问题。毋庸讳言，这是我们今天对它进行研究时应当分析、批判的。正因如此，学界历来对该书的评价，可以说是毁誉参半，褒贬不一。但是，在当时的历史条件下，能产生这样一部对温病学的发展具重大贡献的著作，是难能可贵的。我们不能由于一些问题的存在，而否定它在温病学发展史上的重要地位。去其微瑕，将使美玉更加晶莹光洁，这是笔者撰述的目的所在。

第三章　温病治疗的研究

第一节　解表法

解表法，是祛除表邪，解除表证的治疗方法，它具有宣通腠理，疏通气机，使邪气外达的作用。温病的解表与伤寒不同，治疗伤寒病用辛温解表法发汗散寒，属于"八法"中的汗法。而温病的解表法并不都是发汗，要具体问题具体分析，不同的邪气导致的病种不同，采用的解表法也不一样，可以分为四种类型。

1. 辛凉轻解法

辛凉轻解法，是用具有辛味、凉性且质地轻扬的药物组成辛凉解表之剂，就是叶天士所说的"辛凉轻剂"，属于八法中的清法。这种方剂具有味辛、性凉、质地轻的特性，能够疏散风热，使风热邪气向外透而解除表邪。适用于温热病初起，风热邪气侵袭肺卫，导致卫外失司的证候。临床表现是：发热，微恶风寒，无汗或少汗，头痛，咳嗽，口微渴，舌边尖红苔薄白，脉浮数。代表方剂如银翘散。

2. 解表清暑法

解表清暑法，是用解表散寒、清暑化湿的药物组成方剂，以外散表寒、内祛暑湿的治法。适用于夏季外感寒邪，但体内又蕴有暑湿而致的寒邪束表，暑湿内蕴，表里同病的证候。临床表现是：发热，恶寒，无汗，头痛，身形拘急，脘痞，心烦，口渴，尿黄，舌苔薄腻而黄，脉濡数。代表方剂如新加香薷饮。

3. 宣表化湿法

宣表化湿法，是用辛温宣透、芳香化湿的药物组成方剂以宣透在表之湿邪的治法，所以又称为辛宣芳化法。适用于外感湿热邪气，初起以湿邪为主，热蕴湿中，热象不显的证候。临床表现是：恶寒，无汗或少汗，身热不扬，午后热甚，身重肢倦，头重如裹，表情淡漠，面色淡黄，四肢发凉，胸闷脘痞，舌苔白腻，脉濡缓等。代表方剂如藿朴夏苓汤。

4. 疏表润燥法

疏表润燥法，是用辛凉清润的药物组成方剂以疏散表邪、濡润肺燥的治法。适用于肺卫燥热证候。临床表现是：发热，微恶风寒，头痛，呛咳，痰少而黏，或咳痰带血，唇干鼻燥，咽干口渴，舌边尖红苔薄黄而干，右脉数大。代表方剂如桑杏汤。

使用解表法要注意两个问题：第一，温病是外感温热邪气，不是寒邪，所以不能用辛温解表，麻黄汤、桂枝汤是绝对禁忌。第二，表证解除之后，药物就要停用，中病即止，防止过度用药而损伤正气。

第二节　清气法

清气法，是清解气分热邪的治疗方法，属于"八法"中的清法。适用于温病气分证中的实证。所谓气分实证，是热邪入里的证候，凡热邪不在表，又没有深入血脉者，都属于气分证，所以气分证的范围最广。在气分阶段，邪气盛，正气不衰，正邪相争激烈，所以这个阶段是温病的极期，以高热为主要临床特点。气分阶段决定着病变的发展趋势与预后，因为这个阶段邪气虽盛但正气不衰，如果治疗及时，采取的措施得法，邪气就能解除；如果治疗不及时、不得法，就深入发展。或者向气分的虚证发展而导致虚脱亡阳；或者向营分、血分深入。气分证无论向哪一方向发展，都是危重证。所以说，在温病的治疗中清气是关键。由于证候类型不同，清气法可以分为三种类型。

1. 轻清宣气法

轻清宣气法，是用轻清的药物组成方剂，以透泄热邪、宣畅气机的治法。适用于气分证初起，邪气不盛，热郁胸膈的证候。临床表现是：身热不甚，心烦懊恼，坐卧不安，舌苔略黄，脉数。因为邪不重，所以用药也轻，轻清宣气即可。代表方剂如栀子豉汤。

2. 辛寒清气法

辛寒清气法，是用辛味、寒凉入气分的药物组成方剂，以清泄气热、达热出表的治法。适用于里热蒸腾的证候。临床表现是：壮热恶热，面赤，大汗出，渴喜冷饮，喘急鼻扇，舌红苔黄燥，脉浮洪。这类证候的特点是里热向外蒸腾，所以称为蒸腾之热，治疗就要因势利导，选用辛寒的药物，内清外达，使邪气外解。代表方剂如白虎汤。

3. 苦寒直折法

苦寒直折法，是用苦寒的药物组成方剂以清泄热邪，使热邪降泄的治法。苦寒直折法与辛寒清气法同属清气法，但作用不同。二者的不同点在于，辛寒清气法的适应证是热邪有向外发越的趋势，属蒸腾之热，所以治疗就因势利导，内清外透，在清热的同时又使热邪外达。苦寒直折法的适应证是热邪虽盛，但不向外发越而是郁于里，属郁闭之热，所以治疗就要用苦寒清泄的药物，使热邪下行。因为苦寒药的作用是使热邪下降，所以称为"苦寒直折"。同时还要配伍清凉宣透的药物，以使热邪外散。其适应证如热灼胸膈的证候。临床表现是：身热，烦躁不安，胸膈灼热如焚，唇焦咽燥，口渴，或便秘，舌红苔黄燥，脉滑数。代表方剂如凉膈散。

因为气分证的范围广，涉及的脏腑多，所以在气分证的治疗中，除了上述治法外，还要根据病情灵活变通化裁。比如气分证初起，卫分证仍未罢而呈卫气同病者，应在清气中加入透表之品，称为清气透表法。热邪壅肺证是典型的气分证，但是热邪壅滞不散，所以在清气的同时要配伍宣肺的药物，既清气热，又宣通肺气，使热邪容易发散，邪有出路，这就称为清热宣肺法。气分证如果出现热毒壅结的表现，比如大头瘟头面部红肿，咽喉肿，甚至目不能开，或痄腮两腮肿，都是热毒的表现，治疗要在清气药中配伍解毒消肿之品，这就称为清热解毒法。如果由于气分高热消耗津液而见气热津伤之证，治疗既要清气，又须配伍生津的药物，这就称为清气生津法。

使用清气法要注意三个问题：第一，"到气才可清气"，如果是卫分证，不能过早使用清气法。因为热邪在表不在里，过早使用寒凉药容易损伤阳气，遏阻气机，反而使邪气凝滞不解。第二，在湿热病中，由于湿热胶结难解，可以出现高热、汗出、心烦、口渴的症状，看起来热势很高，但是因其湿热胶结，单纯使用清气法必然冰伏湿邪，所以必须在祛湿的前提下清热，而不能单用清气法。第三，阳气不足者使用清气法要慎重，剂量要轻，中病即止，以免损伤阳气。

第三节 固脱回阳法

固脱回阳法，是用益气、敛阴、温阳的药物治疗虚脱、亡阳的急救方法。适用于温病过程中由于邪气消耗而致虚脱、亡阳的气分虚证。由于病情程度的不同，固脱回阳法可以分为两种类型。

1. 益气敛阴固脱法

益气敛阴固脱法，针对虚脱证而立，是用益气、滋阴、收敛的药物组成方剂，以益气敛阴固脱的治法。适用于津气欲脱的虚脱证候。临床表现是：身热骤降，大汗不止，喘息气微，精神萎靡，舌淡苔少，脉散大或微细欲绝。虚脱，是指阳气外脱。在温病过程中，由于大汗、吐、泻、失血，都可以导致气随液脱，都可以用益气滋阴、收敛固脱的方法治疗。代表方剂如生脉散。

2. 固脱回阳救逆法

固脱回阳救逆法，针对亡阳证而立，是用益气、温阳的药物组成方剂，以固脱回阳、挽危救逆的治法。适用于温病亡阳的证候。其临床表现除虚脱的症状外，又见冷汗淋漓、四肢逆冷、面色苍白等。亡阳证是虚脱证的进一步发展，它与虚脱证的主要区别就在于四肢是否逆冷。如果在虚脱的基础上又见四肢逆冷，冷汗淋漓不止，就可以诊断为亡阳证。因为亡阳证是由虚脱证进一步发展而来，所以它的治疗要在固脱的基础上回阳救逆。代表方剂如参附汤。

使用固脱回阳法要注意四个问题：第一，用药要及时、快速。第二，药物剂量要大，比如用人参30g浓煎，顿服。第三，病人一旦脱止阳回，就应当调整药物。脱止阳回的标志是汗出已止，手足温度恢复，体温逐渐恢复到正常。如果病人体温又逐渐上升而高于正常，就应当辨别是实热还是虚热而辨证论治。第四，应当注意观察病人在虚脱、亡阳的同时有无邪气内闭心包的表现，如果是外脱与内闭同时出现，就应该采取固脱回阳法与开窍法并用的急救措施。

第四节　通下法

通下法，是用通下的药物通导燥屎、积滞或瘀血，使腑气通畅，邪气外解的治疗方法，属于"八法"中的下法。通下法在温病中的具体运用，可以分为四种类型。

1. 通腑泄热法

通腑泄热法，是用苦寒攻下的药物组成方剂，以荡涤腑实、泄除实热的治法。适用于温病过程中燥热损伤津液，导致大肠燥结，燥屎内存，腑气不通的证候。临床表现是：日晡潮热，手足濈然汗出，大便秘结，时有谵语，腹满痛拒按，舌苔黄燥甚则焦燥，脉沉实有力。代表方剂如大承气汤、小承气汤、调胃承气汤。

2. 导滞通下法

导滞通下法，是用清热、祛湿、行气、导滞与通下的药物组成方剂，以通导湿热积滞的治法。适用于湿热病中热重于湿，湿热夹积滞蕴阻胃肠，导致腑气不通的证候。临床表现是：身热，胸腹灼热，恶心呕吐，大便溏滞不爽，色如黄酱，夹不消化食物，舌苔黄腻或垢腻，脉濡数。因为其证候是湿热夹积滞蕴阻胃肠，不是燥结，所以治疗方剂中要清热、祛湿、行气、消食导滞、通下五类药合用。代表方剂如枳实导滞汤。

3. 增液通下法

增液通下法，是用苦寒攻下与滋阴增液的药物组成方剂，以攻补兼施、增液通下的治法，所以又称为"增水行舟"法。适用于温病过程中腑实已成，津液损伤严重，虚实夹杂，"无水舟停"的证候。临床表现是：身热，大便秘结不通，腹满痛拒按，口干唇裂，甚至齿燥，舌苔焦燥，脉沉细。代表方剂如增液承气汤。

4. 通瘀破结法

通瘀破结法，是用通下与活血的药物组成方剂，以泄热逐瘀、破散下焦蓄血的治法。适用于热邪深入血脉，导致血中津液损伤，血液浓缩黏稠，凝滞成瘀，蓄结在下焦血脉之中的证候。临床表现是：身热，少腹急结或硬满，神志如狂或发狂，舌绛紫而暗，脉沉涩。代表方剂如桃仁承气汤。

通下法所用的药物如大黄、芒硝等，都是猛攻急下之品，对正气损伤较重，所以使用中要注意四个问题：第一，无形热盛，用清不用下。通下法是针对有形热结而用的，所以气分的热势无论多么高，只要没有形成燥屎，就不可用通下法。

第二，如果病变过程中由于高热伤津而致阴亏肠燥，不能纯用通下法，要在滋阴的基础上通下。第三，如果病变过程中除了大肠有燥结之外，还有其他兼夹症，单纯用通下也不可能解决问题，要配合相应治法。比如，肺有痰热，大肠有燥结，就要宣肺化痰与攻下腑实并用，方如宣白承气汤。第四，攻下不及时，应下失下，损伤了正气，导致气阴两伤，不能再纯用攻下，而应攻补兼施，方如新加黄龙汤。

第五节 祛湿法

祛湿法，是用辛宣芳化、辛开苦降、淡渗利湿的药物以祛除湿浊，宣通气机，调理脾胃，通调水道的治疗方法。祛湿法的范围较广，具体选用哪类药物，要根据湿邪所在的不同部位来决定，所以祛湿法可以分为三种类型。

1. 宣气化湿法

宣气化湿法，又称辛宣芳化法，是用宣透气机、芳化湿邪的药物组成方剂，以宣气化湿、达邪外出的治法。适用于邪在上焦，湿重于热的证候。临床表现是：恶寒，无汗或少汗，身热不扬，午后热甚，身重，肢倦，头重如裹，表情淡漠，面色淡黄，四肢发凉，胸闷脘痞，纳呆不饥，甚或呕恶，大便溏滞不爽，小便不利，舌苔白腻，脉濡缓。代表方剂如藿朴夏苓汤、三仁汤。

2. 辛开苦降法

辛开苦降法，又称燥湿泄热法，是用辛温、苦温、苦寒的药物组成方剂，以开郁燥湿、泄热祛邪的治法。适用于邪在中焦，湿重于热或湿热并重的证候。湿重于热者，临床表现是：身热不扬，脘痞腹胀，恶心呕吐，口不渴，或口干不欲饮，或喜热饮，大便溏滞不爽，小便混浊，舌苔白腻，脉濡缓。治疗应辛温与苦温药物相配，以开郁燥湿，代表方剂如雷氏芳香化浊法。湿热并重者，临床表现是：发热，汗出热减，既而复热，口渴不欲多饮，心中烦闷，胸脘痞闷，小便短赤，大便溏泄，色黄味臭，舌苔黄腻，脉濡数。治疗应辛温、苦温与苦寒药物相配，以开郁燥湿泄热，代表方剂如王氏连朴饮。

3. 淡渗利湿法

淡渗利湿法，是用淡渗利湿的药物组成方剂，以利尿渗湿，导湿热从小便而出的治法。适用于下焦湿重于热的证候。临床表现是：身热不扬，热蒸头胀，身重疼痛，恶心呕吐，神志昏迷，小便不通，渴不欲饮或不渴，舌苔白腻，脉濡。代表方剂如茯苓皮汤。

祛湿法的重点在于祛湿，使用时要注意三个问题：第一，选药一定要针对病变部位，上焦、中焦、下焦部位不同，选药也不同，要有重点，同时也要兼顾三焦。第二，要分清湿重于热、湿热并重、热重于湿这三种证候类型，湿重者要重用辛温、苦温；湿热并重者要辛温、苦温与苦寒并用；热重者应以清泄热邪为主，温药应慎用。第三，湿已化燥或阴虚体质者使用祛湿法应谨慎，要防其损伤阴液。

第六节　和解法

和解法，是具有调和气机，解除滞障作用的治疗方法，属于"八法"中的和法。由于温病有温热病和湿热病之分，病变部位有在手、足少阳与募原之别，所以和解法的具体运用可以分为四种类型。

1. 清透少阳法

清透少阳法，是用宣透表邪与清泄里热的药物组成方剂，以透半表之邪、清半里之热的治法。适用于春温病初起，伏热自里向外发于少阳之症。临床表现是：寒热往来，热重寒轻，或但热不寒，口苦而渴，干呕，心烦、小便短赤，胸胁不舒或胁痛，舌红苔黄，脉弦数。因为病机是少阳枢机不利，热邪郁于里而不能发越于外，所以治疗既要清少阳之热，又要疏通气机，透邪外出。代表方剂如黄芩汤加豆豉、元参、柴胡、栀子方。

2. 分消走泄法

分消走泄法，是针对湿热病而设。"分"，是指祛湿要因势利导，分别从不同部位给湿邪找出路。如：治上焦应宣通肺气，宣气祛湿；治中焦应辛开苦降，使湿从燥化；治下焦应淡渗利湿，使湿邪从小便而去。"走"，是指宣通气机，使气机行则湿走。"消"与"泄"，是指消除湿邪，使之泄出体外。总之，分消走泄法是用祛湿与行气的药物组成方剂，因势利导，使弥漫于三焦的湿邪分道而消，泄出体外的治法。适用于湿热流连三焦，气化失司的证候。临床表现是：寒热往来，胸闷、脘痞、腹胀，小便不利，舌苔白腻，脉濡。代表方剂如温胆汤。温胆汤的作用是通过分消湿邪而使气机通畅，湿去则热不独存。可以说，温胆汤是清胆热之方，因为这个方剂是通过清胆热而使胆恢复到温和的本性，所以称为温胆汤。

3. 清透分消法

清透分消法，是指清透少阳与分消走泄合用的和解法。适用于足少阳胆与手少阳三焦同病的证候。临床表现是：寒热往来，热重寒轻，午后身热较重，入暮尤剧，口渴，心烦，胸脘痞闷，两胁胀痛，呕恶，口苦，天明汗出，诸症稍减，但胸腹灼热不除，舌苔黄腻，脉弦滑数。代表方剂如蒿芩清胆汤。方中用青蒿、黄芩清透少阳；用温胆汤加减分消走泄，通利三焦。

4. 开达募原法

开达募原法，又称开达膜原法，是用辛开苦降、燥湿行气的药物组成方剂，以疏利气机、透达伏于募原的湿热邪气的治法。适用于湿热伏于募原半表半里的证候。临床表现是：初起先恶寒而后发热，寒热往来，继则但热不寒，昼夜发热，日晡益甚，身痛，有汗，手足沉重，恶心呕吐，脘腹胀满，舌苔白厚浊腻，脉不浮不沉而数。代表方剂如达原散、雷氏宣透膜原法。

使用和解法要注意两个问题：第一，和解法中使用的药物都偏于燥，如果是热重阴伤者不能单独使用。第二，和解法虽然属于气分证的治法，但它与清气法又有所不同，这两法要区别开，如果是气分热盛，要用清法而不能用和解法。

附

刘景源教授"分消走泄"法杂病治验举隅

1. 痛风

患者，男，48岁，2019年7月8日初诊。

患者左足第一跖趾关节疼痛，加重一个月，血尿酸 56μmol/L，曾口服别嘌醇片、布洛芬等治疗，效果不佳而来就诊。症见：左足第一跖趾关节、足踝部疼痛，局部红肿，舌胖大边有齿痕，质红苔黄厚腻。证属脾失健运，湿热蕴结，治以健脾除湿，分消走泄。

方药：杏仁 10g，生薏苡仁 30g，桃仁 10g，白茅根 30g，炒苍术 10g，盐黄柏 6g，茯苓 20g，清半夏 9g，陈皮 10g，土茯苓 30g，苦参 12g，茵陈 30g，猪苓 15g，泽泻 20g，连翘 10g，延胡索 20g，路路通 10g，皂角刺 10g，漏芦 10g，生甘草 10g。7 剂，水煎服，每日 1 剂，分 3 次早、中、晚餐后温服。

1 周后复诊，患者足踝部发热，肿胀，疼痛明显减轻。效不更方，继服上方 14 剂后随访，足踝部发热肿胀疼痛消失。

按：痛风，即痛风关节炎，属于中医学"痹证"范畴。临床表现为关节屈伸不利，活动不便，红、肿、热、痛，肌肉疼痛、麻木。国医大师朱良春先生称其为"浊瘀痹"。究其病因病机，系脾失健运，湿浊内生，或分清泌浊功能失调，加之不良生活习惯，如酗酒、暴食等，导致湿浊蕴结、流注于关节、肌肉而发病。痛风急性发作期多属于湿热瘀阻证，治宜疏风通络，清热除湿，消肿止痛，临床多选用清热燥湿之品。本案患者病作之时呈湿热裹挟，热蕴湿中之态。因湿性黏腻，氤氲弥漫，阻滞气机，致三焦气化失权，水道不通之变，治宜祛除湿邪，通利三焦水道，故遵循叶天士提出的"此则分消上下之势"治法，因势利导，以祛除湿邪，宣通上、中、下三焦气机。分消走泄法中的"分"字，指出祛湿之法非只一途，而是要根据邪气留滞部位的不同因势利导，给湿邪以出路。如本案中以杏仁、连翘等清宣湿热之邪于上焦；以炒苍术、清半夏、陈皮等辛开苦降，燥湿于中焦；以生薏苡仁、白茅根、茯苓、茵陈、猪苓、泽泻等渗利湿浊于下焦。如此三焦水道通调，阳气四布而驱散湿邪，即"分消"之意。针对湿热裹挟之特点，以土茯苓、苦参、盐黄柏等清热燥湿。桃仁、延胡索、路路通、皂角刺、漏芦等活血通络，消肿散结，舒筋通脉。又伍杏仁、陈皮等行气"流动之品"，使气血行而不滞，即"走泄"之意。

2. 神经性耳鸣

患者，男，57 岁，2019 年 8 月 26 日初诊。

患者平素嗜食肥甘厚味，于暑夏季节饱餐醉酒，翌日晨起出现耳鸣，就诊于耳鼻喉科。经过听力测试，诊断为神经性耳鸣、中耳炎。经消炎、营养神经等治疗，耳鸣无明显改善。症见：形体肥胖，面垢，心烦，多梦，大便黏滞不爽，口苦，舌质红苔黄厚腻，脉弦滑数。证属湿热内蕴，痰浊蒙窍。治以分消走泄法，以开上、畅中、泄下。

方药：夏枯草 30g，黄芩 9g，茵陈 20g，厚朴 10g，生甘草 9g，茯苓 30g，赤芍 15g，丹参 30g，生栀子 15g，薄荷 6g，瓜蒌 30g，天麻 10g，怀牛膝 30g，苍术 10g。7 剂，水煎服，每日 1 剂，分早、中、晚餐后温服。

1 周后复诊，口苦明显减轻，大便通畅，耳鸣无明显变化，舌脉如前。加生磁石 30g、石菖蒲 20g，继服 1 周后复查，耳鸣有所减轻。后续服药 4 周，基本痊愈。

按：神经性耳鸣，属于主观性或自觉性耳鸣，发病原因复杂，发病率有逐年升高趋势。中医学认为，耳鸣有虚实之别，其病机根本在于脏腑失调，故治本之法重在调理脏腑。《杂病总诀·杂症·耳病章》有"风温上郁耳鸣"之说，用"火风侵窍，用轻可去实法轻清泄降，薄荷、马勃、桔梗、苦丁茶、银花、绿豆皮、菊叶、连翘、杏仁、通草、川贝、荷梗、元参、黄芩、滑石、蔓荆子、石膏、大力子、荷叶汁、山栀、夏枯草、淡竹叶"等药为治。临证之时见神经性耳鸣属湿热之邪气上扰者，刘老师以分消走泄法为治疗原则，配伍芳香流动开窍之品，疗效满意。本案患者为中老年人，素体肥胖，嗜食酒、肉，内伤脾胃，酿生湿热，邪气阻滞气机，上扰清窍，则成耳鸣。治以化湿清热、清肝凉血，以薄荷、黄芩等清宣上焦，厚朴等调畅中焦，茯苓、栀子等渗泄于下焦。配伍石菖蒲等芳香开窍之品，兼以怀牛膝、甘草等扶正固本，气机畅达，则脏腑功能恢复常态而耳鸣解。

3. 玫瑰糠疹

患者，女，45 岁，2019 年 9 月 20 日初诊。

患者素体肥胖，因食羊肉而现皮肤瘙痒，肤色发红，未引起重视。2 日后全身均现红疹，瘙痒更甚，就诊于皮肤科，确诊为玫瑰糠疹，予以抗过敏药外用、内服治疗 1 周未见明显好转而来就诊。症见：躯干、四肢皮肤红斑呈钱币状态，伴失眠多梦，便秘，口苦，舌质红苔黄厚腻，脉弦滑数。证属湿热内蕴，血分热盛。拟用分消走泄法予以开上、畅中、渗下。

方药：黄芩 12g，茵陈 20g，厚朴 10g，生甘草 9g，茯苓 30g，赤芍 15g，丹参 30g，生栀子 12g，薄荷 6g，瓜蒌 30g，白鲜皮 15g，海桐皮 10g，苍术 10g。7 剂，水煎服，每日 1 剂，分早、中、晚餐后温服。

服药 1 周后瘙痒明显减轻，红斑颜色无明显变化，舌脉同前。加牡丹皮 10g、土茯苓 30g，继服 1 周。复查红斑变淡，继服 2 周，基本痊愈。

按：玫瑰糠疹以春、秋季多发，初起损害是在躯干或四肢出现直径 1～3cm 大小的玫瑰色淡红斑，有细薄的鳞屑，称为前驱斑，数目为 1～3 个。1～2 周后，躯干与四肢出现大小不等的红色斑片，常对称分布。斑片大小不一，直径 0.2～1.0cm 大小，常呈椭圆形，斑片中间有细碎的鳞屑，而四周圈状边缘上有一层游离缘向内的薄弱鳞屑，斑片的长轴与肋骨或皮纹平行，伴有不同程度的瘙痒。玫瑰糠疹属中医学"风热疮""风癣"等病证范畴。中医学认为，该病多因内有血热，复感风邪，热毒凝结，郁于肌肤，或汗出当风，汗衣湿透，风湿热邪蕴于肌肤所致。本案患者素体肥胖，属痰湿素盛体质，因食用羊肉、辣椒等辛温发物，内伤脾胃，酿湿生热，阻滞气机，蕴结于皮肤，发为玫瑰糠疹。治用白鲜皮、海桐皮、薄荷等透散肌肤之湿热邪气，以厚朴、苍术等畅中焦气机，以茯苓、茵陈、栀子等清泄湿热于下焦，以丹参、赤芍等凉血活血以除血分瘀热。诸药合用，使得湿热得化，气机畅达，疾病获愈。

讨论

分消走泄法是辨治湿热病的重要法则，源于《素问·至真要大论》，谓"湿淫于内，治以苦热，佐以酸淡，以苦燥之，以淡泄之"。阐述了湿邪流连，聚于中焦以苦燥之，聚于下焦治以淡渗。《伤寒杂病论》载麻黄加术汤、麻杏苡甘汤、茵陈蒿汤、麻黄连轺赤小豆汤等，以辛散、淡渗之品宣通三焦气机，给湿邪以出路，为后世辨治湿热病提供了依据。叶天士《温热论》"再论气病有不传血分，而邪留三焦，亦如伤寒中少阳病也。彼则和解表里之半，此则分消上下之势，随证变法，如近时杏、朴、苓等类，或如温胆汤之走泄"之论，首提"分消走泄"治法，开创了分消走泄法治疗三焦湿热病证之先河。

刘景源教授融会贯通，从恢复手、足少阳二经气机升降入手，兼顾上、中、下三焦湿热之偏盛。治上焦湿热常用藿香、白芷、苏叶、豆豉等辛温宣透、芳香化湿药物，宣肺透表，达邪外出。中焦湿热则以半夏、苍术、白蔻仁、陈皮等辛温开郁、苦降燥湿之品，化湿清热，开泄为治。下焦湿热则用茯苓、猪苓、泽泻、薏苡仁、滑石、芦根等淡渗利湿之品，使其外出。因胃主受纳，脾主运化，湿邪为患又易困阻脾胃。对此，刘老师提出治疗湿热病的组方中，健脾之药必不可少，常用茯苓、薏苡仁、白术等健脾祛湿；酌加砂仁、神曲、麦芽等醒胃消导；佐以陈皮、藿香梗、苏梗、厚朴等理气行滞，使脾运恢复，三焦气机通畅而病解。

第七节 清营凉血法

清营凉血法，是用清营凉血的药物清泄营分、血分热邪的治疗方法，属于"八法"中的清法。为什么在温病的治法中把清营与凉血并称呢？因为营是血中津液，营分证与血分证只是程度轻重的不同而已，没有本质的区别。清营的药就能凉血，凉血药也能清营，所以二者并称。根据病变情况的不同，清营凉血法可以分为三种类型。

1.清营养阴、透热转气法

清营养阴、透热转气法，是用清营泄热、滋养营阴、宣透气机的药物组成方剂，以清透营分热邪、滋养营阴的治法。适用于热灼营阴的证候。临床表现是：身热夜甚，心烦躁扰，甚或时有谵语，或斑点隐隐，口反不甚渴或竟不渴，舌红绛少苔或无苔，脉细数。营分证的特点是营热盛而营阴伤，所以营分证的治疗除了用清营凉血的药物外，还要滋养营阴。另外，在清营的同时，还要考虑降低气分的热势，宣畅气机，才能使营分的热邪有出路，透转气分而解，这就称为"透热转气"。代表方剂如清营汤。

2.凉血散血法

凉血散血法，是用清热凉血、养阴生津、活血化瘀的药物组成方剂，以清热止血、消散瘀血的治法。适用于血热动血的证候。临床表现是：身热灼手，躁扰不安，甚则昏狂谵妄，衄血、吐血、便血、尿血、非时经血，发斑，斑色紫黑成片，舌绛紫，脉数。血分证的病机是热邪深入血脉，灼伤血络，迫血妄行，鼓动血液溢出脉外而导致出血，同时又消耗血中津液，使血液凝聚成瘀。因其既有出血又有瘀血，所以在治疗中用凉血的药物清血分之热以止血。散血，是指用养阴药与活血药相配伍，以养阴药稀释血液，以活血药推动血行，从而使瘀血消散。代表方剂如犀角地黄汤。

3.气营（血）两清法

气营（血）两清法，是用清气与凉血的药物组成方剂，以清泄气热、清营凉血的治法。适用于气营两燔或气血两燔的证候。气营两燔证的临床表现是：壮热，口渴，烦躁不安，舌红绛苔黄燥，脉数。代表方剂如加减玉女煎。气血两燔证的临床表现是：壮热，口渴，心烦躁扰，甚则昏狂谵妄，衄血、吐血、便血、尿血、非时经血、发斑，舌绛紫苔黄燥，脉数。代表方剂如化斑汤或清瘟败毒饮。

清营凉血法属于清法的范畴，但是它与清气法不同，所以使用中要注意三个问题：第一，热在气分，还没有进入营、血，不能过早使用清营凉血法，以防引邪深入。第二，热入营分、血分必然有血中津液的消耗，所以使用清营凉血法时往往要配合滋阴法。第三，热入营分、血分而出现窍闭、动风者，应配合开窍法、息风法。

第八节　开窍法

开窍法，是开通心窍的治疗方法。中医学理论认为，心主神志。在温病的过程中很容易出现心窍闭阻，神志昏迷的病变，所以开窍法所针对的是窍闭神昏的病变。应当说明的是，神志昏迷不一定都是窍闭所引起的，所以不是窍闭的神昏不包括在开窍法的治疗范围之内。开窍法一般可以分为两种类型，一类是针对温热病，一类是针对湿热病。

1. 清心豁痰开窍法

清心豁痰开窍法，是用清心凉营、养阴生津、豁痰开窍的药物组成方剂，以清营养阴、豁痰开窍的治法。适用于温热病痰热蒙蔽心包的证候。临床表现是：身热灼手，四肢厥逆，痰壅气粗，神昏谵语或昏愦不语，舌蹇，色鲜绛苔黄燥，脉细滑数。这种证候是既有热邪深入营分，损伤营阴，又有气分痰热蒙蔽心包，所以治疗既要用清宫汤清心凉营养阴，又要用安宫牛黄丸豁痰开窍，或用至宝丹、紫雪丹代替。代表方剂如清宫汤送服安宫牛黄丸或至宝丹、紫雪丹。

2. 芳香化浊开窍法

芳香化浊开窍法，是用芳香走窜的药物组成方剂，以燥湿化浊、芳香醒神开窍的治法。适用于湿热病湿热酿痰蒙蔽心包的证候。临床表现是：身热不扬，午后热甚，神志呆痴，时昏时醒，昼轻夜重，昏则谵语，醒则神呆，呼之能应，舌苔白腻或黄腻，脉濡滑或濡滑数。这种证候的痰不是热痰而是湿痰，是湿痰蒙蔽心包，治疗要用芳香走窜的药物燥湿化痰以开心窍，所以称为芳香化浊开窍法，简称芳香开窍法。代表方剂如菖蒲郁金汤送服苏合香丸或至宝丹。如果是湿重于热，以湿痰为主者，选用苏合香丸，如果是湿热并重者，选用至宝丹。

使用开窍法要注意两个问题：第一，开窍法中的两个类型一定要加以严格区分，二者不能混用。第二，神昏未必都是由窍闭所引起，非窍闭引起的神昏狂躁者，应该用清热法，不可用开窍法。

第九节　息风法

息风法，是具有息风止痉作用的治疗方法。适用于温病过程中肝风内动的证候。温病中出现动风有两种类型，一种是由高热而致的热极生风，一种是由肝肾阴虚而致的虚风内动，所以息风法也分为两种类型。

1. 凉肝息风法

凉肝息风法，是用清热凉肝的药物组成方剂，以清热凉肝、息风止痉的治法。适用于热极生风的证候。临床表现是：壮热，四肢抽搐，两目上视，颈项强直，角弓反张，头晕胀痛，手足躁扰，甚则神昏狂乱，四肢厥逆，舌干绛无苔，脉弦数。代表方剂如羚角钩藤汤。

2. 滋阴息风法

滋阴息风法，是用滋阴潜阳的药物组成方剂，以滋阴潜阳、平息虚风的治法。适用于温病后期真阴大伤，水不涵木，虚风内动的证候。临床表现是：手指蠕动，甚或瘈疭，神倦肢厥，舌干绛而痿，脉虚细。代表方剂如二甲复脉汤、三甲复脉汤、大定风珠。

凉肝息风法与滋阴息风法的区别在于：凉肝息风法是针对实热动风，其抽搐急迫有力，伴见手足躁扰，脉弦数有力；滋阴息风法是针对虚风内动，其抽搐徐缓无力，伴见一派肝肾阴虚，重度脱水的表现。这两种类型虚实有别，不可混淆。

使用息风法要注意四个问题：第一，在温病过程中所出现的动风类型较多，不一定都是上述两种类型，治疗也应该有所区别。比如说，气分无形热盛淫及于肝而引动肝风，治疗应该以清泄气热为主，佐以凉肝息风，用白虎汤加羚羊角、钩藤。如果是气分有形热结而引动肝风，治疗应该以攻下燥结为主，佐以凉肝息风，用承气汤加羚羊角、钩藤。再比如，营分热盛淫及于肝而引动肝风，治疗应该用清营汤加羚羊角、钩藤。也就是说，气分或营分热盛引动肝风者，应当以治疗本病为主，兼以凉肝息风，而不应以凉肝息风为主。第二，由于小儿后天未充，发育不完善，所以在温病过程中容易出现动风，治疗时要根据病变情况，治病求本，不可一见动风就用凉肝息风法。第三，某些散风止痉的虫类药，如蜈蚣、全蝎等，因其燥烈而易伤津液，一般不宜使用。第四，在使用滋阴息风法时，要分清虚实，不可早用、过用柔腻填补之品，防其恋邪。

第十节　滋阴法

滋阴法，是用生津养阴的药物滋补阴液的治疗方法，属"八法"中的补法。适用于温热邪气损伤阴液的证候。温病过程中使用滋阴法，要根据温热邪气对阴液损伤的程度以及病变部位的不同，分别采取不同的方法，一般来说，可以分为三种类型。

1. 滋养肺胃法

滋养肺胃法，是用甘寒濡润的药物组成方剂，以甘寒清养、补充肺胃津液的治法。适用于温病气分证后期邪气已解，肺胃阴液不足的证候。临床表现是：身热不甚或不发热，干咳，痰少而黏，口舌干燥，渴欲饮水，舌红少苔，脉细。代表方剂如沙参麦冬汤、益胃汤。

2. 增液润肠法

增液润肠法，是用甘寒与咸寒的药物组成方剂，以生津增液、润肠通便的治法，属润下法的范畴。适用于温热邪气已解，但津液严重消耗，导致大肠干燥，无水舟停，大便不通的证候。临床表现是：大便秘结，口燥咽干，舌红少苔，脉细。代表方剂如增液汤。

3. 填补真阴法

填补真阴法，是用咸寒滋阴的药物，特别是属于"血肉有情之品"的动物药组成方剂，以填补肝血肾精的治法。适用于温热邪气深入下焦，损伤肝血肾精，导致真阴不足的证候。临床表现是：低热，颧赤，手足心热甚于手足背，咽干口燥，唇裂，齿黑，神倦欲眠，手足瘛疭，心中憺憺大动，舌绛苔少，脉虚细结代等。代表方剂如加减复脉汤、二甲复脉汤、三甲复脉汤、大定风珠等。

使用滋阴法要注意两个问题：第一，这类方剂多以滋腻药为主，必须在邪气不盛或已无邪的情况下才能使用，如果邪气仍盛，即使有津液损伤，也不能单纯用本法，要防其敛邪。第二，湿热病化燥的过程中虽有阴伤，但仍有湿邪者应慎用，必须掌握滋阴而不碍湿，祛湿而不伤阴的原则。

第十一节　湿热病辨证与治疗规律研讨

温病，以其病变性质划分，可分为温热病与湿热病两大类别。这两大类别虽然均属温病范畴，但二者的病因、病机、临床特点、发展规律及治疗原则却又大相径庭，下面谨就湿热病的辨证与治疗规律谈谈个人的看法。

湿热病多发于雨湿季节，它是外感湿热邪气所引起的，以发热，气机阻滞，脾胃升降失司，水液代谢障碍为主要临床特征的多种急性热病的总称。暑温、伏暑（其中的暑湿病）、湿温、湿热疫等病，皆属湿热病范畴。

湿热病是外感性疾患。究其发病原因，多由同时感受湿、热两种邪气而为患，或感受湿邪，因湿郁热而成湿热病，亦有素体湿热内蕴，复感时令之邪，内外相引而发者。尽管原因种种，视其发病特点，皆可见湿与热两种邪气之特性。也就是说，其既有湿邪为患的特点，又有热邪为患的反映。湿为阴邪，重浊黏腻，遏阻气机；热为阳邪，蒸腾开泄。这两种属性不同的邪气共同侵袭人体而发病，就决定了湿热病具有不同于其他类型疾病的特殊性。湿热病的特点大致可概括为四个方面：其一，是季节性强。湿热病多发于夏秋之交，此时气候炎热，雨量较多，热蒸湿动，弥漫空间，对人体影响很大，故此发病率最高。其二，是以脾胃为中心，弥漫周身，阻滞气机，导致水液代谢障碍。脾主运化水湿，但水湿邪气过盛，往往阻碍脾的运化功能，形成水湿困脾，导致脾胃升降失司，水湿停聚不去。因此说，湿热病多以脾胃为病变中心。由于湿是弥漫性的邪气，特别是湿热相合，热蒸湿动，湿热邪气极易弥漫周身，造成一身表里上下同时出现症状。由于湿热弥漫，阻滞气机，气化失司，水道不通，因而湿热病中往往出现水液代谢障碍的临床表现。其三，是临床多见矛盾性症状。湿与热两种性质不同的邪气同时为患，二者各自要显示其特性，但又互相影响，形成湿热裹结，湿遏则热伏，热蒸则湿动的状态，表现于临床则呈矛盾症状迭出。如：身热不扬（发热而皮肤不灼手，或初扪之反凉），发热而脉不数，面不红反淡黄，精神不烦躁而反呆痴，口干而不欲饮，大便数日不下但并不燥结等。其四，是病程长，缠绵难愈。湿热病中，湿热裹结，如油入面，二者难解难分。湿性黏滞，难以速除，而有形之湿不祛，无形之热终不可解，湿越滞而热越郁，热越蒸则湿越黏，形成胶着难解之势，往往迁延时日，缠绵难愈。

一、湿热病的辨证纲领及证治

关于湿热病的辨证纲领问题，目前尚有争议。自清代叶天士创立的卫气营血辨证和吴鞠通倡导的三焦辨证问世之后，即被后世广泛用于临床实践，对温病的辨证论治产生了巨大指导作用。这两种辨证纲领之中，究竟哪一种更适用于湿热病？近世医家看法颇不一致。有用卫气营血辨证者，有用三焦辨证者，亦有以二者相结合辨证者。究竟哪种主张更为恰当？应当以湿热病的发病规律及其临床特点为检验标准。从临床实践来看，由于湿热病有弥漫表里的特点，所以其初起阶段卫分证和气分证之间的界限并不明显，而往往表现为卫气同病。在湿热未化燥之前，因湿热裹结，热蕴湿中，所以热邪又很少深入营分和血分。由此看来，用卫气营血辨证是难以概括湿热病的传变规律的。而三焦辨证，却能较好地体现出湿热病的特点，标明其传变规律并指导其辨证论治。

关于三焦的概念，始见于《黄帝内经》，《难经》中亦有所论述。从生理上来看，三焦是人体传化之腑中的一腑，同时它又是人体上焦、中焦、下焦三个部位的总称，它包括胸腔、腹腔内的各个脏腑（上焦：心、心包、肺，中焦：脾、胃；下焦：小肠、大肠、膀胱、胆、肝、肾）。三焦既然包括人体的各个脏腑，它的功能当然也就是五脏六腑功能的概括。总起来说，三焦有主司人体气化的功能。因此也可以说，三焦是人体阳气和水液运行的道路。同时，饮食物的受纳、腐熟，其精微的运化，气血的循行及体内糟粕的排泄，亦均和三焦的气化功能有关。若湿热邪气侵袭人体，则往往以人体内某一部位为中心而弥漫上焦、中焦、下焦，导致三焦不利，气机阻滞，水液不行，饮食物传化失常而发生湿热病。湿热病若以上焦为中心部位，则称为上焦湿热证；若以中焦为中心部位，则称为中焦湿热证；若以下焦为中心部位，则称为下焦湿热证。就一般规律而言，湿热邪气自口鼻而入，首先侵袭上焦，导致上焦湿热证，进而深入发展，渐次传入中焦、下焦。由此可见，三焦辨证不仅是湿热病不同发展阶段中三类不同证候的概括，也标明了湿热邪气所在的中心部位及湿热病发展变化的一般规律。掌握了三焦辨证的原则，就可以在纷乱复杂的湿热病诸症状中，找出病变的中心部位而采取相应的治疗方法。

湿热病系外感性疾病，因而其治疗应以祛邪为根本大法。具体来说，也就是用祛湿除热的方法，以祛除湿热邪气。然湿与热合，热蕴湿中，湿不去则热不能清，故其治疗重点又在于祛湿。由于湿热邪气所在中心部位不同，其病机有异，所选用的药物亦须有其针对性。兹按三焦辨证纲领，将湿热病分为上焦湿热证、中焦湿热证、下焦湿热证三大类型，分述其病机、临床特点及治疗方法如下。

1. 上焦湿热证

上焦湿热证，是湿热病的初起阶段，其病变部位主要在肺。湿热邪气自口、鼻而入，侵袭于肺，使肺的宣发、肃降功能失常，而导致卫外失司及水液代谢障碍的病变。其临床特点如：恶寒，发热，身热不扬，头身重痛，舌苔白腻，脉濡等。若湿热弥漫中焦、下焦，亦可兼见脘痞不饥、小便不利等症状。

治疗上焦湿热证，应因势利导，使湿热邪气仍从上焦外解，治宜辛温宣透，芳香化湿法，简称辛宣芳化法。以辛温芳香，轻扬宣透之品，宣化湿浊，疏通肌腠，使腠理通达，则微有汗出，湿邪可从汗解。有形之湿一祛，无形之热亦随之而散，则上焦湿热之邪一齐从表而驱。正如吴鞠通《温病条辨》所说"治上焦如羽，非轻不举"。常用药如藿香、白芷、苏叶、香薷等。代表方剂如藿香正气散（白芷、紫苏、藿香、苦桔梗、大腹皮、茯苓、半夏曲、白术、陈皮、厚朴、炙甘草、生姜、大枣）。

上焦湿热证除肺的病变外，还有因湿热郁蒸，酿成痰浊而致的湿热酿痰，蒙蔽心包之证。其临床特点主要是神志的改变，表现是：表情淡漠，神识呆痴，时昏时醒。治疗亦用辛宣芳化法，选用宣化湿热，芳香开窍之品，以化湿宣郁，开窍醒神。常用药如菖蒲、郁金等。代表方剂如菖蒲郁金汤（鲜石菖蒲、广郁金、炒栀子、连翘、菊花、滑石、竹叶、丹皮、牛蒡子、竹沥、姜汁、玉枢丹末）。在用菖蒲郁金汤的同时，还可视湿与热之偏重程度，配入温开之苏合香丸或凉开之至宝丹，以增强开窍醒神之力。

2. 中焦湿热证

中焦湿热证，或由上焦湿热不解传变而来，或因素体脾胃失调，湿热内蕴，复感外邪，内外相引而发。湿热病一般在中焦羁留时间最长，其病变中心部位在脾胃。因人的体质有异，湿与热两种邪气的偏重程度有别，中焦湿热证又可分为三种不同类型。若素体阳虚或湿邪偏盛者，多表现为湿重于热，病变中心部位在足太阴脾。若素体阳盛，或热邪偏重者，多表现为热重于湿，病变中心部位在足阳明胃。正如叶天士《温热论》所说："在阳旺之躯，胃湿恒多，在阴盛之体，脾湿亦不少。"若脾湿与胃热并重者，则多呈湿热并重。中焦湿热证的治疗，应采用燥湿清热之法以祛除湿热邪气，调整脾胃功能，使之恢复升降平衡，正如吴鞠通《温病条辨》所说"治中焦如衡，非平不安"。因中焦湿热证有三种不同类型，故其所选用的药物，又当有所区别。

湿重于热：是以湿邪为主，湿浊困阻，脾失健运，热蕴湿中，热象不显的一类证候。其临床特点如：身体重楚，脘痞不饥，口淡不渴，大便溏滞不爽，或胸腹部发出白痦，舌苔白腻，脉濡等。治宜辛温开郁，苦温燥湿法，简称辛开苦降法。即以辛温之品开其湿郁，宣畅气机，用苦温之药燥湿降浊，辛开苦降，行气燥湿，湿祛则热不独存。常用药如半夏、苍术、蔻仁、草果、厚朴、大腹皮等。代表方剂如一加减正气散（藿香梗、厚朴、杏仁、茯苓皮、广皮、神曲、麦芽、绵茵陈、大腹皮），或三仁汤（杏仁、滑石、白通草、白蔻仁、竹叶、厚朴、生薏苡仁、半夏）加减。

热重于湿：是以热邪为主，夹有湿邪的一类证候。其临床特点如：高热，心烦，口渴，脘闷身重，舌红苔黄腻而干，脉濡数或洪大等。治疗重点在于清热，同时兼以祛湿，选用寒凉清热与燥湿或利湿药物相配，使热清湿去而病除。常用清热药如石膏、知母、黄连、黄芩等。常用燥湿药如苍术、半夏等。常用利湿药如滑石、通草等。代表方剂如白虎加苍术汤（石膏、知母、粳米、生甘草、苍术）。

湿热并重：是湿郁而热蒸，湿热难解难分的一类证候。其临床特点如：身热，心烦，脘痞腹胀，恶心呕吐，大便溏泄，色黄味臭，汗出热解，继而复热，舌苔黄腻，脉濡数等。治宜燥湿与清热并施，常用辛温、苦温、苦寒之药相配伍，以达燥湿清热之目的。代表方剂如连朴饮（制厚朴、姜汁炒黄连、石菖蒲、半夏、炒香豉、焦栀子、芦根），或黄芩滑石汤（黄芩、滑石、茯苓皮、大腹皮、白蔻仁、通草、猪苓）。

3. 下焦湿热证

下焦湿热证，或由中焦湿热不解渐传而致，或因湿热邪气直犯下焦而发生。因湿热邪气未化燥之前一般不损及肝肾，故下焦湿热证的病变部位主要在膀胱和大肠，表现为水液代谢障碍和饮食物传化失常。下焦湿热证虽可分为湿重于热和热重于湿两种类型，但总以大、小便不通或排出不畅为主要临床特征。其治疗，应因势利导，使下焦湿热从小便而驱，故必以淡渗利湿为法。选用淡渗利湿药物，渗利湿浊，令其从小便而出，使水道通调，气机畅达，则膀胱与大肠之湿邪有外泄之机，湿去则热亦随之而泄。常用药如滑石、通草、茯苓、生薏苡仁、泽泻、猪苓、车前子等。此外，还须根据邪气在膀胱或在大肠的不同部位及湿与热的偏重程度，配入相应的药物。

膀胱湿热证，是湿热阻滞膀胱，导致小便不利或不通的病变，其中又可分为湿重于热和热重于湿两种类型。

湿重于热者，其临床特点如：小便不通，热蒸头胀，身重而痛，呕恶不食，口干不欲饮，舌苔白腻，脉濡。治宜淡渗利湿之法，导湿浊从小便而驱，则热邪亦随之而泄。代表方剂如茯苓皮汤（茯苓皮、生薏苡仁、猪苓、大腹皮、白通草、淡竹叶）。若下焦湿热上蒸，蒙蔽心包，出现神识昏蒙者，可用茯苓皮汤与苏合香丸并进。以茯苓皮汤淡渗利湿。以苏合香丸辛温芳香而化湿浊，宣气机，开窍醒神。

热重于湿者，其临床特点如：身热，口渴，尿频而急，溺时热痛，淋漓不畅，尿浑色黄，甚则尿中带血，舌苔黄腻而干，脉数等。其治疗，应在淡渗利湿的基础上，加入苦寒清利之品，如栀子、木通、竹叶等。代表方剂如八正散（车前子、瞿麦、萹蓄、滑石、栀子、甘草、木通、大黄、灯心草）。

大肠湿热证，是湿热阻滞大肠，导致大便不通或溏滞不爽的病变，亦可分为湿重于热和热重于湿两种类型。

湿重于热者，其临床特点如：少腹硬满，大便不通，头晕而胀，神识昏蒙，脘痞呕恶，舌苔垢腻，脉濡等。本证是湿阻气机，腑气不畅，而致大便不通，并非肠腑燥热，燥屎内结，故切不可用苦寒攻下之品，以防损伤脾阳，反致湿邪冰伏不化。治当在淡渗利湿的基础上，配入辛温宣化之品，以宣化湿浊，调畅气机，升清降浊，通利肠腑。俟清阳上升，湿浊下泄，则大便自通。代表方剂如宣清导浊汤（猪苓、茯苓、寒水石、晚蚕沙、皂荚子）。

热重于湿者，主要是导致胃肠湿热夹食滞不化，其临床特点如：身热，呕恶，大便溏臭不爽，色如黄酱，内夹不消化食物，脘痞腹胀，舌苔黄腻，脉濡数而弦。治宜清化湿热，导滞通下之法。即选用清化湿热药物与行气、消导，攻下之品相配，以通导胃肠湿热积滞。代表方剂如枳实导滞汤（枳实、生大黄酒洗、山楂、槟榔、厚朴、黄连、神曲、连翘、紫草、木通、生甘草）。本方是湿热病中运用下法的代表方剂，湿热夹食滞阻滞胃肠，虽可用下法，但与大肠燥结之证不同。因湿浊黏滞，难以速除，非一攻可解，故不可单纯用硝、黄重剂猛攻急下，以防苦寒过重，反致克伐脾阳。使用本方应掌握以小量、多次服用为原则。即用小剂量，连续服用，缓缓图之，直至大便不溏，湿热尽除为止。正如叶天士《温热论》所说："湿邪内搏，下之宜轻。伤寒大便溏为邪已尽，不可再下；湿温病大便溏为邪未尽，必大便硬，慎不可再攻也，以粪燥为无湿矣。"

综上所述，掌握三焦辨证的原则，针对湿热邪气所在的中心部位，选用相应药物，祛除湿热邪气，是治疗三焦湿热的根本大法。然而，还须注意，湿热邪气具有弥漫的特性，除病变中心部位外，还可影响到其他部位，从而形成湿热弥漫三焦之势。因此，在治疗用药中，除以病变中心部位为主外，还应兼顾三焦。如：中焦湿热证，除以脾胃症状为主外，还可影响到上、下焦，同时出现上、下焦症状。在治疗上，应以辛开苦降药物治中焦为主，而又须适当配入辛宣芳化及淡渗利湿之品，以兼顾上、下焦。总之，治湿不离三焦，治上焦不忘中、下焦，治中焦不忘上、下焦，治下焦亦须兼顾中、上焦。如此，则三焦弥漫之邪可分消而解。

此外，还须根据胃主消磨，脾主运化的生理功能及湿邪易困脾胃的病理特点，在祛除三焦湿热的同时，于处方中适当加入健脾益气，醒胃消导之品，以增强脾胃功能，使湿浊易化。常用健脾益气药如茯苓、生薏苡仁、白术等，常用醒胃消导药如砂仁、白蔻仁、山楂、神曲、麦芽、鸡内金、炒薏苡仁等。湿性黏腻，阻滞气机，在湿热病中，气机阻滞，三焦不畅，水道不利亦是必然之势。因而，在祛除三焦湿热的同时，于处方中选加理气行滞，开通肺气之品，更属不可或缺。常用药如枳实、厚朴、大腹皮、陈皮、藿梗、苏梗、杏仁、桔梗等。湿热病的病情虽然复杂，病程虽长，但只要辨证准确，用药循法，配伍精当，守方不疑，知常达变，是可以收到良好治疗效果的。

二、湿热病的治疗禁忌与饮食起居注意事项

湿热病既不同于伤寒病的单纯寒邪致病，又不同于温热病之纯属热邪为患，而是湿、热两种属性相反的邪气相合侵袭人体。因此，治疗上必须掌握治湿不助长其热，清热不冰伏其湿的原则。若偏执一端，或治不得法，不唯不效，反转坏证，大汗、大下、滋补、温补诸法，尤为所忌，兹分析其原因如下。

忌大汗：湿热邪气侵袭上焦，郁阻肌表，只宜用辛温芳香之品，宣透肌腠，使腠理通达，微有汗出，邪从汗解，切忌以大辛大温之药大发其汗。因湿为阴邪，黏滞难以速除，必取微汗，方能缓缓去之。而麻黄、桂枝一类大辛大温药物，其温窜太过，用之不惟湿不能去，反易助热动湿，使湿热上蒙清窍，内闭心包，而导致神昏、耳聋之重证。正如吴鞠通《温病条辨》所说："汗之则神昏、耳聋，甚则目瞑不欲言。"

忌大下：湿热邪气阻滞胃肠，可用清化湿热，导滞通下之法，但忌纯用峻下猛攻之品。因湿邪黏滞，非一攻可下，如单纯重用大黄、芒硝之类攻下药，不惟湿不能去，且易损伤脾阳，导致脾气下陷而成泄利不止之证。正如《温病条辨》所说："下之则洞泄。"

忌滋补：湿热病往往出现午后身热，口渴等见症，此乃湿邪为患，并非阴虚。若误诊为阴虚而投以生地、麦冬之类滋润腻补药物，则滋腻助湿，反使其病胶着难解。正如《温病条辨》所说："润之则病深不解。"

忌温补：湿为阴邪，遏伤阳气。在湿热病过程中，由于湿阻气机，阳气不通，往往出现肢凉，面色苍白，倦怠乏力等见症，此乃湿邪为患，并非虚寒之证。若误诊为阳气虚而投以党参、黄芪之类甘温补气药物，则壅滞助热，且粘腻碍湿，反使湿郁热蒸，病势加重。

此外，湿热病患者脾胃呆钝，消磨、运化功能低下，因此饮食尤当注意。油腻、甜、黏、冷、硬之类食物皆为所忌，防其损伤脾胃，助长湿热，加重病情。

湿热病初愈患者，机体功能尚未复原，饮食起居皆当谨慎，以防食复、劳复、感冒复。

三、湿热病的转归

湿热病迁延不解，由于体质、邪气比重变化或治疗用药等因素的影响，往往

发生转化。这种转化，因与促成转化的因素影响密切相关，往往顺从某种因素而转化——从阳化热或从阴化寒，因此又称为"从化"。因其转化以后归宿不同——或从阳化热而归属温热病范畴，或从阴化寒而归属寒湿病范畴，因此亦可称为"转归"。总之，湿热病一经转化之后，其性质已发生变化，不再属湿热病范畴。湿热病的转化多发生在中焦湿热证中，因脾主运化水湿，脾不健运则湿不易去，所以湿热病往往在中焦稽留时间最长，变化也较多。一般来说，其转归大致可分为从阳化热或从阴化寒两种情况。

从阳化热：是指患者体质阳气素盛，或其证候类型属热重于湿，或治疗过程中大量使用温燥药物，致使湿热病在发展过程中，湿渐退而热渐盛，最终化燥成温，转化为温热病。湿热病一旦从阳化热，转化成温热病，则按温热病辨证论治。

从阴化寒：是指由于患者素体阳虚阴盛，或其证候类型属湿重于热，或治疗过程中大量使用苦寒药物，克伐阳气，致使湿热病在发展过程中，湿不去而热渐退，最终发展成为寒湿病。湿热病一旦从阴化寒，转化为寒湿病，即已不属温病范畴，须用温阳化湿法治疗。

若湿热邪气既不从阳化热，又不从阴化寒，始终流连在中焦，或传入下焦，则仍按湿热病辨证论治。

第四章　温病辨治汇讲

第一讲　温病泛论（一）——温病的概念、特点与病因

温病，是中医临床常见病，也是中医急症的主要种类之一。因其起病急，传变快，热势重，且多见危重证候，对人体危害严重，所以如何更有效地对温病进行预防与辨治，越来越引起中医界的广泛重视。

一、温病的概念

温病，是外感四时温热或湿热邪气所引起的，以急性发热为主要临床特征的多种急性热病的总称。在这里，应当注意，温病的概念中包括四个方面：一是温病乃外感病，其致病是由外界邪气所引起，这就把温病和内伤杂病区别开来。一是温病与四时（四季）关系非常密切，不同的季节，气候各异，就导致一年四季中温病病种的不同。一是温病的致病因素总的来说是温热邪气或湿热邪气，简单地说，也就是热邪。这就把温病和伤寒区别开来。温病和伤寒同为外感发热性疾病，但病因不同，一热、一寒，所导致的病种、证候、发展趋势均不同，其治法当然也不相同。一是温病的主要临床特征是感受热邪之后，有明显的急性发热过程。

从上所述可以看出，温病并非单指某一种疾病，而是具有上述特征的一类疾病的总称。它主要包括多种感染性疾病，其中当然也就包括多种急性传染病，如流行性感冒、肺炎、流行性脑脊髓膜炎、流行性乙型脑炎、急性黄疸型肝炎、痢疾等。还有某些急性热病，如中暑等，虽非感染性疾病，但因其符合温病的特征，也属于温病的范畴。

温病学，就是专门研究温病的病因病机、发展变化规律及辨证论治的一门学科。

二、温病的特点

温病虽然包括多种疾病，其证候类型复杂多变，临床表现多种多样，每一个病证都有其个性。但由于同属温病，所以它们又具有共同的特点，也就是温病的共性，概括地说有五个方面。

1.外感温热或湿热邪气而发病

温病是外感性疾患，其病种虽多，总括起来不外温热病与湿热病两大类，其病因不外温热邪气与湿热邪气。

2.具有特殊的临床表现

温病是外感温热或湿热邪气而发病，因此它具有既不同于内伤杂病，又不同于伤寒的临床表现。简言之，温热病主要表现为起病急、传变快、变化多、热象偏重、易伤津液等特点。湿热病多表现为身热不扬、脾胃运化功能障碍、水液代谢失常、病势缠绵难愈等特点。

3.具有明显的季节性、地域性

温病的发生与季节密切相关，如春季温暖多风，气候干燥，易发生温热病；长夏季节气温高而多雨，则易发湿热病。

我国地域广阔，各地自然环境及气候特点不同，因而所发生温病的病种也具有其地域特点，如江南水乡气温偏高而水域广阔，所以每多见湿热病。

4.大多具有传染性

温病是外感时令之邪而为患，邪气自口、鼻、皮毛侵袭人体，在大多数情况下，病者可以通过呼吸或接触而由口鼻传染他人。某些温病，如温疫，甚至可以造成大面积流行；但也有些温病并不传染他人。所以说，温病大多具有传染性，但并不是所有温病都必然传染。

5.发展变化有其独特的规律性

温病发展变化的一般规律是：由表入里、由浅入深、由轻转重、由实致虚、由功能失常到实质损伤。其最终结果，或邪气渐退而向愈，或邪盛正衰而导致死亡。

三、温病的病因

温病的病因，笼统地说是温邪，或称热邪。温与热，同属阳邪，温为热之渐，热为温之甚。可以说，二者之间只有程度轻重的差别，而无本质的不同，所以常混称温邪或热邪，或合称温热邪气。由于一年四季气候特点的不同，如春季温暖而多风，夏季暑热盛，长夏热而多湿，秋季（初秋）气温偏高而干燥，所以不同季节热邪犯人每多与其季节之主气相兼夹。

1. 风热邪气

风为春季之主气。春季温暖而多风，故风热邪气为病多见于春季，其所导致的温病称为风温。若冬季气候反常，应寒而反温，亦可产生风热邪气，其所导致的温病称为冬温。风温与冬温发病季节虽不同，但病因相同，故临床表现与辨治均相同。

风热为阳邪，其性开泄。感受风热邪气而发生的温病，往往先伤及肺卫，初起多见发热，微恶风寒，咳嗽，舌边尖红，脉浮数等临床表现。风性善行而数变，因此风热为患往往变化迅速，很容易由肺卫内陷心包，而出现痉厥之变。

2. 暑热邪气

暑为夏季之主气。暑为热之极，四季之中，暑邪独见于夏季，故暑邪为病只发生于夏季，其所导致的温病称为暑温。

暑为阳邪，其性开泄、升散。暑热邪气为患，发为暑热病，多发病急骤，见高热恶热，汗出口渴，脉洪数等热盛征象。进而耗损津液，甚至损及肝血肾精，而致亡阴脱液之重证。暑邪易耗气伤津，故暑热为患又易导致津气两伤，甚至成虚脱之危证。

夏季不仅气候炎热，且雨水较多，热蒸湿动，湿热弥漫，故暑邪为患又往往夹有湿浊，而发生暑湿病，其属湿热病范畴，多属热重于湿的类型，也称为暑热夹湿。应当指出，夏季虽然多湿，暑邪虽易夹湿，但并不等于暑必夹湿。所以暑邪为患有不夹湿与夹湿之别，二者病变性质不同，临床表现与治法亦均大不相同。

暑温病根据其夹湿与否，分为暑热病与暑湿病两种类型。暑邪不夹湿而为患，称为暑热病，属温热病范畴；暑邪夹湿而为患，称为暑湿病，属湿热病范畴。

夏季感受暑热或暑湿邪气而发生的温病，除暑温外，还有冒暑、暑咳、中暑、暑厥、暑秽、暑瘵等。

3. 湿热邪气

湿为长夏之主气。长夏气温高而多雨，自然界湿热弥漫，此时人体最易感受湿热邪气而为患，其所导致的温病称为湿温。

湿为阴邪，热为阳邪。热与湿合，如油入面，热蕴湿中，难解难分，湿遏则热伏，故湿热病初起往往以湿邪为患的特点更为突出，多表现为湿重于热。因湿性重浊黏腻，阻滞气机，易困脾胃，故湿热病过程中多见身热不扬，头身困重，神识呆痴，胸脘痞闷，纳呆不饥，大便溏滞，舌苔白腻，脉濡等临床表现。

4. 燥热邪气

燥为秋季之主气。早秋季节，天气晴朗，秋阳曝晒，气温高而干燥，人体易感受燥热邪气而为患，其所导致的温病为温燥。而深秋季节，西风萧瑟，气候清凉，人体易感受凉燥邪气而为患，其所导致的疾病为凉燥，因其无热邪，故不属温病范畴。秋季因燥邪而致病者，均称"秋燥"，但因有燥邪与热邪相合或与寒凉之邪相合之别，故病有温燥与凉燥之异，二者证治不同，应当加以区分。

燥热邪气易伤津液，病变初起多先侵袭于肺，消耗肺津而见口、鼻、唇、咽、皮肤干燥，干咳无痰，小便短少，舌苔干燥等津液损伤之临床表现。燥热邪气为患，一般以损伤肺、胃、大肠津液为主，如辨治及时，一般易于痊愈，不至于出现危重证候。

5. 伏寒化温

寒为冬季之主气。外感寒邪为患，导致伤寒病，可见寒邪并非温病的病因。但有的发于春季的温病，初起并无明显的表证阶段，而是开始即以里热证为主，与春季外感风热邪气所致的风温病初起先见表证，然后再由表入里的临床表现大相径庭。因此，将这种温病命名为春温。春季气候并不炎热，为何春温初起即见里热炽盛呢？追究其病因，古代一些医学家认为，这类病变并非感受春季之风热邪气为患，而是冬季感受寒邪，如果人体阳气不虚或属阴虚火旺体质，则邪气伏于体内，郁而化热，至春季气候温暖，人体腠理疏松，则体内所伏之热，就自内而发。因热邪是自里而发，所以初起即见里热证。这种发病类型，属伏邪自发型。如果由于春季又感受时令之邪而引动体内之伏热，初起可见表里同病，但以里热为主，这种发病类型，称为新感诱发伏邪型。在伏邪自发型中，如果人体属阳盛体质，则多发于气分，初起见气分里实热证；如果人体属阴虚火旺体质，则多发于营分，初起见营分虚实夹杂证。在新感诱发伏邪型中，如果人体属阳盛体质，则初起多见卫气同病；如果人体属阴虚火旺体质，则初起多见卫营同病。

由上述可见，寒邪并非温病的直接致病因素，但若冬感寒邪伏于体内，郁而化热，转化成温热邪气，至春季而发，则亦可导致温病，而导致温病的直接病因，还是温热邪气。这种病因的产生，就是"伏寒化温"，由此而产生的理论，称为"伏气（或伏邪）温病"学说。追本溯源，这种学说的理论基础导源于《素问·生气通天论》所说的"冬伤于寒，春必病温"之论。

6. 温热毒邪

温热毒邪亦称温毒邪气，或简称温毒。这种邪气所导致的温病称为温毒。可见，温毒一词有两种含义，一是指病因，一是指病种。温毒为病，除具有一般温病的特征之外，还具有两个特点：一是局部红、肿、热、痛，甚或溃烂，一是具有传染性。也正是由于这两个特点，才称其为"毒"，以示与一般温病之区别。可以说，温毒是温病中具有"毒"的特点的一类，究其属性，多属温热病范畴。还应说明，温毒并非一个具体病名，而是具有温毒特点的一类温病的总称，它包括的病种较多，临床常见者如痄腮（流行性腮腺炎）、大头瘟（丹毒）、烂喉丹痧（猩红热）等。

7. 疠气之邪

疠气，亦称戾气。是一类具有强烈传染性的致病因素，其所导致的温病，统称温疫。疫，即传染之意。温疫与一般温病的不同点，就在于传染性的强弱。一般把不传染或传染性不甚强的病种称为温病，而把发病急骤、病情严重、传染性强甚至造成大流行的一类温病加之以"疫"字，称为温疫。可见，温疫就是温病中传染性极强的一种类型，因其起病急骤，病势暴戾，故将其病因称为"戾气""疠气"。究其性质，亦不外温热性之疠气与湿热性之疠气两类。因此，温疫亦有温热病与湿热病之分。温疫并非一个具体病名，而是具有强烈传染性，甚至造成大流行的一类温病的总称，它包括的病种较多，如传染性极强，造成大流行的重型流感、疫痢、霍乱、鼠疫等。

中医温病病因学说的产生，是从长期的临床实践中总结出来的，是对各种温病的临床表现进行综合归纳，运用中医学理论进行分析而推究出其致病因素的。这种通过分析证候而探求病因的方法，称为"辨证求因"或"审证求因。"从现代的观点来看，温病包括多种感染性疾病（其中包括多种传染病），其发病大多数是由病原微生物感染所致。由于历史条件所限，古代医学家还不可能直接观察到病原微生物，因而对温病的病因从六淫、温毒、疠气方面去认识，以外感立论。从而又不断完善、提高，发展成完整而严密的辨证论治理论体系，成为中医学伟大宝库的一个重要组成部分，有效地指导着临床实践。

第二讲　温病泛论（二）——温病的发病、病机与分类

自然界存在着风热、暑热、湿热、燥热、寒（伏寒化温）、温毒、疠气等温病的致病因素。但这些病因是否引起发病？在同样的环境条件下，为什么有人发病，

而又有人不发病？温病发病的机制如何？温病的种类有哪些？对这些病种如何划分更有利于指导临床实践？下面介绍这些温病学的基本知识。

一、温病的发病

温病的致病因素侵入人体的途径是口、鼻、皮毛这些人体与外界相通的体表器官、组织。但邪气是否能通过这些途径侵入人体，一旦侵入人体之后会发生哪种类型的温病，就涉及发病因素与发病类型的问题。

（一）发病因素

温病的发病因素可以概括为体质因素、自然环境因素、社会因素三个方面。

1. 体质因素

体质因素是指人体正气的充盛与否，抗邪能力的强弱。这是温病发病与否的决定性因素。《素问遗篇·刺法论》说"正气存内，邪不可干"，明确指出了人体正气充盛，对外界致病因素的防御能力强，抗邪有力，则邪气难以干扰、侵犯人体。一般来说，在人体正气充盛的情况下，不容易受邪气侵犯而发生温病。

2. 自然环境因素

自然环境是人类生存的依托。生存环境的优劣，直接影响着人类的生活质量，也与温病的发生与否密切相关。如环境优美，气候变化正常，则不易发生温病。而环境恶劣，气候变化反常，或暴冷暴热，或干旱淫雨，或空气污染，则极易导致温病发生甚至流行。

一年四季自然界的气候不同，不同的地区气候特点不同，也都直接影响着温病的发生和发病种类的不同。如：夏季炎热多雨或江南水乡炎热潮湿，则易发生湿热病；而干旱季节或干旱地区则易发温热病。

3. 社会因素

社会因素包括社会制度、社会的发达程度与科学技术水平等诸方面，它对温病的发生也有着直接影响。如，古人云"大乱之后，必有大疫""大灾之后，必有大疫"。这就指出，如连年战乱或水旱灾荒，而又社会制度不完善及科学技术水平落后，对战后、灾后疾病的防治措施不力，就必然引起温疫的流行。

（二）发病类型

温病的发病类型是指温病发生后，病变初起所表现出的证候类型。温病的种类虽多，但发病初起的临床证候，不外先见表证和初起即见里热证两种类型。一般来说，初起先见表证者，称为新感温病；初起即见里热证者，称为伏气温病，亦称伏邪温病。

1. 新感温病

感而即发的温病，称为新感温病。也就是说，感受邪气当时就发病。因邪气首先侵犯体表，故新感温病的临床特点是初起先见发热，微恶风寒，脉浮数等表证症状，继而再由表入里，由浅入深。因其初起有一个明显的表证过程，病位浅而病势轻，对人体损害尚轻浅，若及时采取措施，治疗亦较容易，预后多较好。这类温病如风温、湿温、温燥、冬温等。

2. 伏气温病

伏而后发的温病，称为伏气温病。也就是说，因为伏气温病的发病特点与其发病季节的气候特点（主气）不相符（如春温发于春季，而初起即见里热炽盛证；伏暑发于秋、冬，而初起即见暑湿内蕴之证）。所以古代一些医学家认为，这类温病的发病特点是感受邪气的当时并不发病，邪气伏于体内，过段时间后，伏邪自内而发（伏邪自发）；或伏邪由外感时令之邪所诱发（新感诱发）。因其以伏邪为主而发病，因此伏气温病的临床特点是初起即见高热、口渴、心烦、舌苔黄、脉数等里热证症状。或虽兼见表证而呈表里同病，但仍以里热为主，表证短暂而轻。因其热邪伏于里，未发病之先已有伤阴趋势，发病之后，热势燎原，伤阴更甚，故伏气温病往往来势迅猛，病情深重，且病程长。这类温病如春温、伏暑等。

应当说明的是，暑温虽属新感温病，但其病变初起往往不见表证而径见里热证，叶天士所说"夏暑发自阳明"即指此而言。造成暑温这种发病特点的原因有二：一是夏季气候炎热，人体的生理功能处于腠理开泄状态，使邪气有可入之隙；一是暑为热极之邪，致病力强，易于侵入体内。以上两种原因，就导致暑邪伤人直入于里而初起径见里热证。因暑温病的这种发病特点是由夏季炎热的气候特点所决定的，发病与季节之主气相符，故其虽初起即见里热证，而仍属新感温病范畴。

了解新感温病与伏气温病的学说，主要是在于解释初起先见表证与初起即见里热证这两种温病发病类型的不同。但从临床实践来看，不论是新感温病还是伏气温病，均须按温病的辨证纲领辨治，而不必拘于其新感与伏气之别。

二、温病的病机

温病病变的机制，总括来说，是各种温病的致病因素侵袭人体后，正邪相争，从而扰乱了人体的正常生理功能，导致人体动态平衡的破坏，出现脏腑功能失常，气血阴阳失调的病理性改变。由于致病因素有别，侵袭人体后所造成的病种各异，其具体病变机制及临床表现也就有所不同，这些内容将在温病的辨治中再具体介绍。

三、温病的分类

温病种类繁多，临床表现各异，因而其辨治也有所不同。临床上，为了执简驭繁，更便于对各种温病进行诊断、鉴别诊断及辨证论治，就有必要按某些共性对其进行分类。温病的分类方法一般有三种：一是按病名分类，一是按发病类型分类，一是按病变性质分类。

（一）按病名分类

由于四时气候不同，致病因素有别，发生于不同季节的温病的临床表现及发展变化规律也有所差异。古代温病学家以发病季节为主，把各种温病在加以"温"字的前提下，分别命以不同名称，作为对温病进行分类的一种方法。这些名称中，有以季节命名的，如春温、冬温；有以季节之主气（气候特点）命名的，如风温、暑温、湿温；有以季节与其主气结合命名的，如秋燥（温燥）。另外，也有以病变特点及流行特点命名的，如温毒、温疫；还有以其伏而后发命名的，如伏暑。现将几种常见温病病名的概念及其特点分述如下。

1. 风温

发生于春季的新感温病。因感受风热邪气而致病，初起先见发热，微恶风寒，头痛，咳嗽，口微渴，无汗或少汗，舌边尖红苔薄白，脉浮数等肺卫表证的临床表现。继而由表入里，深入发展，可传入肺、胃、大肠气分，亦可逆传心包，深入营分。如西医学中的流行性感冒、急性支气管炎、大叶性肺炎等。

2. 春温

发生于春季的伏气温病。因其初起即以里热为主，与春季的主气不相符，古人认为是冬季感寒，伏寒化温，春季自内而发或由新感诱发。初起即以里热证为主，或发于气分，或发于营分。进一步发展可致痉厥、出血，甚至耗损真阴而致亡阴脱液，来势凶险，病情严重。如西医学中的重型流感、流行性脑脊髓膜炎等。

3. 暑温

发生于夏季（夏至到处暑期间）的新感温病。因夏季或炎热干旱，酷暑炎炎；或闷热多雨，湿热熏蒸，故暑温又有暑热病与暑湿病之分。

暑热病：是感受暑热邪气引起的，以里热证为主的暑温病，属温热病范畴。

暑湿病：是感受暑湿邪气引起的，以里湿热（湿热并重或热重于湿）为主的暑温病，属湿热病范畴。

在暑温病中，无论是暑热病还是暑湿病，均发病急骤，病情较重，多见窍闭神昏、动风、出血之证。若暑温病出现动风证候，则又称为暑风或暑痫，如西医学中的流行性乙型脑炎、钩端螺旋体病等。

由于夏季气候炎热或湿热熏蒸，所以发生的温病病种亦多，除暑温外，还有一些其他暑病，择其常见者简介如下。

（1）冒暑、暑咳：冒暑，是夏季偶然感受暑热或暑湿邪气引起的病变。其病变部位在口、鼻、皮毛与肺，病位浅而病情轻，一般仅见发热，恶寒、头晕等临床表现。如有咳嗽见证，则又称暑咳。如西医学中的夏季感冒或上呼吸道感染。

（2）中暑、暑厥：夏季在烈日或高温下作业，暑热邪气卒中人体，而致高热，突然昏倒，不省人事者，称为中暑。若中暑而又见四肢厥逆者，称为暑厥，如西医学中的中暑、中暑性休克。

（3）暑秽：暑湿秽浊之气卒中人体，而致发热，头痛，烦躁，胸脘痞闷，甚则神昏的病证，是中暑的另一种类型。

（4）暑瘵：暑热或暑湿邪气侵袭于肺，损伤肺络，而致咳吐痰血或骤然吐衄，口鼻涌血的病证。因其多发于夏季，又状似痨瘵（肺结核），故名"暑瘵"，但其与痨瘵的病因、病机、治法均迥然不同，如西医学中的肺出血型钩端螺旋体病。

4. 湿温

发生于长夏季节的新感温病。因感受湿热邪气而致病，初起见恶寒，发热，身热不扬，身重脘痞，舌苔白腻，脉濡等临床表现。其以脾胃为病变中心部位，导致水液代谢失常，病程长，缠绵难愈。如西医学中的伤寒、副伤寒及其他沙门菌属感染的疾病、钩端螺旋体病、急性期血吸虫病等。

5. 秋燥（温燥）

发生于秋季的新感温病。因感受燥热邪气而致病，初起先见肺卫表证，并有燥伤肺津之特点，进而可伤及胃肠津液，一般病势轻浅，病程短而易于痊愈。如西医学中的上呼吸道感染、急性支气管炎、支气管肺炎等。

6. 伏暑

发生于秋、冬季节的伏气温病。因其初起即见暑湿病的临床表现，与秋、冬季节的主气不相符，古人认为是夏季的暑湿邪气内伏，至秋、冬季节由时令之邪所诱发，故称之为"伏暑"。本病初起多见表里同病（卫气同病或卫营同病）。进而发展为暑湿或暑热诸证，每多深入营、血，导致窍闭神昏之重证，起病急骤，病势深重且缠绵难愈。如西医学中发于秋、冬季节的流行性感冒、流行性乙型脑炎、钩端螺旋体病、伤寒、流行性出血热等。

7. 冬温

发生于冬季的新感温病。因冬季气候反常，应寒反温，人体感受风热邪气而致病，其病变及证治与风温同。

8. 温毒

因感受温热毒邪而引起的，具有传染性的新感温病。除一般温病见证外，又有局部红、肿、热、痛，甚或溃烂的特点。温毒是一类温病的总称，它包括痄腮（流行性腮腺炎）、大头瘟（颜面丹毒）、烂喉丹痧（猩红热）等病种。

9. 温疫

因感受疠气之邪所引起的，具有强烈传染性的新感温病。温疫是一类温病的总称，它包括传染性极强，造成大流行的重型流感、疫痢、霍乱、鼠疫等。

除上述病名外，温病的其他病名亦很多，如疟疾、黄疸、痢疾等，此不一一列举。

关于温病的病名，历代温病学家的说法不尽相同，对每一个病名的界定也不完全一致。因而就难免有一病数名（如伏暑，又名晚发、秋温、冬温），或名同而病异（如冬温，既指发于冬季的风温病；又有人指冬季而发的伏暑病）的混乱现象。应该说，温病的每个病名，一般能涵盖该病的发生发展规律，对临床治疗有参考作用，它在历史上曾起过积极作用，作为温病的一种分类方法，也有一定的意义。但总起来看，病名分类这种分类法，没能更好地突出"证"，即证候的概念。温病虽然种类繁多，名称各异，但从病变性质来看，不外温热病与湿热病两大类，依此归类，则对温病的临床辨证论治更具指导意义。因此，本讲座仅将温病的病名做概括介绍，而其辨治方法，则按温热病与湿热病分类。

（二）按发病类型分类

即根据温病有感而即发，初起先见表证者；有邪气伏而后发，初起即见以里热证为主者这种临床特征，而将温病分为新感温病与伏气温病两类。这种分类方法，旨在说明温病初起的发病类型，"证候"的概念亦不够突出。新感温病与伏气温病虽初起发病类型不同，究其病变性质，亦不外温热病与湿热病两类。

将按发病类型分类与按病名分类这两种分类方法联系起来看，属新感温病的有风温、暑温、湿温、秋燥（温燥）、冬温、温毒、温疫等，属伏气温病的有春温、伏暑等。

（三）按病变性质分类

温病的名称虽多，发病的类型虽有不同，但从其致病因素及其临床表现来看，其病变性质不外温热病与湿热病两大类别。因感受温热邪气而发病，具有起病急、传变快、变化多、热象偏重、易伤津液等特点的称为温热病。因感受湿热邪气而发病，具有身热不扬、脾胃运化功能障碍、水液代谢失常、病势缠绵难愈等特点的称为湿热病。

将按病名分类、按病变性质分类与按发病类型分类三种分类方法联系起来看，属温热病的有风温、春温、暑温（暑热病）、秋燥（温燥）、冬温、温毒、温疫（因温热性疠气而致病者）等；属湿热病的有暑温（暑湿病）、湿温、伏暑、温疫（因湿热性疠气而致病者）等。现将温病的三种分类方法及其相互关系用图表示如下（见图1）。

图 1　温病分类及相互关系

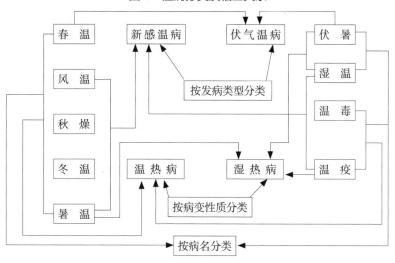

从图中可以看出，在三种分类法中，以按病变性质分类的方法最能概括温病的全貌，并最能反映出不同温病的性质及临床特点，而且能突出证候的概念，便于掌握两类不同性质温病的发生发展规律，从而执简驭繁地对温病进行辨治。

第三讲　温病泛论（三）——温病与伤寒

温病与伤寒均为外感病，但因感受邪气的性质不同，二者又有很大区别。因此，搞清伤寒与温病之间的关系，对于学习、掌握温病学是非常必要的。

伤寒，在中医历代文献中有广义与狭义两个概念。广义伤寒，是一切外感热病的总称，它包括了外感寒邪而发病的伤寒，也包括外感热邪而发病的温病。因此，温病与广义伤寒是隶属关系，即温病隶属于伤寒。如《素问·热论》所说的"今夫热病者，皆伤寒之类也"，显然是将温病包括在伤寒之中。《难经·五十八难》所说"伤寒有五：有中风、有伤寒、有湿温、有热病、有温病"一句中的"伤寒有五"，其"伤寒"是指广义伤寒，是一切外热病的总称。而"有伤寒"之伤寒，是与中风、湿温、热病、温病平列的狭义伤寒。它只是外感热病中的一个种类。这句话中"有温病"所指的温病，虽与今天所讲的温病的概念有所不同，但从文中可以明显看出，狭义伤寒与温病是平列关系。

对温病与伤寒的不同之处论述最为深刻的古代学者，当推清代著名医学家叶天士。他以高度概括性的语言，精辟地分析了温病与伤寒病因、病机、发生发展规律、对人体损伤的机制、发展趋势的不同，从而奠定了温病学的理论基础，将温病从伤寒的范畴分化出来，形成了独立的温病学体系。下面就从这几个方面对温病与伤寒的不同进行分析。

一、温病与伤寒病因病机及发生发展规律的不同

《叶香岩外感温热篇》第一条云："温邪上受，首先犯肺，逆传心包。肺主气属卫，心主血属营。辨营卫气血虽与伤寒同，若论治法，则与伤寒大异也。"这一条论述了温病的发生发展规律，重点却在温病与伤寒的鉴别。

"温邪"二字，明确指出了温病的致病因素是温热邪气，这就把温病与外感寒

邪所导致的伤寒从病因上严格区分开，明确了二者性质的不同。

"上受"二字指出了温热邪气侵入人体的途径。其"上"字含义有二：一是指口、鼻，温热邪气袭人，自口、鼻而入，口、鼻在人体上部，故曰"上"；一是指肺，肺开窍于鼻，肺气通于口、鼻，且肺合皮毛，主表，肺为五脏六腑之华盖，在最上部，故曰"上"。温热邪气袭表，自口、鼻、皮毛而入，导致肺的卫外功能失常而发生表证，故曰病自"上受"。

"首先犯肺"一句，指出了温病初起的病变部位。其"犯肺"，不是单纯指肺脏，而是指肺系而言。从中医学的整体观念出发，五脏不是孤立的脏器，而是以脏为中心，通过经络与其相表里之腑及体表的组织器官相联系的功能系统。肺系，即以肺脏为中心，通过手太阴肺经，与体表的鼻、皮毛相联系的一个系统。温热邪气侵袭人体，首先导致肺系病变，故称"首先犯肺"。

"逆传心包"一句，指出了温病的发展规律。"逆传"，是与"顺传"相对而言。也就是说，如果温热邪气既不从肺系外解，又不顺传胃肠，则往往出现逆传心包的险证。因肺与心包同居胸中，故肺系温热邪气最易传入心包。若人体心气、心阴素亏；或温热邪气猖獗；或误用辛温发散药而耗伤心气、心阴，则可导致邪气由肺系径传心包。其传变形式有两种：一是太阴卫分温热邪气不经太阴气分而径传心包，由卫分直接传入营分；一是太阴气分温热邪气不顺传阳明气分，而径传心包营分。因二者皆来势迅猛，病情凶险，故曰"逆传"，因其内逼心包，直犯心主，故又称为"热陷心包"。现将上述温病发生发展规律用图表示如下（见图1）。

图1　温病发生发展规律

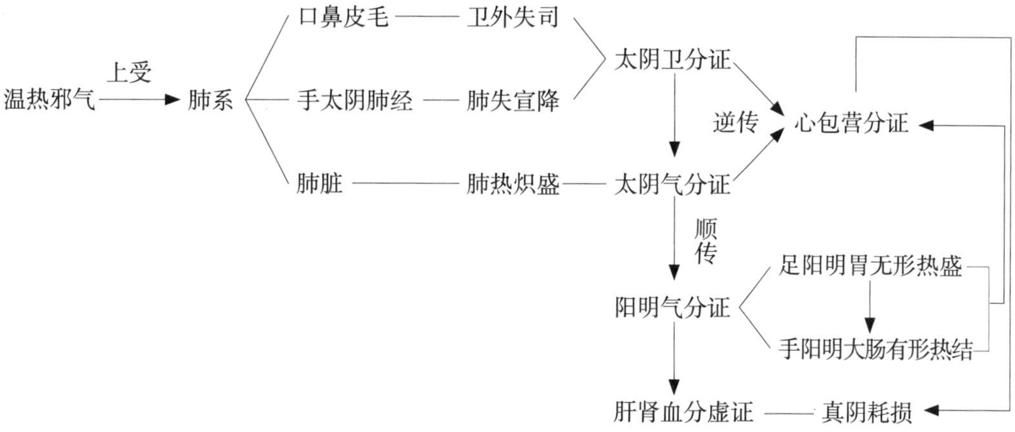

综上所述，温病是外感温热邪气而发病，温热为阳邪，主升散、开泄，其性上行，故其袭人，始从上受，由口、鼻、皮毛而入，先侵袭手太阴肺系，进而深入发展，或顺传阳明胃肠，或逆传心包，终至肝肾，损伤真阴。

伤寒是外感寒邪而发病，寒为阴邪，主收引凝滞，其性下行，故其袭人，始从下受，先犯皮毛，袭于足太阳膀胱经。进而深入发展，传入阳明胃、肠，终至损伤三阴脾、肾、肝之阳气。因寒邪重在伤人阳气，故无灼液聚痰，逆传心包之变。

温病与伤寒，病因有温热邪气与寒邪之分，发病初起有温邪上受（手经）与寒邪下受（足经）之别。其传变规律有温病顺传阳明胃、肠或逆传心包，终至三阴而伤阴与伤寒三阳传变终至三阴而伤阳之异。故叶天士在本条最后强调指出："辨营卫气血虽与伤寒同，若论治法，则与伤寒大异也。"

二、温病与伤寒对人体损伤的机制及其证治的不同

叶天士指出，温病"辨营卫气血虽与伤寒同，若论治法，则与伤寒大异也"。既然温病与伤寒同是导致人体营卫气血的损伤，而二者治法又"大异"，可见二者所损伤的虽然都是营卫气血，但其损伤的机制却大有不同，因而其证治也大不相同。兹以伤寒的太阳病为例，将其与温病做一比较，以见二者对人体营卫气血损伤的机制与证治的不同。

（一）辨营

营，即营阴，是指血中津液。寒邪伤营，是导致营阴凝滞；温热邪气伤营，是灼伤营阴。可见二者虽均伤营，但损伤的机制不同。

1. 伤寒寒伤营（太阳伤寒证）的证候及治法

太阳伤寒证，其病机为寒邪束表，卫阳被郁，营阴凝滞。故症见恶寒重，发热轻，无汗而喘，头项强痛，周身疼痛，舌苔薄白，脉浮紧。其头项强痛，周身疼痛，脉紧皆为寒邪凝滞营阴之兆，因其寒凝血瘀，导致不通则痛，故称为"寒伤营"。因其病变关键在于寒邪凝滞营阴，故治当辛温发汗，散寒解表，代表方剂如《伤寒论》之麻黄汤。

2. 温病营分证的证候及治法

温病营分证，其病机为温热邪气深入血脉之中，灼伤营阴。故症见身热夜甚，

口反不甚渴，或竟不渴，心烦躁扰不寐，甚或时有谵狂，舌质红绛无苔，脉细数。因其病变关键在于温热邪气耗伤营阴，故治当清营养阴，透热转气，代表方剂如《温病条辨》之清营汤。

（二）辨卫

卫，是指卫外功能。风寒邪气与风热邪气伤卫，均可导致卫外失司，但因邪气有寒、热之别，其损伤机制则有不同。

1.伤寒风伤卫（太阳中风证）的证候及治法

太阳中风证，其病机为风邪外袭，卫外不固，营阴外泄，营卫不和。故症见发热，恶风，头痛汗出，鼻鸣，干呕，舌苔薄白，脉浮缓。因其病变关键在于风邪外袭，卫外不固，故称为"风伤卫"。因其风邪夹寒，故治当辛温之剂，以解肌祛风，调和营卫，代表方剂如《伤寒论》之桂枝汤。

2.温病卫分证的证候及治法

温病卫分证，其病机为风热邪气外袭，卫外失司，肺失宣降。故症见发热，微恶风寒，无汗或少汗，头痛，咳嗽，咽红或痛，口微渴，舌边尖红，苔薄白，脉浮数。因其病变关键在于风热邪气外袭，故治当辛凉轻剂，以疏风透热，代表方剂如《温病条辨》之银翘散、桑菊饮。

（三）辨气

气，是指脏腑功能。寒邪引起的气分证是气化不利，水液停蓄；温热邪气引起的气分证，是脏腑功能亢奋，里热炽盛。二者虽均是导致脏腑功能失常，但损伤的机制不同。

1.伤寒气分（太阳蓄水证）的证候及治法

太阳蓄水证，其病机为太阳经证不解，风寒邪气循经入腑，导致膀胱气化功能障碍。故症见发热，恶风，汗出，烦渴，水入则吐，小便不利，脉浮。因其病变关键在于气化不利，以致水蓄膀胱，故称为病在"气分"，治当外疏内利，化气行水，代表方剂如《伤寒论》之五苓散。

2.温病气分证的证候及治法

温病气分证，其病机为温热邪气入里，导致脏腑功能失常。其病证虽因所在脏腑不同而各异，但共同特点为邪气盛而正气不衰，正邪激争，功能亢奋，呈现一派里热炽盛之象。故症见高热，恶热，心烦，口渴，舌质红苔黄，脉数有力。因其病变关键在于里热炽盛，故治当清泄热邪，代表方剂如《温病条辨》之白虎汤。

（四）辨血

血，是指血液。伤寒以蓄血证为主，而温病则以动血与耗血证为多。因二者邪气性质有异，对血的损伤机制也不同。

1.伤寒血分（太阳蓄血证）的证候及治法

太阳蓄血证，其病机为太阳表邪化热入里，循经深入下焦，热入血络，耗伤血中津液，致使血液黏聚成瘀，瘀血与热邪互相搏结于少腹。故症见少腹急结或硬满，精神如狂或发狂，小便自利，舌质紫暗或有瘀斑，脉沉涩。因其病变关键在于瘀血与热邪相互搏结，故称为病在"血分"，治当泄热逐瘀，代表方剂如《伤寒论》之桃核承气汤、抵当汤。

2.温病血分证的证候及治法

温病过程中热邪深入下焦，亦可导致蓄血证候，其治法与伤寒亦大体相同。但温病系热邪为患，其对血液危害严重，故其血分证之范围远较伤寒为广。温病的血分证，大致可分为动血与耗血两大类。

动血，是指热邪鼓动血液而造成的出血证候。其病机为热邪灼伤血络，迫血妄行，致使血不循经，溢出脉外，而导致人体各部位之出血。故症见身热夜甚，躁扰昏狂，或吐血，或衄血，或便血，或尿血，或妇女非时经血，量多，色紫，或发斑，斑色紫黑，舌质紫绛而干，脉数。因其病变关键在于热邪动血，故治当凉血散血，代表方剂如《温病条辨》之犀角地黄汤。

耗血，是指热邪耗伤血液而造成的阴血耗损证候。其病机为热邪耗伤血液，甚则耗损肝血肾精，而导致真阴耗损之虚热证。故症见低热，五心烦热，口干舌燥，心悸，神倦，甚则神昏瘛疭，耳聋，舌强，舌质红绛少苔，脉虚大或迟缓结代。因其病变关键在于热邪耗血伤阴，故治当滋阴养血，以清虚热，代表方剂如《温病条辨》之加减复脉汤、二甲复脉汤、三甲复脉汤、大定风珠。

三、温病与伤寒由表入里传变的机制及其发展趋势的不同

《叶香岩外感温热篇》第二条云："盖伤寒之邪留恋在表，然后化热入里。温

邪则热变最速……"这句话概括地指出了温病与伤寒由表入里传变的机制不同，并提示了二者发展趋势的不同。

1. 伤寒由表入里传变的机制及其发展趋势

伤寒初起，寒邪束表，腠理闭塞，使卫阳被郁不得外达，临床以恶寒为主症，须待卫阳之气郁极而发，正气奋起驱邪，方始出现正邪交争而发热。因寒邪留恋，故这段时间持续较长。《伤寒论》所说的"太阳病，或已发热，或未发热，必恶寒"，即指出了伤寒初起，寒邪留恋在表的这一特点。若表寒不解，且人体阳气充盛，经过一段较长时间，阳气勃发，正邪激争，寒邪才能逐渐化热入里而传入阳明。此即叶天士"盖伤寒之邪留恋在表，然后化热入里"之谓。从其发展趋势来看，伤寒之寒邪化热入里传入阳明的过程，也就是阳气和寒邪交争的过程，在这段过程中，寒邪化热要大量消耗阳气。也可以说，伤寒能由太阳表寒证发展为阳明里实热证，是以阳气的耗伤为代价的。如果患者素体阳虚，阳气无力与寒邪抗争，伤寒是不会出现阳明病的，其发展趋势一般是太阳表寒入里而成为太阴虚寒证，通常所谓"实则阳明，虚则太阴"，即指此而言。由此可见，伤寒传入阳明，尽管由于人体阳气充盛，表现为里实热证，但已经潜伏着阳气被寒邪所伤的危机。在阳明阶段又呈现持续高热，热邪继续耗气伤津，阳气已耗而再耗，其结局往往是阳气大伤，导致三阴虚寒，亡阳厥逆之证。

2. 温病由表入里传变的机制及其发展趋势

温病初起温热邪气袭表，腠理开泄，卫阳即奋起驱邪，正邪交争，临床以发热为主症而兼微恶风寒，且因热邪耗伤津液而见口微渴。若表证不解，热邪则很快直接由表入里，或顺传阳明胃、肠气分，或逆传心包营分，而转为里热证。因其邪气性质本为温热，不需经过转化，故由表热转为里热之传变，为时短暂而迅速，此即叶天士"温邪则热变最速"之谓。从其发展趋势来看，温病是温热邪气直接由表入里，热邪在卫分之表证阶段即已耗伤津液。其入里之后，无论是顺传阳明胃、肠气分，还是逆传心包营分，皆继续伤津耗气。津液已伤而再伤，其结局往往是津枯液涸，进而深入肝肾，消灼真阴，而导致真阴耗损，亡阴脱液之证。

兹将温病与伤寒由表入里传变的机制及发展趋势的不同用图表示如下（见图 2）。

图 2 温病与伤寒由表入里传变的机制及发展趋势

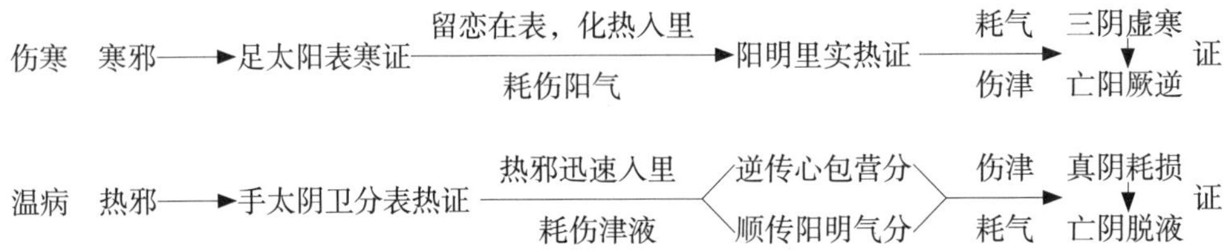

伤寒 寒邪——→足太阳表寒证　留恋在表，化热入里／耗伤阳气——→阳明里实热证　耗气／伤津——→三阴虚寒证／亡阳厥逆

温病 热邪——→手太阴卫分表热证　热邪迅速入里／耗伤津液——→逆传心包营分／顺传阳明气分——→伤津／耗气——→真阴耗损证／亡阴脱液

四、湿热病与伤寒病因病机及传变规律的不同

上述内容重点论述了温病中的温热病与伤寒的不同。而湿热病与伤寒，也同样存在着很大差异。《叶香岩外感温热篇》第三条云："……湿与温合，蒸郁而蒙蔽于上，清窍为之壅塞，浊邪害清也。其病有类伤寒，其验之之法，伤寒多有变证，温热虽久，在一经不移，以此为辨。"此句重点论述了湿热病与伤寒的不同。句中"湿与温合"，即指湿热邪气而言。湿热病初起，往往以湿邪为主，湿遏热伏，热蕴湿中，湿热郁蒸，上蒙清窍，同时导致肺气不宣，脾失健运，此即叶天士"蒸郁而蒙蔽于上"之谓。湿为阴邪，重浊黏滞，湿热病初起，由于湿阻气机，卫气不宣，往往见恶寒，发热，身热不扬，头身沉重疼痛，其证与伤寒初起颇为相似。但伤寒初起是以头身疼痛为主，并无沉重感，其舌苔薄白而脉象浮紧；而湿热病初起则以头身沉重困顿为主，同时兼有疼痛，其舌苔腻而脉濡。

对湿热病与伤寒的不同，叶天士特别强调从二者的传变情况去进行辨析，以作为鉴别要点。伤寒初起寒邪侵袭足太阳膀胱经，虽留恋在表，然一旦发生传变，则形式多种多样，或为少阳病，或为阳明病，或为三阴病，或为并病等。且在其传变过程中，证候又有表寒、里实热、里虚寒、寒热错杂等多种变化。湿热病初起多见表里同病，邪气一旦入里，则往往以脾胃，特别是脾为病变中心。因脾主运化水湿，湿越滞则脾越困，而脾越困则湿越滞，互为因果，而成恶性循环，缠绵日久，难解难移。即叶天士"温（'温'字当为'湿'字之误）热虽久，在一经不移"之谓。

在外感病的温热病、伤寒病、湿热病三种类型中，由于邪气的性质及特点不同，其病证的传变及变化情况也就大有差异。温热为阳邪，升散开泄，易伤津耗气，故温热病传变最快，且变化多端。寒为阴邪，收引凝滞，易伤阳气，故伤寒病传变较慢，然一旦发生传变之后，则又多有变化。湿为阴邪，重浊黏滞，易遏伤阳气，阻滞气机，热为阳邪，湿与热合，胶结难解，故湿热病传变最慢，病程长，缠绵难愈，且变化较少。

第四讲　温热病辨治撷要——温热病的辨证纲领、治疗原则与禁忌

外感温热邪气而导致的温病，称为温热病，其特点是起病急、传变快、变化多、热象偏重、易伤津液。如何针对温热病的性质和特点对其进行及时有效的辨治，首先就涉及温热病的辨证纲领、治疗原则与禁忌问题，下面就此展开论述。

一、温热病的辨证纲领——卫气营血辨证

温病的辨证有卫气营血辨证和三焦辨证两个辨证纲领。卫气营血辨证为清代著名温病学家叶天士所创，按温病发展过程中对人体损伤机制的不同而将其划为卫、气、营、血四个阶段，从而揭示了温病由表入里、由浅入深、由轻转重、由实致虚、由功能失常到实质损伤的发展传变规律。三焦辨证由清代著名温病学家吴鞠通所倡导，他按温病对人体脏腑的侵害而将其划分为上焦、中焦、下焦三个部位，从而标明了温病发展过程中脏腑传变的规律。综观这两个辨证纲领，可以说卫气营血辨证主要在于把温病划分为四个阶段，侧重于对温病发展阶段的诊断；三焦辨证主要在于把温病划分为三个部位，侧重于对温病的定位诊断。从临床实用性上来看，温热病的发展变化主要体现为温热邪气逐步深入地对人体卫气营血的损伤；而湿热病的发展变化则主要体现为湿热邪气沿上焦、中焦、下三焦的逐步传变。也就是说，卫气营血辨证的优点在于它从横向标明了温热病由浅入深的传变层次，三焦辨证的优点在于它从纵向标明了湿热病由上至下的传变途径。

（一）卫气营血的生理概念

1. 卫

卫气，简称卫，它是人体的阳气。它循行于人体周身，内而胸腹、肓膜，外而关节、肌肉、皮毛，对人体各部位起温煦和保卫作用，它能主司腠理、毛孔之开合，调节体温并抵御外邪的侵袭。可以说，卫的生理功能就是阳气对人体温煦、

保卫功能的体现。

2. 气

气，是构成人体和维持人体生命活动的基本物质。它由受之于父母的先天之气、自然界的清气与饮食物中的水谷之气三者在各脏腑相互配合的功能活动中相互结合而生成，进而又供给各脏腑活动的需要而产生脏腑功能。可以说，气，就是正气、阳气。它是人体生命活动的动力和表现，它的生理功能也就是全身各脏腑功能活动的外在反映。

3. 营

营，是构成人体和维持人体生命活动的营养物质。它来源于水谷精微，运行于经脉之中，通于心，是血液的组成部分。可以说，营是血中之津液，因而又称"营阴"，它的生理功能是滋养人体和化生血液。

4. 血

血，是构成人体和维持人体生命活动的基本物质。它由水谷精微和肾精所化生，循经脉运行于周身，它的生理功能是营养和滋润人体。

（二）卫气营血证候的病机及证候特点

温热邪气侵袭人体而发生的温热病，一般初起先侵犯体表，导致人体卫外功能失常；进而邪气入里，侵犯脏腑，导致脏腑功能失常；再深入发展，则深入心与血脉，灼伤营阴；进而耗血动血，损伤血液。

按照卫气营血辨证，可将温热病的发展过程分为卫分证候、气分证候、营分证候、血分证候四大类别。也就是说，温热病的发展过程可划分为温热邪气伤卫、伤气、伤营、伤血四个阶段。

1. 卫分证候

卫分证候，是温热邪气由口、鼻、皮毛侵袭肺系，导致人体卫外功能失常（简称卫外失司）或肺的宣发、肃降功能障碍（简称肺失宣降）的阶段。因病在表，所以它是温热病的初期（亦称初起）阶段。其证候特点是：发热，微恶风寒，头痛，口微渴，无汗或少汗，舌边尖红苔薄白，脉浮数或咳嗽。

2. 气分证候

气分证候，是温热邪气入里，侵犯脏腑，导致脏腑功能失常的阶段。气分证初起，脏腑功能往往呈现亢奋状态，称为气分实证；气分证后期，有时可呈现脏腑功能衰竭状态，称为气分虚证。

气分实证是指温热邪气入里，邪气盛而正气不衰，则正气奋起驱邪，正邪相争于里，使脏腑功能处于亢奋状态。因邪气所犯脏腑不同，或在肺、或在胃、或在肠、或在胆，故气分证范围相当广泛，证候类型也多种多样。但因其均属邪气盛而正气不衰，故均称为气分实证，临床均见一派热象，它是温热病发展的中期阶段。因其正邪激争，也称极期阶段。其证候特点是：高热，不恶寒，反恶热，口渴饮冷，尿少而黄，舌质红苔黄，脉数有力。

气分虚证是指在气分实证过程中，如高热持续不退，耗气伤津，可导致津气欲脱，甚或亡阳厥逆，正气大伤，脏腑功能衰竭。其证候特点是：身热骤退，大汗不止，气短神疲，脉微欲绝，甚或冷汗淋漓，四肢厥逆。

3. 营分证候

营分证候，是温热邪气深入心与血脉，灼伤营阴，导致血中津液亏损及心神被扰的阶段，它是温热病的中、后期阶级。其证候特点是：身热夜甚，口反不甚渴，或竟不渴，心烦躁扰不寐，甚或时有谵狂，或见斑点隐隐，舌质红绛无苔，脉细数。

4. 血分证候

血分证候，是温热邪气深入心与血脉，损伤血液，导致动血或耗血的阶段，它是温热病的后期阶段。

动血是指温热邪气深入血脉，灼伤血络，迫血妄行，导致血不循经，溢出脉外，而见局部或全身各部位出血及心神被扰的证候。其证候特点是：身热夜甚，躁扰昏狂，或吐血、或衄血、或便血、或尿血，或见非时经血，量多色紫，或发斑，斑色紫黑，舌质绛紫而干，脉数。因其热邪炽盛，故称之为血分实证。

耗血是指热邪耗伤血液，甚则耗损肝血肾精而导致真阴被损，甚至亡阴脱液的证候。其临床特点是：低热，五心烦热，口干舌燥，心悸，神倦，甚则神昏瘛疭，耳聋，舌强，舌质红绛无苔，脉虚大或迟缓结代。因其阴血大伤，故称之为血分虚证。

（三）卫气营血证候的传变规律及其相互关系

由以上所述可以看出，温热病的传变规律一般来说是按卫分证候→气分证候→营分证候→血分证候的顺序依次递传，逐步深入发展。反之，则病势逐步转轻。

卫分证候是温热邪气袭表，导致人体卫外功能失常的阶段，邪浅病轻；气分证候是温热邪气入里，导致脏腑功能失常的阶段，较之卫分证候邪深病重。二者虽有浅深轻重之别，但均属功能失常的病变，并无质的不同。因此说，卫分是气分的轻浅阶段，也有人称"卫为气之表"，二者可统称为气病。营分证候是温热邪气深入心与血脉，灼伤营阴，导致血中津液耗损，心神被扰的阶段；血分证候是温热邪气深入心与血脉，动血而导致出血或耗血而导致真阴被损的阶段，较之营分证候更为深重。二者虽有浅深轻重之别，但均属血液被耗的实质损伤，亦无质的不同。因此说，营分是血分的轻浅阶段，也有人称"营为血之表"，二者可统称为血病。可以说，由卫分到气分是邪气深入，病情加重的渐变、量变过程，由营分到血分，也是邪气深入，病情加重的渐变、量变过程。而由卫、气到营、血，则不仅标志着病势更加深重，而且是由功能失常到实质损伤的突变、质变过程。《叶香岩外感温热篇》第八条所说的："大凡看法，卫之后方言气，营之后方言血"这句话，就是明确地指出了卫、气与营、血证候之间的这种相互关系。所以说，卫气营血辨证，就是标明温热邪气侵袭人体后，由表入里、由浅入深、由轻转重、由实致虚、由功能失常到实质损伤这个发展传变过程的辨证纲领。其关键在于辨明温热邪气对人体气（功能活动）与血（营养物质）的损伤过程，故其核心是气血辨证。

应当说明的是，由于人体禀赋的差异，邪气性质、轻重的不同，治疗的及时和恰当与否，卫气营血传变的规律也不是固定不变的。若体壮邪轻，治疗及时、得法，则邪气可从卫分、气分而解，未必深入营、血。若体虚邪重，或治不及时、得法，则邪气可由卫分而逆传入营。还有初起即发于气分或发于营分者；有初起即见卫气同病或卫营同病者；有气分证未罢而营阴已伤之气营两燔者；有气分高热直入血分而呈气血两燔者。虽然变证种种，错综复杂，但又万变不离其宗，只要掌握了卫、气、营、血四个阶段各自的病机及其证候特点，就能抓住辨证关键，进行及时而准确的治疗。可见，卫气营血辨证对温热病的临床辨治具有重大指导意义。总的来说，其临床意义可以概括为以下三个方面：一是概括了温热病发展传变过程四个阶段中的四类证候；一是揭示了温热病发展传变的一般规律，一是标明了温热病各阶段病位的浅深、病情的轻重、正邪的盛衰。上述三者互相联系，为临床论治及判断预后提供了可靠依据。

二、温热病的治疗原则

温热病是外感温热邪气而为患，故其总的治疗原则是以寒凉药物清泄热邪，即《素问·至真要大论》所说的"治热以寒""热者寒之"。在此前提下，再针对卫、气、营、血的不同阶段，选用相应的寒凉药物进行治疗。

关于卫气营血各阶段的治法，《叶香岩外感温热篇》中做了具体论述。对卫分证候的治法，他说"在表，初用辛凉轻剂"，又说"在卫汗之可也"。就是说，治疗卫分证应选用辛凉轻扬的药物，清透在表之风热，使邪气得除，营卫通达而病解汗出。对气分证候的治法，他说"到气才可清气"。就是说，治疗气分证应选用寒凉清热的药物以清泄热邪，临床一般以辛寒药物为主。对营分证候的治法，他说要"凉血清热"，又说"入营犹可透热转气"。就是说，治疗营分证应选用清营凉血药物，并配以清宣气分热邪之品，以清透营分热邪，使之透出气分而解。对血分证候的治法，他说"直须凉血散血"。就是说，治疗血分证应选用凉血散血药物，以凉血散瘀。

还须注意到，温热邪气易伤津液。可以说，在温热病过程中，自始至终都存在着热邪伤阴的问题。所以，治疗温热病，在泄热的同时，也要时时考虑到存阴，即保津、生津、养阴。但热邪伤阴与内伤杂病之阴虚不同，其用药应选甘寒、酸寒、咸寒，使之润而不腻，补中有清。总之，温热病的特点是热邪伤阴，其治疗应着眼于泄热存阴。泄热是手段，而存阴才是根本目的，即前人所谓"存得一分阴液，便有一分生机"。

三、温热病的治疗禁忌

1.忌辛温发汗

温热病是外感温热邪气，与伤寒外感寒邪截然不同，因此绝对禁用辛温发汗法，如麻黄、桂枝等药物，均为禁用之品，以防助热伤津，引邪深入，正如吴鞠通《温病条辨》所说"温病忌汗，汗之不惟不解，反生他患"。

2.忌淡渗利尿

在温热病过程中，由于温热邪气伤阴，常可见到尿少或无尿，应以清热生津法治疗，热退津复，则小便自利。禁用淡渗利尿之品，如泽泻、猪苓、车前子、滑石之类，以防渗利伤阴。正如吴鞠通《温病条辨》所说"温病小便不利，淡渗不可与也，忌五苓、八正辈"。

3. 慎用苦寒

温热邪气伤阴，治当泄热存阴，所选药物，应为辛寒、甘寒、酸寒、咸寒之品。苦寒药物，如黄连、黄芩、黄柏之类，虽有清热之功，但有苦燥伤津之弊，故用之宜慎，即或使用，也应配以甘寒，以制其燥。正如吴鞠通《温病条辨》所说"温病燥热，欲解燥者，先滋其干，不可纯用苦寒也，服之反燥甚"。

4. 慎用腻补

温热邪气耗津伤阴与内伤杂病之阴虚证不同，其治疗应以清热为主，配以甘寒、酸寒、咸寒之品保津、生津、养阴，热退则津还，其阴自复。在邪气未尽的情况下，切不可因其津耗阴亏而妄投腻补，如熟地、阿胶、龟板、鳖甲之类，防其滋腻壅滞，使邪无出路，反致"闭门留寇"。

第五讲　温热病辨治——卫分证候

卫分证候，是温热邪气由口、鼻、皮毛侵袭肺系（口、鼻、皮毛，手太阴肺经，肺脏），导致人体卫外功能失常（简称卫外失司），肺之宣降功能障碍（简称肺失宣降）的病变。以发热，微恶风寒，口微渴舌边尖红苔薄白，脉浮数；或但咳为主要临床特征。因其病变部位在表（口、鼻、皮毛及手太阴肺经），邪浅病轻，所以它是温热病的初起阶段。在各种温热邪气中，易侵袭肺系而产生卫分证候者，以风热邪气或燥热邪气居多。因此，卫分证候多见于风温、冬温、温燥病。

卫分证候的治疗，应以辛凉轻解为法。即选用辛凉轻扬的药物，通过其辛散、凉清、轻宣之功，疏散在表之风热，使腠理通达，营卫调畅而病解，即叶天士所谓"在表，初用辛凉轻剂"及"在卫汗之可也"。

兹将临床常见的卫分证候的辨治分述如下。文中所引用古书中的方剂，古今药物剂量使用的重量单位不同，为节省篇幅，除银翘散用古制外，其余一律换算为现行法定单位。

1. 风热袭表，卫外失司

临床表现：发热，微恶风寒，无汗或汗出不畅，头痛，咽红或痛，或咳，口微渴，舌边尖红苔薄白，脉浮数。

病机分析：风热邪气侵袭肺卫，郁于肌表，不得宣泄，正气驱邪，正邪交争，功能亢奋，故体温升高而见发热。风热在表，肺气失宣，卫外失司，则微恶风寒。应当说明的是，风热为阳邪，其侵袭人体，腠理开泄，正气得以由里达表，即起而抗邪，故初起即见发热。因其邪郁肌表，卫气宣发受阻，卫外失司，故初起亦见恶风寒。但表虽郁而非同于伤寒之表闭，卫气宣发虽受阻却并非完全不能宣发，故其恶风寒较之伤寒为轻。发热与恶风寒二者相比较，当以发热为重而微恶风寒，这也是温病初起表热证与伤寒初起表寒证的主要区别。发热与恶寒并见，是表证的主要特征，因而发热、微恶风寒为卫分证主症。风与热均为阳邪，主升发、开泄，可使腠理开泄而汗出，但因邪郁肌腠，营卫之气不得宣畅，故卫分证初起可见无汗或虽有汗却少而不畅。风热上扰清窍，头部气血逆乱，可致头痛。风热上攻，咽部气血壅滞，则咽红或痛。风热外袭，肺失宣降，气逆而上，则可见时而作咳。风热伤津则口渴，但因邪在表而津伤不甚，故口虽渴而不甚。风热在表，里热未盛，故舌边尖红苔薄白。脉浮是风热在表，气血趋于表以抗邪之兆；脉数是风热鼓动，血行加速之征。

治法：辛凉轻解，疏透风热。

方药：银翘散（《温病条辨》）。

连翘一两（30g）　银花一两（30g）　苦桔梗六钱（18g）　薄荷六钱（18g）竹叶四钱（12g）　生甘草五钱（15g）　芥穗四钱（12g）　淡豆豉五钱（15g）牛蒡子六钱（18g）

上杵为散，每服六钱（18g），鲜苇根汤煎，香气大出，即取服，勿过煎。肺药取轻清，过煎则味厚而入中焦矣。病重者，约二时一服，日三服，夜一服；轻者，三时一服，日二服，夜一服。病不解者，作再服。

方解：银花、连翘皆性凉而质轻，有轻扬宣透、清解表热之功，为方中君药。芥穗、淡豆豉皆辛温之品，有疏表散风、开郁宣肺之效，为方中臣药。方中，银花、连翘用量皆为30g，而芥穗用12g，淡豆豉用15g。这样配伍的原因，在于表热非轻凉不能清，而表郁又非辛味莫能宣。然轻凉药物又少具辛味，故于大队轻凉之品中配入少量辛温而平和之药，是取其辛散宣郁之长，而制其温燥伤津之弊。从药物配伍规律来讲，属"七情"药物中的"相使"。即取芥穗、淡豆豉之辛味，而以银花、连翘之寒凉制约其温性。通过这种取其辛而制其温的配伍应用，使本方成为辛凉之剂。可以说，银翘散作为叶天士所谓"辛凉轻剂"的代表方，并不是指方中君药或大部分药物的性味属于辛凉，而是指君药之凉性与臣药之辛味相使相得而共成辛凉之剂。因方中以银花、连翘为君药，故以"银翘"名方。方中其他药物为佐药、使药。薄荷、竹叶乃轻清宣透之品，可助银花、连翘清宣表热。牛蒡子清风热而利咽。桔梗宣肺止咳，配生甘草有清热利咽止痛之功。鲜苇根甘寒，清热生津止渴。

本方诸药配伍，辛凉轻扬，以其辛散、凉清、轻宣之功而疏透卫分风热邪气。因其辛而不温燥，凉而不寒凝，性质平和，故吴鞠通称之为"辛凉平剂"，是属《素问·至真要大论》"风淫于内，治以辛凉，佐以苦甘""热淫于内，治以咸寒，佐以甘苦"之法。

还应当强调的是，温病忌用辛温发汗之法。银翘散虽为解表剂，但并非发汗之方，而是以其辛凉轻解之功，使药力达表，疏透风热，令表郁解而肺气宣，则气机调畅，腠理通达，营卫调和，津液四布，自然病解而汗出，是不发汗而得汗。

银翘散是辛凉轻解的代表方剂，其疗效确切无疑。但有人反映此方疗效并不理想，甚至有人对其予以否定。究其原因，在于煎法、服法、剂型不符合原著的要求，分述如下。

一是煎法不当。银翘散本为"煮散"剂，是先煎鲜苇根，再用其汤煎其他药物，煎至"香气大出"，即药香味最浓时（约煮沸5分钟）即服用，以取其辛散之长。若煎煮时间过长，辛味尽失，则失其效。

一是服药时间不当。患者服药往往是早、晚各服1次，达不到"日三服"。即使早、中、晚各服1次，达到了"日三服"，也很少有人夜间再服1次。由于服药时间间隔过长，药力不续，致使疗效难以保证。

一是剂型不符或药量不足。当前多以本方制成丸剂或片剂，取用固然方便，然发散之力不足，再加服之不当，则往往影响疗效。常见患者每服银翘解毒丸（蜜丸）1丸，日服3次，收效甚微，其原因就在于药量不足。蜜丸之银翘解毒丸每丸重9g，去掉其中蜜的重量，药量大约只有4.5g，仅有吴氏每次所用药量的1/4，以如此轻微之药量，又有蜜的甘缓牵制之副作用，如何能取得好的疗效？正如吴鞠通所云："今人亦间有用辛凉法者，多不见效，盖病大药轻之故。一不见效，遂改弦易辙，转去转远。即不更张，缓缓延至数日后，必成中下焦证矣。"笔者于临床使用银翘解毒丸，首次量用4丸，共重36g，其中药物净重约18g，而后则视病情轻重减至每服2丸或1丸，日服3次，夜服1次，每次均以开水或姜汤送服。如此用法，每获满意疗效。如果使用片剂，亦应保证达到应有的剂量。至于浓缩丸，因其煎煮时间过长，辛散宣透之力甚微，故收效亦难，此种剂型殊不可取。

2. 风热袭表，肺失宣降

临床表现：但咳，身不甚热，口微渴，舌苔薄白，脉浮。

病机分析：但咳，是指以咳为主症而无痰。风热邪气郁于肺卫，阻滞气机，使手太阴肺的经络不畅，而致肺的宣发、肃降功能失常，气逆而上，故以咳为主症。但因邪气在表，肺热不甚，故但咳无痰而不嗽。因其邪浅病轻，伤津亦轻，故身热不甚，口仅微渴，或身无热，口不渴，舌、脉亦无大变化。

治法：辛凉轻解，宣肺止咳。

方药：桑菊饮（《温病条辨》）。

杏仁 6g　连翘 4.5g　薄荷 2.4g　桑叶 7.5g　菊花 3g　苦桔梗 6g　甘草 2.4g　苇根 6g

方解：方中以桑叶、菊花为君药，佐以连翘、薄荷，四者皆质轻而性凉，轻扬清宣，疏透肺卫风热，以开通肺气。桔梗宣肺气，杏仁降肺气，二者相配，共为臣药，升降相因，以调肺气宣降功能之失常，使其宣、降复而咳自止。甘草止咳且调和调药，苇根清热生津止渴，二者亦为佐药。本方诸药配伍，辛凉轻扬而微苦，共奏疏透风热、宣肺止咳之功。因其力轻而平和，故吴鞠通称之为"辛凉轻剂"。银翘散与桑菊饮均属叶天士所谓之"辛凉轻剂"，吴氏又特称桑菊饮为"辛凉轻剂"，是与银翘散为"辛凉平剂"相对而言。叶氏所谓之"轻"，是指药物之质地轻；吴氏所谓之"轻"，是指方剂之作用轻。二者同用一字，但含义有所不同。

银翘散与桑菊饮二方均用于风热袭表之卫分证候，但二者具体功用又有所区别。银翘散以银花、连翘为君，芥穗、淡豆豉为臣，组成辛凉平剂。因其辛散、凉清、轻宣之力较强，故重在疏透风热，主治以发热、微恶风寒为主症的卫外失司之证。桑菊饮以桑叶、菊花为君，杏仁、桔梗为臣，组成辛凉轻剂。因其辛散之力较弱，而宣肺之力突出，故重在宣肺止咳，主治以咳为主症的肺失宣降之证。简而言之，银翘散以透表退热为其所长，适用于西医学中的感冒、流感初起发热者。桑菊饮以宣肺止咳为其优势，适用于西医学中的上呼吸道感染而咳者。二者各有所长，临床应斟酌选用。

3. 燥热袭表，肺津受损

临床表现：发热，微恶风寒，头痛，咽干口渴，唇干，鼻燥，干咳无痰或少痰，尿少而黄，舌边尖红苔薄白而燥，脉浮数而右大。

病机分析：本证多见于温燥病。温燥初起，燥热邪气侵袭肺卫，正邪交争，则发热。邪气郁阻，卫外失司，则微恶风寒。燥热上扰，则清窍不利而致头痛。燥热损伤肺津，故咽干口渴，唇干，鼻燥，尿少而黄，舌苔干燥。邪郁肺卫，肺失宣降，加之燥热损伤肺津，致肺气上逆，故干咳无痰或少痰。热邪在表，故舌边尖红苔薄白。脉浮数而右大，乃邪在肺卫之征。

治法：辛凉宣透，甘寒润燥。

方药：桑杏汤（《温病条辨》）。

桑叶 3g　杏仁 4.5g　沙参 6g　象贝 3g　香豉 3g　栀子皮 3g　梨皮 3g

方解：本方以桑叶、杏仁为君药，豆豉、象贝、沙参为臣药，其他为佐药、使药。桑叶配豆豉，辛凉轻宣，疏透燥热表邪。杏仁宣降肺气，润燥止咳。象贝清肺化痰。沙参、梨皮甘寒生津润肺。栀子皮质轻而入上焦，清透肺热，诸药配伍，共奏宣表透邪、清肺润燥之功。

桑杏汤证与桑菊饮证，均属卫分证候，均以咳逆为主症。但桑杏汤证因燥热损伤肺津较重，故咽干口渴，唇干，鼻燥，尿少而黄，舌苔干燥等燥象更为突出，这是二者的主要区别。因此，治疗上一以润燥止咳为主而用桑杏汤，一以宣肺止咳为主而用桑菊饮。

第六讲　温热病辨治——气分证候

气分证候，或因卫分证候由表入里，或伏邪自气分内发而产生，它是温热邪气在里，导致脏腑功能失常的病变。因邪气所犯脏腑不同，或在肺，或在胃，或在肠，或在胆，故气分证范围相当广泛，证候类型亦多种多样。

气分证初起，邪气盛而正气不衰，正邪相争激烈，故脏腑功能亢奋，以高热恶热，口渴，尿少而黄，舌红苔黄，脉数有力为主要临床特征。因其邪气盛而正气不衰，故称为"气分实证"。在气分实证的各种证候中，根据其有无燥屎内结，又可将其分为两种类型。若热势虽盛，但并无燥屎内结，即称为"无形热盛"；若热盛伤津，导致大肠燥热而燥屎内结，则称为"有形热结"。在无形热盛的各种证候中，根据其有无大汗出，亦可将其分为两种类型。若高热而蒸蒸汗出，是热势自里向外蒸腾之象，即称为"里热蒸腾"；若虽有高热但无汗出，是里热郁闭不得宣泄之象，故称为"里热郁闭"。

气分实证无论属上述何种类型，因其脏腑热盛，均可导致舌苔黄燥甚或焦燥，这是临床诊断的主要依据之一。在气分实证发展过程中，若高热不退，耗气伤津，可导致津气欲脱，甚或亡阳厥逆，以身热骤退，汗出不止，脉微欲绝，甚或汗冷肢厥为主要临床特征。因其属正气大伤，脏腑功能衰竭，故称为"气分虚证"。气分实证的治疗，应以清泄气热为主，简称"清气法"。即选用寒凉清气的药物，清泄热邪。也就是叶天士所谓"到气才可清气"。由于气分实证范围广泛，故临床上亦应在采用清气法的大前提下，针对不同证型而选用相应的药物。无形热盛的里热蒸腾证型，宜用辛寒清气，泄热生津法。里热郁闭证型，宜用苦寒泄热，宣郁透邪法。有形热结证型，宜用苦寒攻下，泄热保津法。若治疗气分虚证，则应采用补气生津、敛阴固脱法，甚或用补气固脱、回阳救逆法。兹将气分证候的主要类型及其治法用图表示如下（见图 1）。

图 1 温热病气分证候的主要类型及治法

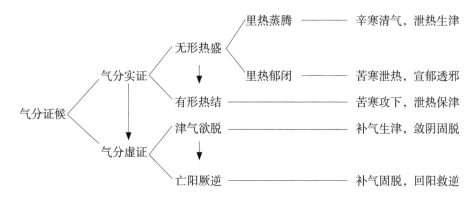

下面介绍临床常见、具有代表性的气分证候的辨治。

1. 肺胃热炽，里热蒸腾（气分实证——无形热盛）

临床表现：高热，恶热，面赤，心烦，喘急鼻扇，大渴饮冷，蒸蒸汗出，舌质红苔黄燥，脉洪大而数。

病机分析：本证为肺、胃无形热邪炽盛，弥漫周身之候。其特点是热邪自里向外蒸腾，有外达之趋势。肺朝百脉，主宣发、肃降，外合皮毛；胃为水谷之海，十二经气血之源，主肌肉。肺卫热邪炽盛，可随十二经气血运行于周身表里上下，故全身上下乃至肌肉、皮毛皆呈高热之象。因其热自里向外蒸腾，从肌肉、皮毛外散，外环境温度越低越有利于里热外散，故高热而喜冷恶热。阳明经脉循行面颊，阳明胃热循经上蒸则面赤。热邪内扰心神，则心烦。热邪迫肺，肺气上逆，故喘急鼻扇。高热消灼肺胃津液，故大渴饮冷。里热蒸腾，逼津外泄，则蒸蒸汗出，这种汗出的特点是量多且热气腾腾。舌质红是热邪鼓动血液上充于舌所致，苔黄燥则主热盛而津伤。脉洪大而数，乃热邪鼓动，气血涌盛且血行加速之征。

治法：辛寒清气，泄热保津。

方药：白虎汤引（《温病条辨》）。

生石膏（研）30g　知母 15g　生甘草 9g　白粳米一合（30g）

方解：本方为辛寒清气之代表。因其证候之里热有从肌肉、皮肤外达之趋势，故治疗上采用因势利导之法，用辛寒之品石膏为君药，以其辛而透散，大寒而清，使里热由内清外透而解。知母为臣药，既可助石膏以清热，又可生津止渴除烦。生甘草清热解毒，调和诸药，配粳米而保护胃气，二者共为佐药，可防止胃中大热之证因峻投石膏、知母大寒之品而致寒热相激，损伤胃气。四药配伍，清透大热之中而又能保胃气，存津液。因其以石膏为君，清中有透，因势利导，使里热透达于表而解，故吴鞠通称其为"达热出表"之剂，又因白虎汤辛寒清透之力雄峻，故吴氏称之为"辛凉重剂"。

白虎汤出自《伤寒论》中，是张仲景治疗足阳明胃无形热盛的代表方剂。吴鞠通在《温病条辨》中将其应用范围加以扩展，不仅用其清足阳明胃的气分热邪，而且又以之清手太阴肺的气分热邪。可以说，吴氏发展了《伤寒论》的理论，拓宽了白虎汤的应用范围，用其通治"肺胃热炽"之证。为什么肺与胃的热证可以互相影响而出现共同的临床表现以致肺胃同病？为什么肺胃同病可用白虎汤一方通治？这可从以下几方面来分析。

（1）体表器官的联系：肺开窍于鼻，胃开窍于口。口、鼻内通咽喉，温热邪气由口、鼻而入，可通过咽喉内犯肺、胃，而致肺胃同病。

（2）体表组织的联系：肺合皮毛，胃主肌肉。皮毛与肌肉紧密相连，温热邪气自皮毛而入，可内犯于肺，进而又可通过肌肉内犯于胃，而致肺胃同病。一旦肺胃热炽，即可导致皮毛、肌肉皆热而呈高热恶热。

（3）经脉的联系：手太阴肺经"起于中焦，下络大肠，还循胃口，上膈属肺"。肺与胃有经脉相连，故在新感温病中，"温邪上首，首先犯肺"，继而可循经脉顺传于胃而致肺胃同病；在伏气温病中，若伏邪内发于胃，亦可循经脉上传于肺而致肺胃同病。

（4）生理功能的联系：肺朝百脉，主宣发，肃降；胃为水谷之海，十二经气血之源。十二经脉之气血皆禀于胃而宣降于肺。肺、胃热邪可随十二经气血之运行互相传变而致肺胃同病，并使热邪随十二经气血而运行于周身，以致里热蒸腾，气血涌越。

（5）白虎汤中石膏、知母均既入肺经，亦入胃经，故其方可通治肺胃热炽，清透肺胃热邪而达热出表。

银翘散证与桑菊饮证，热邪深入，均可发展为白虎汤证。三者之证候类型虽有卫分与气分之别，但均属肺系病变，故吴鞠通均称之为"太阴温病"。可以说，银翘散证是肺系之表证，邪在口、鼻、皮毛；桑菊饮证是肺系之经表证，邪阻手太阴肺经；白虎汤证是肺系之里证，邪在肺脏。兹将三者用图表示如下（见图 2）。

图 2　温热病肺系证候比较

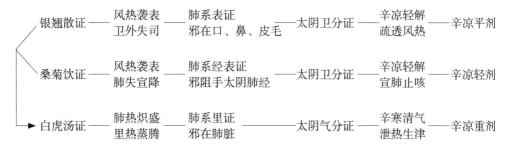

若风热邪气在由表入里的过程中，表证未罢，里证已起，症见高热而微恶风寒，汗多，口渴，舌质红苔黄，脉浮洪而数者，是为"卫气同病"（表里同病）。治当透卫清气，表里双解。用银翘散与白虎汤合方，称为银翘白虎汤。

若肺胃热炽之证持续不解而见高热不退，汗出不止，气短神疲，甚至微喘鼻扇，脉洪大而芤，是高热大汗导致津气两伤的邪盛正虚之证，其证候类型属实中夹虚。其汗出不止，是高热迫津与气虚不能固表两方面原因而致。其微喘鼻扇，乃热邪迫肺，肺气上逆与肺气不足，气不能续两方面原因所造成。治疗用白虎加人参汤（白虎汤中加人参 9g）。以白虎汤辛寒清气，祛其热邪；以人参补气生津，扶正防脱。

2. 津气欲脱（气分虚证）

临床表现：身热骤退，大汗不止，喘息气短，倦怠神疲，脉微欲绝或散大无根。

病机分析：本证乃气分高热耗气伤津所导致的正气虚脱之候。因其正气大衰，功能低下，故属气分虚证。温热病治疗得法，热势渐退而神清脉静，是向愈之兆。然大汗不止而身热骤退，却是津气欲脱之危象。身已无热而大汗不止，是气虚不能固表，气不敛津之兆。正气大伤，功能低下，则精神倦怠。肺气大伤，少气不足以息，则喘息气短。津气大伤，血脉空虚，鼓动无力，则脉微欲绝；若因津血亏损不能载气而致气独浮散，则可见脉散大无根。

治法：补气生津，敛阴固脱。

方药：生脉散引（《温病条辨》）。

人参 9g　麦冬（不去心）6g　五味子 3g

方解：方中人参甘温，补气生津固脱，为君药。麦冬甘寒，养阴生津，为臣药。五味子酸温，生津敛汗，守阴留阳，为佐药。麦冬配人参，补气生津之功益增；麦冬配五味子，则酸甘化阴之力更强。三药配伍，共奏补气生津、敛阴固脱之功，使阳气得固，则汗不外泄；阴液内守，则气不外脱。津气得复，则欲绝或散大无根之脉复生，故名"生脉散"。

若汗出不止，阳气大伤，症见冷汗淋漓，四肢厥逆，神志不清，脉微欲绝，是亡阳厥逆之兆。应急用参附汤（人参 12g，炮附子 9g），以补气固脱，回阳救逆。

白虎汤证→白虎加人参汤证→生脉散证→参附汤证是温热病气分证候由实转虚的四个阶段，兹用图表示如下（见图 3）。

图 3　温热病气分证候由实转虚证治

肺胃热炽（里实热证）——辛寒清气，泄热生津——白虎汤

↓

邪盛正虚（实中夹虚证）——辛寒清气，补气生津——白虎加人参汤

↓

津气欲脱（虚脱重证）——补气生津，敛阴固脱——生脉散

↓

亡阳厥逆（亡阳重证）——补气固脱，回阳救逆——参附汤

3. 邪踞少阳，里热郁闭（气分实证——无形热盛）

临床表现：高热，口渴，口苦，胁痛，干呕，心烦，尿少而黄，舌质红苔黄，脉弦数。

病机分析：本证乃温热邪气郁于足少阳胆，里热津伤之候。邪盛于里，正邪相争，故见高热。热灼津伤，故口渴，尿少而黄。热郁于胆，胆气上逆，则口苦。足少阳胆经布两胁，热郁而经气不利，故胁痛。胆郁气滞，横逆犯胃，胃气上逆，故干呕。郁热上扰心神，故心烦。舌质红苔黄，脉数为里热之象，脉弦乃气郁之征。

治法：苦寒泄热，宣郁透邪。

方药：黄连黄芩汤（《温病条辨》）。

黄连 6g　黄芩 6g　郁金 4.5g　香豆豉 6g

方解：黄连、黄芩苦寒直折，清泄气分实热，为方中君药。郁金辛寒，疏通少阳，清其郁热，宣展气机，为臣药。豆豉宣发郁热，透邪达表，为佐药。四药配伍，共奏清泄热邪、宣展气机、透热外达之功。本方清热宣郁之力虽强，但无生津之品，对里热灼津，阴伤已甚之证，是属缺憾。临床应用时，应加元参 10g 以养阴清热，加白芍 10g、生甘草 6g 以酸甘化阴。

本证与白虎汤证虽均属气分实证，但白虎汤证是肺胃热炽，里热蒸腾，发越于外，逼津外泄，故见高热，大汗，面赤，喘急，脉洪大而数等症，治用白虎汤以辛寒清气，泄热生津，达热出表。本证是邪踞少阳，里热郁闭，不得外越，郁热内灼，故热虽高而无汗，又见口苦，胁痛，干呕，心烦，脉弦数等症，治用黄连黄芩汤以苦寒泄热，宣郁透邪。二者证型不同，治亦有异。

4. 热邪耗津，肠燥便秘（气分实证——有形热结）

临床表现：高热，恶热，日晡潮热，神昏谵语，汗出，口渴，小便短赤，大便秘结，或下利稀水，气味恶臭，腹满痛拒按，舌质红苔黄厚干燥，甚则焦黑起芒刺，脉沉实有力。

病机分析：本证乃气分高热耗伤津液，而致大肠津亏，燥屎内结，肠燥便秘之证，即阳明腑实证。因其有形之燥屎内结肠腑，故称"有形热结"。热邪内结，故高热，恶热。日晡乃申时（下午 3—5 点），为阳明经气主令，阳明乃多气多血之经，邪在阳明，当其本经主令之时，经气旺盛，奋起驱邪，正邪激争，故每于日晡则热势更盛，有如潮水涨落之有规律性。热邪夹浊气上扰心神，则神昏谵语。热迫津液外渗，故汗出。热灼津伤则口渴，小便短赤，甚则大肠津亏燥热，致燥屎内结而大便秘结不通。下利稀水无粪者，称为"热结旁流"，乃燥屎内踞，肠内热邪熏蒸，逼迫津液下渗，由肠道下流所致。其所下稀水，气味恶臭。燥屎内结，阻滞气机，气血壅滞不通，故腹满痛拒按。舌质红苔黄厚干燥，甚则焦黑起芒刺，是秽浊之气上蒸，热邪耗津之象。脉沉实有力，乃里实气滞之征。

治法：苦寒攻下，泄热保津。

方药：大承气汤引（《温病条辨》）。

大黄 18g　芒硝 9g　厚朴 9g　枳实 9g

小承气汤（《温病条辨》）。

大黄 15g　厚朴 6g　枳实 3g

调胃承气汤（《温病条辨》）。

大黄 9g　芒硝 15g　生甘草 6g

方解：本证因热灼津伤而形成燥屎热结，燥屎阻滞气机，则气郁化火，其热更甚，致成恶性循环，使邪无出路，阴液消亡。若率投清热生津之品，无异于"扬汤止沸"，必猛攻急下，"釜底抽薪"，方能驱燥结而保津液。可以说，急下即所以存阴，此功非三承气汤莫属。因为此三方攻下热结，通调气机，使被燥屎所阻不能下降的胃肠之气畅达，复其和降之常，从而津气上下相承，故以"承气"名方。

大承气汤中大黄苦寒，荡涤燥屎，攻下热结，为方中君药。芒硝咸寒泄热，软坚润下，为臣药。厚朴、枳实苦辛通降，行气破滞，助大黄、芒硝之攻下，为佐药。四药相伍，药猛力雄，故名"大承气"，为"峻下实热法"，必痞、满、燥、坚、实之重证而又正气不衰者方可使用。

小承气汤从大承气汤中减去芒硝，其他药物用量均减轻，攻下之力较大承气汤为缓，故曰"小承气"，为"行气通下法"，适用于热结燥、坚未甚而以痞、满为主者。

调胃承气汤中以大黄、芒硝攻下热结，配入甘草以缓硝、黄之峻，使其攻下而不伤正，同时又能减缓硝、黄急趋直下之性，使其由胃中缓缓下行，不至一荡而过。本方不仅能缓下大肠燥结，亦有泻降胃中积热以调胃气之功，故名"调胃承气"，为"缓下实热法"，适用于腑实燥、坚轻证，无明显痞、满者。

在气分有形热结之证的发展过程中，因有形实邪内踞，又可导致各种兼证、变证，其治疗则应随证变法。兹将其常见类型列表简述如下（见表1）。

表1　温热病气分有形热结证候常见兼证、变证简表

证 候	临床表现	治 法	方 剂	药 物
肺胃热炽兼肠燥便秘	高热，大汗，大渴饮冷，心烦躁扰，甚或神昏谵狂，小便赤涩，大便燥结，舌质红苔黄燥裂，脉沉实	辛寒清气 苦寒攻下	白虎承气汤 （《通俗伤寒论》）	生石膏、生锦纹、生甘草、白知母、元明粉、陈仓米（荷叶包）
肠燥便秘兼痰热壅肺	潮热，便秘、喘息胸闷、痰涎壅盛，舌质红苔黄厚腻，脉沉滑数，右寸实大	苦寒攻下 宣肺化痰	宣白承气汤 （《温病条辨》）	生石膏、生大黄、杏仁粉、瓜蒌皮
肠燥便秘兼痰热结胸	高热，口渴，大便秘结，腹中满痛，痰涎壅盛，胸脘痞闷、按之作痛，舌质红苔黄燥，脉沉滑躁动	苦寒攻下 清化痰热	陷胸承气汤 （《通俗伤寒论》）	瓜蒌仁、小枳实、生川军、仙半夏、小川连、风化硝
肠燥便秘兼小便赤痛	高热，烦渴，腹满便秘，小便短赤，涩滞热痛，舌质红苔黄燥，脉沉数，左尺弦劲	苦寒攻下 清泻导赤	导赤承气汤 （《温病条辨》）	赤芍、细生地、生大黄、黄连、黄柏、芒硝
肠燥便秘阴液亏耗	高热，便秘，口燥咽干，齿燥，唇焦，舌质红苔黄裂或焦裂，脉沉细	苦寒攻下 滋阴增液 （增水行舟）	增液承气汤 （《温病条辨》）	元参、麦冬、细生地、大黄、芒硝
肠燥便秘气阴两虚	肠燥便秘应下而失下，症见身热，便秘，口燥咽干，齿燥，唇裂，倦怠乏力，精神萎靡，舌质红苔黄裂或焦裂，脉沉细无力或微细	苦寒攻下 补益气阴 （攻补兼施）	新加黄龙汤 （《温病条辨》）	细生地、生甘草、人参、生大黄、芒硝、元参、麦冬、当归、海参、姜汁

《伤寒论》中的三承气汤，为后世攻下法树立了楷模，但毕竟均为峻下之剂，仅适用于肠燥腑实之证。吴鞠通《温病条辨》与俞根初《通俗伤寒论》则针对温热病气分有形热结之证的发展变化情况，对三承气汤加减化裁，衍化出下法中的数个新方，扩展了攻下法的应用范围，是对《伤寒论》的发展。

5. 热邪已退，肺胃阴伤

临床表现：低热或热已退，口燥咽干，或干咳，或口渴，舌质红少苔，脉细或细而略数。

病机分析：气分证后期，热邪虽解，但肺胃阴伤一时难复，往往留有后遗症。低热，是阴虚生内热之象。口燥咽干或口渴，均为肺、胃津液亏损之征。干咳，则为津液不足，肺燥气逆所致。舌质红少苔，脉细或略数，亦均为肺胃津伤未复之兆。

治法：甘寒生津，清养肺胃。

方药：沙参麦冬汤（《温病条辨》）。

沙参 9g　玉竹 6g　生甘草 3g　冬桑叶 4.5g　麦冬 9g　生扁豆 4.5g　花粉 4.5g

益胃汤（《温病条辨》）。

沙参 9g　麦冬 15g　冰糖 3g　细生地 15g　玉竹（炒香）4.5g

方解：沙参麦冬汤与益胃汤均为气分证后期善后调理之方，皆以甘寒生津之品为主，功能清养肺胃。二方之别，在于沙参麦冬汤偏重于肺，且因用桑叶而具轻宣之功，益胃汤则偏重于胃，临床中可斟酌选用。

若热邪已退而气阴两伤，症见气短神疲，胃纳不馨，寐卧不安，口燥咽干，舌质红少苔，脉细弱者，则宜采用补益气阴之法，方用《温病条辨》之三才汤（人参、天冬、干地黄）。

第七讲　温热病辨治——营分证候

营分证候，或由卫分直接窜入营分，或由气分传入，或伏邪自营分而发。它是温热邪气深入阴分，损伤人体营养物质的轻浅阶段。叶天士说"心主血属营"，可见营分证候的病变部位在心，当然也包括心包。因"心主血脉"，故营分证候实际上是热邪深入血脉之中，灼伤营阴（血中津液）的病变。因热邪深入营分既可消灼营阴而导致血中津液亏损，又可灼液成痰而蒙蔽心包，故营分证候主要分为热伤营阴和痰热蒙蔽心包两种类型。这两种证候类型虽有不同，但因其既有热邪，又有阴伤，故均属虚实夹杂之证。热伤营阴证候，以热邪消灼营阴，血中津液大伤，心烦躁扰为主要临床特征；痰热蒙蔽心包证候，以营阴损伤及痰蒙热扰，神识昏愦为主要临床特征。

营分证候无论属上述何种类型，因热邪消耗血中津液，致血液浓稠，均可见舌质红绛，这是临床诊断的主要依据之一。

营分证候的治疗，应以清营泄热为主，配入养阴生津与透热转气之品。叶天士云："营分受热，则血液受劫……即撤去气药，如从风热陷入者，用犀角、竹叶之属；如从湿热陷入者，犀角、花露之品，参入凉血清热方中。"又云："入营犹可透热转气。"从叶氏这两段话中可以看出，营分证的治疗大法是"凉血清热"，亦即清营泄热，同时还应当加入透热转气药物。

兹将临床常见的营分证候的辨治分述如下。

1. 热伤营阴

临床表现：身热夜甚，口反不甚渴，或竟不渴，心烦躁扰，甚或时有谵狂，或见斑点隐隐，舌质红绛无苔，脉细数。

病机分析：身热夜甚，是指昼夜均发热而夜间热势更高。热邪深入阴分，正邪相争，故昼夜均发热。人体卫阳之气昼行于阳（表），夜行于阴（里），本证因热入营分而营阴亏损，夜间阳入于里则阴更不能制阳，致使阳气相对亢盛而助长热势，故其身热以夜间为甚。热邪在气分阶段，消灼肺、胃津液，故口渴饮冷以引水自救。而热邪深入营分，则蒸腾营阴，使血中津液上潮于口，因而口反不甚渴，或竟不渴。营分证之口渴程度虽较气分证为轻，但并非病情转轻，而是热邪深入，蒸腾血中津液的标志。若进一步发展，势必导致津亏液涸，甚则真阴耗损，亡阴脱液。热邪内扰，则心神外越；营阴亏损，则神无所舍，二者交迫，则心烦躁扰，甚或时有谵狂。斑点隐隐，乃热伤血络，使血不循经，溢出脉外所致。因营分证与血分证相较，病势尚轻，故未必发斑，即或发斑，亦仅见斑呈点状，稀疏且隐隐约约，不至于呈大片发斑之势。营阴耗伤，津液亏乏，无以生苔，故舌光无苔，血液浓稠，则舌质红绛。营阴亏而血脉不充，则脉细，营热鼓动，血行加速，故脉数。

治法：清营养阴，透热转气。

方药：清营汤（《温病条辨》）。

水牛角 30g　生地 15g　元参 9g　竹叶心 3g　麦冬 9g　丹参 6g　黄连 4.5g　银花 9g　连翘（连心用）6g

方解：水牛角咸寒，清心凉营，以其代犀角，为方中君药。生地、元参、麦冬三药相配，甘寒与咸寒并用，清营热而养阴生津，共为臣药。银花、连翘、竹叶为方中佐药，其性凉质轻，轻扬宣透，宣畅气机，使营分热邪有外达之路，透出气分而解，即叶天士所谓"透热转气"。竹叶、黄连有清心泻热之功，但黄连苦燥，用不宜多，防其化燥伤阴之弊，若阴伤过甚，口反不渴者，方中可去黄连。丹参清心凉营，又具活血之功，可预防因营热阴伤血液浓稠而致血凝成瘀。竹叶、黄连、丹参既佐君药以清热，又皆入心经而引经报使，是为佐药、使药。本方诸药配伍，共奏清营泄热、养阴生津、透热转气之功，为治疗热伤营阴证候的代表方剂。

透热转气之法，在营分证治疗中具有特殊意义。热邪有自热势高处向热势低处传递之势，气分病位浅而营分病位深，若气分高热不除，势必内逼入营，在气分热邪不解的情况下，即使通过用清营药物已使营热减轻，而气分之热仍可再逼入营。可以说，气热不解，则营热终不能除。反之，若气分热势低而营分热势高，则营热可以外达气分，或竟出表而解。而一旦营热外转，邪有出路，其病情自轻。另外，欲使营热转出气分，必以气机通畅为前提，若气机通畅，气热得清，营热方能外转，透出气分而解。所谓"透热转气"，即指用清泄气热、宣畅气机的药物，开通门径，使营分热邪外达，透转气分而言。凡营分证而兼气热不解，气机不畅者，皆应在清营养阴的同时，配以清泄气热、宣通气机之品，以求营热有外达之路。导致气热不解，气机不畅的原因较多，如过服寒凉郁遏阳气、饮食积滞、痰热内停、湿浊内聚、燥屎内结、瘀血内阻等。在治疗上，则应在清营养阴之中，配入宣阳行气、消导、化痰、祛湿、通下、行瘀等类药物，祛除阻滞，则气机通畅，营热自然外达。即使营分证无明显气机不畅之征，治疗中亦应加入轻扬宣透之品，以清透气热而促其营热外达。上述种种，皆属透热转气法在临床中的具体运用。

在热伤营阴证候的发展过程中，因营热盛营阴伤，又可导致兼证、变证的发生。其治法，则应在清营养阴，透热转气之中加以变通，随证变法而不拘执。现将其常见类型举例简述如下。

（1）热伤营阴，引动肝风（营热动风）：症见身热夜甚，口反不甚渴，或竟不渴，心烦躁扰，甚或时有谵狂，两目上视，手足瘛疭，颈项强直，甚或角弓反张，舌质红绛无苔，脉弦细数。因本证乃营热阴伤进而导致肝热阴亏之动风，其病源在心营而淫及于肝，故治当清营养阴，透热转气，凉肝息风，用《温病条辨》之清营汤加钩藤、丹皮、羚羊角方，亦可用清营汤冲服紫雪丹。

（2）热伤营阴，小便赤痛：症见身热夜甚，心烦躁扰，甚或时有谵狂，小便短赤，涩滞热痛，舌质红绛无苔，脉细数。证属气营两燔，治当清营养阴与清泻导赤并施，清泻导赤即可以透热转气。方用《通俗伤寒论》之导赤清心汤（鲜生地、辰茯神、细木通、原麦冬用辰砂染、粉丹皮、益元散、淡竹叶、莲子心、辰砂染灯心草、莹白童便）。

2. 卫营同病，外发红疹

临床表现：身热夜甚，微恶风寒，咳嗽，胸闷，心烦不寐，皮肤发疹，疹点红润，舌质红绛，脉细数。

病机分析：身热夜甚，是营分证的热型特征，说明热邪已深入营分。同时又见微恶风寒，说明热邪在由卫分直接窜入营分的过程中，营分证虽然已起，但卫分证仍未罢。因"有一分寒热，即有一分表证"，而本证身热夜甚与微恶风寒并见，故属卫营同病。咳嗽胸闷，为肺失宣降之兆，属卫分症状。心烦不寐，舌质红绛，脉细数，为热伤营阴之征。

本证之外发红疹，是卫营同病所致。风热邪气袭表，则肺卫失宣，肤表气机不畅。心营之热在血脉中鼓动，则逼迫血行于表。卫有邪阻，营有热逼，血液郁于肤表不得宣散，则充塞瘀滞于肤表血络之中而发疹。前人有"疹发于肺""疹发太阴""疹发于皮毛"之说，皆指出发疹的机制是外感风热邪气由卫分内窜入营，卫有邪阻，营有热逼，使血液瘀于肤表血络之中。疹的形态是：皮肤起红点，形如粟米，高出皮肤，拂之碍手，压之退色，属皮下丘疹。因其乃血液瘀阻所发，故色红。因其血液充塞瘀阻于肤表细小血络之中，使细小血络突起，故点小如粟米，高出皮肤，拂之碍手。以手压之，络中瘀血可循血络而回退，故其疹点压之可退色，但随手之抬起而疹点复现。

疹之发出，标志营分热邪逼迫血行于表，从而热邪有自内向外发散之趋势，是邪找出路之兆，故随疹之发出，其身热、咳嗽、胸闷、心烦等症状均可减轻。

治法：辛凉透卫，清营养阴。

方药：银翘散去豆豉加细生地丹皮大青叶倍元参方（《温病条辨》）。

即于前银翘散内去豆豉，加细生地 12g　大青叶 9g　丹皮 9g　元参 30g

本方简称为加减银翘散。因本证乃卫分风热内窜营风而致，卫分邪气不除，营分之热终不能解，故治疗重点仍在卫分。卫分之邪解，营热自然有外达之机。故以银翘散辛凉轻解之力，疏透肺卫风热，宣通肤表气机。因热邪已入营分，故去辛温之豆豉，以减其温性，护其营阴。加生地、元参甘寒与咸寒相配，清营热而养营阴。丹皮辛寒，透泄血中伏热，活血行瘀，以通血络之滞。大青叶清热透邪，凉血解毒。方中以银花、生地为君药，芥穗、大青叶、丹皮为臣药，其他药为佐药、使药。诸药相伍，共奏透卫清营之功。疹未发出者，可透之使营热外达而疹发；疹已发出者，可透之使气机通畅而疹退。故无论疹已发或未发者，均可用此方一以贯之。

3. 气营两燔

临床表现：高热，口渴，心烦躁扰，舌质红绛苔黄燥，脉数。

病机分析：本证乃气分热邪深入营分过程中，气热未罢，营热已起的阶段。因其热邪炽盛，故曰"两燔"（燔者，火旺貌也）。高热，口渴，舌苔黄燥，是气分热炽之兆。心烦躁扰，舌质红绛，乃营热阴伤之征。脉数，则为里热之象。

治法：清气凉营。

方药：玉女煎去牛膝熟地加细生地元参方（《温病条辨》）。

生石膏 30g　知母 12g　元参 12g　细生地 18g　麦冬 18g

方解：本方乃《景岳全书》玉女煎之加减方，故又名"加减玉女煎"，方中以石膏、生地为君药，知母、元参、麦冬为臣药。石膏、知母为白虎汤之主要药，辛寒清气，泄热生津。生地、元参、麦冬为《温病条辨》之"增液汤"，清营热而养营阴。诸药相伍，共奏清气凉营之功，以解两燔之邪。本证之营热乃由气分窜入，气热不除则营热不能解，故治疗重点在于清气。因本方以白虎汤为主而伍以生地黄等凉营养阴之品，故王孟英又名之为白虎加地黄汤。

4. 痰热蒙蔽心包

临床表现：身热灼手，痰壅气粗，四肢厥逆，神昏谵语或昏愦不语，或见手足瘛疭，舌蹇短缩，质红绛苔黄燥，脉细滑数。

病机分析：本证乃热邪深入营分，既有热伤营阴，又有痰热蒙蔽心包之候。热邪内盛，正邪相争，故身热灼手。痰浊壅盛，阻滞气道，故痰壅气粗。痰热内闭，阻滞气机，阳气不达于四末，故四肢厥逆，热越深则厥越甚。痰浊蒙蔽心包，心神内闭，则神昏；热扰心神，则谵语。痰蒙于外，热扰于内，心神失常，故见神昏谵语，甚或昏愦不语。本证乃痰热蒙蔽心包，使心神内闭，故神识昏愦而不躁扰；热伤营阴证候是热扰心神而致心神外越，故神昏躁扰。二者病机不同，故虽均可见神昏，但有昏愦与躁扰之别。心包热盛，淫及于肝，热灼筋挛，肝风内动，故见手足瘛疭，证属营热动风。舌为心之苗，心之别络系舌本，心包痰热阻络，脉络拘急，故舌体短缩而蹇。蹇，是指舌体转动不灵活，乃短缩所致。舌质红绛而脉细数，主营分热盛而营阴大伤；苔黄燥而脉滑，主痰热内壅。

本证之发生，有三种途径：一是温热邪气由上焦肺系的太阴卫分不传气分而径入上焦心包厥阴营分；一是邪气由上焦肺系的太阴气分不顺传中焦胃、肠阳明气分而径入上焦心包厥阴营分；一是邪气由中焦胃、肠阳明气分传入上焦心包厥阴营分。以上三种情况，均属由浅入深，习惯上统称"热入心包"。而前两种情况，无论由上焦太阴卫分还是太阴气分传入上焦厥阴营分，均未经过顺传中焦阳明气分阶段，而是直陷心主之宫城心包，威逼心主，来势凶险，故又称为"热陷心包"。即叶天士所谓"温邪上受，首先犯肺，逆传心包"。其"逆传"之含义，一是与顺传阳明相对而言；一是指此证病势凶险，预后不良，为逆证。总之，即非顺传，又非顺证，故称为"逆"。还应强调的是，叶氏所云"首先犯肺"的"肺"字，是指肺系而言，既包括太阴卫分，又包括太阴气分，由二者传入心包均属逆传。

导致逆传的原因，一般来说有三个方面。一是患者正气素亏，心气、心阴不足，邪气乘虚而直入；一是邪气猖獗，长驱直入而内陷；一是温热病误用辛温发汗，耗气伤津，使心气、心阴损伤，抗邪无力而致邪气内陷，即吴鞠通所谓"开门揖盗"。湿热病过程中，湿热化燥，酿生痰热，亦可成痰热蒙蔽心包之证。但是，因其并非由肺系传入，故不属逆传。兹将温热病顺传与逆传两种传变规律用图表示如下（见图 1）。

图 1　温热病顺传与逆传规律

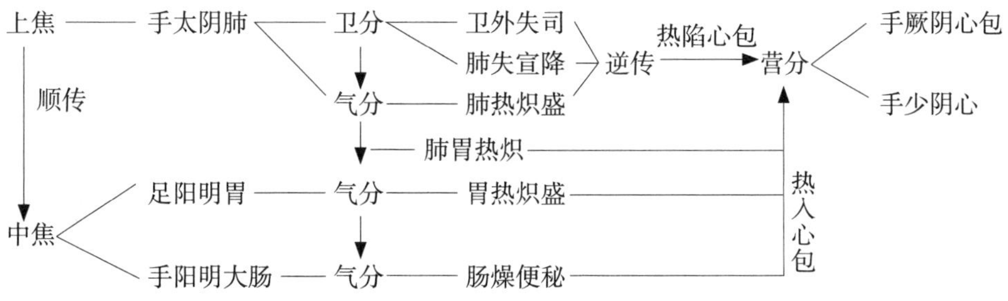

本证热邪既盛，又有痰浊，其痰之形成，原因有三。一是素体痰盛，又外感热邪，热邪内陷，与痰相合，两相胶结，即叶天士所谓"平素心虚有痰，外热一陷，里络就闭（里络指心包络）"；一是热邪炽盛，灼液成痰而致痰热胶结；一是湿热病中湿热化燥，酿生痰热。总之，本证痰热盛而营阴伤，邪盛正虚，故病情危重。

治法：清营养阴，豁痰开窍。

方药：清宫汤送服安宫牛黄丸或至宝丹、紫雪丹。

清宫汤（《温病条辨》）。

元参心 9g　莲子心 1.5g　竹叶卷心 6g　连翘心 6g　水牛角 30g　连心麦冬 9g

方解：清宫汤有清营养阴，透热转气之功。因心包为心主之宫城，代心受邪，所以清心包之热即称为"清宫"。安宫牛黄丸之"安宫"亦为祛痰热而安心包之意。因清宫汤无豁痰开窍之功，而痰热不除，则营热终不能透，故必配入安宫牛黄丸以清心凉营，豁痰开窍。痰热一去，气机通畅，则营热有外达之机，故豁痰即可收透热转气之功。

安宫牛黄丸与至宝丹、紫雪丹皆性凉而有清热解毒，开窍止痉之功，均属"凉开"之剂。因用其治温热病痉厥之证疗效良好，故通称"三宝"。三者的区别在于：安宫牛黄丸长于清心凉营，豁痰开窍；至宝丹长于芳香开窍，清心安神；紫雪丹长于凉肝清热，止痉息风。本证应以清宫汤送服安宫牛黄丸为首选。若无安宫牛黄丸，可用至宝丹、紫雪丹代之。"三宝"中多用贵重、短缺药物，若药源不足时，可于清宫汤中加豁痰开窍之品代之，如加竹沥30g（冲入姜汁少许），胆南星12g，石菖蒲10g，郁金12g。

在痰热蒙蔽心包之证的发展过程中，常出现各种兼证，现将其常见类型举例简述如下。

（1）痰热蒙蔽心包兼瘀血阻络：症见身热灼手，痰壅气粗，四肢厥逆，神昏谵语，口唇、爪甲青紫，舌蹇短缩，质紫暗苔黄燥，脉沉涩。治当清营豁痰与活瘀通络并施，方用《通俗伤寒论》之犀地清络饮（水牛角、粉丹皮、青连翘带心、淡竹沥、鲜生地、生赤芍、原桃仁、生姜汁、鲜茅根、灯心草、鲜石菖蒲汁）。

（2）痰热蒙蔽心包兼肠燥便秘：症见身热，肢厥，神昏谵语，腹满，便秘，饮不解渴，舌蹇短缩，质绛苔黄燥或焦燥，脉沉滑数。证属气营两燔，治当清营豁痰与苦寒攻下并施，方用《温病条辨》之牛黄承气汤（用安宫牛黄丸2丸，化开，调生大黄末9g，先服一半，不知再服）。

第八讲　温热病辨治——血分证候（一）

血分证候，或由气分窜入，或由营分传入，或伏邪自血分而发，它是温热邪气深入阴分，损伤人体营养物质的深重阶段。因"心主血脉"，故血分证的病变部位在心与血脉。叶天士云："入血就恐耗血动血"，这句话明确地指出了血分证候主要分为血热动血与血热耗血两种类型。血热动血之证，以局部或全身各部位出血及躁扰昏狂为主要临床特征，因其热邪炽盛，灼伤血络，迫血妄行，故称为"血分实证"。血热耗血之证，以肝血肾精被灼，真阴耗损为主要临床特征．因其热邪消耗而致阴血大伤，故称为"血分虚证"。应当说明的是，动血与耗血二者不能截然分开。因为热邪深入血脉之中，既鼓动血液，同时也消耗血液，不过在不同的情况下，有以动血为主者，有以耗血为主者而已。故血分之"实证"与"虚证"，亦仅是相对而言。

血分证候无论以动血为主还是以耗血为主，因其均存在热邪严重耗损血中津液，致血液浓缩黏稠，故均可见舌质绛紫，这是临床诊断的主要依据之一。

血分证候的治疗，主要在于清热凉血。但因热邪耗血往往导致血液黏滞成瘀，故亦需使用养阴、活血之品，以散其瘀。即叶天士所谓"凉血散血"。若耗血过甚而致真阴耗损，甚至亡阴脱液，则应投大队补血滋阴之品以救其阴。

若温热邪气炽盛，由气分直接窜入血分，呈气热仍盛而血热已起的"气血两燔"证候，治当清气与凉血散血并施。因其邪乃由气分窜入血分，气热不清则血热不除，故治疗重点应放在清气。

兹将临床常见的血分证候的辨治分述如下。

一、血分实证

1. 血热动血

临床表现：身热夜甚，躁扰昏狂，或吐血，或衄血，或便血，或尿血，或妇女非时经血，量多色紫，或发斑，斑色紫黑，舌质绛紫而干，脉数。

病机分析：本证乃血分热炽，热邪动血之候。热邪深入阴分，耗伤血中津液，夜间阳气入里，阴不制阳，故身热夜甚。血热扰心，神不守舍，心神外越，故躁扰昏狂。热邪一方面灼伤血络，一方面迫血妄行，使血不循经，溢出脉外，即为血热动血，见之于临床，则发为各部位之出血。如上部血络损伤（阳络伤），则见吐血、衄血；如下部血络损伤（阴络伤），则见便血、尿血、妇女非时经血；如血溢于肌肉，瘀于皮下，则发斑。因血热津伤，血液浓稠，故各部位所出之血及发斑均呈紫黑色，其舌质亦绛紫而干。脉数则为热邪鼓动，血行加速之征。

斑乃血热动血而发，其血由肌肉之脉络溢出，瘀于皮下，故又称为"肌衄"。因足阳明胃主肌肉，故前人有"斑发于胃""斑发阳明""斑发于肌肉"之说。斑之形态是：形如大豆或联结成片，斑斑如锦纹，不高出皮肤，拂之不碍手，压之不退色，属皮下紫癜。因其血已溢出肌肉，瘀在血络之外，平铺于皮下，故一般不高出皮肤，拂之不碍手。若出血面积小而散在，则形如大豆，若出血量多且面积大，则斑联结成片，甚或大片分布而如锦上花纹。因其瘀血在脉外，以手压之皮下瘀血无退回之路，故压之不退色。应当说明的是，若出血量少，发斑初起亦可呈点状分布，称为"斑点"，其形有似疹点，但其不高出皮肤，且压之不退色，二者以此鉴别。若出血量多，且反复出血，斑呈"饼搭"（形容像烙饼一张又一张相叠搭）之状，则可高出皮肤，拂之碍手，但其瘀血面积大而呈片状分布，不再呈点状，且压之不退色，亦与疹大不相同。总之，斑与疹之鉴别，以压之退色与否为其要点。

治法：凉血散血。

方药：犀角地黄汤（《温病条辨》）。

干地黄 30g　生白芍（赤芍）9g　丹皮 9g　水牛角 30g

方解：吴鞠通分析本方云："犀角味咸，入下焦血分以清热；地黄去积聚而补阴；白芍去恶血，生新血；丹皮泻血中伏火。"吴氏此论颇有见地，但"去恶血，生新血"者应为赤芍而非白芍。犀角（水牛角代）亦非仅入"下焦（肝）血分"，其亦有入上焦（心）血分之功。水牛角咸寒，清心凉血，代犀角，为方中君药。生地黄甘寒，凉血滋阴为臣药。二药相配，凉血止血且滋阴养血。赤芍、丹皮为佐药，凉血化瘀。方中四药相伍，共奏凉血散血之功，为治疗血热动血之代表方剂。《温病条辨》中之生地黄为鲜地黄，其干地黄为生地黄。

本方治出血之证，重用凉血之品而不用炭类止血药，其原因在于：本证之出血，是热邪动血所致，热不去则血不止，故凉血即所以止血。炭类止血药易致涩滞留瘀，且使热邪闭于内，邪无出路，导致热越炽而血越溢，欲止血反促其出血，必致事与愿违。

本方治出血之证，而用活血之药，其原因在于：本证之出血，乃血热动血所致，率投大剂凉血药物，虽有止血之功，但其寒凉太过，亦有使"血遇寒则凝"之弊。另外，血分热盛，不仅动血，而且耗血，使血中津伤，血液浓稠而瘀，是为"热凝血凝"。可见，本证在出血的同时，亦有"热凝"及用药过程中可能出现的"寒凝"存在。瘀血阻滞经脉，亦可导致血行受阻而冲决络脉之出血，从而加重其出血倾向。用活血之品，既可抗其热凝，又可抗其寒凝，使本方凉血止血而不留瘀，且祛瘀又有助于止血。

本方"散血"之含义有二：一指滋阴；一指活血。本证瘀血之形成，乃因血热津伤，血液浓稠所致，其出血色紫、斑色紫黑、舌质绛紫，皆为血瘀之征。重用滋阴生津之品，可充养津液，使血液因津充而稀释，不浓不稠，其瘀自散，其流亦畅。吴鞠通所云"地黄去积聚而补阴"即指此而言，方中重用生地之原因亦在于此。可以说，治热凝血瘀之证，欲散其血，非大剂滋阴药莫属。血液因浓稠而瘀滞，在大剂滋阴的同时，再加入活血行瘀之品，更利于瘀血之消散，故方中活血之品亦不可少。可见，治热凝血瘀之证，养阴与活血药物并施，即为"散血"之法。

总之，本方既有凉血止血之长，又有活血散血之功。凉血止血者，清血热以止其欲出之血；活血散血者，滋阴与活血并用，以散其热凝之瘀，且散血亦有止血之功。止血而不留瘀，散血以助止血，相辅相成，对立而又统一。

2.血热动风（热极生风）

临床表现：高热，神昏，躁扰谵狂，头晕胀痛，四肢抽搐，颈项强直，角弓反张，甚则四肢厥逆，发为痉厥，舌质干绛，脉弦数。

病机分析：血热炽盛，故见高热。血热扰心，心神外越，则神昏谵语，狂躁不安。血热上窜，气血上涌，清窍壅塞，则头晕胀痛。肝藏血而主筋，筋赖肝血以滋荣，肝血热而灼筋，热灼筋挛，筋脉拘急，则四肢抽搐，颈项强直，角弓反张。热邪内炽，气血内聚以抗邪，阳气内闭而不达于四末，故四肢厥逆。舌质干绛，为血热耗血，津伤血稠之象。脉数，乃血热之兆；脉弦，则为筋脉拘急之征。本证虽有阴伤，但因其根本在于血热炽盛，故其动风称为"热极生风"，属"实风"。本证若发生在暑温病中，又有"暑风"之称。

"痉厥"一词，在温病中较为常用。痉，是指四肢抽搐，颈项强直，角弓反张之动风。厥，有两种含义：一为"肢厥"，指四肢厥逆；一为"昏厥"，指神志昏迷。可见，痉与厥二者本非一证，但因在温病过程中往往并见，故常痉、厥并称。

治法：凉肝息风。

方药：羚角钩藤汤（《通俗伤寒论》）。

羚角片 4.5g　双钩藤 9g　霜桑叶 6g　滁菊花 9g　鲜生地 15g　生白芍 9g 川贝母 12g　淡竹茹 15g　茯神木 9g　生甘草 3g

方解：方中羚羊角凉肝息风，钩藤清热平肝息风，共为君药；桑叶、菊花轻清宣透，疏散肝热而平息肝风，为臣药；其他为佐药、使药。血热炽盛，必伤阴液，阴伤而筋失柔养，则拘急更甚，故以生地、生白芍、生甘草相配，酸甘化阴，滋阴增液，以柔肝舒筋。肝热炽盛，极易灼液成痰，而肝风夹痰阻滞经络，上蒙心包，必更加重痉厥之势，故用川贝母、竹茹清化热痰，竹茹且有通络之功。茯神木宁心安神。诸药相配，共奏凉肝息风、增液舒筋、化痰通络之功。

3.气血两燔，肺热吐衄（暑瘵）

临床表现：高热，口渴，头目不清，心悸，烦躁，神识昏蒙，咳嗽气促，甚则咳喘胸闷，气急鼻扇，咯吐痰血，或骤然吐、衄，甚则口鼻涌血，面色紫黑晦暗，舌质绛紫，脉沉细而数，或虚大而芤。

病机分析：本证乃暑热邪气犯肺，由气分窜入血分，气血两燔之候。暑热内盛，消灼津液，故身热，口渴。暑热上蒸，清窍不利，则头目不清。暑热扰心，则心悸，烦躁，神识昏蒙。暑热迫肺，肺气上逆，故咳嗽气促，甚则咳喘胸闷，气急鼻扇。肺热则灼液成痰，血热则灼伤肺络，迫血上溢，故随咳喘而咯吐痰血，甚则骤然吐、衄，口鼻涌血。暑热壅肺，肺气闭塞，则气血壅滞；血热灼津，则血液黏滞瘀结，故面部紫黑晦暗，舌质绛紫。本证既见吐、衄，又见面色紫黑晦暗，乃既有血热动血而血外溢，又有血热耗血而血瘀之象。血液既溢且瘀，其证之危重可知。若暑热内盛，吐、衄失血而气血虚，则脉沉细而数；若暴然吐、衄而大失血，血脉空虚，气失血之束敛而浮动，则脉虚大而芤。

本证与"痨瘵"病位均在肺脏，均有咯血见证，二者有相似之处，故名"暑瘵"。但二者并非一证，其病因、病机、临床表现与治疗均不相同。本证为急性热病，乃外感暑热内犯于肺，热迫血溢，气血两燔之候，多发于暑期，病程短，热势高而来势急，病情凶险危重。痨瘵则为慢性传染病，四季皆可发生，常见症状有低热，盗汗，五心烦热，干咳少痰，咯痰带血等，病程长而病势缠绵。

治法：清肺透热，凉血散血。

方药：犀角地黄汤合银翘散（《温病条辨》）。

已用过表药者，去豆豉、芥穗、薄荷。

方解：本证之治疗，用银翘散一以清透暑热，宣通肺气，使两燔于气血之暑热有外达之机；一以引犀角地黄汤上行入肺，功专于清肺络之热而凉血散血。犀角地黄汤清肺络以止血，滋阴活血而散瘀。二方合用，共奏气血两清之功。吴鞠通所云"已用过表药者，去豆豉、芥穗、薄荷"，其用意在于减其辛散之性。其实，在大队寒凉药中，豆豉、芥穗并无温窜之弊，反有助于辛散透邪，使邪有出路，故不必减去。

4. 气血两燔，热毒充斥（暑燥疫）

临床表现：高热，大汗，大渴饮冷，咽痛唇肿，甚则面肿，头痛如劈，骨节烦痛，腰如被杖，喘急气粗，四肢厥逆，神昏狂躁或昏闷无声，四肢抽搐，颈项强直，或吐血，或衄血，或便血，或尿血，或妇女非时经血，或发斑，呕吐泄泻或大便秘结，腹部作痛，小便短赤，舌肿质绛紫起芒刺，苔焦燥，脉洪大而数或沉数有力或沉伏。

病机分析：本证乃暑燥疫毒邪气内侵脏腑，外窜经络，气血两燔，热毒充斥周身表里上下之候。热毒充斥，蒸腾津液，故高热，大汗。热炽津伤，则大渴饮冷，小便短赤，舌苔焦燥。热毒上攻，气血上壅，故咽痛唇肿，甚则面肿，舌肿起芒刺。热毒上攻清窍，气血逆乱，则头痛如劈。热毒走窜骨节经络，壅滞不通，则骨节烦痛，腰如被杖。热毒迫肺，肺气上逆，故喘急气粗。邪盛于里，气血内聚以抗邪，正邪激争，气血内闭，阳气不达于四末，故四肢厥逆。热毒上扰，心神失常，故神昏狂躁或昏闷无声。热毒灼肝，肝热筋挛，则四肢抽搐，颈项强直。热盛动血，则可见各部位出血。热毒犯胃，胃气上逆，则作呕吐。热毒下迫大肠，逼迫津液下渗，可致泄泻；热毒伤津，大肠燥热，亦可见大便秘结。热壅肠道，气血阻滞不通，则腹部作痛。血热耗血，血液浓稠，故舌质色绛紫。若里热蒸腾，则脉洪大而数；若热毒壅滞，气血内闭，则脉沉数有力，甚则沉浮。

治法：清气凉血，泄热解毒。

方药：清瘟败毒饮（《温热经纬》）。

生石膏（大剂180～240g，中剂60～120g，小剂24～36g） 小生地（大剂18～30g，中剂9～15g，小剂6～12g） 水牛角（大剂60～80g，中剂30～50g，小剂20～40g） 真川连（大剂12～18g，中剂6～12g，小剂3～4.5g） 栀子9g 桔梗3g 黄芩9g 知母12g 赤芍12g 玄参24g 连翘15g 甘草6g 丹皮9g 鲜竹叶9g（栀子至鲜竹叶诸药，原书中无剂量，其剂量系笔者据临床常用量补入）

方解：本方是由白虎汤、黄连解毒汤、犀角地黄汤三方组合加减而成。集清气、凉血三方之功，泄热解毒之力殊强，故名"清瘟败毒饮"。气血两燔之证，乃气分高热窜入血分，气热不清则血热不除，故其治疗重点在于清气，细观方剂组成可知。

气血两燔，热毒充斥，非大剂清凉莫救。方中重用石膏为君，生地、水牛角、黄连为臣，其他药为佐药、使药。石膏辛甘大寒，清透肺、胃气分热邪。肺主宣发、肃降，胃为水谷之海，十二经气血之源，肺、胃之热清，则十二经之热自解而表里上下充斥之热可除。石膏配知母、甘草即白虎汤法，有清气生津、达热出表之功。又配入连翘、竹叶，轻清宣透，以增白虎汤驱热出表，清透气分充斥表里热毒之力。黄连、黄芩、栀子合用，即黄连解毒汤之苦寒直折法。黄连、黄芩清泄上、中焦之热毒，栀子通泄三焦，导热下行，更用竹叶配栀子以导泄热邪。四药配伍，清泄气分充斥上下之热毒。水牛角、生地、赤芍、丹皮共用即为犀角地黄汤，有凉血散血之功，更加元参以增其凉血滋阴，泄热解毒之力。桔梗开肺气，载药上行，以促药力之宣发布散。甘草调和诸药且保胃气。诸药配伍，为气血两清之重剂，病势严重者必投以大剂方可挽危救亡。若病势尚轻者，剂量亦宜轻，防其损伤正气。临床应用时，若见动风抽搐，可加羚羊角粉3～6g（冲服），钩藤15g，以凉肝息风；腹满痛便秘者，可加生大黄粉3～6g，芒硝3g（二药同冲服），以攻下燥结；神昏谵狂者，可加安宫牛黄丸1丸同服，以清心豁痰开窍。

第九讲　温热病辨治——血分证候（二）

二、血分虚证

1.热盛阴伤，心肾不交

临床表现：身热，口干，齿燥唇焦，心烦躁扰不寐，舌质绛苔薄黄，脉细数。

病机分析：本证乃温热邪气炽盛而阴液大伤，心火旺于上，肾水亏于下之候。病位在手、足少阴，即吴鞠通所谓"少阴温病，真阴欲竭，壮火复炽"之证。在正常生理状态下，心火下交于肾，以温化肾水不寒；肾水上济于心，以制约心火不亢。心肾相交，水火既济，维持脏腑功能活动之动态平衡。温热邪气上助手少阴心火，下劫足少阴肾水，使心火亢于上而不下交于肾；肾水亏于下而不上济于心，导致心肾不交。火越炽而阴越伤，阴越亏而火越炽，势成恶性循环。热炽阴伤，故身热，口干，齿燥唇焦。心肾不交，热邪扰心，阳不入阴，故心烦躁扰不寐。舌质绛、脉细为阴液大伤，血中津亏之兆。舌苔黄、脉数乃热邪炽盛之征。其证候虽呈虚实夹杂之象，但其真阴大伤，心肾不交，以虚象为主，渐趋亡阴之势已显。

治法：清热育阴，泻南补北。

方药：黄连阿胶汤（《温病条辨》）。

黄连 12g　黄芩 3g　阿胶 9g　白芍 3g　鸡子黄 2 枚

方解：方中以黄连、阿胶为君药。黄芩、白芍为臣药。黄连与黄芩君臣相配，苦寒直折，清热邪，泻心火而保真阴。阿胶与白芍君臣相配，滋补肝血肾精，培育真阴而扶正抗邪。鸡子黄为佐药，有补脾而交通心肾之功。因本方乃泻南方心火而补北方肾水之剂，故古人称之为"泻南补北"法。正如吴鞠通所说："以黄芩从黄连，外泻壮火而内坚真阴；以芍药从阿胶，内护真阴而外捍亢阳。名黄连阿胶汤者，取一刚以御外侮，一柔以护内主之义也。"

2. 真阴耗损

临床表现：身热夜甚，手足心热甚于手足背，口干唇焦，心悸不宁，神倦欲眠，甚则神昏，或见耳聋，舌强，舌质绛而干，脉虚大或迟缓结代。

病机分析：本证乃温热病后期，邪气深入下焦，损伤肝血肾精，而致真阴耗损，虚热内生，邪少虚多之候。真阴亏损，阴不制阳，故身热。因其邪少虚多，乃阴虚而生内热，故一般呈低热。夜间卫阳之气入于里，则阴不制阳更甚，故其身热夜甚于昼。阴分之虚热必循阴经而发散于外，而腧穴即虚热外散之门户。手厥阴心包经之劳宫穴在手心，足少阴肾经之涌泉穴在足心，阴分虚热由手、足心俞穴外散，故手足心热甚于手足背。阴亏而津不上承，故口干唇焦。真阴亏而肾水不能上济于心，心阴大亏，心失滋养而拘挛，则悸动不宁。神失所养，则神倦欲眠，甚则神昏。肾精不能上荣于耳，故耳聋。心阴不荣于舌，则舌失所养而舌体强硬謇涩，舌面干燥。舌质绛，则为真阴亏损，血液浓稠之兆。血中津液大伤，脉道空虚，津不敛气而气独浮越，则脉象浮大，按之空虚，几近于芤。本证亦可见脉象迟缓结代，并非阳气不足，鼓动无力所致，乃真阴亏损，脉中阴亏，血液干涸浓稠而瘀滞，血行涩滞艰难而流动迟缓，甚至时行时止之征。

治法：滋阴清热，养血复脉。

方药：加减复脉汤（《温病条辨》）。

炙甘草 18g　干地黄 18g　生白芍 18g　麦冬（不去心）15g　阿胶 9g　麻仁 9g

方解：本方是由《伤寒论》中炙甘草汤（亦称复脉汤）加减化裁而来。《伤寒论》云："伤寒，脉结代，心动悸，炙甘草汤主之。"其证是因寒邪损伤心阳所致。心阳不振，心气亏虚，心失温煦而拘挛，故悸动不宁。心主血脉，心阳受损则脉中阳气不足，鼓动血行无力而血液时行时止，故脉象结代，治疗应温通阳气以复其脉。复脉汤中用炙甘草、人参、桂枝、生姜、大枣、清酒补益心气，温振心阳以恢复脉中阳气，鼓动血行。又用生地黄、麦门冬、阿胶、麻仁滋阴养血润燥，配合益气温阳之品以养血复脉，同时又制约益气温阳诸药之刚烈，使其温而不燥，通阳气而不伤阴血，共奏益气温阳、养血通脉之功。其"复脉"之重点，在于复脉中之阳。

加减复脉汤由复脉汤去人参、桂枝、生姜、大枣、清酒，加生白芍组成。因本证之脉虚大或迟缓结代乃阴亏血涩所致，故治疗应滋阴养血以复其脉。方中炙甘草配生白芍酸甘化阴，以滋阴增液，为方中君药。炙甘草又有益心气之功，于滋阴之中兼益心气，防其阴伤而气虚。干地黄、麦冬、阿胶滋阴养血，为臣药。麻仁养血润燥为佐药。诸药相配，剂属清凉，共奏滋阴、清热、养血之功。阴血得复，脉中津充，血液不稠，则其流自畅而其脉自复，是不用通脉之品而脉自通。可见，本方"复脉"之重点，在于复脉中之阴。

伤寒与温病均可见脉结代、心动悸，二者病因、病机不同，治法亦大异，虽均以"复脉"名方，一在复脉中之阳，一在复脉中之阴。随证化裁，圆机活法，体现了吴鞠通在继承张仲景学术思想的基础上，又做出了重大发展。

真阴耗损之证，在其发展的过程中，还可出现某些兼证，现举例简述如下。

（1）真阴耗损兼汗出不止：多因温病误用辛温解表药物所致。误表，一方面耗劫心阴，进而耗损真阴；一方面耗伤心气，而致气不固表，津失所敛而汗出不止。若不急救，势必因大汗而虚脱，甚至亡阳，形成阴阳俱损之危证。治当滋阴养血与敛汗固脱并施，方用《温病条辨》之救逆汤（加减复脉汤内去麻仁，加生龙骨 12g，生牡蛎 24g，脉虚大欲散者，加人参 6g）。

（2）真阴耗损兼大便溏泻：本证之形成，或因素体阳虚，本有便溏下利之证，又感温热邪气而致真阴耗损；或温病误下，而致既有真阴耗损，又有便溏；或气分热邪下迫而致下利便溏，下利不止而耗损真阴。总之，真阴耗损又兼便溏，则阴伤更甚。治当滋阴养血与固摄止泻并施。然而，若大便溏甚者，径投大剂滋补，反有滑润促泻之弊，故当先用固摄止泻之品，待其泻已止或已轻之后，再滋阴与固摄并施。固摄止泻用《温病条辨》之一甲煎（生牡蛎 60g），滋阴与固摄并施用一甲复脉汤（加减复脉汤内去麻仁，加生牡蛎 30g）。

3. 亡阴脱液

临床表现：形体消瘦，皮肤干皱，唇焦，舌痿，目陷睛迷，齿燥色如枯骨，齿上积垢，或呃逆声微，两颧红赤，手足蠕动，甚或瘛疭，心中憺憺大动，甚则心中痛，神昏嗜睡，四肢厥逆，大便秘结，小便短赤，甚或点滴不出，舌质绛无苔，脉细促或微细欲绝。

病机分析：本证是温热邪气耗伤肝血肾精，导致真阴大亏，周身津枯液涸，而成亡阴脱液之危重证候。津枯液涸，肌肤失于濡养，故形体消瘦，皮肤干皱，唇焦舌痿。肝开窍于目，肾精上注瞳仁，肝血肾精大亏，目失滋荣，故目眶塌陷，目睛迷离，甚则瞳孔散大。肾主骨生髓，齿为骨之余，肾精不能滋养于齿，故齿燥而色如枯骨。津液枯竭，胃气败绝而失其降浊之功，浊气上熏，则齿垢积聚。胃气败绝，虚气上逆，则呃逆声微。齿枯积垢与呃逆声微，是先后天俱已败绝之危象，临床不可等闲视之。真阴大亏，孤阳无制而上浮，则两颧红赤。肝阴亏则筋失濡养而拘急，遂呈水不涵木、虚风内动之象，轻则手足蠕动，甚则瘛疭。因其为虚证，抽搐徐缓而无力，与热极生风之实证抽搐频繁有力者表现不同，临床应注意鉴别。津枯液涸，阴血亏损，心阴与心气俱虚，心失所养而拘急挛缩，故心中憺憺大动，甚则心中痛；神失所养，则神昏嗜睡。亡阴脱液，经脉枯涸，血涩气滞，脉气不畅，阴阳气不相顺接，阳气不达于四末，故四肢厥逆。津枯液涸，大肠干燥，则大便秘结；小便乏源，故短赤甚或点滴不出。舌质绛无苔，乃津枯而血稠之兆。脉细促，即细数而结代。细主阴亏，数主内热，结代则为亡阴脱液，津枯血稠，血行艰涩，时行时止之征。脉微细欲绝，则是血液枯竭，脉中空虚之象。因本证乃津枯液涸，周身阴液尽失之危候，故名"亡阴脱液"。

治法：滋阴养血，潜阳息风。

方药：二甲复脉汤、三甲复脉汤、大定风珠（《温病条辨》）。

二甲复脉汤

复脉汤内加生牡蛎 15g，生鳖甲 24g。

三甲复脉汤

二甲复脉汤内加生龟板 30g。

大定风珠

生白芍 18g　阿胶 9g　生龟板 12g　干地黄 18g　麻仁 6g　五味子 6g　生牡蛎 12g　麦冬（连心）18g　炙甘草 12g　鸡子黄（生）2 枚　鳖甲（生）12g

喘加人参，自汗者加龙骨、人参、小麦，悸者加茯神、人参、小麦。

方解：二甲复脉汤、三甲复脉汤、大定风珠三方，均以加减复脉汤为祖方（基本方）加味组成，故《温病条辨》统称为"复脉辈"。此三方皆有滋阴养血，生津增液，潜阳息风之功。但因其药味多寡不同，其主治证亦有轻重之别。

若亡阴脱液之证尚轻，初见虚风内动之象，仅手指略有蠕动，宜用二甲复脉汤。以加减复脉汤诸药复其阴，用生牡蛎、生鳖甲二味质地沉重的甲壳药滋阴清热，重镇潜阳，以息虚风。

若又见心中憺憺大动，甚则心中痛，则宜用三甲复脉汤。于二甲复脉汤中再加质地沉重的甲壳药生龟板，以增其滋阴潜阳之力，并增镇心安神之功。

若手足瘛疭，"时时欲脱"，病情危重，则宜用大定风珠救治。其方由三甲复脉汤加五味子、鸡子黄组成。五味子有酸敛之功，敛阴留阳，以防其脱。鸡子黄补脾以交通心肾，并增其滋阴息风之力。若兼见虚喘息微，是肺气将绝之兆，急加人参益气补肺，以固其本。若兼见自汗，是气虚不能敛津，将成阴阳俱亡之势，加龙骨、人参、浮小麦以补气敛汗固脱。若心中憺憺大动，心悸甚重者，是心阴与心气俱大伤之兆，加茯神、人参、浮小麦以补气养心安神。大定风珠中有麦冬、五味子，再加人参即成生脉散，合二方于一剂之中，兼具滋阴养血、潜阳息风与补气生津、敛阴固脱之功，是挽回阴阳俱亡的急救之方。

二甲复脉汤与三甲复脉汤均包含于大定风珠之中。吴鞠通为什么不以大定风珠一方统之，却锱铢必较地仅在一二味药的取舍之间而制定出三方呢？这一方面固然是出于病情轻重缓急之需，更主要的是由方中药物的特性所决定的。阿胶、鳖甲、龟板、鸡子黄等药物，均为"血肉有情之品"，其填阻塞隙、滋补之功，自非植物药可比，但难免腥浊浓腻之弊。正如王孟英所云："定风珠一派腥浊浓腻，无病人胃弱者亦难下咽，如果厥、哕、欲脱而进此药，是速其危矣。"王氏指出方中药物多"腥浊浓腻"，胃难受纳，确属平正之论，但就此而全盘否定其方，又不免有失公允。因为似此亡阴脱液之重证，除用血肉有情之品填补真阴之外，并无他法可施。吴氏于书中虽未明确指出此类药物浊腻难于受纳之弊，但亦并非无见于此。因而，在不得不用的情况下，严密审视病情变化，针对症状多寡，不仅认真斟酌药味之加减，而且仔细掂量其剂量之轻重，仅以一二味药之差而立三方。从剂量上看，二甲复脉汤中生鳖甲用24g，三甲复脉汤中加生龟板30g，大定风珠中加生鸡子黄2枚，而生鳖甲、生龟板均减为12g，是既取其药物之功用，又防其量大浊腻之弊端。由此可以看出，吴氏的组方原则是：能减少浊腻之药味，则尽量减味；不得不增加药味，则减其用量。如此谨慎施为，可谓用心良苦。

4. 邪伏阴分

临床表现：夜热早凉，热退无汗，能食形瘦，精神倦怠，舌质红少苔，脉细略数。

病机分析：本证乃温热病血分证后期，热邪大多已解，而阴液未复，余邪未净，深伏阴分之候。夜热早凉，是指夜间低热，清晨即退，昼日不发热。这是因为人体卫阳之气昼行于表，夜入于里，阴分本有伏热，阳入于里则阴不制阳，故入夜则身热。清晨则卫阳之气由里出表，故热退身凉。因邪不在表，其身热虽退，而热邪仍伏阴分，不从表解，故热退无汗。邪在阴分而不在脾胃，故饮食能进。但热邪内伏，水谷精微被其所耗，不能充养肌肤，故虽能食而形体消瘦。正气不充，功能低下，故精神倦怠。舌质红少苔，脉细略数，均为余热内伏、阴液被耗之象。本证热邪虽不重，但深伏阴分，消耗阴液，损伤正气，往往缠绵难解。

治法：养阴透热。

方药：青蒿鳖甲汤（《温病条辨》）。

青蒿6g　鳖甲15g　细生地12g　知母6g　丹皮9g

方解：吴鞠通论本证之治云："邪气深伏阴分，混处气血之中，不能纯用养阴；又非壮火，更不得任用苦燥。"此论指出：余热深伏阴分，纯用养阴，则滋腻而恋邪；本自阴伤未复，若纯用苦寒，则又有化燥伤阴之弊。故其治疗，必养阴与透热并施。方中鳖甲咸寒，养阴清热。青蒿微苦性寒而芳香，清热透络。鳖甲与青蒿共为君药，且相互为使，既养阴清热，又透邪外达，使邪有出路。吴鞠通分析其功用云："以鳖甲蠕动之物，入肝经至阴之分，既能养阴，又能入络搜邪；以青蒿芳香透络，从少阳领邪外出。……此方有先入后出之妙，青蒿不能直入阴分，有鳖甲领之入也；鳖甲不能独出阳分，有青蒿领之出也。"生地、知母共为臣药，助鳖甲以养阴而退虚热。丹皮辛寒，清血中伏热，佐青蒿以透络。诸药相伍，滋中有清，清中能透，养阴而不留邪，祛邪而不伤正，共奏养阴透热之功。

本证与黄连阿胶汤证、加减复脉汤证皆属阴虚有热之证，但三者病机不同，临床应加以鉴别。

黄连阿胶汤证是阴伤与热盛均重，即吴鞠通所谓"真阴欲竭，壮火复炽"之候，故其治疗应养阴与清热并用，其方是清补兼施之剂。

加减复脉汤证是真阴耗损，虚热内生，邪少虚多之候，故以滋阴养血为治，滋其阴而使虚热清，其方是寓清于补之剂。

本证乃阴未复而邪未净，余邪深伏阴分之候，邪虽少但混处气血之中，故以养阴透热为法，养其阴且透其络，使邪有出路。

第十讲　温热病传变规律概览

由第五讲至第九讲可以看出，温热病的发生发展规律一般是温热邪气袭表，首先引起卫分证候，继而按卫分→气分→营分→血分传变，逐步深入发展。从这四个层次的发展过程来看，体现了由表入里、由浅入深、由轻转重、由实致虚、由功能失常到实质损伤的传变规律。若从病变部位来看，其传变规律为：一是由上焦手太阴肺顺传于中焦阳明胃、肠，进而或传入上焦手少阴心与手厥阴心包，或深入下焦足厥阴肝与足少阴肾。一是由上焦手太阴肺逆传于手少阴心与手厥阴心包。可以说，卫气营血辨证标明了温热邪气由浅入深的传变层次。而三焦辨证则标示出温热邪气自上而下脏腑相传的顺传与逆传途径。因温热病的辨治关键在于判别温热邪气在卫、气、营、血四个阶段对人体损伤的不同情况，从而确定不同治法，故本节以卫气营血辨证作为温热病的辨证纲领。下面即以卫气营血辨证为纲，辅以三焦所属的脏腑部位，简要归纳、概述温热病的传变规律。

外感温热邪气由口、鼻、皮毛而入，首先侵袭上焦手太阴肺系，《温病条辨》中统称为"太阴温病"，初起一般先见卫分证候，其证候类型主要有两种。若邪气郁于肺系之表——口、鼻、皮毛而导致卫外失司，则以发热微恶风寒，舌边尖红，脉浮数为主症，治用辛凉平剂银翘散，以辛凉轻解，疏透风热。若邪气在肺系之表——手太阴肺经而导致经气不畅，肺失宣降，则以咳为主症，治用辛凉轻剂桑菊饮，以辛凉轻解，宣肺止咳。若太阴卫分证不解，邪气由表入里，其发展趋势有两种：一是传入太阴气分，一是逆传营分。传入气分者，因邪气盛而正气不衰，正邪激争，故见气分实证，证属肺热炽盛，里热蒸腾，无形热盛，以高热大汗、口渴饮冷、喘急鼻扇、舌质红苔黄燥、脉洪大而数为主症，治用辛凉重剂白虎汤，以辛寒清气、泄热生津。在温热邪气由太阴卫分传入太阴气分的过程中，若卫分证未罢而气分证已起，可导致卫气同病，治用银翘白虎汤，以透卫清气、表里双解。

手太阴肺的气分证不解，其发展趋势有两种：一是邪气沿气分深入而顺传于中焦阳明胃、肠，《温病条辨》中统称为"阳明温病"；一是邪气直犯上焦心主或心包而逆传于营分，即叶天士所谓"逆传心包"，《温病条辨》中称之为"少阴（心）温病""厥阴（心包）温病"。

在正气不衰的情况下，上焦太阴气分证候大多顺传于中焦足阳明胃，而导致肺胃热炽，里热蒸腾，无形热盛之气分实证。治用白虎汤以两解肺、胃热邪。肺胃热炽之证不解，其发展趋势有三种。一是热邪耗气伤津，导致津气大伤而发展为气分虚证；一是热邪耗津，导致肠燥便秘，发展为有形热结之气分实证；一是热邪由气分而深入营分，或径窜入血分。

肺胃热炽持续不解，耗气伤津，导致热邪仍盛而津气两伤的实中夹虚证。以高热大汗、气短神疲，甚则微喘鼻扇、脉洪大而芤为主症，治用白虎加人参汤，以辛寒清气、补气生津。若其证仍不解，持续高热大汗，津气大伤，则可导致气分虚证。因其津气欲脱，故以身热骤退、大汗不止、喘息气短、倦怠神疲、脉虚欲绝或散大无根为主症，治用生脉散，以补气生津、敛阴固脱。若由虚脱再发展而致亡阳，以冷汗淋漓、四肢厥逆为主症者，治用参附汤，以补气固脱、回阳救逆。

肺胃热炽不解，耗伤津液，而导致大肠津亏，肠燥便秘，是热邪从肺胃气分顺传于手阳明大肠，由气分无形热盛发展为有形热结之气分实证。以高热恶热、日晡潮热、大便秘结、腹满痛拒按、舌质红苔黄燥或焦燥、脉沉实有力为主症，治用三承气汤，以苦寒攻下、泄热保津，即"急下存阴"。

若邪踞少阳气分，里热郁闭，亦属气分无形热盛之实证。以高热、口渴、口苦、胁痛、干呕、心烦、舌质红苔黄、脉弦数为主症，治用黄连黄芩汤，以苦寒泄热、宣郁透邪。若其证不解而继续发展，亦不外传入手阳明大肠而成有形热结与深入营分、血分两种趋势。

营分证的发生，有三种途径：一是在邪气猖獗或心气、心阴不足的情况下由太阴卫分或太阴气分逆传所致，一是由中焦气分发展而来，一是伏邪自营分而发。

其证候主要有热伤营阴与痰热蒙蔽心包两种类型。若热邪消灼血中津液，导致热伤营阴，则发为少阴温病。以身热夜甚，口反不甚渴，心烦躁扰，舌质红绛，脉细数为主症，治用清营汤，以清营养阴，透热转气。若热邪灼液成痰或素体痰盛与热邪相合而导致痰热蒙蔽心包，则发为厥阴温病。则以身热灼手，痰壅气粗，神昏谵语或昏愦不语，舌謇，肢厥，舌质红绛苔黄燥，脉细滑数为主症，治用清宫汤送服安宫牛黄丸，以清营养阴，豁痰开窍。在温热邪气由太阴卫分逆传入营的过程中，若卫分证未罢而营分证已起，可导致卫营同病。以身热夜甚，微恶风寒，皮肤发疹，舌质红绛，脉细数为主症，治用加减银翘散以辛凉透卫，清营养阴。在温热邪气由太阴气分逆传入营或中焦气分传入营分的过程中，若气分证未罢而营分证已起，可导致气营两燔。以高热，口渴，心烦躁扰，舌质红绛苔黄燥，脉数为主症，治用加减玉女煎，以清气与凉营并施。若痰热蒙蔽心包而兼肠燥便秘，亦属气营两燔，治用牛黄承气汤，以清营豁痰与苦寒攻下并施。

血分证候的发生有三种途径：一是由气分窜入血分，一是由营分传入，一是伏邪自血分而发。其证候主要有血热动血与血热耗血两种类型。

血热动血之证，因热邪盛而动血故称为"血分实证"。其病变部位在手少阴心与足厥阴肝，是热邪深入血脉，灼伤血络，迫血妄行，使血不循经溢出脉外，以人体各部位出血，舌质绛紫，脉数为主症，治用犀角地黄汤以凉血散血。若血热盛而致热灼筋挛，则发为血热动风，以高热，神昏，四肢抽搐，颈项强直，舌质干绛，脉弦数为主症，治用羚角钩藤汤，以凉肝息风。若暑热邪气由气分内窜血分而致气血两燔，肺热吐衄，以高热，咳喘，烦躁，神昏，咯吐痰血或骤然吐衄，舌质绛紫，脉虚大而芤为主症，治用犀角地黄汤合银翘散，以清透肺热，凉血散血。若暑燥疫热毒充斥而致气血两燔，以气分高热与神昏、出血，舌肿质绛紫起芒刺苔焦燥等热毒燔灼之表现为主症，治用清瘟败毒饮，以清气凉血，泄热解毒。

血热耗血之证，因热邪耗伤血液甚则耗损肝血肾精，故称为"血分虚证"。其病变部位在手少阴心、足厥阴肝及足少阴肾。若热邪仍盛，助长手少阴心火而下劫足少阴肾水，导致心肾不交，以身热，口干，心烦躁扰不寐，舌质绛苔薄黄，脉细数为主症，治用黄连阿胶汤，以清热育阴、泻南补北。若热邪耗血而导致真阴耗损，以身热夜甚，手足心热甚于手足背，心悸，神倦，舌质干绛，脉虚大或迟缓结代为主症，治用加减复脉汤，以滋阴清热，养血复脉。若真阴耗损而发展为亡阴脱液之危重证候，以手足蠕动，甚或瘛疭，心中憺憺大动，甚则心中痛，神昏，肢厥，舌质绛无苔，脉细促或微细欲绝为主症，急当救阴，斟酌选用二甲复脉汤、三甲复脉汤、大定风珠以滋阴养血，潜阳息风。若邪伏阴分，以夜热早凉，热退无汗，能食形瘦，精神倦怠，舌质红少苔，脉细略数为主症，治用青蒿鳖甲汤，以养阴透热。

温热病的传变规律用图表示如下（见图 1）。

图 1　温热病传变规律

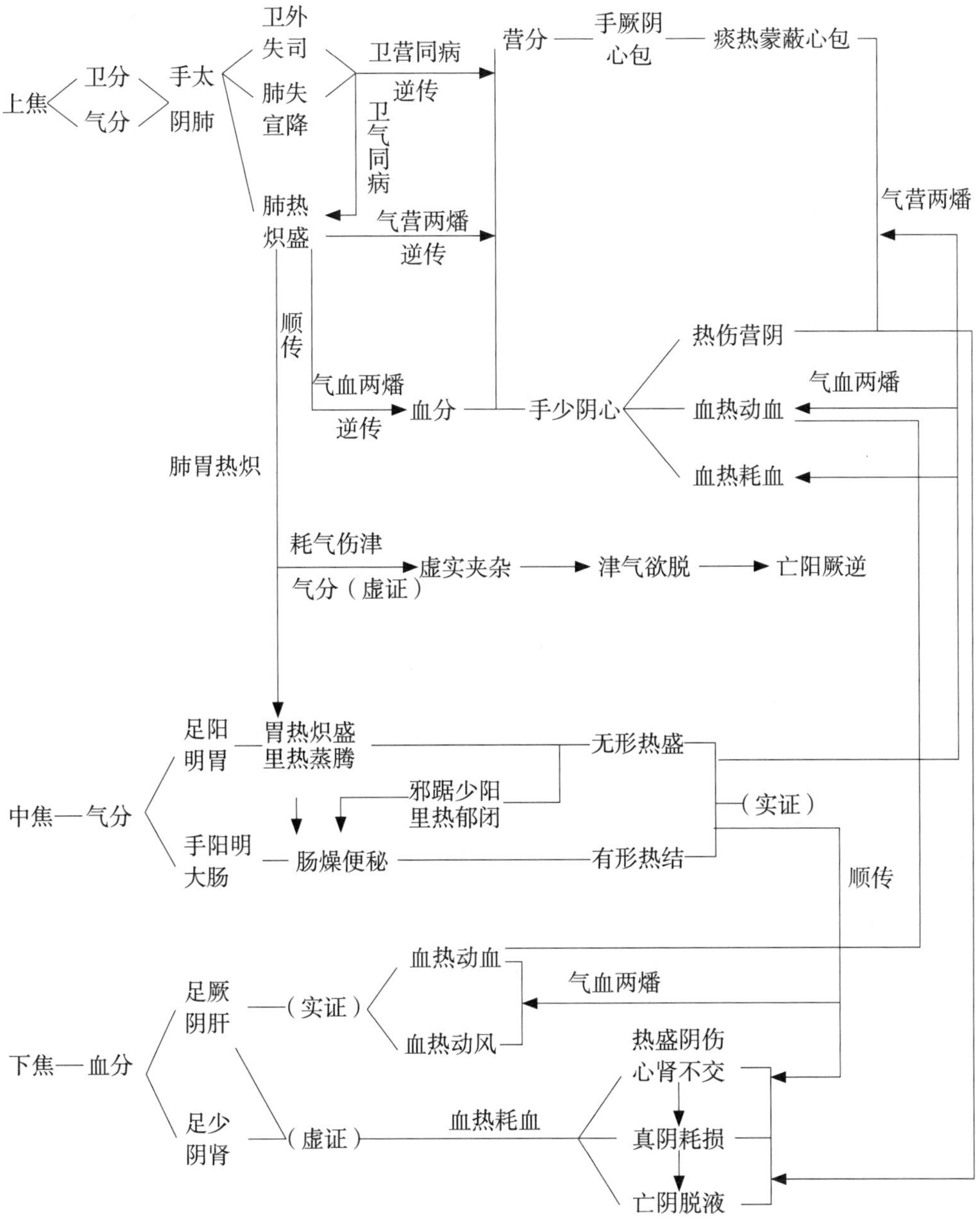

（温热病传变规律示意图：上焦—卫分、气分—手太阴肺；卫外失司、肺失宣降、肺热炽盛；卫营同病、卫气同病、逆传、气营两燔、逆传；营分—手厥阴心包—痰热蒙蔽心包；顺传、肺胃热炽、气血两燔、逆传、血分—手少阴心；热伤营阴、血热动血、血热耗血、气营两燔、气血两燔；耗气伤津、气分（虚证）—虚实夹杂—津气欲脱—亡阳厥逆；中焦—气分—足阳明胃—胃热炽盛、里热蒸腾—无形热盛；邪踞少阳、里热郁闭；手阳明大肠—肠燥便秘—有形热结—（实证）、顺传；下焦—血分—足厥阴肝—（实证）—血热动血、血热动风、气血两燔；足少阴肾—（虚证）—血热耗血；热盛阴伤、心肾不交—真阴耗损—亡阴脱液）

第十一讲 湿热病辨治撷要——湿热病的辨证纲领、 治则治法与禁忌

外感湿热邪气而导致的温病，称为湿热病。其特点是身热不扬、气机阻滞、脾胃运化功能障碍、水液代谢失常、病势缠绵难愈。因为湿热病与温热病的性质和特点有所不同，故如何针对其性质和特点进行及时有效的辨治，首先就涉及湿热病的辨证纲领、治则治法与禁忌问题，下面展开论述。

一、湿热病的辨证纲领——三焦辨证

三焦辨证，由清代著名温病学家吴鞠通所倡导。他在《温病条辨》一书中，"以三焦为纲"，按温病对人体脏腑的侵害而将其划分为上焦温病、中焦温病、下焦温病三大类别，以此标明温病由上焦至中焦、下焦的纵向传变规律，并对其病变部位做出定位诊断。因为湿热病乃外感湿与热两种邪气而为患，湿热熏蒸，弥漫表里，往往初起即呈卫气同病，在其发展过程中，湿热不化燥一般不入营、血，而始终流连气分。从湿热病的发展过程来看，卫气营血的阶段性并不明显，而多呈三焦传变之势。因此可以说，三焦辨证最适于指导湿热病的辨治，这正是下文以三焦辨证作为湿热病的辨证纲领的依据。

（一）三焦的生理概念

"三焦"一词及其生理概念，首见于《黄帝内经》，《难经》对其又有所补充。归纳起来，主要有下述四个方面的内容。

1.人体阳气运行的通道——气道

《难经·六十六难》云："三焦者，原气之别始也，主通行三气，经历于五脏六腑。"这段文字说明，三焦为原气（指真气，即人体一身之气）所使，它的生理功能是通行三气（即上焦宗气、中焦中气、下焦元气），使三者在人体内运行，贯穿五脏、六腑及其所联系的经络、组织、器官。同时，三气在运行过程中又互相结合而构成原气。由文中可以看出，三焦是人体阳气运行的通道，简称气道。

2.人体水液运行的通道——水道

《素问·灵兰秘典论》云："三焦者，决渎之官，水道出焉。"决者，开通也。

渎者，水沟也。由这段文字可以看出，三焦是人体内开通的水沟，也就是水液运行的通道，简称水道。

因为气帅水行，所以气道与水道是一致的，三焦既是气道，又是水道。就是说，阳气推动着水液在三焦通道中运行而敷布周身。即如《灵枢·五癃津液别》所云："三焦出气，以温肌肉，充皮肤，为其津，其流而不行者为液。天暑衣厚则腠理开，故汗出。……天寒则腠理闭，气湿不行，水下留于膀胱，则为溺与气。"可见，三焦是阳气推动水液在人体内代谢的场所和通道，也就是气化的场所和通道。

3. 划分人体上、中、下三个部位

《灵枢·营卫生会》云："上焦出于胃上口，并咽以上，贯膈而布胸中。……中焦亦并胃中，出上焦之后。……下焦者，别回肠，注于膀胱而渗入焉。"由这段文字可以看出，上焦是指胃上口以上，即膈上胸中的部位；中焦是指胃腑之所在，即膈以下、脐以上的部位；下焦是指大肠、膀胱之所在，即脐以下的部位。上焦、中焦、下焦三者合称为三焦。

一般说来，将脏腑按解剖部位分属于三焦，上焦有心、心包与肺，中焦包括脾、胃、肝、胆，下焦包括小肠、大肠、肾、膀胱。需要附带说明的是，由于在温病过程中，胃与大肠的病变关系密切，肝与肾的病变关系密切，故吴鞠通在《温病条辨》中将大肠的病变与胃的病变一并列于中焦，将肝的病变与肾的病变一并列于下焦。关于上、中、下三焦的生理功能，《灵枢·营卫生会》中概括为："上焦如雾，中焦如沤，下焦如渎。"就是说，上焦心、肺，像天降雾露一样，将水谷精微敷布于周身，以营养人体。中焦胃腑腐熟水谷，像发酵一样，泡沫浮游，其精微物质由脾脏输送于上焦。下焦诸脏腑像水沟一样，使代谢所产生的水谷浊气变成尿液与粪便不断排出体外。总之，三焦总司人体一身之气化，是水谷消化、吸收，精微物质的转输、敷布及糟粕排泄的场所和通道。

4. 人体传化之腑中的一腑

《素问·五脏别论》云："夫胃、大肠、小肠、三焦、膀胱，此五者，天气之所生也，其气象天，故泻而不藏，此受五脏浊气，名曰传化之腑。"此文中对三焦生理概念的论述，是将其视为人体传化之腑中的一腑，其生理功能是排泄人体内的浊气。

《灵枢·本输》云："三焦者，中渎之府也，水道出焉，属膀胱，是孤之府也。"文中之"孤"字，乃独一无二之意，是言三焦为人体内最大之腑。明代张

197

景岳在《类经·藏象类》中称其为"脏腑之外，躯体之内，包罗诸脏，一腔之大腑也"。可见，三焦既是人体传化之腑中的一腑，又是其中最大之腑，它囊括了人体内的所有脏腑。由此言之，把三焦作为一个具体的传化之腑和以之划分人体上、中、下三个部位，这两个生理概念是一致的。也就是说，三焦作为人体内最大的"孤之府"，它包容了上焦、中焦、下焦所属的各个脏腑。综合上述四个方面的内容，从生理概念上来看，三焦是包括了上焦、中焦、下焦所有脏腑的、最大的传化之腑。它是人体气化的场所和通道，人体阳气和水液的运行，食物的消化、吸收，精微物质的转输、敷布及糟粕的排泄，均在三焦"孤之府"内进行。所以，三焦的生理功能，实际上是人体上、中、下三个部位所属各脏腑生理功能的概括。

（二）三焦湿热证候的病机及证候特点

湿热病多发于雨湿季节，一般多同时感受湿与热两种邪气而为患。或外感湿邪，因湿而郁热；或素体湿热内蕴，复感时令之邪，内外相引而发病。其病机可简要地概括为：湿热弥漫，气机阻滞，从而导致三焦所属各脏腑功能失常的病变。因其为湿与热两种邪气相合而致病，故其病变既有湿邪为患的特点，又有热邪为患的反映。湿为阴邪，其性重浊黏腻，遏阻气机；热为阳邪，其性蒸腾开泄。两种不同属性的邪气相合而为患，就决定了湿热病临床表现的各种特殊性，其特点可概括为如下四个方面。一是季节性强，多发于夏秋之交。此时气候炎热，雨量较多，热蒸湿动，弥漫空间，故易侵袭人体而发病。二是以脾胃为病变中心，弥漫周身，阻滞气机，导致水液代谢失常。脾主湿而恶湿，湿热邪气侵袭，往往困阻脾胃，使其升降失司而致水湿停聚。湿越盛则脾胃越困，脾胃越困则湿越滞，故湿热病多以脾胃为病变中心。因湿乃弥漫性邪气，特别是湿与热合，热蒸则湿动，故更易弥漫周身而致一身表里上下症状同时出现。湿热弥漫则阻滞气机，使气化不利而三焦水道不通，故湿热病中多见水液代谢失常的临床表现。三是临床多见矛盾症状。湿与热两种邪气同时为患，二者既各自显示其特性，又相互影响，形成湿热裹结，湿遏则热伏，热蒸则湿动的状态，故临床每见矛盾症状迭出。如身热不扬，发热而皮肤不灼手，或初扪之反凉，久扪之则热；脉不数而反濡缓；面不红而反淡黄；精神不烦躁而反呆痴；口干而不欲饮；大便数日不下但不燥结而反溏滞等。四是病程长，缠绵难愈。

湿与热互相裹结，如油入面，难解难分。湿性黏滞，难以速除，而有形之湿

198

不去，无形之热则蕴于湿中而不能解。湿越滞则热越郁，热越蒸则湿越黏，其势胶着难解，往往迁延时日，缠绵难愈。湿热病初起一般多先犯上焦，进而渐次传入中焦、下焦，即吴鞠通所谓"始上焦，终下焦"。按照三焦辨证，可将湿热病的发展过程分为上焦湿热证候、中焦湿热证候、下焦湿热证候三大类别。这三类证候，标志着湿热病发展过程中病变所在的中心部位和其病程的阶段。

1. 上焦湿热证候

上焦湿热证候是湿热邪气由口、鼻、皮毛侵袭肺系，导致卫外失司，肺失宣降，水液代谢失常的病变，它是湿热病的初期阶段。其邪气虽由表而入，但湿热又往往弥漫于里，影响肺、脾两脏，故湿热病初起多见表里同病。其证候特点是：恶寒，发热，身热不扬，头身重痛，舌苔白腻，脉濡。同时还可兼见脘痞纳呆，小便不利等中、下焦症状。

上焦湿热证候除肺系病变外，还可见湿热郁蒸，酿生痰浊，蒙蔽心包之证。其证候特点是：身热不扬，表情淡漠，神识呆痴，时昏时醒，舌苔白腻，脉濡滑。

2. 中焦湿热证候

中焦湿热证候是湿热邪气郁阻脾胃，导致脾胃运化功能障碍，气机阻滞，升降失司的一类证候。由于人的体质差异，湿与热两种邪气的轻重程度不同，或治疗中用药的影响，其证候又有湿重于热、湿热并重与热重于湿三种类别。三者虽然有异，但因其皆属脾胃升降失司的病变，故其共同特点是：脘痞腹胀，纳呆食少，大便溏滞，舌苔腻，脉濡。由于湿热弥漫，头身重痛，小便不利等上、下焦症状亦可同时出现。

3. 下焦湿热证候

下焦湿热证候是湿热邪气侵入下焦的病变。因其湿热裹结，热蕴湿中，故虽在下焦，但一般不损伤肝血肾精，而是湿热阻滞于膀胱或小肠、大肠，导致水液代谢失常，饮食物传导失司的一类证候。其虽亦有湿重于热与热重于湿之别，但共同特点是：小便或大便排出障碍，舌苔腻，脉濡。由于湿热弥漫，头身重痛，脘痞纳呆等上、中焦症状亦可同时出现。

（三）三焦湿热证候的传变规律及其相互关系

由上述可见，湿热病的传变规律一般来说是按上焦湿热证候→中焦湿热证候→下焦湿热证候的顺序渐次递传。但因湿热弥漫，由上焦可以波及中、下焦；由中焦可以波及上、下焦；由下焦亦可波及中、上焦。三焦湿热证候的这种以一个部位为中心而影响其他部位的特点，是由其致病邪气具有弥漫性的特性所决定的。

由于人体禀赋的差异及邪气入侵的途径不同，湿热病沿上、中、下三焦的传变规律也并非固定而不变。如邪从口入，初起即发于中焦者有之；邪气由下袭入，初起即病于下焦者亦有之。但无论其发生发展情况如何变化，只要掌握了上、中、下三焦湿热证候各自的病机及其证候特点，就能抓住辨治的关键。可见，三焦辨证对湿热病的临床辨治具有重大指导意义。总的来说，其临床意义有二：一是对湿热病不同发展阶段中三类不同证候的概括；一是标明了湿热邪气所在的部位及其由上至下，纵向发展的一般规律。上述二者互相联系，为临床辨治湿热病及判断其预后提供了可靠依据。

二、湿热病的治疗原则

（一）祛湿清热

湿热病是湿与热两种性质不同的邪气同时侵犯人体而为患，故其治疗应从祛湿与清热两方面入手。然湿与热合，热蕴湿中，湿不祛则热不能清，所以治疗重点在于祛湿。因上、中、下三焦湿热证候的中心部位不同，在治疗中，当针对其病变中心部位，选用相应药物，因势利导，以驱邪外出。但湿热邪气易于弥漫三焦，故在治疗时，亦须兼顾三焦。兹将三焦湿热的具体治法分述如下。

1. 辛温宣透，芳香化湿

简称辛宣芳化法，适用于上焦湿热证候。即用辛温芳香、轻扬宣透之品，化湿透热以宣发肺气，疏通肌腠，使腠理通达，微有汗出，则湿邪可渐从小汗而解。湿祛则热不独存，亦随汗出而散。常用药物如藿香、白芷、苏叶、香薷、苍术等。佩兰、青蒿、银花虽非辛温之品，但具芳香宣化之功，临床亦可配入。此即吴鞠通《温病条辨》中"治上焦如羽，非轻不举"之谓。

2. 辛温开郁，苦温燥湿

简称辛开苦降法，适用于中焦湿重于热证候。即以入中焦之辛温与苦温药物相配，辛开苦降，燥湿化浊，调理脾胃，使之恢复升降之平衡。常用药物如半夏、苍术、砂仁、白蔻仁、草果、厚朴、枳实、大腹皮、陈皮、白术等。此即吴鞠通"治中焦如衡，非平不安"之谓。

3. 苦寒清热燥湿

适用于中焦湿热并重或热重于湿证候。即选用苦寒之品，以达清热燥湿之目的。常用药物如黄芩、黄连、栀子等。应当说明的是，治疗湿热病使用苦寒药宜审慎，必属热重于湿者方可投之。若属湿热并重者，可辛温、苦温与苦寒同用，以辛开苦降，清热与燥湿并施。若湿邪重者，苦寒当忌用，防其冰伏湿邪，反致病势难解。

4. 淡渗利湿

适用于下焦湿热证候。即用淡渗之品，利尿以渗湿，使湿热从小便而驱。常用药物如滑石、通草、茯苓、生薏苡仁、泽泻、猪苓、车前子等。若下焦热重于湿者，可于淡渗利湿之中，选加苦寒泄热，通利水道，即苦寒清利之品，如栀子、木通、竹叶等。

（二）兼顾三焦

因湿热易于弥漫三焦，临床上除针对病变中心部位进行治疗外，亦须兼顾三焦，即治上焦不忘中、下焦，治中焦不忘上、下焦，治下焦不忘中、上焦。这也正是临床处方中辛宣芳化、辛开苦降与淡渗利湿药物常常并用的原因之所在。

（三）健脾益气，醒胃消导

脾主运化而升清，胃主受纳而降浊。湿热病中，湿热最易困阻脾胃而致升降失司，消磨、运化功能障碍。故治疗时应在祛湿清热之中配入健脾益气之品（如茯苓、生薏苡仁、白术等）与醒胃消导之品（如砂仁、白蔻仁、山楂、神曲、麦芽、炒薏苡仁等）。

（四）理气行滞，开通肺气

湿邪重浊黏滞，易阻滞气机。气机不畅，则水道不通而湿不能去。故治疗中必配入理气行滞药物，以宣畅气机，使气行则水湿亦随之而行。常用药物如厚朴、枳实、大腹皮、陈皮、藿香梗、苏梗等。肺主通调水道，肺气开通则水道畅而湿热有其出路，故治湿热病亦常配入开通肺气之品，如杏仁、桔梗等。此外，辛宣芳化药物轻扬宣透，亦有开通肺气之功。

兹将湿热病的治则治法及常用药物列简表归纳如下（见表1）。

表 1　湿热病治则治法及常用药物

治则治法			常用药物
祛湿清热兼顾三焦	上焦	辛温宣透芳香化湿	藿香、白芷、苏叶、香薷、苍术、佩兰、青蒿、银花
	中焦	辛温开郁苦温燥湿	半夏、苍术、砂仁、白蔻仁、草果、厚朴、枳实、大腹皮、陈皮、白术
		苦寒清热燥湿	黄芩、黄连、栀子
	下焦	淡渗利湿	滑石、通草、茯苓、生薏苡仁、泽泻、猪苓、车前子
		苦寒清利	栀子、木通、竹叶
健脾益气醒胃消导		健脾益气	茯苓、生薏苡仁、白术
		醒胃消导	砂仁、白蔻仁、山楂、神曲、麦芽、炒薏苡仁
理气行滞开通肺气		理气行滞	厚朴、枳实、大腹皮、陈皮、藿香梗、苏梗
		开通肺气	杏仁、桔梗

三、湿热病的治疗禁忌

1. 忌大汗

湿热邪气侵袭上焦，郁阻肌腠，宜用辛宣芳化之品宣透肌腠，使腠理通达，微有小汗而邪从汗解。但大辛大温如麻黄、桂枝之类却属忌用。因湿性黏滞，难以速除，必取微汗，方能缓缓去之。用麻、桂虽欲取大汗而不可得，不惟湿不能去，其温窜之性反易助热动湿，鼓动湿邪内闭心包，上蒙清窍，而致神昏、耳聋、目瞑。即如吴鞠通所云："汗之则神昏，耳聋，甚则目瞑不欲言。"

2. 忌大下

湿热邪气郁阻胃肠而致腑气不通，忌纯用大黄、芒硝之类大寒峻下之品。因湿邪黏滞，非一攻可下，用之不惟湿不能去，反易损伤脾阳，导致洞泄寒中而下利不止。即如吴鞠通所云："下之则洞泄。"

3. 忌滋补

湿热病中，往往出现午后身热、口渴不欲饮等症状，此乃湿邪所致，并非阴虚使然。若误诊为阴虚而妄投生地黄、麦冬之类滋补之品，则易滋腻助湿，反使其病胶着难解，即如吴鞠通所云："润之则病深不解。"

4. 忌温补

湿为阴邪，易于遏伤阳气。在湿热病过程中，由于湿阻气机，阳气不通，往往出现面色淡黄或苍白，四肢不温，倦怠乏力等症状，此乃湿阻气机，并非虚寒。若误诊为阳气虚而率投党参、黄芪之类甘温补气之品，则壅滞脾胃而助长湿热，反使湿热郁蒸而加重病情。即如叶天士所云："不可就云虚寒而投补剂，恐炉烟虽熄，灰中有火也。"

5. 饮食宜忌

湿热病过程中及其恢复期，脾胃呆滞，饮食以清淡稀软为宜。甜、黏、油、腻、冷、硬、辛辣等难于消化之物应忌，防其损伤脾胃而助长病势。

第十二讲　湿热病辨治——上焦湿热证候

上焦湿热证候，是湿热邪气由口、鼻、皮毛侵袭肺系，导致卫外失司，肺失宣降，水液代谢失常的病变，它是湿热病的初起阶段。就湿与热两种邪气的比重而言，一般呈湿重于热，热蕴湿中。其初起邪气虽侵袭于表，但湿热往往又弥漫于里，影响肺、脾两脏，故上焦湿热证候初起多见表里同病。其以恶寒，发热，身热不扬，头身重痛，舌苔白腻，脉濡为主要临床特征，同时还可兼见脘痞纳呆，小便不利等中、下焦症状。上焦湿热证候除肺系病变外，还可见湿热酿痰，蒙蔽心包之证，其以身热不扬，表情淡漠，神识呆痴，时昏时醒，舌苔白腻，脉濡滑为主要临床特征。肺系上焦湿热证候的治疗，应以辛温宣透、芳香化湿为法。选用辛温芳香药物，因势利导，轻扬透泄，化湿浊，宣肺气，以疏通肌表，使腠理通达，微有汗出而湿邪渐从汗解。湿去则热不独存，亦随汗出而散。湿热酿痰，蒙蔽心包之证，治用化湿清热、芳香开窍之品，痰湿去则热亦随之而解，仍属辛宣芳化法范畴。

兹将临床常见的上焦湿热证候的辨治分述如下。

1. 湿邪困表

临床表现：恶寒，发热，身热不扬，头晕重痛，口淡不渴，胸闷脘痞，或见纳呆呕恶，肠鸣泄泻，舌苔白腻，脉濡。

病机分析：湿为阴邪，重浊黏滞，困阻肌表，肺气不宣，卫外失司，故恶寒较重。正气抗邪，正邪相争，则发热。湿遏热伏，热不得宣扬，故身虽热而不扬。虽有发热，但皮肤扪之无灼热之感，甚或初扪之反凉，久扪之热势渐增，是为"身热不扬"。湿邪上犯清窍，浊邪害清，故头晕重如裹如蒙；气血阻滞，则头痛。湿困肌表，故身重疼痛。其证恶寒重而头身疼痛，有类表寒证，但表寒证痛而不重，是其鉴别要点。湿不伤津，故口淡不渴，是与外感热邪之表热证初起伤津而口微渴者不同。湿热弥漫于里，阻滞气机，则胸闷脘痞，脾胃升降失司，胃气上逆，则纳呆呕恶；湿浊下注大肠，则肠鸣泄泻。舌苔白腻，脉濡皆为湿盛之征。

治法：辛宣芳化，疏散表湿。

方药：藿香正气散（《太平惠民和剂局方》）。

大腹皮　白芷　紫苏　茯苓（去皮）各30g　半夏曲　白术　陈皮（去白）厚朴（去粗皮，姜汁炙）　苦桔梗各60g　藿香（去土）90g　甘草（炙）75g

上为细末，每服6g，加生姜3片，大枣1枚。水煎服。如欲汗出，衣被盖，再煎并服。

原方为散剂，煮散服用，取"散者，散也"之意，以疏散表湿，现代多作汤剂、丸剂及藿香正气水或胶囊。

方解：方中以藿香为君药，茯苓、半夏曲为臣药，其他药为佐药、使药。藿香辛温芳香，既有辛宣芳化，疏散表湿之功，又能化湿和中，在方中用量最大，为君药。白芷、紫苏亦皆辛温芳香之品，助藿香以宣肺化浊，疏散表湿。茯苓淡渗利湿。白术苦温燥湿。以茯苓、白术配炙甘草、生姜、大枣，健脾益气和胃，以促水湿之运化。半夏曲、陈皮辛温，大腹皮、厚朴苦温，四药相配，辛开苦降，燥湿行气，宣畅气机，使气行则湿邪易去。半夏曲又有醒胃消导止呕之功。苦桔梗为使药以载药上行，祛上焦之湿邪，又开通肺气以通调水道，使湿邪从小便而驱。诸药配伍，治上焦而兼顾中、下焦，祛除表里弥漫之湿。用于临床，表湿可解，表里同病亦可除。

2. 寒湿束表，暑湿内蕴

临床表现：恶寒，发热，无汗，头身疼痛困重，胸闷脘痞，心烦口渴，小便短赤，舌苔白腻或黄腻，脉濡数。

病机分析：本证多由夏日贪凉所致。夏日炎热潮湿，人每喜于阴凉处憩息，或室内以空调纳凉。因此，易于外感寒湿，致寒湿束表，腠理闭塞而使暑湿内蕴不得外达。寒湿束表，卫气失宣，故恶寒重而无汗。正邪相争，则见发热。寒湿困束，气血受阻，则头身疼痛而困重。暑湿内阻气机，故胸闷脘痞。暑邪扰心，则心烦；伤津则口渴而小便短赤。其病初起，热势未扬，则舌苔白腻，继则暑热上蒸而舌苔黄腻，脉濡数。

治法：辛宣芳化，解表清暑。

方药：新加香薷饮（《温病条辨》）。

香薷 6g　银花 9g　鲜扁豆花 9g　厚朴 6g　连翘 6g

方解：香薷辛温芳香，发汗解表，散寒除湿，为方中君药。银花、鲜扁豆花清凉芳香，为方中臣药，佐以连翘轻清宣透，清透内蕴之暑湿。厚朴理气燥湿，亦为佐药。诸药相配，外解寒湿而内祛暑湿，是表里双解之剂。若暑热炽盛，舌质红苔黄腻者，可于方中加黄连 3 ～ 6g，以增清暑燥湿之力。

本证与藿香正气散证均有恶寒、发热、头身重痛。然藿香正气散证是湿邪困表而弥漫于里，故方中多为温燥祛湿之品。本证乃寒湿束表而暑湿内蕴，故既需辛宣芳化以散寒除湿，又当清凉芳香以清化暑湿。二者病机不同，治亦有异。

3. 湿邪郁阻，表里同病

临床表现：恶寒，发热，身热不扬，午后热甚，面色淡黄，头身重痛，四肢发凉，倦怠乏力，表情淡漠，胸闷脘痞，纳呆不饥，甚或呕恶，口干不欲饮，大便溏滞不爽，小便黄而不利，舌苔白腻，脉濡。

病机分析：本证乃湿热病初起，湿热邪气侵袭上焦并弥漫于中、下焦，郁阻表里之候。恶寒，发热，头身重痛，乃湿热袭表之兆。因其湿热裹结，热蕴湿中，故恶寒重而身热不扬，皮肤扪之无灼热之感，面不红而反淡黄。午后阳明经气主令，阳明乃多气多血之经，当其主令之时则正气充盛，抗邪有力，正邪相争，故午后热甚。湿阻气机，阳气不达于四末及周身，则四肢发凉，倦怠乏力。湿浊蒙蔽，心神被抑，故表情淡漠。湿阻气机，脾胃升降失司，则胸闷脘痞，纳呆不饥，甚或呕恶便溏。湿邪黏滞于大肠，腑气不畅，故便虽溏而不爽。湿阻气机，气化不利，津不上承，故口干而不欲饮。湿热内蕴，膀胱气化失司，故小便黄而不利。舌苔白腻，脉濡皆为湿盛之征。

治法：宣化湿热。

方药：藿朴夏苓汤或三仁汤。

藿朴夏苓汤（《医原》）。

藿香 6g　半夏 4.5g　赤苓 9g　杏仁 9g　生薏苡仁 12g　蔻仁 1.8g　猪苓 4.5g　泽泻 4.5g　淡豆豉 9g　厚朴 3g

三仁汤（《温病条辨》）。

杏仁 15g　飞滑石 18g　白通草 6g　白蔻仁 6g　竹叶 6g　厚朴 6g　生薏苡仁 18g　半夏 15g

方解：藿朴夏苓汤中藿香辛温芳香，辛宣芳化，解表化湿，为君药。淡豆豉、半夏、厚朴、赤苓为臣药。其他药为佐药、使药。豆豉解表宣郁，助藿香以宣化表湿。杏仁入上焦，开肺气以通调水道。半夏和胃降逆止呕，白蔻仁醒胃消滞，厚朴行气燥湿。半夏、白蔻仁、厚朴相配，辛开苦降，开郁燥湿，宣通气机。生薏苡仁配赤茯苓，健脾利湿。猪苓配泽泻，清利湿热。方中诸药配伍，辛宣芳化、辛开苦降与淡渗利湿共用，且有健脾醒胃、行气宣肺之品，共奏宣气化湿之功，使表里上下弥漫之邪，内外齐解，上下分消，湿去则热不独存。

三仁汤中杏仁入上焦，降肺气以通调水道，用量多达15g，为方中君药。白蔻仁辛温芳香，开郁燥湿，醒胃消滞，以畅中焦。生薏苡仁甘淡微寒，健脾利湿清热，以通导下焦，并从湿中泄热，与白蔻仁共为臣药。三仁配伍，以杏仁开上焦，白蔻仁畅中焦，生薏苡仁导下焦，通治三焦弥漫之湿。其他药为佐药、使药。半夏、厚朴配白蔻仁，辛开苦降，开郁燥湿行气。滑石、通草、竹叶配生薏苡仁，淡渗利湿清热。竹叶又兼轻清宣透，达热出表。诸药配伍，开上、畅中、渗下，共奏宣气化湿、通利三焦之功。即如吴鞠通所云："惟以三仁汤轻开上焦肺气，盖肺主一身之气，气化则湿亦化也。"

藿朴夏苓汤与三仁汤二方，组方原则相近，都用开上、畅中、渗下之品，均具宣化湿热之功。所不同者，藿朴夏苓汤中以藿香配豆豉，其解表之功较胜；三仁汤中用寒性之滑石、竹叶，其清热之力稍强。二者各有所长，临床可斟酌选用，或合方而用之。

4. 暑秽卒中

临床表现：身热汗出，头晕胀痛，胸闷脘痞，烦躁，呕恶，甚则昏闷无知，舌苔白腻或黄腻，脉濡或濡数。

病机分析：本证乃夏秋之季感受暑湿秽浊之气，自口、鼻内侵肺、胃，猝然而发的一种急性病，即中暑而夹湿浊的病变。夏秋之季，湿热熏蒸，人在露天劳作过久，或起居不慎，则易感受湿热秽浊之气而猝然发病。湿热熏蒸，正邪相争，故身热，汗出。湿热上蒙清窍，气血逆乱，则头晕胀痛。湿阻气机，故胸闷脘痞。胃气上逆，则泛恶呕吐。热扰心神，则烦躁；湿热蒙蔽心包，心神内闭，则神昏而不知人事。若秽湿偏盛，则舌苔白腻而脉濡；若暑热偏盛，则舌苔黄腻而脉濡数。

治法：辛宣芳化，解暑祛湿。

方药：芳香化浊法（《时病论》）。

藿香叶 3g　佩兰叶 3g　陈广皮 4.5g　制半夏 4.5g　大腹皮（酒洗）3g 厚朴（姜汁炒）2.4g　鲜荷叶（为引）9g

方解：藿香与佩兰相配，辛宣芳化，轻宣透泄，使上焦湿热之邪外达，且又和中解暑，二者共为君药。半夏、厚朴为臣药，佐以陈皮、大腹皮，辛开苦降，燥湿化浊，宣通气机。半夏又有降逆止呕之功。鲜荷叶清热解暑，芳香化浊，辟秽而升清气，为使药。诸药配伍，共奏辛香辟秽化浊之功。然雷少逸原书中此方药物剂量偏小，临床应用时可斟酌加倍。另外，其剂偏温，若暑热盛而舌苔黄、脉数者，可于方中加薄荷 6g、黄芩 9g、鲜芦根 30g。若神昏者，可以此方煎汤送服苏合香丸 1 丸，以开窍醒神。

5. 湿热酿痰蒙蔽心包

临床表现：身热不扬，午后热甚，神识呆痴，时昏时醒，昏则谵语，醒则神呆，呼之能应，昼轻夜重，舌苔白腻或黄腻，脉濡滑或濡滑数。

病机分析：本证乃湿热病发展过程中，湿热郁蒸，酿生痰浊，蒙蔽心包之候。因其热蕴湿中，湿遏热伏，故身虽热而不扬。午后阳明经气旺，正邪交争，故热势转高。湿热郁蒸，湿为热所煎炼，聚而成痰，痰湿蒙蔽心包，心神内闭，则神识呆痴。昼则阳气盛，抑制湿邪，故病情转轻，其神昏程度亦轻，见醒而神呆，呼之能应。夜间阴气盛而阳气衰，不能抑制湿邪，故病情转重，而见昏睡谵语。若湿痰重而热蕴湿中，则舌苔白腻而脉濡滑；若湿痰与热邪并重，则舌苔黄腻而脉濡滑数。

治法：化湿清热，芳香开窍。

方药：菖蒲郁金汤送服苏合香丸或至宝丹。

菖蒲郁金汤（《温病全书》）。

鲜石菖蒲 3g　广郁金 4.5g　炒栀子 6g　连翘 9g　菊花 4.5g　滑石（包）12g 竹叶 9g　丹皮 6g　牛蒡子 9g　竹沥（冲）3 匙　姜汁（冲）6 滴　玉枢丹末（冲服）1.5g

方解：菖蒲郁金汤中石菖蒲辛温芳香，化湿痰，开心窍。郁金辛寒，行气开郁。二药配伍，相辅相成，共奏行气化痰、芳香开窍之功，为方中君药。连翘、滑石、竹沥为臣药，其他药为佐药、使药。以连翘配菊花、牛蒡子、竹叶，轻清宣透，宣泄湿热邪气。以滑石配炒栀子、竹叶，导湿热从小便而驱，竹沥苦寒，清化痰热而开其窍。加姜汁可制竹沥之寒凉，保护胃气。丹皮行血脉，泄血中伏热。玉枢丹为成药，研末冲于汤剂中服用，有辟秽化浊之功。诸药配伍，芳化痰湿，清利湿热，共成化湿清热、芳香开窍之剂。但其开窍之力毕竟不足，故当配入苏合香丸或至宝丹同服。

治疗湿热酿痰蒙蔽心包之证，欲开窍醒神，关键在于辨清湿痰与热邪之轻重而斟酌选用"温开"与"凉开"之剂。若湿痰偏盛者，切忌过用寒凉之品，以防冰伏之弊，宜用苏合香丸。其方中用大队辛温芳香之品，有温化湿痰，宣展气机，开窍醒神之功，是"温开"之代表。若湿痰与热邪并重者，则又忌过用辛温燥烈药物，防其助热之虞，宜用至宝丹。其方性凉而芳香，有清热解毒，开窍醒神之效，是"凉开"之良方。

本证与温热病中的痰热蒙蔽心包之证，病变部位均在心包，但二者病因、病机、临床表现均不相同，治法亦异，兹将二者列表鉴别比较如下（见表1）。

表1　痰热蒙蔽心包与湿热酿痰蒙蔽心包证治比较

证候	病类	病因	病机	热型	神志	舌象	脉象	治法	方剂
痰热蒙蔽心包	温热病营分证	温热邪气	温热邪气灼液成痰蒙蔽心包热邪偏盛营阴损伤	身热灼手	神昏谵语或昏愦不语呼之不应	舌蹇短缩质红绛苔黄燥	细滑数	清营养阴豁痰开窍	清宫汤送服安宫牛黄丸或至宝丹、紫雪丹
湿热酿痰蒙蔽心包	湿热病气分证	湿热邪气	湿热郁蒸酿生痰浊蒙蔽心包湿痰偏盛	身热不扬	神识呆痴时昏时醒昏则谵语醒则神呆呼之能应	舌苔白腻或黄腻	濡滑或濡滑数	化湿清热芳香开窍	菖蒲郁金汤送服苏合香丸或至宝丹

在湿热酿痰蒙蔽心包证的发展过程中，若因素体阳盛，或大量使用温燥药物，可使热渐盛而痰渐黏，最终化燥成温，转化成痰热蒙蔽心包之证。其证情一旦发生转化，则应按温热病辨治。

第十三讲　湿热病辨治——中焦湿热证候（一）

中焦湿热证候，或由上焦湿热不解，渐传中焦而来；或因素体脾胃运化功能障碍，水湿内蕴，又外感湿热邪气，内外合邪而发。其病变以脾胃为中心，是湿热邪气郁阻脾胃，导致脾胃运化功能障碍，气机阻滞，升降失司的一类证候。湿热病在中焦稽留时间最长，因人的体质有异，或湿邪与热邪二者的轻重程度有别，其证候类型也不相同。若素体阳虚阴盛，或湿邪偏重者，多表现为湿重于热，病变中心在足太阴脾；若素体阳盛，或是热邪偏重者，多表现为热重于湿，病变中心在足阳明胃。即叶天士所谓："在阳旺之躯，胃湿恒多；在阴盛之体，脾湿亦不少。"若脾湿与胃热并重者，则每呈湿热并重。这三种证候类型虽因湿与热的比重不同而有异，但因皆属脾胃升降失司，故以脘痞腹胀，纳呆食少，大便溏滞，舌苔腻，脉濡为共同临床特征。由于湿热弥漫，头身重痛，小便不利等上、下焦症状亦可同时出现。

中焦湿热证候的治疗，应以辛开苦降，调整脾胃升降平衡为法。湿重于热者，应以辛温与苦温相配，重在燥湿化浊；热重于湿者，重在苦寒清热燥湿；湿热并重者，应辛温、苦温、苦寒共用，燥湿与清热并施，因其辛味与苦味并用，故仍属辛开苦降法。

兹将临床常见的中焦湿热证候的辨治分述如下。

一、湿重于热

湿重于热，是以湿为主，热象不显，湿浊困阻，气机阻滞，脾失健运的一类证候，多见于湿温病初期。以身热不扬，肢体重楚，脘痞腹胀，纳呆不饥，口淡不渴，大便溏滞不爽，舌苔白腻，脉濡为主要临床特征，其治疗应以辛温开郁、苦温燥湿为法。

1. 湿夹食滞

临床表现：身热不扬，肢体重楚，脘痞腹胀，纳呆，呕恶，大便溏滞不爽，夹不消化食物，舌苔白腻，脉濡。

病机分析：本证乃湿夹食滞郁阻中焦，脾胃升降失司之候。湿邪阻滞，气机不畅，热蕴湿中，不得发越，故身热不扬。湿浊弥漫于肌腠，则肢体沉重困楚。脾胃升降失司，中焦痞塞，故脘痞腹胀，纳呆不饥。胃气上逆，则恶心呕吐。湿浊阻胃，消磨功能呆钝，故食滞内停。湿夹食滞下注大肠，故大便溏滞不爽而夹不消化食物。舌苔白腻、脉濡皆为湿浊内停，湿重于热之征。

治法：辛开苦降，燥湿化浊。

方药：一加减正气散（《温病条辨》）。

藿香梗 6g　厚朴 6g　杏仁 6g　茯苓皮 6g　广皮 3g　神曲 4.5g　麦芽 4.5g

绵茵陈 6g　大腹皮 3g

方解：藿香梗辛温芳香，化湿行气，为方中君药。厚朴苦温，燥湿行气，为臣药。其他药为佐药、使药。藿香梗、陈皮、厚朴、大腹皮相配，辛开苦降，燥湿行气，疏通气机。神曲、麦芽醒胃消滞，茯苓皮、茵陈相配渗利湿浊，茵陈又具芳香化湿之功，杏仁开肺气以通调水道，使肺气宣则大肠之气亦通利。诸药配伍，祛除湿浊，消食化滞，宣畅气机，共奏调理脾胃、升降平衡之功。

若湿邪弥漫于表，肢体重痛较甚者，可于方中加木防己、大豆黄卷各 9g，疏通经络肌腠，以宣表气而止痛。

2. 湿热郁蒸，外发白痦

临床表现：发热身痛，汗出不解，表情淡漠，胸闷脘痞，呕恶，便溏，胸腹部发出白痦，舌苔白腻或黄腻，脉濡。

病机分析：本证乃中焦湿热郁蒸，外达肌表之候。湿热阻滞中焦，正邪相争，则发热。湿热弥漫肌表，气血运行受阻，故身痛。湿热郁久则热蒸湿动而外达肌表，故汗出。其汗乃湿浊所化，并非津液外渗，故少而黏，气味秽浊。汗虽出但湿热不解，故发热身痛不解。湿热蒙蔽心包，心神被抑，故表情淡漠。湿阻气机，则胸闷脘痞。胃气上逆，则作呕恶。湿浊下注大肠，则见便溏。白痦是湿热病的特有体征，多在湿热病发病一周左右出现，形如粟米，高出皮肤，内有淡黄色浆液，状如水疱。多见于胸、腹，有时延及背部，四肢很少出现。一般数量不多，几个或几十个，亦偶有大片出现者。白痦破溃，有浆液渗出。正常情况下，可自行消退，退后皮肤如常，不留斑痕及色素沉着。白痦一般随汗出而发，出一次汗即发一次痦。发痦之机制，乃因湿热郁蒸，热蒸湿动，湿热外达于肌表所致。其湿从毛孔渗出者即为汗，而无毛孔处则湿郁于皮肤而发白痦。白痦与汗并出，乃湿热外达之兆，故在汗出与发痦之后，发热、胸闷等症状虽不解而有减。若白痦空瘪，内无浆液者，称为枯痦，乃气阴两竭之兆。舌苔白腻为热蕴湿中之象；黄腻则为湿热郁蒸，热已显露之征。脉濡，主湿盛。

治法：清化湿热，宣气透痦。

方药：薏苡竹叶散（《温病条辨》）。

薏苡仁 15g　竹叶 9g　飞滑石 15g　白蔻仁 4.5g　连翘 9g　茯苓块 15g　白通草 4.5g

方解：方中以薏苡仁与竹叶为君药，白蔻仁、连翘为臣药，其他药为佐药、使药。薏苡仁配茯苓、滑石、通草淡渗利湿，清利湿热。薏苡仁、茯苓又有健脾之功。

竹叶配连翘轻清宣透，因势利导，使湿热有外达之机。白蔻仁辛香，燥湿醒胃，宣畅气机。诸药配伍，清利与宣透并施，宣通表里，分消湿热，是因势利导之法。

本方即三仁汤去杏仁、半夏、厚朴，加茯苓、连翘组成。两方相比较，本方性偏清利，且具宣表透邪之长；三仁汤则以辛开苦降为胜。湿热发痦之证，若热蕴湿中而舌苔白腻者，三仁汤亦可使用。

若见枯痦，则当以生脉散为治，补益气阴以托邪外出。

3.湿热动风

临床表现：身热不扬，牙关紧急，四肢抽搐，颈项强直，甚则角弓反张，神识昏蒙，舌苔白腻或黄腻，脉濡。

病机分析：本证乃湿热内蕴中焦，壅阻经络筋脉而致动风之候。热蕴湿中，故身热不扬。《素问·生气通天论》云："因于湿，首如裹，湿热不攘，大筋软短，小筋弛长。软短为拘，弛长为痿。"湿热内蕴，壅阻于经络、筋脉，则气血不能畅达而致筋脉失养，甚则拘急挛缩而成动风之证，故症见牙关紧急，四肢抽搐，颈项强直，甚则角弓反张。若湿热壅滞，气机不畅，肝失疏泄，热郁于肝，则风势更甚。湿热蒙蔽心包，心神内闭，则神识昏蒙。湿盛而热蕴湿中，则舌苔白腻而脉濡；若湿热郁蒸，热势外扬，则舌苔黄腻。

本证与温热病血热动风病因、病机不同，临床当详加鉴别，其鉴别要点在于热型与舌象、脉象之不同。血热动风者，见高热而舌质干绛，脉数；湿热动风者，见身热不扬而舌苔腻，脉濡。

治法：祛湿清热，通络息风。

方药：薛氏胜湿息风方（《温热经纬》）。

鲜地龙 15g　酒炒黄连 6g　威灵仙 9g　苍耳子 3g　丝瓜藤 15g　海风藤 9g　滑石 18g　秦艽 9g（原条文无方名及剂量，笔者命方名并补入剂量）

方解：证因湿热而起，风因湿热壅阻经络、筋脉而动。欲息其风，必先舒筋通络，而其治疗当以祛除湿热为本。因其热蕴湿中，湿不去则热不能清，故又当以祛湿为先，湿祛则热不独存。至于肝失疏泄而郁热，亦因湿阻气机所致，故祛湿即所以疏肝。湿去热清，则脉络通达，其风自息。故胜湿即可以息风，此即笔者以"胜湿息风"命其方名之用意。方中以秦艽、威灵仙为君药，配苍耳子、海风藤，散风除湿，兼以行气疏肝。滑石利湿清热，黄连清热燥湿，二者共为臣药。因其证属湿重于热，故黄连用酒炒以减其寒性。其他药为佐药、使药。威灵仙、海风藤、丝瓜藤、地龙四药，皆有通络之功，使经络通达，气血至而筋脉得养，其抽搐自止。诸药配伍，共奏祛湿清热、疏肝通络、息风止痉之功。

二、湿热并重

湿热并重，是湿郁而热蒸，湿与热难解难分的一类证候，多见于湿温病中期，暑湿病或伏暑病初、中期。以身热，胸闷脘痞腹胀，呕恶便溏，渴不多饮，汗出热减，继而复热，舌苔黄腻，脉濡数为主要临床特征。其治疗，应以辛温、苦温、苦寒药物相配，以辛开苦降，燥湿清热。

1.湿热中阻，升降失司

临床表现：身热，心烦，胸闷脘痞腹胀，恶心呕吐，大便溏泻，色黄味臭，舌苔黄腻，脉濡数。

病机分析：本证乃中焦脾湿与胃热并重之候。湿热内蕴，正邪相争，故身热。热扰心神，则心烦。湿热郁阻气机，故胸闷脘痞腹胀。身热心烦与胸闷脘痞腹胀同见，为湿热并重之象。若湿重，则身热不扬，神呆不烦；若热重，则无痞满闷胀之感。因其湿热并重，故热重与湿重的临床特征并见。湿热郁阻中焦，胃气不降，上逆则恶心呕吐；脾气不升，湿热下注大肠，则便溏黄臭。其便溏主湿重，黄臭则为热盛之征。舌苔腻，脉濡主湿重；舌苔黄，脉数主热重。

治法：辛开苦降，燥湿清热。

方药：连朴饮（《随息居霍乱论》）。

制厚朴 6g　川连（姜汁炒）3g　石菖蒲 3g　制半夏 3g　香豉（炒）9g
焦栀子 9g　芦根 60g

方解：方中以黄连、厚朴为君药，栀子、半夏为臣药，其他药为佐药、使药。黄连、栀子苦寒，清热泻火燥湿。本证虽属湿热并重，但毕竟湿邪仍盛，过用苦寒恐致冰伏之弊，故黄连用姜汁炒，栀子炒焦用，以减其寒凝之性，使治热而不碍湿。厚朴、半夏、石菖蒲相配，苦温燥湿与辛温开郁并用，以燥湿行气。半夏又有和胃降逆止呕之功。豆豉宣郁透表，达邪外出。芦根甘寒，清热生津。诸药配伍，辛开苦降而燥湿，苦寒甘寒并用以清热生津，又兼宣表而透邪。内疏外透，乃燥湿清热之代表方剂。

2.湿热胶结，气机阻滞

临床表现：发热，身痛，汗出热减，继而复热，渴不多饮，或竟不渴，胸闷脘痞腹胀，小便不利，大便溏滞不爽，舌苔淡黄滑腻，脉濡缓。

病机分析：本证乃中焦湿热裹结，胶着难解之候。发热是湿热内蕴，正邪相争之象。身痛乃湿热弥漫于肌腠，气血运行不畅之征。热蒸湿动，湿邪从表而出，则为黏汗，其味秽浊而量少。湿邪从表出而为汗，则热亦随之而外达，故汗出热减。但湿热胶结于里，虽有少量汗出而内蕴之湿仍盛，湿不去则热无出路，故继而复热。热盛湿阻，气化不利，则口渴。但里湿蕴积，故虽渴而不多饮，或竟不渴。湿阻气机，则胸闷脘痞腹胀。气机阻滞，膀胱气化障碍，故小便不利。湿热下注大肠，则便溏，因湿热胶结，黏滞难下，故便虽溏而涩滞不爽。舌苔滑腻，主湿滞；色淡黄主热。其热虽盛，但蕴于湿中不得宣扬，且气机阻滞，故脉不数而反濡缓。

治法：清利湿热，宣展气机。

方药：黄芩滑石汤（《温病条辨》）。

黄芩 9g　滑石 9g　茯苓皮 9g　大腹皮 6g　白蔻仁 3g　通草 3g　猪苓 9g

方解：吴鞠通论此证之病机及治法云："内不能运水谷之湿，外复感时令之湿，发表攻里，两不可施。误认伤寒，必转坏证。徒清热则湿不退，徒祛湿则热愈炽，黄芩滑石汤主之。"又论其方云："共成宣气利小便之功，气化则湿化，小便利则火腑通而热自清矣。"方中以黄芩、滑石为君药，茯苓皮、大腹皮、白蔻仁为臣药，其他药为佐药、使药。黄芩清热燥湿，以泄胶结之热。滑石配茯苓皮、猪苓、通草以淡渗利湿，并从湿中泄热，导湿热从小便而驱。大腹皮配白蔻仁辛开苦降，燥湿开郁，醒脾胃而宣展气机，使气行则湿化。其组方之旨，在于燥湿邪以展气机，通三焦而利小便，使胶结之邪从小便而解。

本证与连朴饮证虽均属中焦湿热并重证候，但二者病机不同，故治法亦异。其辨别关键在于，连朴饮证是中焦脾湿与胃热并重，二者各自症状均很突出，故治用燥脾湿与清胃热并重之法，其药物主要作用于中焦而调整脾胃之升降平衡。本证是湿热裹结，胶着于中焦，难解难分之候。湿热胶结，既不能单清其热，又不可单祛其湿，故治用清利之法，以宣展气机而通利三焦，使中焦胶结之邪从小便而驱。

3. 湿热痹痛

临床表现：高热，寒战，面色萎黄或晦暗，纳呆食少，甚或呕恶，骨节肿痛，舌苔黄腻或灰腻，脉濡数。

病机分析：本证乃中焦湿热郁阻于骨节经络之间所致的湿热痹证。湿热郁阻，正气奋起抗争，正邪激战，故高热、寒战。热蕴湿中，气血阻滞，不上荣于面，故虽有高热但面不红而反萎黄。若热蒸湿动，秽湿上熏，则面色晦暗。湿热中阻，脾胃升降失司，则纳呆食少，甚或呕恶。湿热痹阻于骨节经络，气血壅滞不通，故骨节肿痛。舌苔腻，脉濡主湿盛；舌苔色黄或灰，脉数主热盛。

治法：祛湿清热，宣痹止痛。

方药：宣痹汤（《温病条辨》）。

防己 15g　杏仁 15g　滑石 15g　连翘 9g　栀子 9g　薏苡仁 15g　半夏（醋炒）9g　晚蚕沙 9g　赤小豆皮 9g　痛甚加片子姜黄 6g　海桐皮 9g

方解：防己苦辛而寒，祛湿清热，通利关节，宣痹止痛，为方中君药。杏仁入上焦开肺气，以通调水道；滑石入下焦，以清利湿热。二者相配，上下相应，畅三焦而通水道，使湿热有从小便外泄之路，共为臣药。其他药为佐药、使药。栀子泄热而通利三焦，导湿热从小便而出。薏苡仁健脾且清利经络中湿热，赤小豆皮利经络之湿。二药相伍，清利骨节经络之湿热而通痹止痛。半夏配晚蚕沙，开郁化湿。连翘轻清宣扬，透邪外达。诸药配伍，共奏祛湿清热、通利骨节、宣痹止痛之功。骨节痛甚者，加片姜黄可增行气活血、宣痹止痛之效，加海桐皮有祛湿宣痹止痛之功。

第十四讲　湿热病辨治——中焦湿热证候（二）

三、热重于湿

热重于湿，是以中焦热盛为主，而又夹湿邪的一类证候。因其热重而夹湿邪，故又有人称其为"温热夹湿病"，多见于湿温病化燥、暑湿病或伏暑病中、后期。以高热、汗出、口渴、心烦、脘痞腹胀、舌质红苔黄腻、脉濡数或滑数为主要临床特征。其治疗，应以苦寒清热燥湿为法。这类证候，因其为热盛而夹湿，从发展趋势来看，往往容易化燥成温而转化成温热病。一旦转化之后，则不再属湿热病范畴，应按温热病辨治。

1. 阳明胃热夹太阴脾湿

临床表现：高热，汗出，烦渴饮冷，身重，脘痞，或时泛恶，舌质红苔黄腻而干，脉洪大滑数。

病机分析：高热，汗出，烦渴饮冷，乃阳明胃热蒸腾之象。身重，脘痞，则为太阴脾湿之征。脾主肌肉，脾湿不运，弥漫于表，困阻肌肉，则身重。脘居中焦，湿阻气机，升降失司，则脘痞泛恶。舌质红苔黄而干，脉洪大滑数主胃热炽盛；舌苔腻则为夹湿之兆。

治法：清泄胃热，兼燥脾湿。

方药：白虎加苍术汤（《温病条辨》）。

白虎汤（生石膏 30g　知母 9g　甘草 3g　粳米 9g）加苍术 9g。

方解：本方以白虎汤辛寒之剂，清泄阳明胃热，达热出表。苍术辛温，既燥脾湿，又发散表湿，以一药而通去弥漫于表里之湿邪。诸药配伍，以清泄胃热为主，又兼燥脾湿，两解阳明、太阴之邪。

2. 暑热夹湿，弥漫三焦

临床表现：身热，面赤，汗出，口渴，眩晕，耳聋，胸闷脘痞腹胀，恶心呕吐，大便溏而黄臭，小便黄少，舌质红苔黄腻，脉滑数。

病机分析：本证乃暑热夹湿，以中焦脾胃为中心而弥漫上、中、下三焦之候。身热，面赤，汗出，口渴，大便黄臭，小便黄少，是热邪内盛弥漫于上、中、下三焦之象。胸闷脘痞腹胀，恶心呕吐，大便溏，乃湿邪以中焦为中心，弥漫三焦，阻滞气机之征。眩晕，耳聋，则因热蒸湿动，上蒙清窍所致。由其证之身热，面赤，汗出，口渴，可见热邪炽盛，张扬于外，是热邪偏重之确征。舌质红苔黄，脉滑数主热盛；舌苔腻则示夹有湿邪。

治法：清热利湿，通畅三焦。

方药：三石汤（《温病条辨》）。

飞滑石 9g　生石膏 15g　寒水石 9g　杏仁 9g　竹茹（炒）6g　银花（花露更妙）9g　金汁-酒杯（冲）　白通草 6g

方解：生石膏性大寒，清上、中焦之热，且味辛能解肌，达热出表，为方中君药。寒水石咸寒，清中、下焦之热，滑石甘淡而寒，清利下焦湿热，二者共为臣药。其他药为佐药、使药。石膏、寒水石相配，清泄三焦弥漫之暑热，伍以金汁（即粪清，现一般不用）则清热之力更强。银花性凉而芳香，清热化湿，轻清透泄，宣畅气机，使邪气外达。若用银花蒸露，则清凉透热，芳香化湿之效更佳。二石与金汁、银花相伍，内清外透，祛其三焦弥漫暑热之邪。杏仁入上焦，开肺气以通调水道。通草淡渗利湿，通利三焦。杏仁、滑石、通草相配，通利水道，宣畅气机，渗利三焦弥漫之湿热。竹茹清热和胃止呕，通络开郁而涤暑湿之邪。诸药合用，是祛暑热而兼利湿，治中焦而兼顾上、下焦之方。

本证与白虎加苍术汤证均属中焦热重于湿。但白虎加苍术汤证乃阳明胃热夹太阴脾湿，病位集中于中焦脾胃，故以白虎汤清其阳明独盛之热，加苍术兼燥太阴脾湿。本证之特点在于暑热夹湿以中焦脾胃为中心而弥漫三焦，故治用三石汤以清热利湿，通利三焦。

3. 暑湿郁蒸，蕴郁成毒

临床表现：身热，口渴，头晕重痛，咽红肿痛，或面赤颐肿，四肢沉重，甚或周身重痛，脘痞腹胀，吐泻频作，或身、目发黄，小便短赤，舌质红苔黄腻而干，脉濡数。

病机分析：本证乃外感暑湿邪气或暑湿时疫之邪，蕴郁中焦，阻滞气机，郁蒸不解之候。暑湿内蕴，正邪相争，故身热。暑热伤津，则口渴而小便短赤。暑湿上蒙清窍，则头晕重痛。暑湿上蒸，气血壅滞，蕴郁成毒，故咽红肿痛，或见面赤颐肿。暑湿郁蒸，弥漫肌腠，气血运行涩滞不畅，则四肢沉重，甚或周身重痛。暑湿郁阻，气机不畅，脾胃升降失司，故脘痞腹胀，吐泻频作。暑湿郁蒸，胆热液泄，则可见身、目发黄。舌质红苔黄而干，脉数主暑热邪气重；舌苔腻，脉濡主湿邪内蕴。

治法：清热解毒，化湿辟秽。

方药：甘露消毒丹（《温热经纬》）。

飞滑石 450g　绵茵陈 330g　淡黄芩 300g　石菖蒲 180g　川贝母 150g　木通 150g　藿香 120g　射干 120g　连翘 120g　薄荷 120g　白豆蔻 120g

各药晒燥，生研细末，见火则药性变热。每服三钱（9g），开水调服，日 2 次。或以神曲糊丸，如弹子大，开水化开服亦可。

本方原为散剂或丸剂，现代多作汤剂。药物剂量可取原方用量的 1/30，或斟加。

方解：方中以黄芩、滑石为君药，茵陈、木通、藿香、连翘为臣药，其他药为佐药、使药。黄芩苦寒，清热燥湿。连翘配射干，清热解毒，利咽消肿。连翘配薄荷，则轻清宣透，达热出表。滑石配茵陈、木通，清利湿热，导湿热从小便而驱，且可利胆退黄。藿香、石菖蒲、白豆蔻、茵陈、薄荷五药，皆芳香之品，

216

有化湿辟秽之功。暑湿郁蒸，易酿湿生痰，故用川贝母以清化热痰。诸药配伍，寒凉清热解毒；芳香化湿辟秽；淡渗分利湿热。因其方中寒、温之品并用，清中有宣，故无寒凝冰伏之弊，热重于湿或湿热并重者皆可用之。

4. 湿热郁阻少阳

临床表现：往来寒热，热重寒轻，午后热甚，心烦，口渴，胸闷脘痞，两胁胀满，呕恶，口苦，大便溏滞黄臭，小便不利，舌质红苔黄腻，脉滑数。

病机分析：何秀山在《重订通俗伤寒论》蒿芩清胆汤一方的按语中云："足少阳胆与手少阳三焦合为一经。其气化，一寄于胆中以化水谷；一发于三焦以行腠理。若受湿遏热郁，则三焦之气机不畅，胆中相火乃炽。"本证即中焦湿热不解，郁阻手少阳三焦，导致升降失常，枢机不利，进而影响足少阳胆，使其失于疏泄，表里出入之枢机不利而为患。简而言之，其病机可概括为：手、足少阳枢机不利，气机升降出入失常。枢机不利，卫气不能宣发于表，卫外失司，则恶寒。郁阳鼓动，正气驱邪，正邪交争，则发热。湿热不除，则气机不畅而寒热不止。即邪遏卫气则寒，正气抗争则热，故寒热往来，交替发作。因其热重于湿，故发热重而恶寒轻。午后阳明主令，正气旺盛而抗邪激烈，故热势转甚。因其热盛而上扰心神，故心烦。热邪伤津，则口渴。湿阻气机，手少阳之枢机不利，故胸闷脘痞；足少阳之枢机不利，则两胁胀满。胃气上逆，则作呕恶。胆热气逆，则口苦。湿热下注大肠，故大便溏滞黄臭。枢机不利而水道阻塞，则小便不利。舌质红苔黄，脉滑数主热盛；舌苔腻主湿郁于内。

治法：清透少阳，分消湿热。

方药：蒿芩清胆汤（《通俗伤寒论》）。

青蒿 4.5～6g　竹茹 9g　制半夏 4.5g　赤茯苓 9g　黄芩 4.5～9g　生枳壳 4.5g　陈皮 4.5g　碧玉散（包）9g

方解：方中以青蒿、黄芩为君药，半夏、陈皮为臣药，其他药为佐药、使药。青蒿苦微寒而芳香，配苦寒之黄芩、竹茹，清透足少阳胆热，兼化湿浊而利枢机。半夏、陈皮配枳壳，辛开苦降，宣郁化湿，行气和胃，祛中焦郁阻之湿而疏利气机。茯苓健脾利湿，配碧玉散之清利湿热，导湿热从小便而出。此方乃小柴胡汤（以青蒿代柴胡）与温胆汤合方化裁而来，诸药配伍，共奏清透郁热、分消湿浊、疏利手足少阳枢机之功。

5. 湿热黄疸（阳黄）

临床表现：身热无汗，或但头汗出而身无汗，面、目、周身黄染，色鲜明如橘皮，渴欲饮水，腹满胁痛，食少，呕恶，小便黄而不利，舌质红苔黄腻，脉弦滑数。

病机分析：本证乃中焦脾胃湿热不解，郁于肝胆，热重于湿，发为阳黄之候。湿热内蕴，正邪相争，故身热。湿热郁阻气机，肌表气机闭塞，故虽有热而汗不出。头为诸阳之会，湿热上蒸，可致但头汗出，因表气不畅，故身仍无汗。湿郁热蒸，逼迫胆汁外泄，泛溢于周身，故面、目、周身黄染，小便色黄。因其热重，故黄色鲜明如鲜橘子之皮。热邪伤津，则口渴欲饮。湿热阻滞，气机不畅，胆气不疏，故腹满胁痛。脾胃升降失司，则食少，呕恶。三焦气化不利，水道滞塞，故小便不利。舌质红苔黄，脉滑数，是热重之征；舌苔腻，脉弦是湿阻气滞之兆。

治法：清热祛湿，利胆退黄。

方药：茵陈蒿汤（《温病条辨》）。

茵陈蒿 18g　栀子 9g　生大黄 9g

方解：茵陈蒿苦寒清利，芳香轻扬，有清热利胆、宣透气机、利小便而退黄疸之功，为方中君药，临床使用时可加量至 30～60g。栀子苦寒清利，通利三焦，导湿热从小便而出。大黄苦寒，清热燥湿，荡涤脏腑，凉血逐瘀，推陈致新，泻浊除满，二者共为臣药。三药配伍，性皆苦寒，清热祛湿，利胆退黄。

四、中焦湿热病的从化与转归

湿为阴邪，热为阳邪，二者同时侵袭人体，互相裹结，如油入面，胶着难解，因而决定了湿热病病程长，缠绵难愈。因脾主运化水湿，湿邪困脾则脾不健运，而脾不健运则湿不易去，所以湿热病往往以脾胃为中心而在中焦稽留时间最长。在其稽留过程中，又易顺从某种因素的影响而发生转化，这种转化，即称为从化。湿热病的从化，有从阳化热与从阴化寒两种类型。从化之后的最终结局，是湿热病的性质发生转变，或归属于温热病，或归属于寒湿病，这种归属转变的情况，即称为转归。

从阳化热，是指湿热病在发展过程中，顺从属阳的因素而向热的方面转化。其阳，一般是指患者素体阳盛；或其湿热两种邪气相较，以热邪为重（热重于湿），即阳邪重；或治疗中大量使用属阳的温燥药物。在这种情况下，往往促使湿渐退而热渐盛，最终化燥成温，性质改变，而转归于温热病。湿热病一旦从阳化热而转化成温热病，则按温热病辨治。如，湿温病后期化燥成温，热入血分而导致的肠热下血之证，治用犀角地黄汤，即属此类。

从阴化寒，是指湿热病在发展过程中，顺从属阴的因素而向寒的方面转化。

其阴，一般是指患者素体阳虚阴盛；或其湿热两种邪气相较，以湿邪为重（湿重于热），即阴邪重；或治疗中大量使用属阴的寒凉药物。在这种情况下，往往促使热渐退，阳气伤而湿愈盛，最终性质改变，而转归于寒湿病。湿热病一旦从阴化寒而转化成寒湿病，则按寒湿病辨治。如，湿温病后期湿盛阳衰的头晕，心悸，形寒，肢肿，小便不利之证，治用真武汤，即属此类。

若中焦湿热既不从阳化热，亦不从阴化寒，则渐次传入下焦而成下焦湿热证候。

第十五讲 湿热病辨治——下焦湿热证候

下焦湿热证候，或由中焦湿热不解渐传下焦而来，或因湿热邪气由下焦袭入而致。其病变部位在膀胱或小肠、大肠。其证候类型虽有湿重于热与热重于湿之别，但因其皆属水液代谢失常，饮食物传导失司的病变，故均以小便或大便排出障碍，舌苔腻，脉濡为主要临床特征。由于湿热弥漫，故头身重痛，脘痞腹胀，纳呆，呕恶等上、中焦症状亦可同时出现。

下焦湿热证候的治疗，应以淡渗利湿为法，选用淡渗利湿药物，因势利导，导湿热从小便而出。若膀胱热重者，亦可用苦寒清利之品。大肠湿重于热者，可于淡渗之中加辛温宣化药物，以化湿通腑。大肠热重于湿者，则应以清化湿热、导滞通下为法。

兹将临床常见的下焦湿热证候的辨治分述如下。

一、湿重于热

1. 湿阻膀胱

临床表现：身热不扬，头晕而胀，身重且痛，神识昏迷，口干不欲饮，呕恶不食，小便不通，舌苔白腻或黄腻，脉濡或濡数。

病机分析：本证乃下焦湿重于热，阻滞膀胱，水道不通，湿热邪气由下焦弥漫中、上焦之候，其主症是小便不通。湿热阻滞膀胱，下窍闭塞，气化不行，水道不通，故小便点滴皆无。因其病机乃湿阻下窍，故小便不通而尿道并无灼热疼痛之感，与下焦热重于湿之小便频、急，溺时热痛者不同。因小便不通，邪无出路，故湿热上泛而弥漫于中、上焦。身热不扬，是湿重于热，热蕴湿中之象。湿热上犯清窍，则头晕、胀而沉重如裹。湿热弥漫于肌腠，则周身重痛。湿热蒙蔽心包，心神内闭，则神识昏迷，时昏时醒。湿阻气机，气化不利，津不上承，故口干而不欲饮。脾胃升降失司，故纳呆不食，恶心呕吐。舌苔白腻，脉濡均为湿浊内蕴之象。舌苔黄腻，脉濡数，则为湿热并重之征。

治法：淡渗利湿，芳香开窍。

方药：茯苓皮汤送服苏合香丸或至宝丹。

茯苓皮汤（《温病条辨》）。

茯苓皮 15g　生薏苡仁 15g　猪苓 9g　大腹皮 9g　白通草 9g　淡竹叶 6g

方解：本证之关键在于湿阻膀胱，水道不通而无尿，故用茯苓皮汤淡渗利湿，以通利小便，使水道通，则邪有出路。因湿热上蒙心包，故用苏合香丸或至宝丹芳香开窍，以醒神志。

茯苓皮汤中以茯苓皮为君药，生薏苡仁、大腹皮为臣药，其他药为佐药、使药。茯苓皮配猪苓，淡渗利湿，通利小便。生薏苡仁配通草、淡竹叶，利湿清热，导湿热从小便而出。生薏苡仁又有健脾之功，淡竹叶兼具宣透之长，通草通利三焦。大腹皮行气燥湿，宣畅气机，使气行则湿易去。诸药配伍，共奏利湿清热、宣畅气机之功，使阳气宣畅，则水道通调，小便自下。

湿热上蒙心包，非淡渗利湿所能解。故又用苏合香丸，以其辛温芳香而行气化湿，开窍醒神。临床中若无苏合香丸，可于茯苓皮汤中加石菖蒲 12g，郁金 10g，藿香 12g，佩兰 12g 代之。

在本证发展过程中，由于患者素体阳盛，或治疗时大量使用温燥药物，其证候可从阳化热，逐渐转化为湿热并重，其诊断依据是：舌苔由白腻转为黄腻，脉由濡转为濡数。其治疗仍用茯苓皮汤淡渗利湿，通水道而利小便。将苏合香丸改为至宝丹，以其芳香清凉而开窍醒神。

关于本证的病因、病机、临床表现及治法，吴鞠通在《温病条辨·中焦篇》第56条中云："吸受秽湿，三焦分布，热蒸头胀，身痛，呕逆，小便不通，神识昏迷，舌白，渴不多饮，先宜芳香通神利窍，安宫牛黄丸；继用淡渗分消浊湿，茯苓皮汤。"从"吸受秽湿"与"舌白"可以看出，本证是湿重于热无疑。吴氏将本证列入中焦病变的理由，即他在本条分注中所云"此证表里、经络、脏腑、三焦俱为湿热所困"。他将湿热弥漫三焦的病变中心定位于脾胃，因而将本证归于中焦。究其实，本证之关键在"小便不通"，致邪无出路而弥漫三焦，其治用茯苓皮汤，以淡渗利湿为法，均可确证其病变中心部位不在中焦而在下焦膀胱。

对本证的治疗，吴氏提出"先宜芳香通神利窍，安宫牛黄丸；继用淡渗分消浊湿，茯苓皮汤"。他这样治疗的理由是"此证表里、经络、脏腑、三焦俱为湿热所困，最畏内闭外脱，故急以牛黄丸宣窍清热而护神明。但牛黄丸不能利湿分消，故继以茯苓皮汤"。吴氏此论，错误有二：一是先开窍，后利湿，本末倒置；一是开窍用大寒豁痰之剂安宫牛黄丸，易致湿邪冰伏。其病机是湿阻膀胱，邪无出路，而致湿热上蒙心包。下窍不通则邪无出路，邪不解则窍不能开，故先开窍而后利湿之论实属本末倒置，应当是利湿与开窍并施，方能收到邪去窍开的效果。其蒙蔽心包者乃湿浊，并非热痰，这从其所述"吸受秽湿""舌白"之句可知。湿邪最忌寒凉，若竟率投安宫牛黄丸清热豁痰之剂，则必遏伤阳气而冰伏湿邪，反使窍闭更甚，是"最畏内闭外脱"而反促其内闭外脱之举。应当治以温开之剂，用苏合香丸。即使见舌苔黄腻、脉濡数之湿热并重征象，亦只可用至宝丹之清凉芳香，以开其窍，安宫牛黄丸仍不可用。吴鞠通作为一位著名的温病学家，对温病学的发展做出了重大贡献，功不可没。但智者千虑亦难免一失，故将此证的辨治问题提出来，以与读者切磋。

2. 湿滞大肠

临床表现：身热不扬，头晕而胀，神识昏蒙，脘痞，呕恶，少腹硬满，大便不通，舌苔垢腻，脉濡。

病机分析：本证乃下焦湿重于热，阻滞大肠，腑气不通而致湿热弥漫于中、上焦之候。湿热裹结，热蕴湿中，故身热不扬。湿热上犯清窍，故头晕、胀而沉重如裹。湿热上蒙心包，心神被抑，故神识昏蒙，如呆如痴。湿浊中阻，脾胃升降失司，故脘痞，呕恶。湿邪阻滞大肠，气机闭塞，腑气不通，故大便不通，少腹胀满而按之硬。舌苔垢腻、脉濡均为湿浊内盛之征。

治法：化湿行气，导滞通腑。

方药：宣清导浊汤（《温病条辨》）。

猪苓 15g　茯苓 15g　寒水石 18g　晚蚕沙 12g　皂荚子（去皮）9g

方解：本证乃湿阻气机，腑气不通而致大便不下，并非燥屎内结，故忌用苦寒攻下之品，防其损伤脾阳，反致洞泄之变。方中以晚蚕沙、皂荚子为君药，猪苓、茯苓为臣药，寒水石为佐药。晚蚕沙甘辛温，入大肠经，化湿导浊而宣清气。皂荚子辛温走窜，有燥湿开郁、宣畅气机之功，宣清气而使浊气降。二药相配，使湿浊由大肠而化。皂荚子通利关窍，又兼开窍醒神之功。茯苓健脾利湿，猪苓淡渗利湿，二药相配，利湿浊由小便而出，使大肠之湿分消而解。寒水石清中、下焦之热。诸药配伍，分利湿热，导湿浊下行而使清气得宣，气机畅达则湿浊降，腑气通而大便自下，故以"宣清导浊"名方。若神昏较重者，可用宣消导浊汤送服苏合香丸，温开以醒神志。

二、热重于湿

1. 膀胱湿热

临床表现：身热，口渴，尿频而急，溺时热痛，淋漓不畅，浑浊黄赤，甚则尿中带血，舌质红苔黄腻而干，脉数。

病机分析：本证乃下焦热重于湿，阻滞膀胱，水道不利之候。正邪相争，故身热。热盛津伤，则口渴。热性急趋，下迫膀胱，故尿频而急，溺时尿道热痛。湿热相煎，黏滞于膀胱，下窍阻塞，水道不利，故溺时淋漓不畅。湿热煎熬而津液耗伤，故尿液浑浊黄赤。热邪灼伤血络，血溢于尿中，则尿中带血。舌苔黄腻而干，脉数，均为热重之象。

治法：清利湿热，通淋利尿。

方药：八正散（《太平惠民和剂局方》）。

车前子　瞿麦　萹蓄　滑石　栀子　甘草（炙）　木通　大黄（面裹，煨，去面，切，焙）各 500g

上为散，每服 6g，水一盏，入灯心草煎至 7 分，去滓，温服，食后，临卧。小儿量力少少与之。现代多作汤剂，药物剂量以常用量为度。

方解：方中以车前子、木通为君药。车前子臣以瞿麦、萹蓄、滑石，寒凉清利，祛湿热而通淋利尿。木通臣以栀子，苦寒泄热，通利三焦，导热从小便而出。佐以大黄苦寒下达，泄热降火，推陈致新，且凉血以止血。炙甘草调和诸药，防其苦寒伤正。使以灯心草，导三焦之热下行。诸药配伍，清利湿热，通利三焦而导热下行，使湿热之邪由小便分利而出。

2. 胃肠湿热夹滞

临床表现：身热，呕恶，脘痞腹胀，大便溏臭不爽，色如黄酱，内夹不消化食物，舌质红苔黄腻，脉濡数。

病机分析：湿热内蕴，正邪相争，故身热。湿热阻滞气机，脾胃升降失司，故恶心呕吐，脘痞腹胀。湿热困阻脾胃，胃气呆钝，消磨功能障碍，脾之运化失司，则消磨与运化不利而食滞内停。湿热夹食滞黏滞于大肠，故大便溏臭而排出不爽，其色如黄酱，内夹不消化食物。舌苔腻，脉濡主湿浊内蕴；舌质红苔黄，脉数，则主热盛，是热重于湿之象。

治法：清化湿热，导滞通下。

方药：枳实导滞汤（《通俗伤寒论》）。

小枳实 6g　生锦纹 4.5g（酒洗）　净楂肉 9g　尖槟榔 4.5g　薄川朴 4.5g　小川连 1.8g　六和曲 9g　青连翘 4.5g　老紫草 9g　细木通 2.4g　生甘草 1.5g

方解：本证既非燥热内结之腑实证，又非湿邪阻滞大肠。故其治疗既不能单纯苦寒攻下，又非宣清导浊可解，而应清化湿热与导滞通下并施。方中以枳实、厚朴、大黄、黄连为君药，槟榔、山楂、神曲为臣药，其他药为佐药、使药。枳实、厚朴、大黄相配，即小承气汤，再臣以槟榔，共奏辛开苦降、泄热通下、行气导滞之功。山楂、神曲为消导之品，可消导胃肠之食滞。黄连清热燥湿，连翘轻宣透泄，二药与紫草相配，清泄肠腑热邪。木通清利三焦，导热从小便而出。生甘草调和诸药，兼以泄热。综观其方，清热、祛湿、通下、行气、消导五类药并用，共奏清化湿热、导滞通下之功。因本证乃湿热夹食滞黏滞于胃肠，与燥屎内结不同，非一攻可下，故其方可连续服用，直至大便不溏，湿热尽除为止。但其剂量宜轻，以防苦寒过重而伤脾阳。可以说，本方的特点是小剂量、连续服的缓下之剂。正如叶天士所云："湿邪内搏，下之宜轻。伤寒大便溏为邪已尽，不可再下；湿温病大便溏为邪未尽，必大便硬，慎不可再攻也。"

3. 湿热痢疾

临床表现：身热，口渴，下痢，腹痛，便下脓血，里急后重，肛门灼热，舌红苔黄腻，脉弦滑数。

病机分析：湿热阻滞大肠，正邪相争，故身热。热重伤津，故口渴。热迫大肠，则下痢频繁。湿阻气机，腑气不通，则腹中作痛。湿热郁蒸，血肉壅滞腐败，化而为脓，故便下脓血。里急及肛门灼热，是热邪逼迫所致；后重乃湿滞大肠，粘着难下之征。舌苔腻，脉弦主湿阻气滞；舌质红苔黄，脉滑数则主热邪为重。

治法：清热燥湿，凉血止痢。

方药：加味白头翁汤（《温病条辨》）。

白头翁 9g　秦皮 6g　黄连 6g　黄柏 6g　白芍 6g　黄芩 9g

方解：方中以白头翁、白芍为君药。白头翁苦寒，清热解毒，凉血止痢。白芍养血柔肝，缓挛急而止腹痛。黄芩、黄连、黄柏合用，苦寒清热燥湿，祛上、中、下三焦之邪，三者共为臣药。佐以秦皮，更增清热燥湿止痢之效。诸药配伍，共奏清热燥湿、凉血止痢之功。

三、三焦湿热的病机与治法概览

综上所述，湿热病是湿热邪气侵袭人体，导致气机阻滞，脾胃运化功能障碍，水液代谢失常的病变。因其邪气所在部位不同，病机与治法亦异。兹将上、中、下三焦湿热的病机与治法用图表示如下（见图 1）。

图 1　三焦湿热的病机与治法

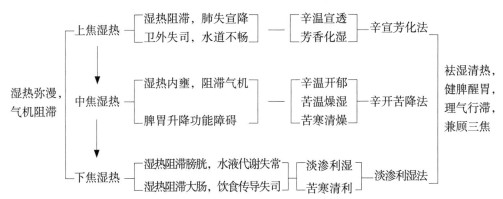

224

下篇

刘景源教授临床经验研究

第一章　刘景源教授辨治外感发热临床经验

第一节　刘景源教授辨治外感发热经验汇要

发热，是指体温升高，超过正常温度（36.5℃）的表现。很多疾病，包括外感病、内伤病，均可出现发热。在外感病中，六淫邪气与疫疬邪气都可以成为发热的病因。外感发热的病机，总的来说可以概括为四个字，即"正邪相争"。因为外感病是外邪侵袭人体而发病，而人体之正气必然奋起驱邪。正邪相争，则人体功能亢奋，可以出现一系列相应的亢奋表现，但总以发热为主要临床特征。由于外感邪气的性质有异，病程不一，正气的盛衰不同，所以发热的程度与表现形式亦可多种多样。刘景源先生为北京中医药大学教授、全国老中医药专家学术经验继承工作指导老师、首都国医名师，从事温病的教学与临床工作多年，对治疗外感发热性疾病具有丰富的临床经验。既往曾有关于刘教授辨治外感发热的著述及临床报道，但散在于各篇章中，未能从专论外感发热类型的角度进行专题汇总。笔者跟随刘景源教授学习及侍诊多年，近日将其有关外感发热的著述及笔者跟师学习的临床所得，择其要者进行系统整理，将外感发热常见类型的病因、病机、治法、方药汇集成文，经导师审阅后，简述如下。

一、发热恶寒

发热恶寒，是指发热与恶寒在同一个患者身上同时出现，即发热的同时又有怕冷的表现。这种发热类型见于外感病的初起，即表证阶段，是外感病初起的主症。表证之所以出现发热，是因为邪气袭表，正气就要调动到体表来抗邪，正邪相争则发热。恶寒是因为邪气侵袭体表，体内的阳气宣发受阻，阳气对体表的温煦功能不足，所以患者有怕冷的感觉。因为邪气袭表，必有正邪相争，同时又有阳气宣发受阻，表证的患者就必然发热与恶寒同时并见。这是外感病初起，邪气侵袭体表而发生表证的临床特征，即古人所说的"有一分寒热，则有一分表证"。

发热与恶寒同时出现，又有恶寒重、发热轻与发热重、恶寒轻的不同。前者是因外感寒邪，后者则因外感热邪。具体来说，可分为外感寒邪、外感风寒、外感风热、外感寒邪内蕴暑湿四类。外感寒邪者，治疗以辛温解表、发汗散寒为法；外感风寒者，治疗以疏风解肌、调和营卫为法；外感风热者，治疗以辛凉轻解为法；外感寒邪内蕴暑湿者，治疗以辛温解表、清暑祛湿为法。

1. 外感寒邪

外感寒邪的病变，见于太阳伤寒或风寒感冒。其临床表现是：恶寒重，发热轻，无汗，头痛，身痛，关节疼痛，鼻塞声重，时流清涕，咳喘，痰白清稀，舌淡红苔薄白，脉浮或浮紧。

分析其病机，本证多发于冬季，其病因是外感寒邪。寒为阴邪，其致病特点是主收引，主凝滞。寒邪侵袭人体，则皮毛、肌肉收缩，故称为"寒邪束表""表闭"，这是人体本身的防御、保卫功能的体现。因为受寒冷刺激，人体皮肤、肌肉收缩，毛孔闭塞，则拒寒邪于体表，使之不得入里，从而保护人体。但由于表闭，人体之阳气亦不能宣发于表，肌表得不到阳气的温煦，故初起恶寒症状极为突出，而患者对发热的感觉并不明显，甚至不发热。这就是《伤寒论》所云："太阳病，或已发热，或未发热，必恶寒，体痛，呕逆，脉阴阳俱紧者，名曰伤寒。"所谓"太阳病，或已发热，或未发热，必恶寒"，是指外感寒邪初起，邪气侵袭足太阳膀胱经，因为足太阳膀胱经主人体一身之表，所以称之为"太阳伤寒证"，即表寒证。因其邪气盛而正气不衰，故称为"表实证"。因为寒邪束表，阳气闭于里，体表失于温煦，故"必恶寒"。可见，表寒证初起，恶寒是"必有症"，即主症。因为寒邪被拒于表，阳气闭于里，正邪相争并不激烈，甚或尚未出现正邪相争，故发热并不明显，或不发热。待郁阳勃发，奋起驱邪，则始见发热。此时，体温可以高达40℃，但患者自我感觉仍以恶寒为主，患者的主诉是"怕冷"。这种情况就称为"恶寒重、发热轻"。因为表闭，阳气不达于表，津液亦闭于内，所以发热而无汗。因为寒主收引，主凝滞，患者的皮肤、肌肉、经脉均收缩、牵引，而血液凝滞，血行不畅，不通则痛，所以头痛、周身疼痛、关节疼痛，全身各部位的疼痛非常突出，即《伤寒论》所说的"体痛"。肺开窍于鼻，主宣发肃降。寒邪外袭，肺失宣降，故鼻窍不利而鼻塞声重，肺气上逆则咳，甚则喘。气郁失宣，津液不布，凝而为涕、为痰，故鼻流清涕、吐痰稀白。邪未入里，故舌象无变化，见淡红舌，薄白苔。因其邪在表，气血趋于表以抗邪，故脉浮。血脉收引，血液凝涩，故脉紧如牵绳转索。

外感寒邪的治疗，应以辛温解表，发汗散寒为法，方用麻黄汤或荆防败毒散。病重者，多见于太阳伤寒证，用麻黄汤；病轻者，多见于风寒感冒，用荆防败毒散。

麻黄汤由麻黄、桂枝、杏仁、炙甘草组成。方中以麻黄为君药，桂枝为臣药。麻黄辛苦温，发汗散寒，开腠理，通毛窍，宣肺气，止咳喘。桂枝辛甘温，疏风散寒，解肌，温通经脉，助阳化气。麻黄的作用是开腠理——疏松皮毛；桂枝的作用是解肌——疏松肌肉。麻黄与桂枝相配，使皮毛、肌肉疏松，阳气鼓动津液达于表，则汗出，而寒邪即随汗而散。若单用麻黄或单用桂枝，则发汗之力大减，或不发汗，故麻黄与桂枝相伍，为辛温解表、发汗散寒之峻剂。杏仁苦微温，降肺气，与麻黄相伍，宣降肺气而止咳平喘。炙甘草甘温，止咳祛痰，调和诸药，且有益气扶正之效。荆防败毒散由羌活、柴胡、前胡、独活、枳壳、茯苓、荆芥、防风、桔梗、川芎、甘草组成，有辛温解表，发汗散寒，宣肺止咳，兼益气扶正之效，其力较麻黄汤为轻。

2. 外感风寒

外感风寒的病变，见于太阳中风或伤风。其临床表现是：发热，恶风寒，自汗出，头痛，鼻鸣，干呕，舌淡红苔薄白，脉浮缓。

分析其病机，所谓外感风寒，是以风邪为主，而又兼夹寒邪，所以在《伤寒论》中称之为"太阳中风"。风为六淫之首，四季皆有，每易与其他邪气兼夹而发病。风邪与寒邪相合而为病，则既有风邪为病的特点，又有寒邪为患的表现，其为病多发于冬春季节。风为阳邪，其致病特点是轻扬开泄，易袭阳位，善行而数变。邪气外袭，正邪相争，则发热。风寒邪气袭表，卫气宣发受阻，故恶风寒。太阳中风的恶风寒与发热症状和太阳伤寒不同。太阳伤寒因为是表闭，所以恶寒非常严重，其发热程度不一定轻，但患者自我感觉不突出；太阳中风是以外感风邪为主而夹寒，故恶寒与发热程度均逊于太阳伤寒。

其恶风寒的特点是"见风则恶"，也就是说，如果关门闭户，不见风寒，则患者并无恶风寒之感，若遇风冷则患者有如冷水淋身之感，洒淅而恶风寒。其发热亦不甚重，有如鸟合羽毛之温。此即《伤寒论》第12条所说的："太阳中风，阳浮而阴弱，阳浮者，热自发，阴弱者，汗自出，啬啬恶寒，淅淅恶风，翕翕发热，鼻鸣，干呕者，桂枝汤主之。"因为风邪开泄腠理，鼓动津液，所以见自汗出，这和太阳伤寒的表闭无汗也大有不同。风为阳邪，其性上行，鼓动气血上涌，头部充血，气机逆乱，"不通则痛"，故见头痛，这与太阳伤寒的周身疼痛亦大有区别。肺开窍于鼻，鼻鸣是风寒外袭、肺气失宣之征，干呕是胃气上逆之兆。因邪浅病轻，故舌象如常，质淡红苔薄白。邪气袭表，气血趋表而抗邪，故脉浮。汗出而营阴受损，故脉缓急而力不足。总之，本证是因风寒邪气袭表，卫分之邪气强，使卫外之气不能固密，以致营阴外泄而汗出。汗出则营阴受损，故其病机为卫强营弱，营卫不和。其"卫强"，是指卫分的邪气强。"营弱"，是指营阴因外泄而不足。因其营阴受损，故称为"表虚证"。

外感风寒的治疗，应以辛温之剂疏风解肌，调和营卫为法，方用桂枝汤。

桂枝汤由桂枝、白芍、生姜、大枣、炙甘草组成。方中以桂枝为君药，白芍为臣药。桂枝辛甘温，疏风散寒解肌，温通经脉，助阳化气。白芍酸甘微寒，益阴血而敛营阴。炙甘草甘温益气且调和诸药。桂枝与炙甘草相伍，"辛甘助阳"，实卫气以固表。白芍与炙甘草相配，"酸甘化阴"，益营阴而敛汗。桂枝与白芍等量配伍，祛邪敛阴而扶正，卫营兼顾，散中有收，收中有散，相辅相成，相得益彰。生姜、大枣辛温与甘温相配，鼓舞胃气以充后天之本，且生姜又助桂枝之散邪，大枣又佐白芍以和营。桂枝汤为疏风解肌，调和营卫之良方，但其发汗之力并不强，也可以说它并非发汗之剂，而是调和营卫之和解剂。所以，《伤寒论》中说，服桂枝汤之后，还要"啜热稀粥""温覆令一时许"。喝热稀粥的作用，一方面以其热助发汗，一方面充胃气以滋汗源。盖被温覆，则更助其发汗。风寒袭表以风邪为主，本来就有自汗出，其汗乃风邪外袭鼓动津液外泄之汗，是病态之汗，也可以说是病理性汗出。服桂枝汤再"啜热稀粥"，"温覆"以取汗，是借药物之性发汗以祛邪，汗出邪退则其汗自止。这种汗，是药理作用之汗，可以说是发汗以止汗。

3. 外感风热

外感风热的病变，见于风温病初起或风热感冒。其临床表现是：发热，微恶风寒，无汗或汗出不畅，头痛，咽红疼痛，或咳，口微渴，舌边尖红苔薄白，脉浮数。

分析其病机，本证多发生于春季，是外感风热邪气而导致的卫外失司证。发热，是因为风热邪气侵袭到体表，正气就必然要调动到体表来驱邪，因为正气与邪气都集中在体表，正邪就相争于表，从而使体表的功能亢奋，具体表现就是体温升高而出现发热。因为是病变初起，邪气侵袭的部位表浅，邪浅病轻，正气与邪气斗争并不很激烈，所以发热不重，热势不很高，一般是中等度的热，体温在38℃左右。微恶风寒，是因为体表有风热邪气。风热虽然是阳邪，可以开泄腠理，但是腠理虽然开泄了，阳气向外宣发却并不通畅。这是因为，邪气要向里进，阳气要向外发散，这样正气与邪气就在体表相对峙，阳气向外宣发就受到了阻碍，这种情况称为"表郁"。由于邪郁于表，体表的气机不畅，阳气的宣发受阻，所以患者体表的阳气不足，就出现了轻微的恶风寒症状。外感风热的恶风寒与外感寒邪比较要轻得多。因为寒邪是"束表"，使阳气内闭，不能宣发到体表，这种情况称为"表闭"，所以患者自觉恶寒重。外感风热不是表闭，而是表郁，阳气向体表宣发虽然受阻，但并不是完全闭于里，体表的阳气虽然不足，但并不像外感寒邪那样严重，所以恶寒轻而发热症状更为突出。外感风热之邪侵袭肺卫，既可以无汗，也可以有少量汗出。这是因为，患者感受的是风热邪气，风热邪气与正气相争，使功能亢奋，体温升高，所以津液被热邪蒸发而随着阳气向体表调动，就可能有汗。如果热势不重，蒸发津液的力量不大，也可能无汗。这种患者表气虽然不通畅，腠理却并不完全闭塞，津液能够渗出到体表，所以虽然无汗但皮肤并不干燥，是潮润的。总体而言，这种患者的特点是有汗也不会是大汗；无汗皮肤也不会干燥，而是潮润的。头痛、咽红疼痛是风热上攻所致。因为风与热都是阳邪，这两种阳邪都主升，风热阳邪上攻，就逼迫气血上行，使气血壅滞在头部、咽部，头部、咽部充血，经络就不通畅，不通则痛，所以就出现头痛、咽红疼痛。因为患者有汗，所以身痛不明显。咳，是由于表有邪气，肺的宣发肃降功能出现障碍，肺气上逆所致。肺的功能一方面是向上、向外，呼出浊气，这就称为肺主宣发；一方面是向下、向内，吸进清气，这就称为肺主肃降。这种患者因为有邪气郁在表而出现表郁，肺的宣发功能不正常，肃降功能也就不正常。所以肺的宣发功能失常，肃降功能也就失常了。肺气向外宣、向下降都受阻，它就只能向上去，这就是形成肺气上逆的机理。肺气向上是不是都称为上逆呢？不是。在正常的生理状态下，肺气既向表宣，又向上宣，既向内行，又向下降，所以才能司呼吸，通调气机和水道。肺气的宣发与肃降功能是相辅相成、对立统一的整体调节功能。在这种生理状态下，肺气向上是正常的生理功能，不能称为上逆。在邪袭肺卫的情况下，由于表有风热邪气，使肺的宣发与肃降功能受阻，迫使肺气逆而上行，冲击了呼吸道，就出现了咳声。口微渴是次要症状，外感风热初起，由于风热两种阳邪耗伤津液，可以出现口干、口渴。但是邪气在表，损伤津液并不严重，所以口渴程度轻微，也可能不渴。舌边尖红，是因为舌尖属上焦，邪在上焦，气血充塞在属上焦的舌尖部，所以舌边尖部呈红色。因为邪气在表而未入里，所以舌苔无变化，仍呈薄白苔。脉浮，是因为邪在表，气血就要调动到体表来抗邪，所以使脉浮在皮毛，轻取即得。脉数，是因为有热，热邪鼓动气血，使气血运行加快，而导致脉搏跳动频数。

外感风热，卫外失司证与外感寒邪的鉴别点是：外感寒邪是恶寒重，发热轻。因为寒主收引、主凝滞，使皮肤、肌肉、血脉收引，血液凝滞，而致气血不通，不通则痛。所以患者头痛、身痛、腰痛、骨节疼痛，全身各个部位疼痛很严重。外感风热，卫外失司证是发热重，恶寒轻，而且只表现为头痛、咽红疼痛，身痛并不严重。另外，外感寒邪是表闭，所以无汗；外感风热，卫外失司证是表郁，所以可见有汗。外感寒邪脉浮紧，像牵绳转索一样，是因为寒主收引、主凝滞，经脉收缩，血液凝滞，以致血液运行发生障碍，所以脉象有转索样的紧急感。外感风热，卫外失司证是数脉，脉不紧。

外感风热，卫外失司证与外感风寒证更需要鉴别。从病因来讲，外感风寒证是外感风邪。既然是外感风邪，为什么把它列入伤寒的范畴？是因为它以风邪为主而又夹寒邪。外感风寒证与外感寒邪证相比较，外感寒邪的病因是寒邪，外感风寒证是以风邪为主又夹寒邪。外感风热的病因是热邪为主而又夹风邪。由于外感风寒与外感风热两个证候的病因虽然都有风邪，但是又有夹寒与夹热的不同，所以二者的临床表现与治法就必然不同。外感风寒证汗出的机理是卫强营弱，就是说，因为体表卫分的风邪强，使腠理开泄，进而鼓动津液外泄而为汗。由于汗出而使营阴受损，营气削弱，正气不足，而致脉浮缓。由于是外感风寒，所以患者的舌边尖不红，口也不渴。而外感风热则是风热邪气鼓动津液外泄而为汗。由于热邪鼓动血行，损伤津液，所以舌边尖红，脉浮数，口微渴。

外感风热，卫外失司之证的治疗，应以辛凉轻解为法，方用银翘散。所谓辛凉轻解，是指选用辛味、凉性、质地轻扬的药物组成方剂。因为辛味能散、能行，所以用辛味疏散风邪，行气血；用凉性清解热邪；用质地轻扬之品宣透表邪使之外出。辛凉轻剂的作用是以其辛散、凉清、轻宣之功，达到疏风清热、宣肺透邪的目的。

银翘散由连翘、金银花、苦桔梗、薄荷、淡竹叶、生甘草、荆芥穗、淡豆豉、牛蒡子、芦根10味药组成。方中以金银花、连翘各一两（30g）为君，荆芥穗四钱（12g）、淡豆豉五钱（15g）为臣。金银花甘寒，连翘苦微寒，二者性轻凉，皆有清透表热之功。荆芥穗与淡豆豉辛微温，有疏散风邪之效。用大剂量寒凉之金银花、连翘，配以小剂量辛温之荆芥穗、淡豆豉，取其辛而制其温，四药共同组成辛凉之剂，以疏风清热，宣肺透邪，给外感之风热邪气以出路，使之从表而来，还从表解。方中的其他药物是佐药、使药。薄荷辛凉轻扬，可清热透表，辅助君药与臣药透解表邪。牛蒡子辛平，可疏散风热，利咽喉。风热表证的患者由于风热邪气上攻，使咽部气血壅滞充斥，往往有咽红、咽痛的兼症，所以用牛蒡子来清热利咽止痛。苦桔梗配生甘草即《伤寒论》中的桔梗汤，能利咽喉、止咽痛。同时，苦桔梗还能宣肺止咳。金银花、连翘、荆芥穗、淡豆豉祛邪宣肺就有止咳的作用，再加苦桔梗就更增强了宣肺止咳之效。淡竹叶寒凉，轻扬宣透，可向外清透热邪。淡竹叶还能引热下行，从小便中泄热，给热邪以出路，使热邪从下而去。因为热邪易伤津液，所以用芦根甘寒清热，保津生津。银翘散中的10味药共同发挥了辛散、凉清、轻宣，疏风清热，宣肺透邪的作用，同时兼顾了保津生津，是辛凉轻解法的代表方剂。

银翘散的煎服法也很重要。其方称为"散"，是将方中除芦根之外的9味药捣为粗散，每次用6钱（18g），先煎芦根，用煎芦根的汤再煎6钱散剂，"香气大出即取服"。也就是说，煎5分钟左右，辛味尽出，药香味最浓时即服，其轻解作用最强，若久煎则辛味尽失，反而失效。服药方法是白天服2～3次（每次都是取6g散剂现煎、现服），夜间再服1次，使药力持续发挥作用。

4. 外感寒邪，内蕴暑湿

外感寒邪，内蕴暑湿的病变，多发于夏季。其临床表现是：恶寒，发热，头身重痛，胸脘痞闷，脘腹胀痛，或心烦，口渴，小便短赤，或恶心呕吐，肠鸣泄泻，舌苔白腻，脉濡数。

分析其病机，本证多发于夏暑季节。夏季气候炎热多雨，暑湿弥漫，湿热熏蒸，腠理疏松。人们每欲贪凉避暑，尤其近年来空调普及，极易因纳凉而外感寒邪。感寒则毛窍闭塞，阳气不达于表，故恶寒重。受邪则正邪相争，故发热。因其为外感寒邪，故恶寒重而发热轻。寒邪夹湿困于肌表，皮肤、肌肉、血脉收引，气血凝涩，故头身重痛。寒邪困束肌表，则体内暑湿外出无路而内蕴。湿阻气机，则胸脘痞闷，脘腹胀痛。若暑热偏盛，则扰心神，伤津液，故见心烦，口渴，小便短赤。若湿浊偏盛，则阻滞气机，水湿不化，致胃气上逆而见恶心呕吐。水湿下注大肠则肠鸣泄泻。湿浊上蒸则舌苔白腻，暑湿内蕴则脉濡而数。濡主湿，数主热也。

外感寒邪，暑湿内蕴的治疗，应以辛温解表，清暑祛湿为法，方用新加香薷饮或藿香正气散。若偏于暑热者，用新加香薷饮；若偏于暑湿者，用藿香正气散。

新加香薷饮由香薷、金银花、鲜扁豆花、厚朴、连翘组成。方中以香薷为君药，金银花为臣药。香薷辛温芳香，可发汗散寒解表，又能芳香化湿和中以祛暑湿之邪。金银花甘寒，配连翘、扁豆花轻清宣透，可清透内蕴之暑热，兼以芳香化湿。厚朴苦辛温，可理气燥湿，祛除内蕴之暑湿。诸药配伍，可外散表寒，内解暑湿，乃表里双解之剂。适用于恶寒，发热，头身重痛，胸脘痞闷，心烦，口渴，小便短赤之表有寒邪而内蕴暑湿，以表寒里热为主者。

藿香正气散由大腹皮、白芷、紫苏、茯苓、半夏曲、白术、陈皮、厚朴、苦桔梗、藿香、炙甘草、生姜、大枣组成。方中以藿香为君药，茯苓、半夏曲为臣药，其他药为佐药、使药。藿香与白芷、苏叶均为辛温芳香之品，有散寒解表，化湿和中之效。茯苓健脾利湿，白术健脾燥湿，与炙甘草、生姜、大枣相伍，可健脾益气和胃。半夏曲、陈皮、厚朴、大腹皮皆属辛苦之类，四药相配，辛开苦降，燥湿行气，宣畅气机，半夏曲又有和胃消导止呕之效。桔梗宣肺气以通畅水道，使湿有出路。诸药配伍，外有辛温解表药以散寒，内有辛温、苦温、淡渗药以祛除暑湿之邪，亦属表里双解之剂。适用于恶寒，发热，头身重痛，脘腹疼痛，恶心呕吐，肠鸣泄泻之表有寒邪，内蕴暑湿，以表寒里湿为主者。

二、寒热往来

寒热往来，是指发热与恶寒两种症状交替出现，即恶寒时不发热，发热时不恶寒，反复发作。这种发热类型是邪气郁于少阳，少阳枢机不利的表现。少阳包括手少阳三焦与足少阳胆。在病变过程中，虽有手、足少阳的不同偏重，但两者又互相影响，所以统称为少阳病。少阳病，其恶寒，是邪阻气机，阳气宣发受阻而致。其发热，是由于正邪相争而发。因正邪相争互有胜负，所以发热与恶寒交替出现。这种发热类型在伤寒病、温热病、湿热病中都可以出现。

在伤寒病中，其病变部位在足少阳胆，其病因是外感寒邪，病机是由于正虚而寒邪侵袭少阳，导致枢机不利，出入失常，治疗应以和解少阳为法；在温热病中，归属于"高热"中讨论；在湿热病中，其病机是外感湿热，邪气郁阻于手、足少阳，导致三焦壅滞，胆气不疏，气机升降出入失常，治疗应以清透少阳，分消走泄为法。

1. 寒邪侵袭少阳

《伤寒论》第 97 条曰："血弱气尽，腠理开，邪气因入，与正气相搏，结于胁下。正邪纷争，往来寒热，休作有时。"寒邪侵袭少阳，因正气不足，腠理开泄，故邪气长驱直入达于足少阳胆，其临床表现是：寒热往来，胸胁苦满，默默不欲饮食，心烦，喜呕，口苦，咽干，目眩，舌淡红苔薄白或薄黄，脉弦。由于手足少阳相互为用，所以足少阳胆出入之气机被郁的同时也影响到手少阳三焦气机的升降。

足少阳病之病机，可概括为"正虚胆郁"。"血弱气尽"，意为正气虚弱，腠理开泄。"邪气因入"，意为寒邪入里。"与正气相搏，结于胁下"，意为正邪交争于胁下足少阳之胆。"往来寒热"，缘于少阳为稚阳，其阳气郁久勃发出表，与邪交争则发热。正虚气不得出而恶寒。待正气得续，正邪交争，则又发热，所以恶寒与发热往来交替。其病机可以概括为"正争则热，邪进则寒"。口苦，是因正虚邪气入里，郁遏少阳春生之气，气机郁久化热而现胆热之证，火热上炎，逼迫胆汁上溢所致；木郁化火、上扰心神则心烦；木郁乘土，三焦气机不畅，胃失通降则上逆喜呕。少阳枢机不利，木不疏土，脾胃升降失司，所以默默不欲饮食。胆郁，津液不能上达则咽干。邪郁少阳，经气不疏，所以胸胁苦满。胆郁，气血不能上荣则目眩。因邪气入里郁结，所以舌象呈淡红舌，苔薄白或薄黄；少阳气滞则脉弦。其"默默不欲饮食""喜呕"虽属胃气上逆，但病因在于胆气郁滞而致中焦痞塞，气机出入失常而致升降失常。综上所述，寒邪侵袭少阳，病位虽以足少阳胆为主，但可波及到手少阳三焦。

寒邪侵袭少阳，寒热往来的治疗，以和解少阳为法，方用小柴胡汤。

小柴胡汤由柴胡、黄芩、人参、半夏、炙甘草、生姜、大枣组成。柴胡苦辛性平，《神农本草经》记载其"主心腹，去肠胃中结气，饮食积聚，寒热邪气，推陈致新"。柴胡能够散寒邪，透邪于表，同时又能疏转气机，推动气机运转，使少阳枢机得运。黄芩苦寒，可清泄少阳之郁热。柴胡与黄芩合力，能透解半表之寒邪而清泄半里之郁热。半夏辛温，能燥湿化痰，使三焦之邪各得分消，以通达三焦气机。半夏与黄芩相配，辛开苦降，可恢复三焦气机之通畅。生姜、大枣补脾助运，人参补气生津，甘草坐镇中州。诸药合用，共奏补脾升阳，助少阳枢机之运，驱寒邪达于表，汗出而病解之功。此方剂以疏调足少阳胆之气机表里出入为主，又兼顾手少阳三焦气机的上下升降。《伤寒论》第230条说，服用小柴胡汤之后，可使"上焦得通，津液得下，胃气因和，身濈然汗出而解"。原因就在于服用小柴胡汤之后，足少阳枢机得以条达，从而使手少阳三焦升降通畅，则上焦宣通，中焦和畅，津液四布。胃气得降则大便通，津液下达则小便畅。小柴胡汤的作用，是在补脾升阳的同时又开解少阳郁滞，以少阳为枢，攻补兼施，使气机升降出入得以通调，驱邪达表，从汗而解。

2. 热郁少阳

此证是因热邪郁于足少阳而致，多见于温热病。其发热类型，既可以见寒热往来，热重寒轻，也可以表现为高热。因其以发热为主，故放在"高热"中讨论。

3. 湿热郁阻少阳

此证的发热为有形之湿邪裹挟无形之热邪，氤氲弥漫，使三焦气机壅塞不通，气滞则湿郁而化热。手少阳三焦气机升降受阻，则足少阳胆表里出入之机亦受影响，导致湿热郁阻足少阳胆，枢机不利。其临床表现是：寒热如疟，胸胁苦满，吐苦吞酸，或干呕呃逆，舌红苔白兼见黄、褐、灰垢，脉右滑左弦。

分析其病机，是三焦湿热，胆热痰阻。因正邪相争，则临床表现为寒热如疟，即寒热往来。胆经气郁，则见胸胁苦满。胆热逼迫胆汁上溢则吐苦；胆热犯胃、胃气上逆则见吐酸或干呕呃逆。湿热郁阻，热邪内蕴则舌红、脉数；湿浊弥漫，则舌苔白兼见黄、褐、灰垢；肺脾痰热则脉右滑，胆郁则脉左弦。

湿热郁阻少阳的治疗，应两少阳合治，以清透少阳，分消走泄为法，手足少阳并重。一方面予以和解表里，清透足少阳胆之湿热；另一方面予以分消走泄，祛除手少阳三焦湿热之邪，方用蒿芩清胆汤。

蒿芩清胆汤由青蒿、淡竹茹、仙半夏、赤茯苓、黄芩、生枳壳、陈广皮、碧玉散组成。从药物组成来看，实为小柴胡汤、温胆汤、碧玉散相合化裁而成。方中青蒿苦寒芳香，可清透少阳热邪并有芳化湿浊之功。黄芩苦寒，能清泄胆腑湿热。两药合用，既清又透，诚为小柴胡汤之变法，既透三焦湿热于外，又清胆腑湿热于内。竹茹苦寒，化痰止呕，能清胆胃之热，黄芩与竹茹合用，能共同清泄足少阳之胆热。半夏燥湿化痰，和胃降逆。陈皮理气化痰，开泄顺气。枳壳下气宽中，除痞消痰。黄芩与半夏、陈皮、枳壳共用，辛开苦降，能清化热痰、燥湿和中而疏利气机。碧玉散（滑石、青黛、甘草）合赤茯苓能清利湿热，导湿热从小便出。诸药合用，可使湿去热清，则气机得以通利，少阳枢机得运，三焦气机得和，则寒热自解，诸症悉除。

三、高热

高热，是指身热炽盛，只发热不恶寒反恶热。其病机为正邪交争于里，又称里热、壮热、大热。

里热既可见于伤寒，又可见于温热病。其病机是正邪相争激烈，功能亢奋。证候分为里热蒸腾和里热郁闭两种类型。里热蒸腾见高热大汗，治疗以辛寒清气、泄热保津为法；里热郁闭见高热而无汗，治疗以苦寒泄热，宣郁透邪为法。

1. 里热蒸腾（肺胃热炽）

里热蒸腾之证的临床表现是：身大热，口大渴，汗大出，甚则喘急鼻扇，舌红苔黄燥，脉洪大。

里热蒸腾，是指里热蒸腾弥漫，向外发越，出现周身大热伴大汗出的临床表现。分析其病机，是阳明之热亢盛，充斥内外。在伤寒病中，可见于太阳伤寒之表寒化热入里，而致阳明热盛，出现阳明气分高热，病位在足阳明胃经。在温病中，可见于风温病温热邪气由卫分传入气分，或见于春温病之伏邪内发，或见于暑温病中暑邪入里，或见于湿温病中湿热邪气化燥或温，或见于温疫等。其病位或在肺，称为"太阴温病"；或在胃，称为"阳明温病"；或肺胃同病而见"肺胃热炽"。在风温病的发展过程中，首先出现手太阴肺的卫分证，病情进展则由卫分传入气分，导致热邪壅肺，再深入发展，可顺传于胃。在疾病传变过程中，可以出现肺胃同病。除风温病外，在春温、暑温中，同样既可以由肺热传于胃，也可以由胃热传于肺，都可以导致"肺胃热炽"。

《素问·经脉别论》曰："饮入于胃，游溢精气，上输于脾，脾气散精，上归于肺，通调水道，下输膀胱，水精四布，五经并行。"由此可见，体内精气的运行是通过胃的腐熟、脾气的蒸腾气化达于肺的，再经过肺的宣发肃降而布达于周身。生理情况如此，当受到热邪侵袭时，其病理变化也会互相影响。肺朝百脉，主一身之气，肺气通过宣发、肃降，推动气血津液输布周身。如肺脏有热，会随肺气宣降而使热邪达于周身，充斥表里。胃为水谷之海，气血生化之源，胃腑热盛，也会通过气血的运行散布到周身。《灵枢·经脉》记载："肺手太阴之脉，起于中焦，下络大肠，还循胃口，上膈属肺。"手太阴肺经与胃的关系密切，肺有热可通过经脉下传于胃，胃有热则可通过经脉上传于肺，肺、胃有热可以相互影响而敷布到全身。肺合皮毛，胃主肌肉。热为阳邪，里热壅盛，热势由里达外，充斥表里上下，向外发越，故称为"蒸腾之热"。因未与有形燥屎互结，故称为"无形热盛"。由于里热蒸腾，且津液外出，故身大热，大汗出。高热汗出伤津，故病人口大渴而喜冷饮。邪热迫肺，则喘息急促，甚者鼻翼扇动。热邪伤津，故舌苔黄燥。肺胃热盛，正邪激烈相争，气血蒸腾于表，故脉洪大。

里热蒸腾的治疗，应以辛寒清气，泄热保津为法，方用白虎汤。

白虎汤由石膏、知母、生甘草、白粳米组成。石膏入肺、胃经，性寒清热，辛甘透表。知母苦寒，入肺、胃、肾经，能清热滋阴。石膏为君，知母为臣，二药相伍，共奏清泄肺、胃气分实热之功。粳米甘寒清养胃阴，与甘草相合则能益气养阴，在护胃的同时还能制约、减缓石膏、知母的寒性。四药配伍，形成了清泄肺、胃气分实热的基础方。由于肺胃热炽是里热蒸腾，热邪由内向外之趋势，所以治疗时要因势利导，用辛寒清气的药物，内清外透，以解除热邪。泄热既包括清热，又包括透热，白虎汤的特点与之相符。尤其是方中的君药石膏，入肺经与胃经，清热解肌，它既能从里清肺、胃的热邪，又能透热解肌，使热邪从肌肉外解。吴鞠通《温病条辨》所说的"白虎汤本为达热出表"，就是指其既能清泄肺、胃之热，又能辛散透邪，给热邪找出路，使热邪从表而出。

2. 里热郁闭（热郁少阳）

里热郁闭，是指气机内郁而热不得宣发。与里热蒸腾不同的是，其热在里，郁闭不通，而不是充斥表里，故称为"热郁少阳证"。其临床表现是：寒热往来，或高热，口苦而渴，干呕，心烦，胸胁不舒，或胁痛，小便短赤，舌红苔黄燥或黄腻，脉弦数。

里热郁闭，可见于伤寒与温热病，其病机是热郁少阳，其发病可因伤寒正虚寒邪入里郁而化热，也可见于伏邪从少阳气分发出的春温病。

分析其病机，在伤寒病中，由于正虚而寒邪入里，阻于足少阳胆，胆气受阻不能正常升发，可郁而化热。温病中的少阳胆病，见于春温病，是由于伏寒化温，里热发于少阳。发病之时热邪郁于里，阻滞气机，使足少阳胆的经气不利，出入失常，邪气阻滞在半表半里，而偏于里。因邪郁少阳，气机阻滞，阳气不达于表，故恶寒。正邪相争，互有胜负，正争则热，气郁则寒，故呈寒热往来之势。但因其热重，故其寒热症状中，以高热为主。如热势炽盛，也可见高热而不恶寒，故本证列于高热中论述。热郁于里，少阳经气不利，表里出入枢机阻塞，体内的津液不能向外蒸腾而外泄，所以不出汗。因为高热而无汗，故称此种热型为"郁闭之热"。热迫胆汁上溢则口苦，伤津则口渴。胆热犯胃则干呕。胆热扰心则心烦。足少阳胆经过胸胁，胆经热郁，经气不利，则胸胁不舒，甚则胁痛。热盛津伤，则小便短赤，舌红苔黄燥。若热郁则舌苔黄燥，夹湿则舌苔黄腻。脉弦主气郁，数主热盛。

热郁少阳，里热郁闭的治疗，应以苦寒泄热，宣郁透邪为法，方用黄芩汤加豆豉元参方或黄连黄芩汤。

黄芩汤加豆豉元参方由黄芩、芍药、炙甘草、大枣、淡豆豉、元参组成。方中黄芩、芍药、炙甘草、大枣这四味药是《伤寒论》中黄芩汤的原方，清代柳宝诒的《温热逢源》中又加入了豆豉与元参。方中以黄芩为君药，白芍、炙甘草为臣药。黄芩苦寒，入少阳经而清泄胆热。方中的芍药应当用酸寒的白芍，白芍配伍炙甘草，可酸甘化阴而生津液。大枣性甘温，在这里恐有壅滞助热之弊，可以去掉。豆豉微辛微温，能宣发伏邪，宣郁透热，给热邪以出路。元参甘咸寒，能养阴清热。这个方剂专入少阳，既能清泄热邪，又能宣郁透热，还有保津生津之功，是治疗热郁少阳的代表方剂。柳宝诒在《温热逢源》中论伏气温病说："寒邪潜伏少阴，得阳气鼓动而化热。苟肾气不至虚馁，则邪不能容而外达。其最顺者，邪不留恋于阴而迳出于三阳，则见三阳经证……少阳则寒热往来，口苦胁痛，治以芩、豉合柴胡、山栀等味。"又说："邪已化热，则邪热燎原，最易灼伤阴液，阴液一伤，变证蜂起。故治伏气温病当步步顾其阴液。"柳宝诒这种保津液的学术观点，对治疗春温病有很大的指导意义。

黄连黄芩汤是《温病条辨》中的方剂，其组成是黄连、黄芩、郁金、豆豉。这个方剂与黄芩汤加豆豉元参方的组方原则基本相同。这两个方剂中都用黄芩，柳宝诒又用了栀子而吴鞠通用了黄连，药虽不同，但性味都是苦寒，作用相近。二方中也都用豆豉宣郁。吴氏没有用柴胡而是用郁金，二者疏利气机作用相类，但郁金辛寒不燥，较之用柴胡又有特色。吴鞠通这个方剂的缺点在于没有考虑到固护阴液，在临床使用时可以在方中加白芍、炙甘草、元参。

热郁少阳证初起，如果是新感引动伏邪而兼有微恶风寒，身形拘急的风寒表证，可以在方中加葱豉汤，方中本来就有豆豉，故再加两茎葱白以表散风寒即可。如果是外感风热而见微恶风寒、头痛、咽痛者，可以加金银花、连翘以清透表热。如果病人呕吐频繁剧烈，甚至呈喷射状呕吐，可以加大剂量的竹茹以清热止呕。如果有肝胆热炽的表现，还可以加羚羊角。

黄芩汤加豆豉元参方、黄连黄芩汤与白虎汤都是清泄气分大热的方剂，但是前两方与白虎汤组方用药原则大不相同。热郁少阳证是"郁闭之热"，里热内郁而不外蒸，所以治疗用黄芩汤加豆豉元参方或黄连黄芩汤，一方面要用苦寒泄热的药物折热下行，一方面要用疏利气机的药物宣郁透邪，使邪气有外达之机。肺胃热炽证是"蒸腾之热"，里热有外越的趋势，所以治疗用白虎汤，以辛寒清气的药物因势利导，达热出表，而无须理气宣郁之品。因为这两个证候都有热盛伤津的趋势，所以治疗中在泄热的同时，都要考虑保津、生津。

四、复热、潮热

1. 汗出热减，继而复热

汗出热减，继而复热，是指发热患者得汗出后热势降低，汗出停止后发热反复，上述症状循环出现的发热类型，多见于湿热病的中焦湿热胶着证候。

湿热胶着之证，乃湿热交混而成胶结难解之势。其临床表现是：发热，身痛，汗出热减，继而复热，渴不多饮，或竟不渴，胸脘痞闷，便溏不爽，舌苔淡黄滑腻，脉濡缓。

分析其病机，中焦湿热裹结，胶着难解。发热乃湿热相蒸所致。身痛则因湿热阻于肌肉经络之间，气血运行不畅，不通则痛。热蒸湿动，可致汗出，热邪因汗出而有外达之机，故汗出热减。然湿性黏滞，湿浊难以一汗而泄，而热蕴湿中，湿不去则热不能清，故汗出之后，热象反复又起。只要湿热之邪不尽除，虽汗出热减，但继而复热之症状则反复不已。湿热阻滞气机，气化不利，津不上承，则口渴，但因湿热内停，故虽渴而不多饮，或竟不渴。湿阻气机，则胸脘痞闷。湿热下注于大肠，则致便溏，湿热胶着难下，故便虽溏，而便下不爽。舌苔淡黄为热象，滑腻主湿停。脉濡缓亦为湿盛之征象。

本证之身痛、汗出、脉缓诸症有似太阳中风，但脉虽缓而不浮，且舌苔滑腻，可知非中风之证。若误以中风法治之，投以桂枝剂，则助湿生热。若见大便不爽而误用攻下，则徒伤脾胃阳气，下利不止。本证为湿热胶着，若纯以苦寒清热，则湿不能去，反易冰伏；若单用温药燥湿，则又易助热，二者均非所宜。

汗出热减，继而复热的治疗，应以化湿清热，通阳利尿为法，方用黄芩滑石汤。

黄芩滑石汤的方剂组成为黄芩、滑石、茯苓皮、大腹皮、白蔻仁、通草、猪苓。方中黄芩清热燥湿，滑石清热利湿，共为君药。茯苓皮为臣药，辅以猪苓、通草淡渗利湿。大腹皮燥湿行气，气行则湿易去。白蔻仁辛温芳香，具有醒脾胃、开湿郁之功效。诸药相伍，化湿清热，宣通气机。气机通畅，则胶着之邪得以分消而解。本方以滑石、茯苓皮、通草、猪苓淡渗通利，以大腹皮、白蔻仁辛开苦降，行气开郁，旨在畅气机，通三焦，利小便，使胶着之湿热邪气从小便而去。正如吴鞠通《温病条辨》论本方所云："共成宣气利小便之功，气化则湿化，小便利则火腑通而热自清矣。"

2. 日晡潮热

日晡乃申时（下午3—5时）。潮热，指发热如潮汐一样有时间规律。日晡潮热，则指患者持续发热而有规律地于下午3—5时体温更高。这种发热类型常见于阳明病肠腑热结证。其在伤寒病与温热病中均可出现。论其传变途径，在伤寒病中为寒邪束表，化热入里而内结于肠腑，形成阳明腑实证。在温热病中，则为外感热邪入里，传入阳明气分，形成气分有形热结证。二者均因热邪深入手阳明大肠腑，耗液伤津，致燥屎内结，腑气不通，故统称为肠腑热结证。二者证候相同，故不论伤寒还是温热病，治疗都须苦寒攻下，祛邪通腑。这正是中医学"异病同治"的具体体现。

肠腑热结证的临床表现是：日晡潮热，手足濈然汗出，大便秘结，或下利清水，气味恶臭，腹部胀满硬痛拒按，时有谵语，舌红苔黄燥甚则灰、黑焦燥，脉沉实有力。

分析其病机，午后申时为阳明经气主令，阳明经多气多血，此时体内正气充盛，抗邪有力，因而在持续发热的基础上，患者在这个时段体温更高，而呈日晡潮热。热邪蒸迫津液外渗，故大汗出，甚至手、足汗出不止。阳明气分高热大汗，使津液大量消耗而导致肠燥，继而消耗大便中的水分，于是形成了燥屎。热越盛则肠越燥，肠越燥则热邪越无出路，恶性循环，从而导致大便秘结，数日不下，甚至能够用手在腹部触及有燥屎五六枚。由于燥屎阻滞气机，导致气血郁滞，不通则痛，因此出现腹部胀满硬痛，用手按压腹部会更加重气血不通，所以疼痛拒按。燥屎乃浊气，与热邪裹结，浊热上扰心神，则可出现神昏谵语，循衣摸床，撮空理线之症状。肠腑热结的患者，在大便秘结、腹部胀满硬痛的同时，还可见下利清水、气味恶臭之症。所谓下利清水，指从肛门排出的没有粪便，纯粹是水，但气味很臭。这种情况，古人称之为"热结旁流"。"热结"，形容燥屎粪团结聚而堵塞在肠道。"旁流"，形容因高热导致肠道出汗，汗水下渗，从燥屎的旁边渗下，由肛门排出，即见下利清水之症。因为水从燥屎的旁边渗下，所以气味恶臭。对古人的这种说法，刘景源教授的看法略有不同。导师认为，患者腹满疼痛拒按的症状表明燥屎堵塞得很严密，肠道气机阻塞不通而气不能下行。既然气都不通，水液就更不可能由燥屎的旁边下行流出。所以，因为热结而导致水液旁流这种说法，是难以服人的。刘景源教授认为，此症不应当称为"热结旁流"，而应当称为"上结下流"。就是说，燥屎粪团结聚的部位高，位于肠道的上段，接近于胃，是大肠的高位梗阻，粪团梗阻部位之下还有很长一段肠道，这部分没有燥屎堵塞的肠道出汗以后，水液向下通过肛门流出。这就是说，水液并非从粪团的旁边流下来，而是从粪团下面的肠道流出来，所以应当称为"上结下流"。正因为是热结于上，燥屎堵塞之处接近于胃，而肠道下段无燥屎堵塞，所以因燥屎内结而出现下利稀水的患者与燥屎内结而不见下利稀水者相比较，腹部胀满硬痛之感并不突出。病人舌红为里热逼迫血液充斥于舌面所致；苔黄而干燥，甚至由黄进一步发展为灰、黑燥焦，标志着里热盛而津液大伤。由于燥屎内结，津液大伤，气机阻塞，故见脉沉，邪气虽盛而正气不衰，所以脉沉而有力。

肠腑热结，日晡潮热的治疗，应以攻下热结，通腑泄热为法，方用大承气汤、小承气汤、调胃承气汤。

大承气汤由大黄、芒硝、厚朴、枳实组成。小承气汤由大黄、厚朴、枳实组成。调胃承气汤由大黄、芒硝、生甘草组成。三个承气汤都出自《伤寒论》，在《温病条辨》中也均有运用。但是，由于肠腑热结证在伤寒病中是由寒邪化热入里而成，而在温病中是热邪直接入里而成，比伤寒病伤津更重，所以吴鞠通在《温病条辨》中适当减少了《伤寒论》原方中厚朴、枳实的用量，以防燥烈伤津。承气，指津气相承。人体在生理状态下，气机流通顺畅，阳气推动津液运行于全身，环周不息，此即津气相承。而在肠腑热结的病理状态下，燥屎阻滞气机，津液被耗，因而气血不通，阳气与津液不能正常环流，此为两不相承。应用方中药物攻下，燥屎得下则气机通畅，津气自然相承，而环流恢复正常，所以这些方剂被称为"承气汤"。这三个方剂由于作用大小及针对的部位不同，因而有大、小、调胃三个名称。

大承气汤须痞、满、燥、坚、实这五个临床特点具备方可使用。痞，是指胃脘部堵塞不通；满，是指自胃脘以下腹部胀满；燥、坚，是指大便燥结、坚硬；实，是指邪气盛正气不衰，正邪交争剧烈。痞、满、燥、坚、实五者俱见者，病情最为严重，此时攻下力量要大，用大承气汤以峻下肠腑热结。因其作用峻猛，无坚不摧，故称为大承气汤。方中以大黄为君，芒硝为臣。大黄苦寒，攻下热结，荡涤腑实，能够促进肠蠕动，使燥屎排出。芒硝咸寒，软坚通下，因其为含盐类的药物，可以增加肠内渗透压，将水分吸入肠内，软化燥屎，故称其有"软坚"作用。大黄促进肠蠕动，芒硝吸水软坚，两药配合，使大便容易下行而排出。由于燥屎阻滞气机，气滞严重，故用厚朴、枳实两味药降气，促进肠蠕动。此四药相伍，可称"峻下实热法"。因为燥屎耗伤津液，所以急下、峻下就可以去除燥屎而保存阴液，故大承气汤"峻下热结"，有"急下存阴"的作用。

小承气汤证以痞、满、实为主，而燥、坚较轻。病人感觉脘腹痞满，但是大便尚不燥、坚，腹部胀满之症状较轻，故用"行气通下法"，去掉大承气汤中软坚的芒硝，仅用大黄、厚朴、枳实三味药。同时三药用量均较大承气汤减少，可见本方症状较大承气汤为轻，故二者方名有大、小之别。

调胃承气汤的方名，不以大小而论，而称"调胃"，说明其作用重点在胃而不在大肠，适应证候以胃中燥热为主，所以方中不用燥烈的厚朴、枳实，而以清胃热、泻肠燥之法保津液。方中以大黄、芒硝泄热软坚攻下，以甘草甘缓调中。方中无行气药物，可见其适应证为燥、坚、实，而痞、满不甚。调胃承气汤最适用于燥屎梗阻部位高的热结旁流证。甘草甘缓，使大黄、芒硝在胃中停留的时间延长，并逐渐向下渗透，缓慢吸收，从而起到软坚散结，攻下泄热之效。若用厚朴、枳实降气，则药物进入肠道迅速，在胃与大肠上段停留过短，不仅高部位的燥屎难以攻下，反而更易耗伤津液。本方加入甘草，缓大黄、芒硝之急趋下行之性，使其在逐渐向下渗透的过程中软化燥屎，进而推动大便排出，故称"缓下实热法"。正如吴鞠通在《温病条辨·中焦篇》所说："阳明温病，纯利稀水无粪者，谓之热结旁流，调胃承气汤主之。"他在本条的分注中又说："热结旁流，非气之不通，不用枳、朴，独取芒硝入阴以解热结，反以甘草缓芒硝急趋之性，使之留中解结。不然，结不下而水独行，徒使药性伤人也。吴又可用大承气汤者非是。"

五、真热假寒

真热假寒，是指在高热的同时，见四肢厥冷，甚或腋下高热而身冷。伴见舌红苔黄，脉数或沉伏有力等阳热有余之象。

分析其病机，热邪入里，正邪激争于里，因正气奋起驱邪于里，阳气内聚而不达于四肢，故四肢厥冷。若邪气亢甚，正邪相争过于激烈，则阳气内郁过甚，亦可见全身冷，甚则脉沉伏不出，但其腋下仍热。这就是《伤寒论》第13条所说的："病人……身大寒，反不欲近衣者，寒在皮肤，热在骨髓也。"吴鞠通在《温病条辨》中也说："阳明温病，面目俱赤，肢厥，甚则通体皆厥……脉沉伏，或并脉亦厥。"这种情况属于"阳盛于内，格阴于外"，简称为"阳盛格阴"，多见于白虎汤证或承气汤证中，血分热盛或气血两燔证亦可出现。因其内有真热，外见假寒之象，故称为"内真热，外假寒"或简称"真热假寒"。其治法仍同高热，此不赘述。

六、身热不扬

身热不扬，一是指发热类型，一是指全身症状。从发热类型来看，表现为虽有发热，见腋下热甚，但皮肤初扪之并不灼手，甚至手足或反凉，然久扪之则热。从全身症状来看，虽有发热，但面不红，反淡黄；口虽干，但不渴；不烦躁，反静默；大便数日不下，但并不燥结，而是溏滞不爽；脉不数，反濡缓。身热不扬这种发热类型只见于湿热病中，是热蕴湿中的临床表现。因其内有湿热，故正邪相争而发热。因其湿热裹结，热邪蕴于湿邪之中，故虽有里热，但热被裹于湿中不得外扬。

湿热裹结，热蕴湿中之证的临床表现是：初起发热，恶寒，继则身热不扬，午后热甚，面色淡黄，头痛且重，周身沉重，四肢发凉，倦怠乏力，表情淡漠，胸脘痞闷，纳呆不饥，甚或呕恶，口干不欲饮，大便溏滞，小便黄少，舌苔白腻，脉濡。

分析其病机，本证乃湿热病初起，湿热邪气侵袭上焦，弥漫上下，郁阻表里之候。初起发热，恶寒，头痛且重，周身沉重，是湿热在表之兆。正邪相争则发热。湿阻气机，卫气失宣，阳气不达于表，故恶寒。因其阳气内郁，故恶寒重，有类于伤寒。但伤寒头、身痛而不重，本证头、身痛且有沉重感，是湿邪为患之征象，自与伤寒不同。因湿热合邪，湿遏热伏，热蕴湿中，不得宣扬，且阳气郁遏不通，故身虽热而面不红，反见淡黄，皮肤扪之也无灼热感，甚或初扪之反觉肤冷，然久扪之则热势渐增，终致灼手，所以称为"身热不扬"。此为湿热病发热之特点，其与温热病之身热外扬迥然有异。午后阳明经气主令，阳明为多气多血之经，当其主令时，正气充盛，正邪相争激烈，故午后热甚。湿阻气机，阳气不能通达于四末及周身，故四肢发凉，倦怠乏力。湿浊蒙蔽，则表情淡漠。胸脘痞闷，纳呆不饥，呕恶，便溏，是湿邪内蕴，郁阻气机，脾胃升降失司之征。湿阻气机，气化不利，津液不布，乃至口干，然其内有湿停，故口虽干而不欲饮。湿热内蕴，故小便量少而色黄。舌苔白腻，脉濡，皆主湿盛。

湿热裹结，身热不扬的治疗，应以宣化湿热为法，方用藿朴夏苓汤或三仁汤。

藿朴夏苓汤由藿香、半夏、赤茯苓、杏仁、生薏苡仁、白蔻仁、猪苓、泽泻、淡豆豉、厚朴组成。方中以藿香为君药，淡豆豉、半夏、厚朴、赤茯苓为臣药。藿香辛温芳香，解表化湿。淡豆豉解表宣郁，助藿香以祛除表邪。杏仁入上焦以降肺气，使肺气降，则水道通。生薏苡仁配赤茯苓，健脾利湿。猪苓配泽泻，清利湿热。半夏降逆和胃止呕。白蔻仁醒胃消滞。半夏、蔻仁配厚朴，辛开苦降，开郁燥湿行气。方中诸药配伍，辛宣芳化、辛开苦降与淡渗利湿并用，共奏宣气化湿之功，使表里上下弥漫之湿邪内外齐解，上下分消，湿去则热亦随之而除，是表里同治之法。

三仁汤由杏仁、飞滑石、白通草、白蔻仁、竹叶、厚朴、生薏苡仁、半夏组成。方中以杏仁为君药，白蔻仁、生薏苡仁为臣药。杏仁苦温入上焦，降肺气以通调水道。白蔻仁辛温芳香，醒胃消滞燥湿以畅中焦。生薏苡仁甘淡微寒，健脾利湿清热以通导下焦。三仁互伍，通治上、中、下三焦弥漫之湿。其他药为佐、使药。半夏、厚朴配白蔻仁，辛开苦降，开郁燥湿行气。滑石、通草、竹叶配生薏苡仁，淡渗利湿清热。竹叶又能轻清宣透，达热出表。诸药配伍，开上、畅中、渗下，共奏宣化湿热、通利三焦之功。

藿朴夏苓汤与三仁汤二方，组方原则相近，都有开上、畅中、渗下之品，均为宣化湿热之方，皆可用于治疗湿热邪气侵袭上焦，弥漫上下，郁阻表里之证。但藿朴夏苓汤中用藿香、淡豆豉，其解表之力胜于三仁汤，而三仁汤中用性寒之滑石、竹叶，其清热之力又较藿朴夏苓汤稍强。

七、夜热、低热

1. 发热夜甚

发热夜甚，指患者持续发热，夜间发热加重，灼热无汗。常见于温热病热入营分的热伤营阴证。其临床表现是：发热夜甚，心烦躁扰，或时有谵语，或斑点隐隐，口反不甚渴，或竟不渴，舌红绛少苔或无苔，脉细数。

分析其病机，身热，为正邪相争所致。人之阳气昼行于表，夜入于里。因患者素体营阴不足，阳气入里，阴不制阳，所以热势入夜后较白天加重。由于营阴受损，热邪内郁，上扰心神就会出现心烦，甚则谵语、躁扰不寐等神志症状，属于阴虚热扰，心不藏神，心神外越。营分证较血分证病情尚属轻浅，症状表现为时有谵语，而不至狂躁谵妄不休，即使昏迷，也比较轻浅。热入营分而灼伤血络，迫血妄行，可以出现皮下出血而发斑。由于营分证较之血分证轻浅，所以仅仅有少量隐约出现的斑点，不会出现大面积、密集的斑点。这属于或有症，不是热入营分的必有症状。热伤营阴证的口渴较之气分证程度要轻，或口不渴，这是因为，热邪入营而蒸腾营阴，耗伤血中津液，使之上蒸于口，故口反不甚渴。这与气分证的口大渴相比，口渴虽然较轻，但病情更为加重。邪气深入营分，它不像气分证只是损伤肺、胃的津液，而是损伤血中的津液，血中津液损耗，血液浓缩黏稠，所以舌红绛，呈深红色，这是因阴伤而导致的凝血。血中津液亏损，胃阴必然不足，不能正常生成舌苔，所以少苔或无苔。因为热邪郁于营分，鼓动脉搏跳动加速，又有阴伤，所以脉数而细。从营分证的临床表现可以看出，这个证候是热邪盛而营阴伤，属于实中夹虚之证，为因实致虚。

热伤营阴，发热夜甚的治疗，应以清营养阴，透热转气为法，方用清营汤。

清营汤由犀角、生地、元参、竹叶心、麦冬、丹参、黄连、金银花、连翘组成。热伤营阴证是营分热邪损伤营阴的证候，治疗以清营养阴为要。清营，即是祛邪；养阴，即是扶正。清营养阴是治疗的根本大法，既要清营养阴，同时也要透热转气，即给邪气找出路。透热转气法，是使内郁营分的热邪外达气分而透解出表。能使营分的热邪透出气分需要两个条件，一是气分的热势要低于营分，热邪才能透转气分；一是气机要通畅。热邪内郁，如果气机不畅，热邪不可能从营分透出到气分来。综上所述，透热转气法实际上包括清解气分和宣通气机两个方面。首先，气分的热势降低，营分的热邪才能外达气分。也就是说，在清营分热的同时，用清泄气分热邪的药物降低气分热势，气分热势降低，营分的热才能通过气分外达。另外，气机一定要通畅，如果通道受阻，营热也不可能外达气分。所以必须疏通气机，把通路打开，体内的气机流通，营热才能外透气分。透热转气之法，要随阻滞气机的病理因素不同而灵活应用药物，如夹湿者应用祛湿药，夹痰者应用化痰药，夹食积者应用消导药，夹燥屎者应用通下药，夹瘀血者应用活血化瘀药等。只要能够去除病理产物，就可以疏通气机，达到透热转气的目的。透热转气法的使用范围很广，选药也很灵活，具体到热伤营阴这个证候来讲，并无有形之痰饮、燥屎等病理产物阻滞气机，而是无形之气分热盛，需要应用清凉宣泄的药物来清解气分高热，从而达到宣畅气机以透热转气的目的。

清营汤中，犀角咸寒，清心凉营，为君药，现用水牛角替代，但用量需大，一般用到30g。生地甘寒，元参甘咸寒，麦冬甘寒，生地、元参、麦冬为增液汤，三药共用，既清营分之热，又养阴和营为方中臣药。丹参微苦寒，为凉血活血之品，因营热阴伤而导致血液黏稠凝聚，用丹参凉血活血，可使血行通畅。竹叶、金银花、连翘，都是气分药，能清透气分热邪，降低气分的热势，使营热外透，从体表而散。方中黄连的作用是清心经气分之热而透热转气。黄连入心经，但是不入营分，它只是清心经气分之热，如果气分热势不高，应当在方中去掉黄连，以防其苦燥伤阴。热伤营阴证如果是因新感引动伏邪而发，初起兼有表证者，当在清营汤中加入解表药。因风寒诱发者，可以加淡豆豉、葱白。因风热诱发者，可以加淡豆豉、薄荷、牛蒡子。如在热伤营阴的基础上见手足抽搐，是营分热盛引动肝风。营分热盛导致血中热盛，肝藏血，血热导致肝热。肝主筋，热灼筋挛，就会出现动风。由于是营分热盛引动肝风，所以治疗用清营汤。因为已经出现了肝热动风，治疗应加凉肝息风之品，可在清营汤中加入钩藤、羚羊角、菊花，或用清营汤送服紫雪丹，在清营的基础上凉肝息风。

2. 夜热早凉

夜热早凉，是指夜间发热，天明则热退身凉而无汗。这种发热类型常见于温热病后期，热邪已不盛，但余热未清，邪气伏于阴分之证。其临床表现是：夜热早凉，热退无汗，能食而消瘦，精神倦怠，舌红少苔，脉细略数。

分析其病机，本证是温热病后期，余邪深伏阴分之候。人体之阳气，昼行于表，夜入于里。阴分本有伏热，阳气入阴则热邪更盛，两阳相加，阴不制阳，故入夜发热。至早晨阳出于阴而行于表，则热退身凉。热虽退，但热邪深伏阴分，不从表解，故热退而无汗。吴鞠通在《温病条辨·下焦篇》第12条分注中说："夜行阴分而热，日行阳分而凉，邪气深伏阴分可知；热退无汗，邪不出表而仍归阴分，更可知矣。故曰热自阴分而来，非上、中焦之阳热也。"邪气深伏阴分，不在胃肠，因而饮食能进。但热邪内伏，营阴精微被不断耗损，不能正常充养肌肤，故能食而消瘦。热邪耗伤正气，则精神倦怠。营阴不足则舌红少苔，脉细略数。这些症状皆为余热内伏，阴液被耗之象。本证热邪虽轻，但深伏阴分不出，消耗阴液，损伤正气，往往缠绵难解。

邪伏阴分，夜热早凉的治疗，应以养阴透热为法，方用青蒿鳖甲汤。

青蒿鳖甲汤由青蒿、鳖甲、细生地、知母、牡丹皮组成。吴鞠通在《温病条辨·下焦篇》第12条分注中说："邪气深伏阴分，混处气血之中，不能纯用养阴，又非壮火，更不得任用苦燥。"余热深伏阴分，纯用养阴之品，则腻滞恋邪；若纯用苦寒，又有化燥伤阴之弊，故必养阴与透热同时并用。方中鳖甲咸寒，滋阴清热。青蒿苦寒芳香，清热透络。二药相配，滋阴清热，内清外透，使阴分热邪有外达之机，共为君药。吴鞠通在《温病条辨·下焦篇》第12条分注中论此二味药之功用说："以鳖甲蠕动之物，入肝经至阴之分，既能养阴，又能入络搜邪；以青蒿芳香透络，从少阴领邪外出……此方有先入后出之妙。青蒿不能直入阴分，有鳖甲领之入也；鳖甲不能独出阳分，有青蒿领之出也。"生地、知母助鳖甲养阴清热。牡丹皮泄血中伏热，助青蒿以透络。方中诸药相伍，滋中有清，清而能透，养阴而不留邪，祛邪而不伤正，是养阴透热，清除阴分余邪之良方。

3. 低热

低热，是指热势不高，但持续不退，且手足心热甚于手足背者。这种发热类型见于温热病后期，热邪损伤肝血肾精而导致的真阴耗损，虚热内生之证。

真阴耗损证的临床表现是：低热，手足心热甚于手足背，口干舌燥，心悸，神倦欲眠，甚则神昏，或见耳聋，舌强，舌红少苔，脉虚大或迟缓结代。

分析其病机，本证乃温病日久，温热邪气损伤肝血肾精，而致真阴耗损，虚热内生，邪少虚多之候。肝肾阴亏，虚热内生，热必循阴经而外发，因手厥阴心包经之劳宫穴在手心，足少阴肾经之涌泉穴在足心，故手足心热甚于手足背。真阴耗损，津不上承，故口干舌燥。肾水不能上济于心，心阴大亏，心神失养，乃至心悸，神倦欲眠，甚则神昏。肾精不荣于耳，则可出现耳聋。舌红少苔是阴亏火旺之象。若阴伤过甚，舌失所养，可致强硬蹇涩。真阴损耗，血中津亏，脉道空虚，气无所制而虚浮，则脉虚大，近似于芤。脉象迟缓结代，并非阳虚气亏，乃真阴耗损，血液干涸，其流动涩滞艰难、时行时止之征。

真阴耗损，虚热内生之低热的治疗，应以滋阴清热为法，方用加减复脉汤。

加减复脉汤由炙甘草、干地黄、生白芍、麦冬、阿胶、麻仁组成。本方由《伤寒论》中复脉汤（亦称炙甘草汤）化裁而来。《伤寒论》第177条曰："伤寒，脉结代，心动悸，炙甘草汤主之。"其证因寒邪损伤心阳，心阳不振，心气亏虚，而致心中悸动不安。心主血脉，心阳虚则脉中阳气不足，推动血行无力，故见脉象结代。炙甘草汤方中，以炙甘草为君药，配伍桂枝、人参、生姜、大枣、清酒益心气，通心阳，以复脉中之阳。又用麦冬、生地、阿胶、麻子仁滋阴养血润燥，配合益气通阳之药以养血复脉。伤寒之脉结代，是因气虚阳衰所致，故重在复脉中之阳。温病之脉虚大或迟缓结代，乃阴亏血涩使然，重在复脉中之阴，而不可再用阳药以伤其阴。故方由复脉汤去人参、桂枝、生姜、大枣、清酒，加白芍组成。方中炙甘草配白芍酸甘化阴以滋养阴液为君药。干地黄配伍麦冬、阿胶滋阴养血为臣药。麻子仁养血润燥。本方白芍、生地、麦冬皆寒凉之品，阿胶、麻仁均属平性之药，炙甘草虽偏于温，然药性平和，且于大队寒凉药中配用，是取其甘而制其温。诸药配伍，剂属清凉，功专救阴，又清虚热。唯其药属滋润，必真阴耗损，热由虚生者，方可用之，若热邪尚盛者，则不宜用，以防敛邪。

本证与青蒿鳖甲汤证均见于温病后期，二者的区别在于：吴鞠通所用之干地黄为生地黄，其所用之生地黄为鲜地黄，青蒿鳖甲汤证是余邪深伏阴分之证。其邪虽少，但混处气血之中，故其方以养阴透热为法，用滋阴清热之鳖甲，配芳香透邪之青蒿，入络搜邪，透热外出。本证乃真阴耗损、虚热内生之候，故本方以滋阴为主，滋其阴以清其热，是寓清于补之法。

第二节　刘景源教授合方辨治发热性疾病经验

刘景源教授是第五批全国老中医药专家学术经验继承工作指导老师，笔者有幸侍诊，现将刘教授应用开透、祛湿通阳、滋阴、益气等法，辨治发热性疾病的临床经验结合案例，总结如下。

刘教授在辨治发热性疾病时，若为风温初期，治以开郁透表，法用辛凉轻解，给邪气以出路。湿温重在祛湿通阳，分消走泄，以调畅三焦气机，使湿热之邪从三焦分消而解。温疟则解表寒，清里热，益气升阳，清热除湿。温病后期重在益气保津，治以滋阴清热透络，益气养阴，固表实卫，共调气阴两伤。总之，针对发热性疾病，采用表里双解、固护胃气、益气保津、调节三焦气机，祛邪与扶正兼顾的原则贯穿始终。

1. 风热袭表——开郁透表

温病初起，邪在卫分，此时邪郁肌表，往往无汗或少汗。刘教授认为，温病无汗并非伤寒表闭的腠理闭塞，而是以表郁为主，故治当主以银翘散加减，辛凉轻解，给邪气以出路。

典型病例：

患者××，女，45岁，2013年12月31日初诊。主诉发热，微恶寒，咳嗽，咳痰3天。现症见：喑哑，无汗，咳嗽，吐白痰，舌淡胖嫩尖红苔薄白，脉弦细滑。中医诊断：风温病，证属风热袭表。治法：疏风清热，开郁透表，方用银翘散合葱豉汤加减。

处方：金银花15g，连翘10g，牛蒡子10g，桔梗10g，生甘草10g，蝉蜕6g，木蝴蝶6g，葱白2茎，白僵蚕10g，白蒺藜10g，荆芥穗10g，淡豆豉15g，生白术10g。

2剂，水煎服，每日1剂，日服3次，夜1次，饭后1小时服。随访发热、咳嗽、喑哑诸症消失。

按： 温病无汗以表郁为主，非伤寒之表闭，治以辛平表散，万不可过用寒凉，否则易致邪遏不解。何廉臣在《重订广温热论》中指出："温热发汗，虽宜辛凉开达，而初起欲其发越，必须注重辛散，佐以轻清，庶免凉遏之弊。"用银翘散时谨遵《黄帝内经》"风淫于内，治以辛凉，佐以苦甘；热淫于内，治以咸寒，佐以甘苦"之训。白术固护中焦，健脾祛湿。金银花、连翘辛凉，牛蒡子、蝉蜕辛平，解热散结，除风利咽，皆手太阴药也，清上焦肺热。葱豉汤辛散表郁，合银翘散之凉解，共奏开郁透表之功。

2. 湿热内困——祛湿通阳，分消走泄

湿热病发病多在夏秋之交。湿盛之季，易使脾胃呆滞而致湿邪内困，外界湿热之邪乘机而入，湿热相搏，症见身热不扬，汗出不解，胸闷脘痞，腹胀呕恶。

湿重则头身重痛，渴不欲饮；热重则口苦口秽，便下黏垢。刘教授认为，湿热之邪多入气分，结合患者体质又有阴虚、阳虚、气虚、血虚之别，则需从舌、脉区分。如气分湿热的舌苔厚腻，脉濡、滑、缓、滞或模糊不清；阳虚湿困的舌淡暗胖大有齿痕，苔水润；气阴两虚则脉细弱。治疗以祛湿通阳，分消走泄为法。

典型病例：

患者××，男，37岁，2012年7月19日初诊。因低热伴乏力，纳差1个月而来诊。患者1个月前外出劳作后，出现间断性午后发热，体温波动于37.2～37.5℃，伴乏力，头晕，纳差，大便黏滞不爽，小便可。既往糖尿病病史5年。辅助检查：餐前血糖25mmol/L，餐后2小时血糖35mmol/L。现症见：身热不扬，头晕，腹胀纳差，身重疲乏，大便黏滞不爽，小便可，舌淡胖苔黄腻，脉沉滑。中医诊断：湿热病，证属湿热并重。治法：祛湿通阳，分消走泄，方用三仁汤、黄连温胆汤合猪苓汤加减。

处方：白蔻仁10g，生薏苡仁30g，杏仁10g，川厚朴10g，清半夏10g，通草6g，藿香10g，佩兰10g，竹茹15g，茯苓30g，猪苓15g，生白术60g，砂仁10g，莲子肉15g，黄连6g，炒枳实10g，泽兰、泽泻各15g，川牛膝15g，益母草20g，浙贝母15g。

7剂，每日1剂，水煎，日服3次，饭前1小时服。

2012年7月26日二诊：自觉身热、疲乏、纳差好转。效不更方，继服原方14剂。

2014年8月9日三诊：身热已退，腹胀好转。空腹血糖6.2mmol/L，守方7剂善后。

按：此患者发病适逢暑湿当令，外感湿热之邪。病在中焦脾胃，脾为土脏，主运化水湿，邪气侵犯中焦，易形成湿热互结之势，故见反复发热，病势缠绵。薛生白说："太阴内伤，湿饮停聚，客邪再至，内外相引，故病湿热。"刘教授认为，湿热为病，湿邪与热邪相搏，湿阻气机，阳郁不宣，此时"徒清热则湿不退，徒祛湿则热愈炽"，故当遵《叶香岩外感温热篇》"通阳不在温，而在利小便"之论，用辛宣芳化、辛开苦降、淡渗利湿之品，宣上、畅中、渗下，以祛湿通阳，分消走泄，调畅三焦气机，使湿热之邪从三焦分消而解。

3. 邪伏少阳——解表清里

温疟发作时，先有轻微恶寒，后继发高热，汗出不畅，头痛，骨节酸痛，口渴喜饮，时有呕恶，治当解外寒，清里热。刘教授常用《金匮要略》白虎加桂枝汤治之。

典型病例：

患者××，男，13岁，2013年12月5日初诊。因间断高热1个月余来诊。患儿2年前因发热就诊于北京某医院，考虑类风湿性关节炎，给予醋酸泼尼松20mg，每日1次治疗，共10周，停用2个月后复发。体温波动于38.2～39.5℃，周身疼痛，乏力，偶有呕吐，饮食差，二便可。现症见：发热与恶寒交替发作，双膝关节红肿疼痛，纳差，口渴，舌红苔黄腻，脉滑。中医诊断：温疟，证属表寒未解、里热炽盛。治法：解表寒，清里热，方用白虎加桂枝汤合生脉散、青蒿鳖甲汤加减。

处方：生石膏（先煎）30g，知母15g，生、炙甘草各10g，桂枝10g，苍术15g，太子参20g，麦冬10g，金银花15g，藿香15g，青蒿15g，防风10g，生黄芪30g，粳米30g，秦艽20g，荆芥10g，白芍30g，鳖甲20g（先煎），枳实15g，川牛膝15g。

7剂，水煎服，每日1剂，日服3次，饭前1小时服。

2013年12月24日二诊：胃口好转，每日恶寒与发热交替发作，入夜热甚，汗出热退，腹泻3～4次，足背、下肢酸痛，舌红苔白略厚，脉滑数无力。上方减生石膏为15g，加生地黄15g，牡丹皮15g，水牛角丝（先煎）60g，金银花30g，防己10g，麻黄10g，桂枝10g。

6剂，水煎服，每日1剂，日服3次，饭前1小时服。

2013年12月30日三诊：下肢疼痛消失，四肢汗出，舌两边暗，苔白根略厚，脉沉滑数无力。予生脉散、青蒿鳖甲汤、升阳益胃汤加减。

处方：党参30g，麦冬10g，五味子（打碎）6g，防风10g，青蒿15g，鳖甲（先煎）20g，白芍30g，乌梅6g，银柴胡10g，柴胡15g，黄芩6g，清半夏10g，生姜3片，乌枣20g，川芎15g，秦艽15g，生黄芪20g，生白术20g，生甘草、炙甘草各6g。

7剂，水煎服，每日1剂，日服3次，饭前1小时服。

2014年1月5日复诊：服上方后诸症消失，守方7剂善后。

按：《素问·疟论》云："先伤于风，而后伤于寒，故先热而后寒也，亦以时作，名曰温疟。"其证因湿阻少阳而见寒热往来。阳明胃经有热，太阴脾经有湿。阳明热盛内闭，太阴湿重，留于肌腠，清阳不展，不能通达四肢，故见双膝关节红肿疼痛。热邪在胃，湿困于脾，用白虎加桂枝汤使阳明热邪外解，湿从太阴内消。阴液暗耗，无作汗之资，故见高热无汗。循"救阴不在血，而在津与汗"之法，用生脉散生津液，护胃气，以青蒿鳖甲汤滋阴清热，透湿邪从汗而出。过早用滋腻之品易留邪深入，需清中有散，散中有补，祛湿需贯穿于治疗的始终，使寒得散，热得清，不与湿相裹。正邪相争日久，中焦受损，故合以升阳益胃汤，益气升阳，清热除湿。

4.气阴暗耗——益气保津

热病后期多气阴两虚，虚热内生，故见低热，疲倦，乏力，心悸。刘教授认为，治疗发热性疾病需注重"存得一分津液，便有一分生机"的顾护阴液思想。

典型病例：

患者××，男，17岁，2012年8月10日初诊。因反复低热5个月余来诊。患者5个月前因受凉后高热，体温40℃，持续10余天，行胸片、骨穿、腰穿等检查，未见异常，曾用激素治疗。现午后发热，体温在37～38℃间波动，服用解热镇痛药物退热后，5～6小时后发热又作，伴口干，乏力，头痛，尿黄，大便可。现症见：头痛，乏力，心悸，舌淡红苔少，脉细。中医诊断：发热，证属气阴两伤。治法：益气养阴，方用青蒿鳖甲汤、生脉散、玉屏风散加减。

处方：青蒿15g，鳖甲（先煎）20g，知母6g，生地黄6g，党参20g，生黄芪20g，生白术20g，麦冬10g，五味子（打碎）6g，白芍30g，银柴胡10g，黄芩6g，清半夏10g，生姜3片，葛根10g，酸枣仁20g，川芎15g，生、炙甘草各6g。

7剂，水煎服，每日1剂，日服3次，饭前1小时服。

2012年8月18日二诊：患者午后稍有不适，头痛减轻。守上方7剂，随访诸症消失。

按：患者因为热邪入里伏于阴分，而见午后低热。津液耗伤则口干。正邪相争，脾胃损伤故纳呆。热邪循经上扰，气血上充，故头痛。青蒿鳖甲汤滋阴清热透络，生脉散益气养阴，玉屏风散固表实卫，共调气阴两伤。

体会：刘景源教授在治疗发热性疾病时，谨守病机，精于舌诊，时病重苔，杂病重脉。在风温初期，治以开郁透表。治湿温重在祛湿通阳，分消走泄。温疟则解表寒，清里热。温病后期以益气保津为法。方从法出，随证化裁，用药灵活。归纳以上诸案例，笔者体会到：发热性疾病的治疗，应针对病情，分清表里，固护胃气，益气保津，调节三焦气机。祛邪与扶正兼顾的原则当贯穿始终。

第三节　刘景源教授论银翘散煎服法及剂型变化对疗效的影响

银翘散出自《温病条辨》，是吴鞠通采集叶天士《临证指南医案》中的医案，结合李东垣清心凉膈散，并结合自身的用药经验制订的一首温病名方，是辛凉轻解法的代表方剂。由于煎法、服法不当及剂型不符等原因，银翘散的临床疗效受到诸多质疑。

银翘散的煎法、服法及剂型对疗效有很大影响。其正确的煎煮方法是先煎鲜苇根 20 分钟，再用煎出的水去煎粗散，煮散一般煎煮 3 ～ 6 分钟。服法采取"时时轻扬法"，即病重者，约 4 小时一服，日 3 服，夜 1 服；病轻者，每 6 小时一服，日 2 服，夜 1 服。病不解者，作再服。煮散疗效最好，浓缩丸和颗粒剂疗效差。

刘景源老师是当代著名温病学大家。为正本清源，传承中医药发展，刘老在不同场合给中医爱好者反复讲解如何正确使用银翘散，切实提高银翘散的疗效，增强中医人的自信。笔者有幸拜刘老为师，得师真传，对银翘散的煎法、服法及剂型对疗效的影响有了较为深入的理解和感悟，现将学习心得汇报如下，以飨同道。

一、银翘散的组成和煎服方法

1. 银翘散的组成

连翘一两，银花一两，苦桔梗六钱，薄荷六钱，竹叶四钱，生甘草五钱，芥穗四钱，淡豆豉五钱，牛蒡子六钱，鲜苇根。

2. 银翘散的煎服方法

吴鞠通自注银翘散煎服法曰："上杵为散，每服六钱，鲜苇根汤煎，香气大出，即取服，勿过煎。肺药取轻清，过煎则味厚而入中焦矣。病重者，约二时一服，日三服，夜一服；轻者，三时一服，日二服，夜一服。病不解者，作再服。盖肺位最高，药过重，则过病所，少用又有病重药轻之患，故从普济消毒饮时时轻扬法。今人亦间有用辛凉法者，多不见效，盖病大药轻之故。一不见效，遂改弦易辙，转去转远，即不更张，缓缓延至数日后，必成中下焦证矣。"

二、银翘散煎服法解读

中药的煎服方法对临床疗效有着重要作用，古往今来的中医大家对此都非常重视，如张仲景的《伤寒论》中桂枝汤的煎服法就明确昭告后人，必须按法服用才可不出舛错，取得良效。李时珍也指出："凡服汤药，虽药品专精，修治如法，而煎煮者，鲁莽造次，水火不良，火候失度，则药亦无力。"清代徐灵胎更有"煎药之法，最宜深究，药之效、不效全在乎此"之论。对银翘散的煎法、服法，吴鞠通也十分讲究，他强调使用银翘散要遵循"从普济消毒饮时时轻扬法"，否则"一不见效，遂改弦易辙，转去转远，即不更张，缓缓延至数日后，必成中下焦证矣"。

（一）银翘散与普通散剂用法有差异

散剂传统经验一般是冲服，如五苓散是把猪苓、茯苓、泽泻、白术、桂枝这五味药研成细末，用米汤或热水送服。然银翘散服用方法有异于五苓散等普通散剂。银翘散是用煎鲜芦根的水来煎粗散，煎后"香气大出，即取服"，也就是热服，而且不服药渣，普通散剂却要把药粉吞服下去。另外，采取"热服"而不用"冲服"可以使药物的散邪作用更强从而达到治病的目的。

（二）银翘散的煎煮方法与火候

1. 银翘散的煎煮方法

银翘散除芦根外，其他9味药总重量共五两六钱，且捣碎成粗散，与饮片相较，有效成分更易煎出。用药剂量为"每服六钱"，折换成现代剂量也就是每次取银翘散粗末18g煎煮。鲜芦根要先煎，因为煎出鲜苇根的有效成分所用的时间长，而煎出粗散的有效成分所用的时间短，所以先煎鲜苇根20分钟，再用煎出的水去煎粗散。鲜苇根即鲜芦根，原书中鲜芦根无剂量，使用时大约取20g即可。如无鲜芦根，用干芦根，约取 10～15g 即可。

2. 银翘散煎煮的火候

吴氏强调"香气大出，即取服，勿过煎"。这就要求煎煮银翘散时一定要把握好火候。银翘散中含有"香气"的药物主要有荆芥、薄荷、连翘等。薄荷酮、薄荷脑、胡薄荷酮是薄荷、荆芥等挥发油的主要成分。所谓"香气"主要是指银翘散的挥发性成分，挥发油成分是解表药的主要物质基础之一。罗云等研究显示，银翘散中薄荷酮、薄荷脑、胡薄荷酮这些挥发性成分在煮沸 5 分钟时蒸发速度最大，这时"香气"最浓。继续煎煮，挥发性成分则大量散失，煎煮至 15 分钟时，挥发性成分严重减少，香气变淡。"香气大出"，就是指银翘散挥发性成分最浓的时候，此时服用银翘散不但能发挥药物最大的临床疗效，还可以提高药材的利用率，减少药材浪费。霍炳杰等研究显示，银翘散"过煎"后，水煎液中留下的基本上都是"味厚"的非挥发性成分，如黄酮、木脂素、皂苷、多糖等，这些非"香气"成分大多作用于中焦，这时解表作用很弱，主要起清热解毒的作用。束雅春等实验显示，银翘散的最佳煎煮时间为 3 ～ 6 分钟。刘老特别强调银翘散的煎法，煎法不当，则差之毫厘，谬以千里，庶无疗效。

（三）银翘散的服用方法

关于服法，吴鞠通汲取普济消毒饮的服用方法之菁华，提出了"时时轻扬法"。即用药应轻清，药不宜久煎，味不可过浓。还要依病情轻重，重者须增加服药频次，缩短服药间隔时间；轻者服药时间可适当延长或减少服药频次。刘老非常赞同吴氏的思想，指出对吴氏的方后注宜精思而细玩。

尤应注意的是，银翘散每次煎煮的都是新药，而非药渣重煎，以避免"过煎"。"治上焦如羽，非轻不举"，辛凉轻剂具有疏风清热之功效，是治疗肺系卫分表热证的基本用药原则，此类药物均不宜久煎。若以饮片做汤剂治疗，则药量加重，且煎煮时间显著延长，必致轻扬辛散作用减弱或消失，剩余味厚而入中焦。若汤剂药量太轻，祛邪除病则力薄不任。煮散则不然，尽管每次药量不大，因是新药煎煮，其时间短，且增加服药频次，可使血药浓度连续持久，药效持续发挥作用，从而达到疏风清热之目的。故刘老强调，银翘散不能过煎，同时服药次数应依病情轻重时时频服。吴鞠通的思想确有现实意义，笔者在临床中治疗感冒或发热性疾病大多都采取吴氏的思想方法，往往疗效显著。

（四）银翘散疗效不佳原因分析

当前有人认为银翘散的临床疗效不太好，除医者辨证不当外，刘老认为，主要原因在于煎法、服法不当或对银翘散变化剂型使用不当。

1. 银翘散做汤剂煎法不当

现代开中药，中医师习惯于开汤药。银翘散当然也可以作汤剂使用，但是要先用芦根煎汤 20 分钟，去掉芦根，然后用放凉的芦根煎液浸泡其他药物。切记，中药饮片不能用热水浸泡，否则可使含蛋白质、淀粉等的中药发生黏结、皱缩、凝固，影响疗效。银翘散中花、叶类多，只需浸泡 20～30 分钟，第一煎用武火煮沸，再用文火煎 3～6 分钟。第二煎用武火煮沸后，再用文火煎 15 分钟，两煎兑匀服用。但普通群众煎煮中药一般时间都在半小时以上甚至更长，若是煎煮银翘散剂则大谬，因其芳香性挥发性有效成分会破坏殆尽。这就是说，银翘散作汤剂使用效果不好的原因在于煎法的错误，也就是因为煎的时间过长而使药物挥发性成分大量散失而失效。

2. 服银翘散须采取"时时轻扬法"

为预防"病重药轻之患"，使银翘散的作用充分发挥，对于银翘散的服用方法，吴鞠通在自注中说"从普济消毒饮时时轻扬法"。考普济消毒饮服用法，在《东垣试效方》中有这样的记载："共为细末，半汤调，时时服之；半蜜为丸，噙化之。"或"每服秤五钱，水二盏，煎至一盏，去滓，稍热，时时服之"。吴鞠通受李东垣启发，制银翘散服法，意即通过"时时服"而达到"轻扬"之效。现代服用中药遵从古制者较少，一般的服药习惯是早晚各服一次，每天两次，夜间不服药。从吴鞠通自注可以看出，银翘散采用这种服法是不正确的。就像《伤寒论》中的桂枝汤服法一样，很多情况下不是桂枝汤没有疗效，而是没有遵照仲景"服已须臾，啜热稀粥一升余，温覆令一时许，遍身微似有汗者益佳"的服药方法。因此，在辨证准确的情况下，银翘散的服用方法要遵循原书所说，或日三夜一，或日二夜一，否则疗效将打折扣。

3. 银翘解毒丸的使用方法须讲究

银翘散治疗风热感冒疗效好，为携带服用方便，也有中医堂或厂家把它做成丸剂，如银翘解毒丸、羚翘解毒丸等。因制作工艺或赋形剂不同而有蜜丸、浓缩丸或颗粒剂等。蜜丸一般每丸三钱，即 9g，蜜、药剂量各占一半，药量仅是原书剂量的 1/4，量小力薄；且蜂蜜甘缓，有碍药物性味的发散，反而降低药效。早前就有学者建议"银翘散"类解表剂不宜制成蜜丸，蜂蜜能使解表类药物大失轻宣疏散之功效。

丸剂要达到疗效，刘老的用药经验是突出首次量。即首次服 4 丸，除去蜂蜜，则纯药量正好是六钱（9g），符合银翘散原剂量要求。而且服药时用生姜煎汤送服，以除蜂蜜之羁绊，则药物宣透功用得以发挥。首次突击量治疗后，若体温下降，症状减轻较著，则第二次、第三次药量按 2 丸、1 丸逐次递减，夜间加服 1～2丸。羚翘解毒丸增强了清肺热功用，故比银翘解毒丸的效果好，若论用量与服法，则与银翘解毒丸相同。

4. 银翘散免煎颗粒疗效不佳

中药水煎剂虽然疗效确切，但有调配、携带、煎煮不便等缺点。随着中医药现代化的发展，为适应现代社会生活节奏，中药浓缩丸和中药颗粒剂日益普及。然浓缩丸和颗粒剂因为高温加工时间过长，药物的有效成分损失较多，以这种方式制作的"银翘散"难以达到祛风除热的效果。如郭洁等研究，薄荷、金银花、连翘等中药免煎颗粒体外实验对耐甲氧西林金黄色葡萄球菌等无抑菌作用。再者，中药饮片复方制剂药理作用复杂，并非单纯单味中药成分提取物的简单混合，其性能疗效不太稳定，制约着临床进一步推广应用。故银翘散免煎颗粒剂临床疗效不佳。

为适应现代节奏，也有把银翘散粗末，以绵纸袋制成袋泡剂，热水冲泡后服用，此与"煮散"相当，接近吴鞠通用药本真。近年中药低温超微粉碎技术日益成熟，王洪凤等研究论证银翘散超微粉与等剂量的银翘散细粉（粗末）相比较，超微粉的解热、抗炎作用更加显著。

5. 医师自身原因

有部分医师学艺不精，中医思维欠缺，处方随意加减，恨病用药，总想毕其功于一役，如肆意加大金银花、连翘等清热解毒药的剂量，使这些药物由"轻清"变为"味厚"不走上焦而直入中焦。还有的人对本草理解不深不透，不懂得因时、因地制宜，灵活变通，缺药时不会寻找替代品，如没有淡豆豉，却不知道用少量紫苏叶、麻黄替代同样可以起到疏透解表作用。清代成都名医张子培在温病初起时总是用银翘散加少许麻黄，往往有卓效可供学习。其他如金银花、荆芥、薄荷等需要最后剩3～5分钟时后下才能发挥最佳效应，然却与他药一同先煮致使"香气"过早挥发等，诸如此类，不胜枚举，此非药之过，乃医之过也。

三、结语

综上所述，刘景源教授认为银翘散的煎服方法正确与否，以及剂型的变化对于银翘散的临床疗效有着重要影响，为医者临床不可不察。

中医药的生命在于疗效，中医人必须真正重视中医药的历史传承，坚信几千年来中医文化的正确性、科学性、先进性。对于经典名方要从其组方原则、理论源流、方药配伍、煎法、服法等全方位进行深入了解，正确把握，这样才能在临床应用好，发挥好。

第二章　刘景源教授温热病的理论认识和辨治经验

第一节　卫气营血辨证的核心——气血辨证

叶天士说："大凡看法，卫之后方言气，营之后方言血。"指出了温病的辨证规律：卫分证之后才是气分证，营分证之后才是血分证。刘老师认为，叶天士这句话的重点不在卫与营，而在气与血。也就是说，叶天士的卫气营血辨证，实际上是气血辨证，把温病分为气病与血病两大部分。因为这两大部分范围太宽了、太笼统了，为了使气血辨证更便于指导临床实践，叶天士在气病和血病前面又分别增加一个轻浅阶段，即"卫"和"营"，以使辨证过程更精细准确。卫与气同列，营与血同列，就是申明卫与气是一个阶段，营与血是一个阶段，而这四个阶段其实是两个大阶段。对于叶天士卫气营血辨证的核心，刘老师通过分析中医学卫、气、营、血的基本概念和理论内涵后指出：

卫与气的病变，都是功能失常的病变，统称气病。但卫与气又有所区别，卫分证是指人体体表的保卫功能失常，气分证是指脏腑功能失常。卫分证比气分证要轻浅，病在表，不在脏腑，所以有"卫为气之表"之说。气分证可以涉及一个脏腑，也可以涉及两个或多个脏腑。此时，当然可以用脏腑辨证，但只能一个脏腑一个脏腑地辨证，而温热邪气侵袭人体常可同时涉及几个脏腑，用气病就能够一并概括，统称为气分证。

营与血的病变，都是实质性的损伤，也就是对人体内有形的液态营养物质的损伤，这种损伤的程度又有轻、重的不同。血的损伤称为血分证，或血瘀，或出血，或耗伤肝血肾精，都是血液严重受损的病变。但在它的前期，没有达到那么严重的程度，损伤的仅是血中津液，就称为营分证。因此亦有"营为血之表"之说，此处的"表"，非指表证，而是说营分证是血分证的轻浅阶段。

概括而言，卫气营血辨证学术思想的核心是气血辨证，也就是功能失常与实质损伤这两大类病变类别。温热病卫气营血发展过程中存在着由表入里、由浅入深、由轻转重的病理特征，卫分 → 气分、营分 → 血分都属于渐变、量变的过程；气分 → 营分是由功能失常到实质损伤的变化，是突变、质变。

第二节 注重抓主症，给邪气找出路

所谓辨证要点，就是抓主症。卫、气、营、血四个阶段虽然各自表现有不同的证候类型，而且在发展过程中还可能产生各种变化，但万变不离其宗，只要掌握了每个阶段的特征、主症，就可以做出明确诊断。卫、气、营、血辨证分型如表1、表2、表3、表4所示。

表 1　卫分证分型证治一览表

病机	辨证分型	主症	治法	方药
温热袭表卫外失司肺失宣降	卫外失司	发热，微恶风寒，舌尖红苔薄白，脉浮数	辛凉轻解疏风清热	银翘散
	肺失宣降	但咳，身热不甚，舌苔薄白，脉浮	辛凉轻解宣肺止咳	桑菊饮

表 2　气分证分型证治一览表

病机	辨证分型	主症	治法	方药
正邪激争热炽津伤功能失常	肺胃热炽	壮热，口渴喜冷饮，大汗出，喘急鼻扇，舌红苔黄，脉浮洪或滑数有力	辛寒清气泄热保津	白虎汤
	肺胃热炽津气两伤	壮热，大汗出，微喘鼻扇，背微恶寒，舌红苔黄燥，脉洪大而芤	清气泄热补气生津	白虎加人参汤
	热郁少阳	寒热往来，热重寒轻，或但热不寒，口苦而渴，胸胁不舒，或胁痛，舌红苔黄，脉弦数	苦寒泄热宣郁透邪	黄芩汤加豆豉元参方
	肠腑热结	日晡潮热，大便秘结，或下利清水，气味恶臭，腹部胀满硬痛拒按，舌红苔黄燥，甚则焦燥，脉沉实有力	攻下热结通腑泄热	大承气汤、小承气汤及调胃承气汤

注：肺胃热炽、津气两伤证继续发展，大量耗气伤津，可导致虚脱、亡阳证，称为气分虚证。虚脱者治用生脉散，以补气生津、敛阴固脱；由虚脱而致亡阳者治用参附汤，以补气固脱、回阳救逆。

表3 营分证分型证治一览表

病 机	辨证分型	主 症	治 法	方 药
热伤营阴 心神被扰	热伤营阴	身热夜甚，口反不甚渴或竟不渴，烦躁谵语，舌红绛少苔或无苔，脉细数	清营养阴 透热转气	清营汤
	热入心包	痰壅气粗，神昏谵语或昏愦不语，四肢厥逆，舌蹇短缩质红绛苔黄燥，脉细滑数	清营养阴 豁痰开窍	清宫汤送服 "三宝"

表4 血分证分型证治一览表

病 机	辨证分型	主 症	治 法	方 药
热入血脉 耗血动血	血热动血	身热灼手，躁扰不安，甚则昏狂谵妄，各部位出血、发斑，色紫黑，舌绛紫，脉数	凉血散血	犀角地黄汤
	血热动风	壮热，四肢抽搐，两目上视，颈项强直，角弓反张，神昏狂乱，舌干绛无苔，脉弦数	凉肝息风	羚角钩藤汤
	血热耗血 真阴耗损	低热稽留不退，手足心热甚于手足背，咽干口燥，齿黑唇裂，神倦欲眠，舌质干绛甚或紫晦，脉虚大或迟缓结代	滋阴复脉	加减复脉汤

注：真阴耗损证继续发展，可出现亡阴脱液证，治当滋阴增液、潜阳镇摄，方用二甲复脉汤、三甲复脉汤、大定风珠。

除肠腑热结证外，吴鞠通又归纳了五种兼证或变证：治痰热阻肺与肠腑热结并见之证用宣白承气汤（生石膏、生大黄、杏仁粉、瓜蒌皮）；治小肠热盛与肠腑热结并见之证用导赤承气汤（赤芍、细生地、生大黄、黄连、黄柏、芒硝）；治热入心包与肠腑热结并见之证用牛黄承气汤（安宫牛黄丸、生大黄）；治肠腑热结与阴液大亏并见之证用增液承气汤（元参、麦冬、细生地、大黄、芒硝）；治肠腑热结与气阴两虚并见之证用新加黄龙汤（细生地、生甘草、人参、生大黄、芒硝、元参、麦冬、当归、海参、姜汁）。

温热病的发展虽然一般是按卫 → 气 → 营 → 血的传变模式，逐步深入发展，但也不是绝对的。在发展过程中也会出现各种变化，如卫气同病、卫营同病、气营两燔、气血两燔等多种形式。刘老师告诉我们，不管怎样变化，只要掌握了卫、气、营、血各阶段的辨证要点，临床上见到的综合病证涉及哪个阶段必然有哪个阶段的特点，比如气营两燔必有气分热盛与营热阴伤的特点，就能对证候做出准确的判断，从而确定治疗方法。

第三章　刘景源教授湿热病辨治经验

第一节　湿热病诊断经验

湿热病系湿、热二邪相搏而成。湿为阴邪，具有黏腻、淹滞难化，易损耗阳气的特殊性质和湿遏热伏，热蕴湿中的病理特点。湿热病在证候变化和病机演变方面具有起病缓慢、病程日久、变证繁多、缠绵难愈等特征。湿与热合，相互搏结，可化热化燥，耗伤阴津。刘老师辨治湿热病十分强调要注意区分湿邪和热邪的偏重，临床诊断注重通过察舌象、辨二便，鉴别湿重于热、湿热并重、热重于湿、湿热化燥与否，治疗强调分消走泄，用药则以宣化清利为大法，给邪气以出路。

1. 察舌象，辨湿热偏胜

刘老师告诉我们，辨治湿热病时，舌象至关重要。如湿热病初起，多见薄白、白腻或白滑苔，为湿重于热。若白苔转为黄滑或黄腻，则为湿热蕴结。或黄腻而燥或糙，多为湿热化燥之兆。此时，结合口渴与否、喜饮与否以及口味的淡、苦、涩等辨别湿热的偏胜自然不难。湿热病后期，刘老师则注重观察舌质的变化，常以红、绛、光、裂和燥、润来区分热炽化燥，耗伤津液的程度与邪气是否陷入营、血。跟师学习中发现，每见舌尖红或红绛，上罩黄腻苔，刘老师辨证为中焦湿热，而非营分之热。若湿热病初发，新感外邪，热郁营分，则舌边绛，苔薄白。不可误作营热而投凉润，反致壅遏，酿生他变。

2. 辨小便，知邪之消长

刘老师认为，小便的变化在湿热病的辨证治疗中，尤其是邪入中焦以后，有较大的参考价值。凡小便色赤、质浊、量少，甚或涓滴不利，此属湿无出路，势必酿生滞热而使热邪更炽。相反，若尿量增多，色淡质清，则是湿出下泄，热自里清，湿热分消之象。

3. 辨大便，测燥化津伤

叶天士谓"湿温病大便溏为邪未尽，必大便硬，慎不可再攻也，以粪燥为无湿矣"，是指从大便判断湿邪已尽或未尽而言。刘老师临床中也特别注意患者大便溏、燥的变化，以判断湿热是否化燥伤津。这是因为，湿邪为病，以小便不利、大便溏滞为常，湿热蕴结，未化燥之时，每见大便溏黏而秽浊或下利。若湿从热化，耗津灼液，燥热内积，则大便秘结，脘腹痞满，舌苔焦黄糙老，脉沉，与阳明腑实相类。

第二节　论治法，重分消走泄

1. 分消走泄法是治疗三焦气分湿热证的大法

《叶香岩外感温热篇》说："再论气病有不传血分，而邪留三焦，亦如伤寒中少阳病也。彼则和解表里之半，此则分消上下之势，随证变法，如近时杏、朴、苓等类，或如温胆汤之走泄。因其仍在气分，犹可望其战汗之门户，转疟之机括。"刘老师根据叶氏所说"气病有不传血分，而邪留三焦"，其治法为"分消上下之势"，方药是"杏、朴、苓等类，或如温胆汤之走泄"，分析认为本条所讲的实为三焦气分湿热证无疑。

对于叶天士在文中提出的湿热病"邪留三焦"之证"亦如伤寒中少阳病也"，刘老师参阅清代何秀山在《通俗伤寒论》蒿芩清胆汤按语中"足少阳胆与手少阳三焦合为一经。其气化，一寄于胆中以化水谷，一发于三焦以行腠理。若受湿遏热郁，则三焦之气机不畅，胆中相火乃炽"之论，与《伤寒论》小柴胡汤证对比分析，认为温病的三焦气分湿热证，与伤寒病中少阳病的病机有相同之处：伤寒少阳病的病位在足少阳胆，湿热病少阳病的病位在手少阳三焦，胆经与三焦经同属少阳，所以"合为一经"。足少阳胆经从横向主半表半里，为气机表里出入之枢；手少阳三焦经从纵向贯通上、中、下三焦，为气机上下升降之枢。

如果外感湿热邪气留恋于三焦，必然阻滞三焦气机，导致上、中、下三焦气化受阻而升降失常。手少阳三焦经气机升降失常，则足少阳胆经气机的出入也必然受阻而致胆失疏泄，郁而化热、化火。由此可见，在病变过程中，手少阳三焦与足少阳胆往往互相影响，出现气机升降出入失常的病证。

既然湿热病的病变机理是湿邪阻滞三焦，上下气机不通，其治疗就应宣通上、中、下三焦气机，采用分消走泄之法，以祛除湿邪。分消走泄法，是指用祛湿行气的药物，因势利导，使弥漫于三焦的湿邪分道而消，泄出体外。

2. 温胆汤是分消走泄法的代表方剂

外感湿热邪气而致的湿热病，初起多以湿邪为主，呈湿热裹结，热蕴湿中之态势。湿性黏腻，氤氲弥漫，阻滞气机，容易导致三焦气化失权，水道不通。对此，叶氏提出"此则分消上下之势"之治法，而用"杏、朴、苓等类，或如温胆汤之走泄"。"杏、朴、苓等类"，是列举因势利导，祛除三焦湿邪的代表药物。杏仁苦温，降肺气而作用于上焦，使肺气行则水道通；厚朴苦辛温，燥湿行气，宣畅中焦；茯苓甘淡平，健脾利湿，导湿邪下行，从小便而驱。王孟英对叶氏这一条加按语说"杏仁开上，厚朴宣中，茯苓导下"，就指出了这三味药合用，可共奏通利三焦、分消走泄之功。

刘老师认为，"或如温胆汤之走泄"之句，明确地指出了温胆汤是分消走泄法的代表方剂。温胆汤方出自唐代孙思邈的《备急千金要方·卷第十二胆腑·胆虚第二》，治"大病后，虚烦不得眠"，由半夏、竹茹、枳实、橘皮、生姜、甘草组成。宋代陈无择《三因极一病证方论》对孙氏原方有所改动，增茯苓、大枣，而减生姜之量，仍然名为温胆汤。方中竹茹清热和胃，化痰止呕。甘草、生姜调胃益气止呕。以半夏、陈皮之辛温，配枳实之苦降，辛开苦降，行气开郁，燥湿化痰，降逆止呕。茯苓淡渗，健脾以升清，利尿以逐邪。诸药配伍，行气机，祛痰湿，通三焦而清胆热。所谓温胆者，是指通过宣通气机，祛除痰热，则胆热自清而恢复其中正温和之本性。

刘老师指出，叶氏在本条所说的"分消走泄"，是湿热邪气留滞三焦气分的治法，因为这种证候是以湿邪为主，热蕴湿中，湿不去则热不能清，所以虽然有热邪，却不能用寒凉药物，以免冰伏湿邪。用分消走泄的治法，选用杏、朴、苓等类或温胆汤的作用是祛湿行气，使湿去则热不独存。

第三节　遣方药，重宣化清利

湿热病在发展过程，因为湿、热邪气留恋的脏腑不同，可分为上、中、下三焦，故刘老师将其分为上焦湿热证、中焦湿热证、下焦湿热证三个阶段，对其治疗则针对不同部位而组方遣药。同时又强调，湿热病的部位虽然有上、中、下三焦之别，但因热蒸湿动，又易呈弥漫三焦之势，故而治疗又须三焦兼顾。上焦湿热治宜宣肺透表，达邪外出；中焦湿热以清热燥湿，分消开泄为治；若邪从燥化，渐入营分，亦可清营透热；下焦湿热则应以淡渗利湿为法。盖热在湿中，徒清不应，欲清其热，必气行湿除，热势方孤。

湿热病是由湿与热两种邪气致病，因其湿与热的比重不同，所以湿热病有湿重于热、湿热并重、热重于湿三种证候类型，其治疗也有偏重于祛湿与偏重于清热的差别。湿邪易困阻脾胃，因此健脾醒胃的药物也必不可少。湿邪又易阻滞气机，治湿用理气行滞之品也是势所必然。根据湿热病的治疗特点，参阅历代名家治疗湿热病名方中的常用药物并对其进行分类，形成了刘老师辨治湿热病的组方遣药特色。

1. 辛温宣透，芳香化湿药——宣肺透邪

常用的药物有藿香、白芷、苏叶、香薷、淡豆豉、杏仁、蝉衣等。青蒿虽非辛温之品，但因其有透邪之功，也可以归入此类。这类药物可简称为辛宣芳化药，就是用辛温芳香，轻扬宣透之品，宣畅肺气，疏通肌腠，使腠理通达，邪从表解，适用于湿热偏重于上焦者。

若邪入肺经，宣降失司，咳嗽痰黄，咽喉肿痛，常加牛蒡子、蝉衣、锦灯笼、马勃、前胡、橘红、浙贝母以清热利咽，宣肃肺气。若心烦懊恼，常加栀子、豆豉解表清里，清宣郁热。

2. 辛温开郁，苦降燥湿药——燥湿清热

常用的辛温、苦温药物有半夏、苍术、蔻仁、草果、厚朴、大腹皮、陈皮、白术等。这些药物中，有的属于辛温，有的属于苦温，有的辛味与苦味兼而有之。常用的苦寒药物有黄连、黄芩、栀子等。刘老师告诫我们：①中焦湿热病证有湿重于热、湿热并重、热重于湿之别，临床要注意区分湿与热的轻重，斟酌选取药

物。湿重于热者，应当取辛温与苦温之品，辛开苦降，开郁燥湿，湿去则热不独存。切勿早用寒凉，防其冰伏湿邪。②湿热并重者，应当辛温、苦温、苦寒并用，取其辛开苦降，燥湿清热。③即使湿热并重，也应当考虑无形之热易清而黏腻之湿难除，组方时仍应以辛、苦温为主，酌用苦寒。④热重于湿者，可以重用苦寒，甚者用辛寒的石膏、甘寒的滑石、咸寒的寒水石。

3. 淡渗利湿药——利尿除湿

就是用淡渗利湿之品通利小便，使湿邪下趋，从小便而解，适用于湿热偏重于下焦者。常用的药物有茯苓、猪苓、泽泻、生薏苡仁、滑石、车前子、通草、芦根等。其重在利水渗湿，兼有从湿中泄热之功。由于这类药物有通利小便之功，过用则耗津伤液，所以刘老师告诫我们，临床一定要注意辨别湿热是否化燥，以免劫伤阴津。如果热邪偏重者，可加入苦寒清利之品，增强其泄热之力，如栀子、木通、竹叶等。

此外，刘老师还常说，湿热病其病位虽有偏于上、中、下三焦的区别，但因湿气氤氲，热性炎上，临床多呈弥漫三焦之势，故而治疗时应以其中心部位为主，兼顾其他二焦，即上述三法并用，使湿热邪气分道而消。

4. 健脾醒胃药——复其纳化

胃主受纳水谷，脾主运化水湿，而湿邪又易困阻脾胃。湿热病中，往往出现湿盛脾困的病证。所以，刘老师认为，治疗湿热病的组方中，健脾之药必不可少。常用的药物有茯苓、生薏苡仁、白术等。脾胃互为表里，升降相因，脾困不醒常致胃呆失降，出现胃呆脘闷、纳差等症，此时可酌加醒胃消导之品，常用的药物有砂仁、白蔻仁、山楂、神曲、麦芽、鸡内金、炒薏苡仁等。

5. 理气行滞药——宣通气机

湿邪黏浊，易阻滞三焦气机，所以治湿不用理气行滞之品，非其治也。常用的理气行滞药物有枳实、厚朴、槟榔、大腹皮、陈皮、藿香梗、苏梗、郁金等。肺主宣发、肃降，肺气宣降失常，则水道不通，邪无出路，所以治疗湿热病应加入开通肺气之品以提壶揭盖，常用的药物有杏仁、苏叶等。

6. 清热养阴药——扶正补虚

邪入中焦而津气已伤者，常酌加天花粉、石斛、生地、元参、麦冬、太子参等甘寒凉润之品，以生胃津、润胃燥。中焦湿热壅滞，正气大伤，无力祛邪外出者，刘老师常仿吴氏露姜饮法，用太子参配生姜少许，扶正达邪，以防内闭。

综上所述，祛湿是治疗三焦湿热病证的关键，其组方遣药规律也就是分消走泄法的组方遣药规律。历代医家对其组方遣药虽各有心得，但总不外乎辛宣芳化、辛开苦降、淡渗利湿三类药物合用以兼顾三焦，同时伍以健脾醒胃、理气行滞之品。

第四节　验案举例

下面介绍湿热（因湿郁热）病案一例。

寇某，男，48 岁，2012 年 10 月 1 日因发热 5 天就诊。

患者 5 天前饮酒后发热，体温 38℃，无恶寒，每日 15：00—20：00 发热更甚，高达 39.0℃之上，伴手心灼热，舌苔白厚，脉沉弦滑。中医诊断：湿热病，证属脾胃气虚，湿郁生热。治当补气健脾，清热祛湿，方用升阳益胃汤加减。

处方：茯苓 30g，生白术 20g，泽泻 15g，党参 15g，藿香 10g，炙甘草 10g，清半夏 10g，陈皮 10g，生黄芪 15g，黄连 6g，羌独活各 10g，柴胡 10g，防风 10g，白芍 15g，淡豆豉 15g，葛花 15g，佩兰 10g，北沙参 15g，焦三仙各 10g。

10 剂，每日 1 剂，日服 3 次，饭前 1 小时服。

2012 年 10 月 11 日二诊：服药 10 剂，体温未再高达 39℃，昨日下午最高 38℃。夜间 2：00—3：00 时，体温降至 36.5℃，舌黯苔白厚，脉沉弦滑数无力。证属湿重于热，方用温胆汤、平胃散合藿朴夏苓汤加减。

处方：茯苓 30g，陈皮 10g，清半夏 10g，竹茹 10g，枳实 10g，生白术 30g，苍术 15g，泽兰泻各 15g，白蔻仁 10g，杏仁 10g，生薏苡仁 30g，葛根 15g，通草 10g，黄芩 10g，黄连 6g，厚朴 9g，防风 10g，藿香 15g，佩兰 15g，焦三仙各 10g。

7 剂，服法同前。随访：药后体温正常。

心得体会：下午 3 至 5 时（即申时）热势较高者，属日晡潮热，常见于阳明腑实证，故亦称阳明潮热。但是，这并不意味着日晡潮热必属阳明腑实。如《伤寒论》中水热互结的大结胸证、《金匮要略》中风湿痹阻的麻杏薏甘汤证亦见日晡所发热。可见，湿热证亦可见日晡潮热。《伤寒论》谓"酒客者不可与桂枝汤，以其不喜甘故也",是言经常饮酒之人,多为湿热蕴聚之体。本案患者发热由饮酒而起,且发热在日晡所更甚,其舌苔白厚为湿聚,脉沉则属气虚。脉证合参,诊为气虚湿郁蕴热,故以李东垣升阳益胃汤为主方加减。方中黄芪、白术、人参、甘草补益脾胃之气。羌活、独活、防风、柴胡祛风除湿,升举清阳。陈皮、茯苓、泽泻、半夏、黄连、佩兰除湿清热。葛花解酒除湿。豆豉祛风和胃。焦三仙消食和胃。诸药合用,共奏益气升阳、清热除湿、健脾和胃之功。二诊时,体温虽降,但仍申时热盛,属湿重于热。因病程日久,其湿热搏结恐日趋黏滞,故改用分消走泄法,用杏仁、藿香、佩兰、防风、葛根辛温宣透,芳香化湿以宣上;用白蔻仁、半夏、苍术、厚朴、陈皮、白术、黄芩、黄连辛开苦降以畅中;用茯苓、薏苡仁、泽泻、通草淡渗利湿以渗下。使湿去热清,三焦通利而病解。

第四章　刘景源教授临证学验述略

第一节　刘景源教授治疗内科病证学术思想和临床经验的整理研究

刘景源教授曾说：内科，古称"大方脉"。其所以称为"大"，一是指治疗的对象是成人而非小儿；一是指范围大，病种多而杂。内科是各科的基础，因此作为一名中医师，首先应当掌握内科病证的诊疗手段，下面分系统进行整理研究。

一、肺系病证

1.辛平表散法在感冒治疗中的应用

感冒，是指感受触冒外邪，邪气侵袭体表而导致的疾病。辛平表散法，是指用辛温与轻凉药物相配组成方剂，用于治疗感冒表证的方法。

六淫邪气袭表均可导致感冒，但其中总以风邪为主。这是因为，六淫邪气袭人，都有明显的季节性，如温热邪气多见于春季、暑邪独见于夏季、湿邪多见于长夏、燥邪多见于秋季、寒邪多见于冬季。而风为百病之长，除多见于春季之外，其他季节亦皆有之，且风邪又易与其他邪气相合而袭人，所以四季之感冒多与风邪有关。

导师认为，四季之感冒，无非风寒与风热两种，其有兼暑兼湿，兼燥者，皆属兼夹而已。风寒与风热均应祛风，而祛风必用辛散。其属风寒者，应祛风散寒，用辛温解表法，方用荆防败毒散之类。属风热者，应祛风清热，用辛凉轻解法，方用银翘散之类。

辛温解表法，是取药物的辛味与温性，以辛味发散风邪，以温性发汗以驱散寒邪，使邪从汗解。常用的辛温发汗药物如荆芥、防风、苏叶、白芷、羌活等，甚则用麻黄、桂枝。

辛凉轻解法，是取药物的辛味与凉性，以辛味发散风邪，以凉性清解热邪，使风热邪气从表而解。但天然药物中，凡辛味者多属温性，所以必用辛味与轻扬寒凉之药相配伍，且轻凉之品剂量要大于辛温，从而组成辛凉之剂。如银翘散方中，取辛温之芥穗、淡豆豉与轻扬寒凉之银花、连翘相配伍，方中芥穗用四钱，淡豆豉用五钱，而银花与连翘各用一两。这样的配伍，既有辛味，又具凉性，且质地轻扬，共奏辛味散风、凉性清热、质轻透邪之功，使风热邪气透表而解。

导师在临床中用辛温解表法治疗风寒感冒，用辛凉轻解法治疗风热感冒都能取得良好的疗效，但在实践中又有自己的独到见解。他指出，近年来随着气候的反常与饮食结构的变化，感冒患者中以风寒郁热者居多。所谓风寒郁热，是指外感风寒，内有郁热。究其病因病机，是因为患者平常嗜食肥甘，本有内热，一遇风寒外袭，则表气闭阻，里热无出路而内郁，形成表寒里热之证（俗称"寒包火"）。其临床表现为：恶寒重，发热轻，身形拘紧酸痛，头痛，咽红或痛，口渴欲饮，尿黄，舌尖红苔薄黄，脉弦数。风寒郁热之证，虽属表里同病，但其病变重心仍在表，表邪解，气机通，则郁热自散，所以导师提出治用辛平表散法。所谓辛平表散法，是指用辛温与轻凉药物相配，二者的剂量比例大体相等，使方剂既有辛味，其温性与凉性又不明显，而是温凉持平。以其辛温发表散寒，以其轻凉宣透郁热，使表寒解而里热清。在临床应用中，导师常用的辛温药物与剂量为荆芥 10g、防风 10g、白芷 10g、苏叶 10g、淡豆豉 15g；常用的轻凉药物与剂量为银花 15g、连翘 10g、竹叶 10g、薄荷 6g、黄芩 6g。这样的方剂组成，辛温与轻凉基本持平，解表散寒与宣透郁热之力均衡，临床疗效极佳，往往一剂则热退。辛平表散法四季皆可应用，即使是夏季因空调温度过低而感寒者，效果亦佳。不过，夏季暑湿内蕴者多见恶心纳呆，导师则于方中加藿香 15g，佩兰 10g，一般一二剂则热退病解。

风寒郁热证的治疗重在解表，兼以清透郁热，所以方中药物皆属辛散轻扬之品，关于这类药物的煎服法，导师指出，因其易于挥发，所以不宜久煎。其煎法是：凉水泡半小时，然后以武火烧开，继以文火煎 5 分钟即倒出；第二煎 15 分钟，第三煎 20 分钟。将 3 煎兑匀，分 4 次服。早、中、晚饭后一小时各服一次，夜间再服一次，即吴鞠通所说的"日三服，夜一服"。

临床中如见小儿舌苔白厚或黄厚者，是有食积内停，郁而化热，加焦三仙各 6g、鸡内金 10g。

辛平表散法既非辛温，又非辛凉，但既有辛温，又有轻凉，实感冒治疗之又一法。

由此可见，中药应用之疗效，全在辨证精准而灵活配伍也。

2. 治疗外感咳嗽及哮喘病发作期以宣肺为第一要义

咳嗽，是临床常见病、多发病，有外感与内伤之分。外感者，因于外邪袭肺，导致肺失宣降，上逆而咳；内伤者，因于脏腑功能失常，或虚或实，影响到肺，致肺气上逆而咳。

外感咳嗽一年四季均可发生，风、寒、暑、温、燥、热邪气袭肺皆可致咳，但尤以秋冬季节为多。导师认为，外感咳嗽的治疗关键在于祛邪宣肺。祛邪与宣肺二者相辅相成，也就是说，邪气去则肺气宣，而肺气宣亦可促使邪气去。导师临床善用麻黄以宣肺祛邪，他常强调：麻黄是治咳之第一要药。又指出，一般人多认为麻黄发汗力极强，因而视为虎狼之药，畏之而不敢用，即或用之，也用量极轻。其实，临床中麻黄用之得当，疗效极佳，用之不当，副作用亦大。所谓用之"当"与"不当"，关键在于配伍。麻黄配伍桂枝则发汗力极强，这是因为，桂枝祛风而"解肌"，麻黄散寒而"开腠理"。二者一作用于肌肉层，一作用于皮肤层。桂枝松解肌肉层，麻黄松解皮肤层，皮肤肌肉均得到松解，则汗出而风寒邪气自然随汗而解。如果去掉桂枝而以麻黄配伍杏仁，则不发汗而止咳效佳。这是因为，麻黄宣肺，杏仁降逆，二者一宣一降，使肺之宣降功能恢复正常则咳自止。如果以麻黄配伍生白术、泽泻，则利尿力强，这是因为，麻黄宣肺而通利水道，白术健脾益气以促脾运，脾运健，水道通，则小便自利。导师对麻黄配伍的分析，对临床运用具有非常重要的指导意义。

导师治疗外感咳嗽，在前人经验的基础上，又有自己的独到见解。其组方以八味药为主方，随证加减，疗效极佳。这八味药是麻黄、杏仁、黄芩、地龙、桑白皮、葶苈子、炙款冬花、炙紫菀，名之为止咳平喘八味汤。关于组方原则，导师认为，外感咳嗽多为外感风寒，肺有郁热，所以用麻黄之辛苦温以散寒宣肺，配杏仁之苦温以降逆止咳。黄芩苦寒，清肺热，降逆气，佐助麻黄、杏仁止咳。地龙咸寒，解痉化痰，止咳平喘。桑白皮、葶苈子皆为寒凉之品，清肺、下气、消痰水而止咳逆。款冬花、炙紫菀止咳化痰。这八味药互相配伍，寒温并用，方剂性质平和，各种外感咳嗽皆可使用。其中麻黄的剂量，成年人视病情轻重，一般用 6～9g，小儿减半。

麻黄、杏仁、黄芩、地龙这四味药配伍，是前人的经验方，导师特别强调其与《伤寒论》中的麻杏甘石汤既有相同之处，又有所不同。二方中麻黄、杏仁作用相同，均是用于止咳平喘，但黄芩、地龙与甘草、石膏大有不同。黄芩、地龙的作用是清肺化痰止咳，其与麻黄、杏仁相配，主要用于肺热或风寒郁热之咳喘，其止咳平喘力强，但无退热之功。而麻杏甘石汤清宣之力强，治疗重点在于肺热喘急，而不在咳嗽，且其退热力强，适用于高热喘急者。在临床中，有的医生治咳嗽用麻杏甘石汤，石膏甚至用 30 克之多，不仅效果不佳，反而有胃痛、泄泻的副作用，皆因其寒凉太过也。

关于止咳八味汤的加减运用，导师常用的药物是：

咳甚者，加柴、前胡或桑叶以宣肺，加炙枇杷叶以降气。

干咳无痰，咽干、痒者，加北沙参、麦冬以润燥生津，加白僵蚕、蝉蜕以散风止痒。

咯吐白痰者，加清半夏、白芥子以燥湿化痰。

咯吐黄痰者，加瓜蒌皮、浙贝母、鱼腥草以清化热痰，若痰黄黏不易咯出者，再加黛蛤散（包煎）。

燥咳甚而痰中带血丝者，加藕节、白茅根或阿胶。

咳嗽时间较长且伴气短乏力者，加党参、麦冬、五味子（即生脉散）。

久咳而大便干燥者，加全瓜蒌以化痰与润肠通便共施。

哮喘病的发生，虽有痰饮伏肺之夙根，但其发作每因于外感，所以其发作期的治疗与外感咳嗽完全相同。刘教授每于临床用止咳平喘八味汤加减化裁，疗效亦佳。若久病正虚、肾不纳气者，则于方中加沉香粉（冲服）、紫河车粉（冲服）。

二、心系病证

1. 治疗胸痹心痛重在宣痹通阳

胸痹、心痛，是指以心胸部憋闷如室，有压榨感，甚则胸痛彻背，喘憋不得卧为主症的病变。胸痹与心痛有轻重之分，导师认为，以胸部室闷为主而疼痛不明显者，称为胸痹；以胸痛为主甚则胸痛彻背者，称为心痛。

关于胸痹与心痛的治疗，古代多从化痰行气、宣痹通阳入手；清代以降，尤其近年来多从活血化瘀入手。导师认为，胸痹、心痛之所以出现心胸闷痛，是因心脉痹阻所致。而心脉痹阻之因，则责之于气、痰、瘀、寒、虚，即气滞、痰阻、血瘀、寒凝、正虚。气滞痰阻者，多表现为胸痹；气滞血瘀者，多表现为心痛。

寒凝是胸痹、心痛的诱发因素；正虚多见于病变日久者，或见气血两虚，或见气阴两虚，且多兼夹血瘀。

气滞痰阻所致的胸痹，临床多表现为心胸窒闷，偶有闷痛，痰多肢重，大便溏滞，纳呆食少，舌胖有齿痕苔白厚或白腻，脉弦滑。这类病人多因嗜食肥甘生冷，脾阳受损，聚湿生痰，阻滞气机而发病。导师临床常用《金匮要略·胸痹心痛短气病脉证治》篇中诸方加减治疗。药用瓜蒌皮、薤白、清半夏、枳实、厚朴、桂枝、茯苓、杏仁、炙甘草、橘皮、生姜。这些药物共组一方，实际上包括了书中瓜蒌薤白半夏汤、枳实薤白桂枝汤、茯苓杏仁甘草汤、橘枳姜汤诸方，共奏健脾益气、行气宽中、化痰泄浊、宣痹通阳之功。病变日久，一般会因痰阻气机导致血行不畅，出现心胸偶有刺痛，则于方中加川芎、红花以活血通络。若痰湿伤阳而见寒凝之象，患者出现手足不温，则于方中加荜茇以散寒通阳。

气滞血瘀所致的心痛，临床多表现为心胸刺痛或绞痛，痛掣肩背，遇冷或气恼加重，反复发作，舌紫暗或有瘀斑苔白略厚，脉弦细或涩。这类病人多因瘀血阻滞心脉而致"不通则痛"。导师常用血府逐瘀汤合丹参饮加减治疗。药用当归、川芎、桃仁、红花、赤芍、枳壳、柴胡、川牛膝、生地、炙甘草、桔梗、丹参、檀香、降香、砂仁。诸药相伍，共奏行气宣痹、活血化瘀、通脉止痛之功。若口唇紫暗，手足不温者，属寒凝之象，加桂枝、薤白、细辛以散寒通阳。

胸痹、心痛日久，正气受损，或长期使用化痰、活血之品耗伤正气，多出现虚实夹杂之象。一般多以气虚为主，或气血两虚，或气阴两虚。若气虚者，酌加补气药，或用人参，或用西洋参，或用太子参，或用党参，或用生黄芪，或用生白术。若血虚者，酌加补血药，如当归、阿胶、鹿角胶、白芍等。若阴虚者，酌加补阴药，如生地黄、熟地黄、山萸肉、石斛、天门冬、麦门冬、北沙参等。

如果病人纯属虚证，见心胸隐隐闷痛，反复发作，心悸气短，劳累后加重，体倦乏力，自汗者，是属气虚。若在气虚基础上又见面色苍白，舌淡苔薄白，脉弱结代者，是为气血两虚。若在气虚基础上又见自汗，少寐，舌红瘦少苔，脉细数或结代者，是为气阴两虚。导师治疗气虚者，多用补中益气汤；治疗气血两虚者，多用炙甘草汤；治疗气阴两虚者，多用生脉散合《温病条辨》的加减复脉汤。导师又强调，无论气虚、气血两虚，还是气阴两虚，均是因虚致瘀，以致心血瘀阻而发为胸痹、心痛，故补其虚即可祛其瘀。但其瘀血已经形成，故于补虚之中稍加活血之品，更有助于瘀血之消散，如川芎、赤芍、丹参之类。但这类证候毕竟是因虚致瘀，故活血药不可过多、过重、过燥，以免反伤正气。

导师运用上述诸法治疗胸痹、心痛效果良好，每有服西药效果不佳或放置支架后仍发心绞痛者，服中药之后大为缓解。

2. 苓桂术甘汤合五苓散加减治疗水气凌心之心悸、胸痹

心悸，是指患者自觉心中悸动，惊惕不安的病变。胸痹，是指心中窒闷，甚则胸痛彻背，喘息不得卧的病变。心悸与胸痹二者临床表现不同，但均属心系疾病，且往往同时发生，特别是胸痹患者，往往伴有心悸气短，故在临床中可以同时治疗。导致心悸与胸痹的原因较多，有虚实之分，导师刘景源教授于临床中治疗此类病证，虚证多用生脉散合复脉汤（炙甘草汤）加减；实证则视其病因、病机，辨证治疗。对水气凌心之证，每用苓桂术甘汤合五苓散加减，疗效显著。

水气凌心之证，是因心脾阳虚，水液失于温运，聚于胸中，阻滞胸阳，寒水之气凌心射肺，而发为心悸、胸痹。这类患者临床中每见：心悸，胸中窒闷，甚或疼痛，气粗或喘，手足不温，面色无华，或眼睑、下肢浮肿，舌胖嫩淡暗苔白多津或水滑，脉沉细或结代。究其病机，乃因心脾阳虚，水失温运，寒水聚于胸中，水气凌心则心悸。水饮阻滞，气滞阳郁，则胸中窒闷，甚至阻滞血行，"不通则痛"。寒水射肺，肺气上逆，则呼吸气粗或喘息。气滞阳郁不达于四肢，则手足不温。血不上荣，则面色无华。水气泛滥，则浮肿。对此类患者的辨证，导师特别强调望舌与切脉。其舌胖、苔白多津或水滑，是水饮停聚之兆，淡嫩主阳气匮乏，暗乃血行不畅之兆。脉沉细主阳虚气滞，结代则为阳气不通之象。综合分析，这类病人既有阳气不足之象，又有气滞阳郁，水聚血涩之征，是为虚实夹杂之证。治疗用苓桂术甘汤合五苓散，以温心脾之阳，化水饮之邪。此二者皆《伤寒论》之方。苓桂术甘汤由茯苓、桂枝、生白术、炙甘草组成，有温振心脾之阳，温化渗利水饮之功。五苓散由猪苓、泽泻、白术、茯苓、桂枝组成，有通阳化气利水之效。二方合用，以桂枝温阳化气，使气行则水行，且桂枝又有温通血脉之功。生白术补气健脾燥湿，茯苓健脾养心，利水渗湿，炙甘草补益心脾之气，三药相伍，补气健脾养心，燥湿利水，且以扶正，且以驱邪，攻补兼施。猪苓、泽泻利水渗湿，二药与茯苓、白术相伍，相须相使，利水之力尤强，可谓联合利尿剂也。两方合用，温振心脾阳气，温化胸中水饮，攻补兼施，使心阳振而水饮除，诸症自愈。

在临床实践中，导师又根据患者病情之不同，灵活加减。若胸阳痹阻严重，胸中窒闷喘促者，加全瓜蒌、清半夏、薤白、枳实，是为《金匮要略》中的瓜蒌薤白半夏汤与枳实薤白桂枝汤，取其宣痹通阳之功。若胸闷痰多者，加杏仁、橘皮、生姜。杏仁与茯苓、甘草相伍，是为茯苓杏仁甘草汤；橘皮、生姜与枳实相配，是为橘枳姜汤，二方均是《金匮要略》中治疗"胸痹，胸中气塞，短气"的方剂，有健脾行气化饮之功。若有胸痛者，加川芎、红花以活血通脉止痛。若气虚少气者，则加党参、红景天以补气扶正。

导师对心悸、胸痹患者采用如上治法，在临床中每获良效。2013年曾治一名56岁女性患者，西医诊为"心包积液"并伴有大量胸腔积液，予抽胸腔积液后病情不减，且胸腔积液又现，遂请中医诊治。症见：胸闷如窒，气喘不能平卧，心悸，头晕，舌胖嫩淡暗苔白多津，脉沉弦结代。初诊用上述加味之方再加《金匮要略》之葶苈大枣泻肺汤，给药七剂。每剂药煎三次，兑匀，饭后一小时温服，日服三次。一周后患者来诊，自述服第二剂药后自觉胸中有水"哗啦"一声下行，顿觉胸中畅达，窒闷感全消，连称中医"神奇"。可见只要辨证准确，以经方加减组合运用，临床疗效确实不同凡响。

3. 不寐辨治心传

不寐，以经常不能获得正常睡眠为特征，主要表现为睡眠时间短或睡眠浅而易醒。其临床表现不一，或入睡困难，反复颠倒不能入睡；或寐而早醒，醒后不能再睡；或彻夜不寐。此类病人往往因睡眠不足而精神萎靡，身形疲惫，久之则影响生活与工作，或诱发他病。不寐虽非危重病证，但治疗相当困难，往往迁延难愈。

关于睡眠的机理，《黄帝内经》有精辟的论述，其要旨可概括为：阳入于阴则寐，阳出于阴则寤。所谓"阳"，是指人体的卫阳之气；所谓"阴"，是指体内。也就是说，卫气潜藏于体内，人即进入睡眠状态。如果由于各种原因，卫气不能内潜，始终游行于周身，由于阳气的扰动，人体不能静止安卧，则不能寐。至于阳不能入于阴的原因，有因于饮食不节，痰食阻滞者；有因于情志失常，气机紊乱者；有因于气血不足，运行迟滞者；有因于阴虚火旺，心肾不交者；有虚实夹杂，阴阳错乱者。凡此种种，治疗颇为棘手。

近年来，不寐患者较多，综合临床所见，导师将其常见者归纳为两大类别，一为痰热郁阻，一为心肾不交。

痰热郁阻之不寐，多与饮食、情志有关。近年来，随着生活条件的好转，人们饮食多进肥甘之味，或多饮醇酒、浓茶、咖啡、各种饮料。天长日久，则导致脾胃内损，聚湿生痰，痰郁化热，终至痰热内扰，阳不入阴，遂成不寐之病。此类患者的诊断要点在于望舌，其舌象多呈舌体胖大淡嫩而苔淡黄厚腻。治以化痰清热，分消走泄之法，方用俞根初《通俗伤寒论》之芩连二陈汤加减。导师组方常用清半夏、茯苓、茯神、陈皮、炙甘草、枳实、竹茹、黄芩、黄连、生薏苡仁、夜交藤、合欢皮等味。方中之温胆汤有健脾化痰，分消走泄之功，使痰湿分消而出，则气机通达。黄芩清肝胆之热且燥湿，黄连清心胃之热，燥湿泻火。温胆汤与黄芩、黄连共用，使痰热得除则阳入于阴，为治本之法。方中加茯神有养心安神之功，夜交藤、合欢皮均为安神之品，为治不寐者所常用。清半夏与生薏苡仁相配即《黄帝内经》之半夏秫米汤。导师说：半夏秫米汤所治"胃不和则卧不安"之证，实则是因脾胃虚弱、聚湿生痰以致痰阻气机，阳不入阴。方中以半夏燥湿化痰，秫米健脾胃以振中气，中气振奋则痰湿自除。秫米即高粱米，因药房无此药，故用生薏苡仁代之，此说源于吴鞠通之《温病条辨》。吴氏提出以生薏苡仁代秫米，实属经验之谈，因生薏苡仁为健脾利湿之品且有从湿中泄热之功，故对痰热郁阻之不寐颇为相宜。如因情志不畅而致气郁湿阻生痰、郁热者，导师常于方中合入四逆散或逍遥散，以疏肝解郁与化痰清热并施。

心肾不交之不寐，近年来颇为多见，尤多见于中青年患者。究其原因，导师认为，多因精神压力过大，长期不能释放所致。精神长期处于紧张状态，则心阴暗耗，久则伤及肾阴，终致肾水下亏，心火上亢，形成心肾不交之证。此类患者未必均是舌红、脉细数之象，其诊断要点在于问诊。若自述精神紧张，入睡困难，醒后不能再睡，或彻夜不寐、心烦躁扰者，即可诊断。治疗用《伤寒论》之黄连阿胶汤加减。药用黄连、黄芩、白芍、阿胶、鸡子黄，加茯神、夜交藤、合欢皮等味。以黄连、黄芩清泻心火，以白芍、阿胶滋补肾水，使心火下交于肾，肾水上济于心，则心肾自交。更用鸡子黄补脾以健中州，上通于心而下达于肾，以助心肾相交。茯神、夜交藤、合欢皮养心安神。若患者有焦虑抑郁症状者，则于方中合入逍遥散以疏肝解郁，有惊惕不安症状者加天竺黄以清肝镇惊。

不寐患者往往伴有多梦，其表现为难以入寐，甫寐则多梦，甚则噩梦纷纭。其治疗则于芩连二陈汤或黄连阿胶汤中合入《金匮要略》之桂枝加龙骨牡蛎汤以燮理阴阳。

导师特别强调，不寐患者，病在心脾者用芩连二陈汤，病在心肾者用黄连阿胶汤。兼有肝郁者，合用逍遥散。只要辨证准确，一般均可获效。但切不可滥用重镇潜阳之品如磁石、珍珠母、石决明、代赭石之类，每见有用此类药物者，多无效而反重。究其原因，不寐之病多在心、脾、肾三脏，涉及于肝者，每因肝气郁结或肝郁化火，母病及子，殃及于心。论其治法，肝气郁结者应疏肝解郁，逍遥散可也。肝郁化火者应疏肝泻火，丹栀逍遥散可也。总之，二者皆应以疏、泻为法，即《黄帝内经》所谓"木郁达之""火郁发之"。而重镇潜阳之品，乃针对肝阳上亢而设，若肝郁者用之，是为不疏反镇，则愈压愈郁；若肝火者用之，是为不泻反捂，则愈捂而火愈无出路。所以治不寐而兼肝郁或肝火者，柴胡、黄芩、丹皮、栀子为所常用而重镇之品则应慎之又慎。临床曾见患者服前医之方无效，而导师在前医方中去掉重镇之品则立效，可见治不寐慎用重镇之说实为经验之谈。

4. 补气温阳，调和营卫法治疗自汗

自汗，是指由于阴阳失调，腠理不固，以致白昼汗液时时外出，动辄益甚，不能自止者。导师认为，自汗多因营卫不和，阳气匮乏，气虚不能固表，阳虚不能敛阴而致。此类患者多见白昼汗出不止，且以上半身或左、右半身汗出者居多，汗后每有畏寒乏力之感。故其治疗多从补气温阳、调和营卫入手。常用方剂如补中益气汤或玉屏风散合生脉散或桂枝加附子汤加减。

临床若见倦怠乏力，气短懒言，畏寒易感冒，时时自汗不止，汗后乏力愈甚，或劳累后自觉发热而体温不高，舌淡胖嫩苔薄白，脉弱者，是为气虚不能固表。导师每以补中益气汤为主方，补气以敛汗，方中重用生黄芪，以30～60g为宜，其有补益脾肺、固表止汗之功。导师特别强调，治疗自汗要用生黄芪，盖黄芪生用偏于走表而实卫，炙用则偏于补虚而建中。党参亦须重用，一般用30g，与生黄芪配伍则相须、相使，更增补气敛汗之功。生白术、炙甘草益气健脾，助黄芪、党参以止汗。柴胡、升麻行气机以升清阳，使清阳上升而实表。陈皮理气行滞，使黄芪、党参补而不滞。当归养血以滋汗源。临床若见倦怠乏力，气短神疲，易感冒，时时自汗不止，汗后神倦口渴，舌嫩红苔薄白而干，脉数而弱者，是为气阴两虚，导师每以玉屏风散合生脉散加减治疗。以玉屏风散补气固表止汗，以生脉散补益气阴，另酌加浮小麦、麻黄根、五倍子、生牡蛎或煅牡蛎以增强收涩止汗之功。

临床若见上半身或左、右半身自汗不止，汗出身冷，舌苔薄白，脉缓无力者，

是为营卫不和，阳气匮乏，津液外泄之候。导师每以二加龙骨牡蛎汤治之。二加龙骨牡蛎汤由桂枝汤加生龙骨、生牡蛎、炮附子、白薇组成。方中用桂枝汤调和营卫以止汗，生龙骨、生牡蛎潜阳镇摄，收敛止汗，制附子温阳以固表敛汗。桂枝汤加附子即《伤寒论》之桂枝加附子汤，以治营卫不和、阳虚不能敛阴之自汗。白薇有清虚热之功，与桂枝、附子同用，可佐制桂枝、附子之燥热，使其温而不燥，温阳而不耗散。二加龙骨牡蛎汤原方为桂枝加龙骨牡蛎汤去桂枝加附子、白薇，导师认为，方中去桂枝则无调和营卫之功，故临床中仍用桂枝。

临床中自汗患者较为多见，且病情多缠绵日久，单用一方每难奏效。遇此类患者，导师常将玉屏风散、生脉散、二加龙骨牡蛎汤合方加减运用，气、血、阴、阳同调，而以调和营卫、补气温阳为主，每获良效。

三、脾胃系病证

1. 胃痛多虚寒，治用温中法

胃痛，为临床常见病、多发病之一，包括西医学的胃、十二指肠溃疡，各种胃炎、胃痉挛等病种。按中医辨证分类，有寒、热、虚、实之分。有剧痛者，多见于实证、寒证；有绵绵而痛者，多见于虚证或虚寒证；有痛而吞酸、吐酸，喜冷者，多见于热证；有痛而嘈杂，舌红少苔者，多见于胃阴虚证。导师在多年临床实践中曾治疗大量胃痛患者，积累了丰富的临床经验，收到了良好的治疗效果。

关于胃痛的治疗，导师主张按寒、热、虚、实分类辨治。胃寒证，又分实寒与虚寒两类。实寒者，治以良附丸合芍药甘草汤加减，主要用高良姜、香附、荜茇、炒白芍、炙甘草以温中散寒，解痉止痛。虚寒者，主以黄芪建中汤。胃热者，以小陷胸加枳实汤加减。胃阴虚者，以益胃汤合一贯煎加减。食滞而致胃痛者，以越鞠保和丸加减。

导师认为，在各类胃痛证候中，以虚寒证为多见，正如张景岳在《景岳全书·心腹痛》中所说："因寒者十居八九，因热者十唯一二。"究其致病之因，多由饮食不节、贪凉饮冷所致，如长期饮凉啤酒，或贪食冰激凌，或多进冷饮等。天长日久，脾胃阳气受损，遂致中焦虚寒。寒主收引，致肌肉、筋脉收缩、牵引呈拘挛状态，故胃脘作痛。因其乃阳气不足之虚寒证，故其痛绵绵而作，喜温、喜按，得热食则减，进冷食则加重。此类患者往往见面色不华，四肢不温，舌胖淡嫩苔白略厚，脉沉弱或缓急。治疗则应温中补虚，散寒止痛。导师常用黄芪建中汤加减。方中以甘温之炙黄芪温中补虚，桂枝温阳通脉，配炙甘草则辛甘发散而助阳散寒。白芍配炙甘草酸甘化阴，柔养肌肉、筋脉而解痉止痛，因证属虚寒而白芍性凉，故每遇虚寒性疼痛须用白芍者，导师必用炒白芍，因白芍炒后作用不变，但其性由寒而变温，更符合证情。生姜、大枣温胃散寒而鼓舞胃气，健胃止痛。仲景小建中汤原方中，桂枝与白芍之用量为1:2，故导师在临床中每用桂枝10g、炒白芍20g。仲景小建中汤方中有饴糖，原为缓急补虚而设，现药房多无饴糖而代之以红糖，用之虽与仲景原意不谬，但导师认为糖入胃则生酸，易加重胃痛，故每多去之不用。另外，此类患者虽为虚寒之证，而虚与寒之比，往往寒胜于虚。而黄芪建中汤补虚之力胜于散寒，故导师在临床中往往加荜茇6g以增强散寒止痛之功。

导师还指出，凡胃痛者，无论寒、热、虚、实，多数有吞酸、吐酸之症。疼痛，每因胃酸刺激胃腑所致，制酸是治疗胃痛的必要措施。所以导师治疗胃痛时，每多辅以制酸和胃之法，药用黄连、吴茱萸、乌贼骨、浙贝母、煅瓦楞子。

2. 治疗慢性胃痛重在制酸

胃痛，是以上腹胃脘部近心窝处疼痛为主的病证，是临床常见病、多发病，男女皆有，以中老年人居多。其病有急性、慢性之分。急性发病者，多因寒邪客胃，或暴饮暴食而致；慢性发作者，则多因长期饮食不当或情志抑郁所致。导师临床曾治疗大量慢性胃痛患者，除针对病因，辨证论治外，尤其重视制酸。

导师认为，慢性胃痛或见于溃疡病，或见于各种胃炎，总是因于胃黏膜受损，胃酸刺激而引起疼痛。因此，无论寒、热、虚、实，均须在辨证用药的基础上加制酸和胃之品，以抑制胃酸，保护胃黏膜，使黏膜得以修复，方能达到痛止病愈之目的。

关于制酸药物的运用，导师常用成方左金丸、乌贝散合方加煅瓦楞子，这五味药共用，名为"五味制酸方"。左金丸一方出自《丹溪心法》，其方由黄连六两，吴茱萸一两组成，方中黄连与吴茱萸用量的比例为6:1，有清泻肝火，降逆止呕之功，主治肝火犯胃，吞酸嘈杂之胃痛。方中黄连苦寒，清热泻火，有苦降下行之功。吴茱萸辛苦大热，散寒止痛，疏肝下气，善辛散而下行。导师认为，肝在五行属木，与酸相应，凡胃病而吞酸者，必与肝有关，是因肝气犯胃，肝胃不和所致，故制酸必先疏肝。但肝胃不和未必均是肝火犯胃，肝郁胃寒者亦常见吞酸之症，故在临床应用中将原方的药物比例改变为黄连6g，吴茱萸3g，二者剂量之比为 2∶1，取其辛开苦降，疏肝降逆之功而又不致过于寒凉。若与温胃之品相伍，则胃寒之证亦可使用。如见肝郁气滞，胁肋胀痛，胃胀痞满者，导师又常于方中加柴胡，以增强疏肝理气之功。

乌贝散为临床制酸所常用，其方由乌贼骨与浙贝母二味药组成。乌贼骨又名海螵蛸，咸涩微温，有制酸止痛之功。另外，乌贼骨又有敛疮之功，研末外敷可治疗溃疡多脓者。因此，导师认为用乌贼骨治疗胃痛，不仅可以制酸，且有保护胃黏膜，促进其愈合的作用，一物而二用之，价廉而效优，但用量宜稍大，一般以 15g 为宜。乌贝散中的贝母，导师主张用浙贝母，其味苦性寒。《本经逢原》记载："浙产者，治疝瘕、喉痹、乳难、金疮、风痉，一切痈疡。"由此可见，浙贝母与乌贼骨配伍，一方面可以制酸，一方面可以保护胃黏膜，促进其愈合。浙贝母价格大大低于川贝母，符合价廉效优的原则，但因其颗粒大而实，不易煎煮，故导师主张用量宜大，以 15g 为佳，且应打碎入煎。

瓦楞子味咸、性平，煅用有制酸、止痛之功。

五味制酸方中，药仅五味，但将中药里有制酸作用之品大部分收入其中，其共同配伍，不仅可以制酸，且有保护、修复胃黏膜之功。方中药物有寒有温，互相配伍后基本属于平性，故寒证、热证均可在辨证论治的基础上配伍使用。经长期临床观察，其制酸效果不亚于西药奥美拉唑（洛赛克），且无毒副作用。

3. 胃痞与结胸证治不同

痞，其名称首见于《黄帝内经》，在《伤寒论》一书中，又称"心下痞"。该书中的"心下"部位不是指心，而是指位于心下的胃脘部，因此后世又称"脘痞"。痞证，是指胃脘部胀满，堵塞不通，按之柔软不痛为主要临床特征的病证，多因气机滞塞而致。

结胸，其名称首见于《伤寒论》，是以胸膈、脘、腹疼痛硬满而拒按为主要临床特征的病证，是因邪气与有形之痰、水聚结于胸膈所致。

痞证与结胸之病变部位均在胃脘部，临床均可见于各种胃炎（浅表性胃炎、萎缩性胃炎等）、消化道溃疡（胃溃疡、十二指肠溃疡、口腔溃疡等），均属常见病、多发病。病种虽同，但因痞证与结胸二者证候与病机不同，其治法亦异。简而言之，二者虽然都有胃脘胀满的感觉，但有痛与不痛之分，只胀满而不痛者为痞证；胀而又痛者，则为结胸。究其病机，痞证多属气机滞塞，并无有形之邪；结胸则属邪气与有形之痰、水互结于胸脘。论其治疗，二者均应以辛开苦降为法，

279

但痞证以通调气机为法，气行则痞开病除；结胸则应行气与祛痰、行水并施。

在临床实践中，导师治疗痞证与结胸多用《伤寒论》中的方剂加减化裁，疗效显著。

痞证，以胃脘部胀满，堵塞不通为主症，无痛感，其胀满之因，或因于气滞，或因于气虚。

痞证之因于气滞者，多发于食后，饱胀难忍，呃逆频作，矢气难下，舌苔多偏白厚。在《伤寒论》中，有热痞、寒痞、寒热错杂痞之分。热痞，治用大黄黄连泻心汤，方由大黄、黄连二味组成；寒痞，治用附子泻心汤，方由大黄、黄连、黄芩、附子组成；寒热错杂痞，治用半夏泻心汤、生姜泻心汤、甘草泻心汤诸方。半夏泻心汤由半夏、黄连、黄芩、炙甘草、干姜、大枣、人参组成，生姜泻心汤由半夏泻心汤加生姜组成，甘草泻心汤由半夏泻心汤加大炙甘草用量组成。据临床观察，近年来痞证患者以寒热错杂者为多见，故导师常以半夏泻心汤加减化裁治疗。

痞证之因于气虚者，多发于空腹时，时轻时重，舌质多淡嫩而苔不厚。导师多用《伤寒论》之厚姜半甘参汤治疗，其方由厚朴、生姜、半夏、炙甘草、人参组成。导师特别强调，本方以生姜、半夏之辛与厚朴之苦相伍，辛开苦降，开痞散结。但方中既有下气、破气之厚朴，又有补气之人参（临床也可用党参），通补并用，行气除满。但厚朴与人参之用量大有讲究：舌苔厚，胀满以食后为重者，重用厚朴（10～15g），重在行气消胀；舌苔不厚，胀满以空腹时为重者，重用党参（20～30g），以补气除满。

结胸，以脘腹疼痛硬满为主症。其满痛之作，是因邪气与有形之痰、水结于胸脘所致，其治疗应行气与祛除痰水并施。《伤寒论》中有小陷胸汤一方，由半夏、黄连、瓜蒌组成，辛开苦降，燥湿化痰行水，但行气之力稍显不足，故吴鞠通在《温病条辨》中制小陷胸加枳实汤，加入一味枳实，使下气除满之力大增，气行痰除，结胸自解。关于方中药物，导师认为均以常用量为宜，半夏宜选清半夏，常用9g；黄连以6g为宜；瓜蒌不宜用仁，常选瓜蒌皮15g；至于枳实，或用生，或用炒，视患者病情与体质而定，体虚偏寒者宜用炒枳实15g。

4.慢性泄泻治在脾肾兼及于肝

泄泻，是以排便次数增多，粪便稀、溏或完谷不化，甚至排泄物呈水样为特点的病变。在临床中，泄泻有急性与慢性之分，急性者，多因外感或饮食不节、不洁而发，病程短而易治。慢性者，病情较为复杂，或责之于脾，或责之于肾，而兼及于肝，甚或表现为脾、肾与肝同病，病程长而缠绵难愈，多见于西医学的慢性肠炎、肠易激综合征等。

导师认为，慢性泄泻多因泄泻日久损伤脾气，进而损伤脾阳，脾阳失其温化，水液不行，下注于肠而致长期泄泻不止。日久伤肾，以致脾肾阳虚，火不暖土，则水液下迫，大肠传道失司，以致迁延难愈。若久泄而兼腹痛者，则为土虚木乘，肝气乘脾。因此，慢性泄泻的治疗重在健脾温肾，兼顾疏肝、柔肝。

脾虚之泄泻，有气虚与阳虚之分，气虚者常见大便溏泄，旷日持久，纳食减少，油腻稍多则泄泻次数频多，神疲倦怠，面色不华，舌淡苔白厚，脉弱右关尤甚。导师常用参苓白术散加减治疗。方中党参、炒山药、莲子肉、炙甘草补益脾气，炒白术补气健脾燥湿，茯苓、薏苡仁健脾利湿，白扁豆化湿和中，陈皮、砂仁辛温芳香，行气燥湿，振奋脾胃功能，桔梗升清气以助止泻。此方温而不燥，补而不腻，补气健脾以祛水湿，长期服用往往效果良好。导师特别强调，方中之白术与山药用炒者止泻之力更强。若又见下腹冷痛，进冷食或受凉则腹痛者，是为脾阳不足，寒湿凝聚，可于参苓白术散中加干姜以温振脾阳。干姜与方中之党参、白术、炙甘草相合，即为《伤寒论》中之理中汤，实际上是参苓白术散与理中汤合方。若腹痛而兼胃痛者，加毕茇，以增温中散寒之力。若舌苔白厚腻者，是寒湿不化之象，导师常于方中加苍术、厚朴以温化寒湿。

脾阳虚损日久，后天不能温养先天，则必导致肾阳不足，命门火衰。火不暖土，则脾阳更虚，势成恶性循环。临床多见黎明前脐腹冷痛，肠鸣泄泻，腹部喜暖，舌淡嫩苔白厚，脉沉而无力。这种类型前人称之为"五更泻""黎明泻"，多用四神丸治疗。方中以补骨脂温肾助阳，肉豆蔻、吴茱萸温中散寒，五味子酸敛固摄止泻。但导师认为，肾阳虚者脾阳必不足，往往呈脾肾阳虚共见之象，故单用四神丸效果并不理想，必须脾肾同治，以参苓白术散、理中汤、四神丸三方合用方能取效。导师又常于方中加企边桂以补火暖土，加小茴香、乌药以理气散寒，加葛根以升阳止泻。若脾肾阳虚，长期泄泻不止，甚或便中带血者，导师每于方中加伏龙肝以温脾止泻，涩肠止血，而且特别强调，伏龙肝药性平缓，少用无济于事，必用至200～300g方能收效。伏龙肝是灶心黄土，不能与其他药物同煎，必须单煎一小时，然后澄清取水，再以此水煎其他药物。

若泄泻而兼下腹窜痛，痛则泻，泻后痛止者，是肝气乘脾也，导师每于方中加入痛泻要方，其方由白芍、防风、白术、陈皮组成，方中白芍柔肝缓急，与炙甘草相配则为《伤寒论》之芍药甘草汤，缓急止痛之效颇佳。防风辛散疏肝，升清止泻，白芍与防风共用，柔肝与疏肝并施，为治痛泻所常用。至于方中之白术与陈皮，已含于参苓白术散中矣。由此看来，治疗慢性泄泻之方，虽然有参苓白术散、理中汤、四神丸、痛泻要方等诸方，但合而用之，方中药物多有重叠，故方名虽有四，但药物并不甚多。导师常说，治今病而用古方，未必一方对一证，在病情复杂的情况下，可以对古方拆分组合，综合运用，是师其法而不泥其方也。

5. 气虚便秘重用生白术

便秘，是指大便留滞肠道，排出障碍的病变。其表现形式多种多样：有大便干燥，数日不下者；有大便并不干燥，但数日不下者；有初头硬而后黏滞，排出费力，排出后便意仍不尽者。究其病因，有寒、热、虚、实之分。

因于寒者，多由嗜食生冷，损伤脾阳，寒积肠道不下所致，导师治用温阳散寒之法。以张景岳之济川煎为基本方，药用当归、川牛膝、肉苁蓉、泽泻、升麻、枳壳，寒甚者加企边桂、干姜、川椒，佐以厚朴等味。

因于热者，多因嗜食辛辣，或五志化火，热积肠道，损伤津液所致，治用泄热滋阴法。以《温病条辨》之增液承气汤加减，药用大黄、芒硝、炙甘草、生地、玄参、麦冬等味。

实证有实热与实寒之分，但因便秘系慢性疾病，故往往虚实夹杂，或实寒而兼阳虚，或实热而兼津亏，故其治或用济川煎加减，或用增液承气汤加减。另外，实证之便秘亦有因饮食积滞结聚胃肠而致大便不通者，治用消食导滞法，以越鞠保和丸加减。

虚证或因津亏肠燥而呈阴虚便秘，或因气虚失运而呈气虚便秘。阴虚便秘，治用滋阴润肠法，以《温病条辨》之益胃汤合增液汤加减，药用玉竹、生地、麦冬、北沙参、玄参，加石斛、枳实等味。气虚便秘，尤为近年来临床所常见，导师对治疗此类便秘颇有独特见解。

气虚便秘，是因中气不足，失于推动，而致肠蠕动无力甚或停止，宿食大便不能排出肠道而成便秘之证。这类便秘表现形式多样，或表现为排便无力，大便数日不下，但排出后不干亦不稀；或大便溏而黏滞，数日不下，排出费力，有排不净之感；或大便初硬后溏，黏滞难下，等等。究其原因，多因长期嗜酒，损伤脾胃阳气，以致脾不健运，湿浊下注大肠，与水谷糟粕相混而黏滞于大肠；或因久坐少动，以致肠道失于蠕动，无力推动大便下行，故大便数日不下，但排出后不干亦不稀。以上情况虽均属气虚之证，但治法略有不同。大便黏滞或初硬后溏者，属脾虚湿困，湿浊阻滞大肠，清阳不升，浊阴不降，治用健脾祛湿，升清降浊法，以李东垣之升阳益胃汤加减，药用党参、生黄芪、生白术、茯苓、清半夏、陈皮、炙甘草、泽泻、黄连、白芍、羌活、独活、柴胡、防风等味。大便数日不下但不干亦不稀者，纯属气虚推动无力，治用补气升阳法，以李东垣之补中益气汤加减，药用生黄芪、党参、生白术、陈皮、柴胡、升麻、当归、炙甘草等。

据导师多年临床观察，近年来由于饮食过于精细，粗纤维摄入过少，或饮酒过多，兼之静而少动，导致肠蠕动无力，所以便秘之病以气虚者为多见，约占临床总数 80% 以上，竟有经治数年而不愈者。导师治疗气虚便秘之证，在辨证论治的基础上，或用升阳益胃汤加减，或用补中益气汤，但又有自己独特的用药经验参入其中。导师强调，白术是治气虚便秘的要药，因白术为补气燥湿药，既补益中气，又有燥湿健脾之功。根据多年临床观察，其促进肠蠕动之功尤强。但白术有生用与炒用（麸炒或土炒）之分，生用有治疗便秘之功，而炒用则止泻之效甚佳，故治疗气虚便秘必用生白术。生白术通便用量宜大，用于成年人，以 60g 为起点，可逐渐加至 80～100g，少用则无效。另外，在用生白术补气促进肠蠕动的同时，应加厚朴、枳实、大腹皮、瓜蒌皮四味为辅助。厚朴、枳实、大腹皮降气而助生白术推动大便下行；瓜蒌皮宽中行气，宣肺气以通大肠，有提壶揭盖之功。因气机的升与降互为因果，相互为用，若只用降气之品，则只降无升，反而沉降无力。必配以升提之品，方能使升降相因，促其腑气下行，故方中还必用生黄芪、柴胡、升麻以升清降浊。

导师多年来用生白术治疗便秘每获奇效，有被西医院诊为"肠梗阻"拟行手术治疗而放弃手术者，有在西医院住院治疗数月不见效而欲跳楼轻生者，用中药治疗后均获痊愈。

6. 肥胖辨治重在脾运与痰湿

肥胖，是指体内膏脂蓄积过多，体重异常增加的病证。有少数患者除肥胖外无其他不适，但多数患者每伴有乏力怠惰，或少气懒言，或头晕气喘等。

形成肥胖的原因较多，或因于先天禀赋，或因于年老体弱运化不及；或因于饮食不节，或因于缺乏运动等。近年来肥胖的发病率有上升趋势，且青年人患肥胖者日增。其原因虽多，但主要责之于脾运失职与痰湿停聚。近年来，由于饮食结构的改变，青年人多喜煎炸油腻食品，又嗜冷饮，导致脾气受损，运化失权，痰湿内聚，加之出门坐车，回家坐玩电脑，极少运动，日积月累，遂致体重渐增，终致肥胖。

导师认为，人以五谷为养。中医学所说的"五谷"，是各种食物的统称，包括粮食、蔬菜、水果、肉、蛋、奶等。人体摄入饮食物要均衡、有度，所谓均衡，是指各种食品要相互搭配，不可过偏。所谓有度，是指进食要有常量，不可过少或过多，少则营养不足，多则停滞为患。近年来，人们摄入高能量的食品过多，尤其肉、奶类食物比例大增，必然加重脾胃的负担，使其消磨、运化功能障碍，遂形成恶性循环——食入越多，则脾胃越滞，脾胃越滞，则运化越差而食更不化。尤其长期饮冷，更伤脾胃。脾不健运，水谷不化，蓄积日久则为垃圾，即痰湿之邪也。这类患者每见舌苔白腻，是为痰湿内停之确征。痰湿聚积，则气血壅滞，清阳不升，浊阴不降，痹阻于中，每先见腹部隆起，进而周身肥胖。

既然肥胖之因在于脾运与痰湿，所以其治疗必然从健脾益气，化痰祛湿入手，导师多采用分消走泄法。临床中选用辛温发散、燥湿化痰、芳香化浊、利尿渗湿之品组方，以使痰湿之邪分道而消。辛温发散，可使湿邪达表，从汗而驱；燥湿化痰，芳香化浊，可使痰湿消弭于中；淡渗利湿，可使湿浊从小便而出。方剂的选用，导师每以三仁汤合温胆汤加减。三仁汤由杏仁、白蔻仁、生薏苡仁、厚朴、半夏、通草、滑石、竹叶组成；温胆汤由茯苓、半夏、陈皮、炙甘草、枳实、竹茹组成。两方合用，以杏仁、竹叶宣肺气以通调水道。白蔻仁、厚朴、半夏、陈皮、枳实、竹茹辛开苦降，燥湿化痰，疏通中焦气机。茯苓、生薏苡仁健脾利湿，滑石、通草渗利下焦。诸药合用，共奏分消走泄、通利三焦之功，使痰湿除则脾运复，肥胖可减。因方中之竹叶、滑石性凉，在临床中要视患者舌象而决定弃取，若舌苔白腻则不用，若舌苔黄腻者则用。导师在临床时每于方中加麻黄、防风、佩兰、荷叶、苍术、生白术、泽泻等味。麻黄、防风辛温发散，可使湿邪从表而驱。防风、佩兰、荷叶芳香化浊，醒脾促运，于减肥颇有功效。苍术发表而燥脾湿，生白术燥湿健脾，皆为治中焦脾湿之要药。泽泻利水渗湿，与生薏苡仁相配，更增渗利之功。此方祛邪而不伤正，可长期服用。治疗肥胖，除坚持服药外，还要嘱患者节食，饮食以清淡为主，同时还须坚持运动，每天早晚运动，以微有汗出为宜。

导师用上述方法治疗肥胖疗效颇佳。2013年夏季，有从美国留学归来度假之青年女性，身高 180cm，体重 130kg，因长年吃高脂食品且大量进食冷饮而体重日增，行动笨拙，气短乏力，动辄气喘。经上法治疗一个月后体重减 15kg，心情大悦，嘱其回美国后继续服用。后来电话称体重已减 30kg，自觉身轻体健，精力充沛。

导师还特别强调，肥胖非一日形成，故治疗不可急于求成，须有耐心，坚持服药，一般要在 1～3 个月方能显效。千万不可用泻下之品以求一逞，因为泻下之品既苦且寒，损伤脾阳，短期内虽可通过泻下而减轻体重，但停药即反弹，且脾阳之伤殊难恢复，故不仅达不到减肥目的，反而变证丛生，甚至有因而致死者，其教训不可不引以为戒。

四、肝胆系病证

1. 治疗头痛重在风与血

头痛，是临床常见病、多发病，可单独出现，亦可见于各种疾病的过程中。在临床上，以头痛为主症的病变以外感为多见，内伤病中因情志失调所引起者居多。导师治疗头痛，无论外感、内伤，均强调散风与养血、活血。导师认为，外感头痛多以风邪为主，风邪入络则络脉失和，气血逆乱，不通则痛，故治以散风为主。内伤头痛，多因气血不足，或运行不畅所致，故治以养血、活血，畅通血脉，使血行畅达，则头痛自止。

凡久病头痛，多伤及络脉，使络脉不畅以致不通则痛，导师每用散风、养血、活血之法为治，多能获效。究其原理，导师认为凡祛风之品，多为辛温之药。辛能散、能行。散者，散其风邪；行者，行气、行血也。风邪去，气血行，则经络通，通则不痛，故头痛可止。关于头痛治血的原因，导师认为，血虚不能荣络，则络脉拘挛而血行不畅，故痛；血瘀运行不畅，则络脉不通，故痛。前人有"不荣则痛"与"不通则痛"之说，究其根本，皆因血行不畅所致，故养血、活血是治痛之根本。治疗头痛以祛风药与血分药二者互相促进，相得益彰，即前人所说"治风先治血，血行风自灭"之谓也。

导师治头痛病的主方由防风、荆芥穗、羌活、柴胡、白芷、藁本、细辛、当归、川芎、白芍、炙甘草、地龙组成。

关于方中用诸多散风之品的原因，导师认为，"风为百病之长"，故外感头痛应以散风为先。即使风邪夹湿、夹寒，亦应以祛风药为主。因为"风药能胜湿"，祛风即可除湿。而祛风药皆属辛温之品，祛风亦可散寒。故无论风、寒、湿邪，均以祛风治之。"头为诸阳之会"，故导师用药多将各经络之引经药取舍运用，使其共奏祛诸经之邪，通络止痛之效。方中防风、荆芥穗为祛风之要药，通行诸经，又主入太阴经；羌活祛风散寒除湿，主入太阳经；柴胡苦辛平，行气发散，主入少阳经；白芷散风寒，祛湿邪，芳香走窜，主入阳明经；藁本散风寒，除湿，主入厥阴经；细辛散寒止痛，主入少阴经。如此用药，互相配伍，可使药性通达六经，共奏祛风散寒除湿、通络止痛之功。"久病入络"，"不通则痛"，凡头痛日久者，必与血虚与瘀滞相关。方中当归辛甘温，养血活血，为血中气药。川芎辛温，活血散瘀，通络止痛，为气中血药。二药相伍，共奏养血活血、通络止痛之功。白芍酸甘寒，养血滋阴，柔肝舒筋，与炙甘草配伍则酸甘化阴，有柔筋止痛之功。地龙咸寒，活血通脉，络脉通则痛自止。头痛与风、血相关，肝主风而藏血，故将头痛归于肝系病变。

导师常以上述诸药配伍治疗新、久头痛病证，又常视不同病情加减化裁：若头痛兼眩晕呕吐者，加吴茱萸以暖肝散寒下气。若头痛而兼痰饮内停眩晕者，合半夏白术天麻汤加减。若因外伤脑震荡而致头痛眩晕，健忘，甚至神志不清者，则以上药与血府逐瘀汤、温胆汤合方加减。如此加减运用多获良效，有病至数十年不愈，多方求治不效者，服十数剂即可告愈。

2. 眩晕从脾与肝辨治

眩，是指眼冒金花或眼前发黑；晕，是指头晕，感觉自身或景物旋转。二者常同时发生，故统称眩晕，即自感旋转运动之意。病情轻者，闭目即止，重者如坐舟船，旋转不定，不能站立，或伴恶心、呕吐甚至晕倒等症状。在临床中常见于西医学的高血压病、脑动脉硬化、椎－基底动脉供血不足、颈动脉狭窄、斑块形成等病变。

导师认为，高血压病、动脉供血不足引起的眩晕，多因为痰浊中阻，肝阳上亢而致。其痰浊之生，多因过食肥甘，加之缺乏运动，以致脾不健运，聚湿生痰。痰浊停蓄日久，必阻滞气机，以致肝失疏泄而郁滞，肝郁日久，阳郁不伸，必郁极而张，以致上亢。肝阳鼓动痰湿上蒙清窍，则清窍为之壅塞，浊气上壅，气血不能上荣，故发为眩晕。轻者自觉头脑不清，视物晃动，重者头胀如裹，后脑发沉，如坐舟车，甚至站立不稳，恶心呕吐。视其舌，多呈白厚或白腻苔。按其脉，多见弦滑有力之象。

因其证乃肝阳夹痰上扰，以致清气不升，气血不荣而发为眩晕，故导师强调，此类证候治疗要从脾与肝入手。治脾者，健脾化痰以泄浊升清；治肝者，平肝降逆以潜阳定眩。方用半夏白术天麻汤合自拟平肝降逆方加减。常用药物有茯苓、清半夏、陈皮、炙甘草、枳实、竹茹、生白术、天麻、钩藤、川牛膝、益母草、决明子、茺蔚子等。方中以茯苓、生白术、炙甘草健脾益气，脾气健则痰湿化；清半夏、陈皮燥湿化痰，降逆止呕；竹茹化痰通络止呕；枳实降气消痰。诸药配伍，旨在健脾化痰，行气宣阳，去壅郁以展气机。天麻、钩藤互伍平肝阳之亢而定眩晕，导师常用川牛膝与益母草相配，称其为对药。川牛膝有引亢逆之肝阳下行之功。益母草有活血利尿之效，与川牛膝相配，药效互补，使痰湿下行而逆气下降，眩晕可止。决明子与茺蔚子亦为对药，二者皆属籽实类药物，有下行作用，决明子平肝，茺蔚子利水，二者相伍，引亢逆之肝阳下行而定眩止晕。

导师尝言，近年来高血压病、动脉供血不足等病变导致的眩晕日渐增多，究其原因，多与饮食肥甘生冷有关。由于人们进食肥甘生冷渐多，日久则伤脾而生痰湿，故治从脾运与痰湿入手是所必然。然临床以健脾祛痰治疗眩晕效果并不理想，盖因忽略了肝阳上亢之治。痰湿郁阻，气机不畅，郁久则物极而反，郁气上冲，肝阳上亢，则眩晕作矣，故平肝潜阳之品亦必不可少。就标本而言，脾湿生痰为本，肝阳上亢为标。就治疗而论，当标本兼顾而以健脾祛痰为主。导师特别强调，平肝潜阳之品应当平允柔和，不可过于潜镇，如石决明、磁石之类不可贸然轻用，防其寒凉潜镇太过而伤脾阳，抑气机，以致清阳不升、浊阴不降而眩晕更甚。

3. 内耳眩晕症治用分消走泄法

眩晕，是临床常见病，古籍中论述颇多，有从痰饮立论者，有从肝阳立论者，有从虚立论者。虚证，又有肾虚与脾虚之别。各家之说均有临床依据，只要辨证准确，疗效均颇佳。

关于眩晕的证治，导师主要分为虚实两类。虚证，多以脾气不升，气血不能上荣为主，每见于低血压、椎-基底动脉供血不足、颈动脉供血不足、贫血等病变。实证，多与痰、饮、瘀有关，每见于高血压病、内耳眩晕症、脑外伤等病变。导师对治疗内耳眩晕症尤为擅长。

内耳眩晕症引起的眩晕，每多发病急骤，病势较剧，甚者自觉天旋地转，恐惧莫名，呕吐剧烈，甚至吐出胆汁。此类患者，多见舌苔白厚腻，脉弦滑。导师认为，其病因为痰湿内蕴，病机为痰湿遏阻清阳，致阳气不升，浊气上犯，清浊颠倒，阴阳淆乱，故旋转运动不止。导师治疗用分消走泄法，使痰湿秽浊之气分道而消，则清阳得复其位，眩晕自止。处方多用半夏白术天麻汤、泽泻汤加减，药用茯苓、生白术、炙甘草、泽泻、半夏、陈皮、枳实、竹茹、天麻、钩藤。方中茯苓健脾利湿，生白术健脾燥湿，炙甘草健脾益气，三药之作用主要是健脾，使脾气健则痰湿祛而清气升。泽泻利尿祛湿，与茯苓、白术配伍则健脾与祛湿并举，导师称之为"联合利尿剂"。清半夏燥湿化痰，降逆止呕以定眩。竹茹清胆，佐清半夏以化痰。天麻、钩藤平肝息风定眩。诸药合用，共奏健脾祛湿、化痰降浊、分消走泄之功，痰湿去则清阳升，眩晕自止。

若眩晕而见舌苔白厚腻而水滑者，导师认为是痰浊夹水气上犯，除化痰祛湿外，每于原方中加猪苓、桂枝，与原方中的茯苓、生白术、泽泻配伍，即五苓散，有化气行水、降浊升清之功。另外，导师还强调，方中白术与泽泻相配，即《金匮要略》中的泽泻汤，其原文说："心下有支饮，其人苦眩冒，泽泻汤主之。"其方虽小，但有健脾利水之功，水湿下行则清阳上升，故有治疗眩冒之功。泽泻味苦微寒，药性平和，故用量宜稍大，以突出其利水之功，一般用 10～15g 为宜。若眩晕反复发作日久，舌质暗者，导师认为是久病入络，因痰湿阻滞气机日久而致血行不畅，每于原方中加川牛膝、益母草。川牛膝行气血，降浊气，引浊气下行；益母草活血利水。二药配伍，宣通气血，利水降浊，使定眩止晕作用更强。

总之，内耳眩晕症中属痰湿内蕴证者，通过分消走泄，化痰祛湿，降浊升清法治疗之后，大多取效甚速，一般一周之内即可临床治愈。

4. 郁证之治重在肝、心与气、痰

郁证，是以情志抑郁，胸闷胁胀，情绪不宁，郁闷懒言，不欲见人，或烦躁多言为主要临床表现的病变。常见于青年人，西医学多诊为抑郁症、焦虑症，近年来发病率有日渐增多的趋势。

导师认为，郁证的发病与情志因素最为密切，多因情志不遂，郁闷日久而伤肝，以致肝郁不疏，进而母病及子，波及于心，或为心火内扰，或为心气、心阴不足，故以脏腑辨证而言，可定位于肝与心。气郁不宣，则津液不布，聚而生痰，痰气阻滞，则诸证丛生，故以气血津液辨证而言，则多责之于气与痰。

近年来，青年人中独生子女居多，生活条件优越，长辈呵护备至，多以自我

为中心，适应能力较差，不善处理人际关系。一旦稍遇挫折，则情志不遂，郁闷伤肝，以致肝气不疏，甚则郁而化火，上扰于心，或扰乱心神，或耗伤心气，或耗损心阴，终致肝心同病。气郁则津液聚而生痰，痰气互阻，虚实夹杂，殊难治愈。

导师临床治疗郁证，常以逍遥散为主方，疏肝解郁以治其本，再根据临床所见，或合温胆汤，或合四七汤，或合黄连阿胶汤，或合甘麦大枣汤，或合百合地黄汤，或合生脉散，合方加减每能获效。

郁证的主症是郁，每见情志抑郁，胸闷胁胀，甚或攻窜作痛，女性则见乳房胀痛，郁闷懒言，不欲见人，甚至有自杀倾向，纳差食少，舌苔薄白或白厚，脉沉弦。这类患者以肝郁气结为主，进而导致木郁土壅，脾不健运而痰湿内生。治用逍遥散为主方，方中柴胡、薄荷疏肝理气，白芍、当归养血柔肝，疏肝与柔肝并施，促其郁滞解而肝气平。茯苓、生白术、炙甘草健脾益气，振中阳以除生痰之源。生姜和胃化痰。若肝郁化火而见焦躁与抑郁交替出现者，则加丹皮、生栀子以清泻肝火，是为丹栀逍遥散。若口干舌燥有化火伤阴之象者，则再加生地，以清热养阴，逍遥散加生地是为黑逍遥散。若女性而见乳房胀痛者，是为气血郁滞之象，则于方中加路路通、皂角刺、王不留行、漏芦、露蜂房、川芎以增行气活血之力。若有乳腺增生者，则再加浙贝母、夏枯草以化痰软坚散结。若舌苔白厚，纳差食少者，是为气郁生痰，则合入温胆汤以健脾燥湿化痰。若有梅核气症状者，则合入四七汤以解其痰气之郁结。

若肝郁化火，上扰心神而长期不寐者，是因肝火扰心以致心肾不交，则以逍遥散合黄连阿胶汤，其方中以黄芩、黄连清泻心肝之火，以白芍、阿胶养血益阴以滋肾柔肝，鸡子黄补脾以交通心肾。若又见心悸不宁者，加龟板、茯神以镇心安神。若肝火扰心而暗耗心气，见心绪不宁、心悸气短者，则合入甘麦大枣汤以益心气。若肝火扰心而暗耗心阴，见心悸口干者，则合入百合地黄汤以益心阴。若气阴两伤，见心悸、气短、口干舌燥、舌红少苔者，则合入生脉散以补益气阴。

郁证患者往往病程长而缠绵难愈，故治疗须有耐心，只要辨证准确，应当守方不移，方能见效。这类患者因病变长期不解，气血壅滞不通，往往面色晦暗，或生黄褐斑，导师常于方中选加玫瑰花、代代花、白梅花、白菊花、合欢花之类芳香之品以行气活血，祛斑养颜，每见功效。

五、肾系病证

1.癃闭从补气与宣肺论治

癃闭多属肾与膀胱病变，是以小便量少，排尿困难，甚则小便闭塞不通为主症的一种病证。其中小便不畅，点滴而出，尿量短少，病势缓者称为"癃"；小便闭塞不通，点滴皆无，病势急者称为"闭"。二者统称为癃闭。

关于癃闭的辨证，教科书中一般分为膀胱湿热、肺热壅盛、肝郁气滞、浊瘀阻塞、脾气不升、肾阳衰惫等类型。在跟师临床过程中，导师治疗癃闭多从肺脾两脏入手。导师认为，肺为水之上源，脾主运化水湿。水液代谢，首先由脾之运化上输于肺，即《素问·经脉别论》所说："饮入于胃，游溢精气，上输于脾，脾气散精，上归于肺，通调水道，下输膀胱，水精四布，五经并行。"由此可见，尿液之生成，小便之排泄，虽由膀胱而出，但其中、上焦之源则在脾与肺两脏。所以导师于临床中治疗癃闭之证多从肺、脾论治。肺为水之上源，肺气宣则水道通。因此，治肺之法主要是宣降肺气以通调水道，上源开则下窍通，即通常所说的提壶揭盖法。脾为后天之本，主水液之运化，其运化之路是上行以升清，即"脾气散精，上归于肺"。脾气健则清气升，清气升则水上行于肺。因此，治脾之法主要是补气健脾以升清。

导师的常用方剂是三拗汤合补中益气汤加减。其药物与剂量是：生黄芪30g，党参30g，生白术30g，茯苓30g，陈皮10g，柴胡15g，升麻6g，当归10g，生麻黄6g，杏仁10g，炙甘草10g。方中以生黄芪、党参、生白术补益脾肺之气，使气行则水行。导师特别强调，这三味药的剂量一定要大，不能少于30g，否则补气之力不足，则水液不行，反而壅滞不通，根据患者病情，生黄芪有时可用至60g。生白术、茯苓二味健脾祛湿，以促水液下行。导师特别强调，在北京市处方中写"白术"则药房付炒白术，必注明"生白术"方可，因为炒白术功在补气健脾止泻，而生白术才具祛湿之功，若用炒白术则疗效大减。陈皮理气行滞，使补中有通。柴胡、升麻均为升提之品，配生黄芪则升提之力更增，可使脾气升而水上行，肺气升而水道通。当归养血以行血中之气，与陈皮相伍，则使气血畅而利于水道之通。麻黄走表以宣肺，杏仁苦降以肃肺，二者互伍，宣降互促，升降相因，使肺气宣降则水道通调，是为提壶揭盖法。补中益气汤重点治脾，三拗汤重点治肺，然脾为肺之母，培土则可以生金，宣肺气亦可以促脾运，二方合用可谓相得益彰。临床中若见舌苔白厚者，是湿浊重之象，导师每于方中加清半夏、白芥子以燥湿行气。若舌苔水滑者，则于方中合入五苓散以化气行水，促其气化以通利水道。

在 2013 年 5 月一个月时间内，导师连续治疗 5 例（男 3 例，女 2 例，年龄为 50 ～ 89 岁）癃闭患者，都是经西医治疗无效、插导尿管以维持排尿者。其插导尿管时间长者为 1 年余，短者 1 个月余。经上法治疗后均拔掉导尿管，恢复自主排尿。疗程最短者 1 周（服药 7 剂），最长者 3 周（服药 21 剂）。

对这 5 例癃闭患者的治疗，导师总结为：癃闭病因虽多，但最多见者是肺气失宣，脾气不升之证，因此取启上闸之法则下流自畅。其诊断要点在于：身形倦怠，面色无华，舌淡嫩苔白厚，脉沉弦或沉滑无力等肺气失宣，脾气不升之症状。

2. 慢性前列腺疾病从气治

前列腺疾病是临床常见、多发的男性疾病，一般分为急性前列腺炎、慢性前列腺炎、前列腺肥大、前列腺增生等类型，属中医淋病、癃闭范畴。此类疾病初起多为急性发作，迁延日久则转为慢性前列腺炎，而慢性前列腺炎又往往容易急性发作。老年患者往往表现为前列腺肥大、增生，因其病变部位在前列腺，药物难以达于病所，故西药抗炎疗法一般效果不佳，而中药治疗效果良好。导师治疗此类病变多从治气入手，即以补气为主，辅以行气、利尿、清利之品，疗效显著。

急性前列腺炎多见尿频、尿急，尿混浊，排出不畅或有尿痛，伴会阴、小腹、腹股沟灼热刺痛，舌苔黄腻，脉弦滑数。导师认为属湿热下注，气血不畅，治疗以五味消毒饮为主方，加行气、活血、清利之品。药用银花、连翘、蒲公英、苦地丁、泽泻、茯苓、竹叶、生栀子、乌药、川芎、丹皮、赤芍等，尿浊甚者加川草薢以分消浊湿。

慢性前列腺炎多呈脾肾气虚，气滞血瘀之象。临床多见尿等待、尿频、尿余沥、尿分岔，小腹坠胀，腹股沟、会阴部不适或胀痛、或冷痛，舌淡苔白厚，脉沉滑无力。导师认为属脾肾气虚，气滞血瘀，治疗以补中益气汤为主方，加温肾、行气、活血之品。药用生黄芪、党参、生白术、陈皮、柴胡、升麻、当归、生甘草、吴茱萸、小茴香、炮姜、企边桂、乌药、橘核、荔枝核、川芎、鸡血藤、丹皮、桑螵蛸、益智仁等。

老年人患慢性前列腺炎日久，多伴见前列腺肥大、增生、钙化等改变，这种情况更加重尿等待、尿频、尿余沥，甚则排尿困难等症状。导师认为，这是气滞、痰凝、血瘀所致，必重用行气、化痰、活血、软坚散结之品，以通利下焦。常用的行气药物如皂角刺、路路通、王不留行、莪术等。常用的化痰药物如清半夏、白芥子、瓜蒌皮、浙贝母等。常用的活血药物如川芎、丹皮、赤芍、鸡血藤、刘寄奴、三棱、延胡索等。常用的软坚散结药物如浙贝母、夏枯草、威灵仙、生牡蛎等。

导师认为，慢性前列腺炎患者一般多因脾气虚而无力升举，肾气虚而固摄失权，气化不利，以致尿等待、尿余沥。其治疗关键在于补气以升阳，温肾以化气，使气行则水行，水行则尿液以时下，故以补中益气汤为主方，以补气升阳，加吴茱萸、小茴香、炮姜、企边桂、乌药以温肾化气。导师特别强调，补中益气汤中之黄芪必用生者，且量须大，每用生黄芪 30g 以上，党参 30g 以上，方能起到补气升阳举陷之效，若用量过小，则徒有补气之名，而无升阳之实，疗效必不见佳。温肾以企边桂为主，该药为肉桂中之上品，含油量大，味辛甘而性温，尝之甜而微辣，香气突出，温而不燥，守而不走，温肾助阳化气效优。导师特别强调不可用普通肉桂，因其辛窜力雄，油性较少，助阳化气不足而有辛散耗气之弊，故无企边桂时宁可不用，也不能以肉桂代之。

导师于临床探索多年，对前列腺疾病的治疗颇有心得，治疗效果极佳，每有多年治疗不效的患者来诊，一个月内即见明显好转。导师对久治不效的患者每于方中加入麻黄 6g，杏仁 10g，通草 6g，称之为提壶揭盖，在补气升阳的同时，又宣肺以通调水道，是肺、脾、肾三脏，上、中、下三焦通治之法，其效尤为速捷。

总之，上焦宣通肺气，中焦补益脾气，下焦温肾化气，是导师治疗慢性前列腺疾病独具特色的主要方法，值得深入总结，继承发扬。

3. 阳痿之治重在肝、脾、肾

阳痿，是指成年男子性交时，由于阴茎痿软不举，或举而不坚，或坚而不久，无法进行性生活的病证。导师临床治疗阳痿，主要从肝、脾、肾三脏入手。肝藏血司疏泄而主宗筋，足厥阴肝经绕阴器。脾为后天之本，气血生化之源，后天之阴精阳气赖以滋生。肾乃作强之官，为先天水火之脏，肾中阳气即命门真火，为阴茎勃起之动力。肝、脾、肾三脏功能正常，则阴血、阳气充盛而阳事自健。若三脏功能失调，在男子可发为阳痿，女子则可发为月经不调或不孕。

肝、脾、肾三脏中某一脏功能失调，皆可导致阳痿的发生。如肝郁气滞，疏泄失常，气血不能灌注于宗筋；脾气虚损，后天不充，久而及肾，精气不充，宗筋失养；肾气不足，命门火衰，宗筋失煦而痿软。以上诸因，皆为阳痿病变之病因病机。

阳痿之发病，其来也渐，其病因往往错综复杂，但多涉及肝、脾、肾三脏。近年来，由于工作压力过大，生活节奏加快，人际关系复杂，故每多情志抑郁患者，其病变责之于肝。因肝失疏泄，日久则木乘土，脾受肝制而运化受阻，气血化生乏源。后天不充，日久则肾中精气匮乏，终至阳事不举，或举而不坚。导师治疗此类病证，常以逍遥散、补中益气汤合右归丸加减化裁。以逍遥散疏肝健脾，补中益气汤补气健脾，右归丸温肾助阳，于水中求火。三方合用，使肝气疏达、先后天气血阴阳得充，则宗筋强而病可愈。

常用方为：柴胡 15g，茯苓 20g，生白术 20g，炙甘草 10g，薄荷（后下）6g，生黄芪 30g，党参 30g，陈皮 10g，熟地黄 15g，山萸肉 15g，生山药 15g，枸杞子 15g，白芍 20g，当归 15g，鹿角胶（烊化）15g，企边桂 3g，巴戟天 15g，肉苁蓉 15g，韭菜子 15g，菟丝子 20g，蛇床子 9g，沙苑子 20g，川芎 30～60g，川牛膝 15g。

方中以柴胡、薄荷疏肝理气，使肝气得疏则气血畅而达于宗筋。茯苓、生白术、黄芪、党参、炙甘草健脾益气以充后天。陈皮理气和胃以助药物之运化。熟地黄、山萸肉、生山药、枸杞子、白芍、当归补益阴血。鹿角胶、企边桂、巴戟天、肉苁蓉、韭菜子、菟丝子、蛇床子、沙苑子温肾助阳。滋阴补血与温肾助阳之品互相配合，滋而不腻，温而不燥，于水中求火，使肾气充则阳事易举。川芎为活血之品，可引血行上达巅顶，下达血海，配川牛膝则引血行于下，灌润宗筋而举其阳。

临床治疗时，视其病情而加减，若偏重于肝气郁结，症见胸胁胀痛，急躁易怒者，则加郁金 15g、香附 15g 而酌减补益脾肾之品。若偏重于脾气虚损，症见倦怠乏力，面色不华，舌淡，脉弱者，则加黄精 30g 并加重生黄芪、党参之用量，以补益中气，而酌减补肾之品。若偏于肾虚，症见面色晦暗，神疲气短，早泄、遗精滑泄者，则加仙茅 9g、淫羊藿 15g、刺猬皮 15g 而酌减疏肝健脾之品。总之，于临证时灵活加减，坚持服药 1～2 个月，每可获效。

4. 遗精、早泄之虚证治在脾、肾

遗精，是指不因性生活而精液遗泄的病证。其中因梦而遗者称为梦遗，无梦或清醒时精液自出者称为滑精。早泄，是指性交时未达到性高潮而过早射精，以致影响正常性交的病证。遗精是不因性生活而精液外泄，早泄发生于性生活过程中，二者虽有区别，但关系密切，往往相伴见。二者病因、病机及证候类型亦多相同之处，故治疗亦同。其证候有实有虚，实证多为湿热下注；虚证多为脾、肾气虚；虚实夹杂者，多呈阴虚火旺证候。

验之于临床，从证候类型来看，以虚证居多。因虚而致遗精、早泄者，虽有脾虚与肾虚之别，但往往脾、肾之虚同时并见。导师认为，遗精与早泄之虚证，无论先呈脾虚，或先呈肾虚，日久则必脾肾俱虚，盖因先天与后天互补亦互损之故也。

此类患者，临床多见形体消瘦或虚胖，神疲乏力，面色不华，心悸怔忡，纳呆，便溏不爽，小便频数或清长，腰膝酸软，性欲减退，甚或阳痿，舌淡胖嫩苔薄白，脉沉弱。因其脾虚气陷，升举无力，则精液自遗或早泄而下。因其肾气不足，固摄失权，故遗泄，尿频。

导师治疗此类患者，一般从补益脾肾、固本摄精入手，方用补中益气汤、金匮肾气丸合金锁固精丸加减，药用生黄芪30g，党参30g，茯神30g，生白术20g，莲子肉20g，陈皮10g，柴胡15g，升麻6g，炙甘草10g，当归15g，熟地黄15g，山萸肉15g，炒山药20g，丹皮10g，泽泻15g，炮附子10g，企边桂3g，沙苑子20g，芡实20g，生龙骨（先煎）30g，生牡蛎（先煎）30g，刺猬皮15g，桑螵蛸15g，龟板（先煎）20g。

方中以生黄芪、党参、茯神、生白术、莲子肉、炒山药、炙甘草补气健脾以充后天之本，使后天充则先天强。在补脾益气的基础上加柴胡、升麻，是为补中益气汤之法，补气以升阳，使阳气升则精液亦随之升而不遗泄于下。陈皮理气和胃以促脾之运化。当归、熟地黄、山萸肉滋补阴血以生精；炮附子、企边桂、沙苑子温肾以助阳。滋阴与助阳之品相伍，则使肾气充，乃水中求火、火中求水之法。莲子肉、炒山药、芡实、生龙骨、生牡蛎、刺猬皮、桑螵蛸皆取其固摄肾精以止遗泄之功。丹皮、泽泻泄其浊，使补而不留滞，涩而不留瘀也。俗谓"精藏于肾而动于心"，是指遗精之证每与心有欲念有关，念动则精遗，故用茯神养心以安神，龟板潜镇以安神，使神安则精藏矣。

5. 男性不育治在平调气血阴阳

男性不育，是指夫妇婚后至少有 12 个月不避孕的性生活史，因男方原因而仍未受孕者。近年来，在临床中男性不育患者日渐增多。究其原因，与环境污染、饮食物中有害物质添加过多、化学药品的影响、生活紧张、压力过大及性病泛滥等诸多因素密切相关。目前临床所见，成年男性精子总数较以往减少 50% 以上，精液不液化、精子活力低下、畸形精子过多等病证成为导致男性不育的主要原因。

无论是精子数量过少，还是精液不液化，或精子活力低下，或畸形精子过多，原因虽多种多样，但据临床观察，大多数表现为气血阴阳失调，其中又以虚证居多。

导师认为，精子数量过少、不液化、活力低、畸形精子过多等，从实验室检查来看，病情不一，但从临床辨证来看，其证则一，多因气血阴阳不足而致。气血不足，责之于脾，乃因后天之本不健，气血化生不足；阴阳之虚，当责之于肾，乃先天之本不充，以致阴精阳气匮乏。阴血不足，无以生精，则精子数量过少，黏稠而不液化；阳气不足，蒸腾无力，则气化失权而致活力降低，气血阴阳俱虚，则精子先天不足，生成障碍而多畸形。

临床观察，凡男性不育患者属虚证者，多见气血阴阳不足的症状，如倦怠乏力，精神萎靡，面色灰滞不华，腰膝酸软，四肢不温，舌淡嫩少苔，脉沉细无力等。论其治疗，导师强调应从平调气血阴阳入手，以补益为主，但要做到补阴血而不滞腻，补阳气而不刚燥，使药性刚柔相济，寒热平调而偏温。常用药物可分为滋阴补血与补气温阳两大类。

滋阴补血常用当归、白芍、熟地、山萸肉、枸杞子、阿胶、龟板胶、女贞子、旱莲草、鱼鳔、天门冬、麦门冬、五味子，通过滋阴补血，使阴血足则精生。

补气温阳常用黄精、党参、黄芪、巴戟天、补骨脂、肉苁蓉、锁阳、怀牛膝、鹿角胶、菟丝子、沙苑子、韭菜子、蛇床子、车前子、仙茅、淫羊藿、企边桂等，通过补气温阳，使阳气充则气化行。

导师认为，滋阴补血与补气温阳两类药物有相辅相成之功，既于阴中求阳，又于阳中求阴，从而达到气血阴阳平衡。阴血足则精子生而畸形少，阳气充则气化行而精子易于液化且活力强。另外，导师还主张在用补益药的同时，宜配合少量行气活血之品，以促进药力之发挥，如香附、路路通、防风、川芎、鸡血藤、苏木等。导师以此法治疗男性不育患者多例，疗效颇佳，每有三个月后繁育子嗣者，受到患者好评。

六、肢体经络病证——风寒湿痹之治以祛风为先

风寒湿痹是外感风寒湿邪，邪气闭阻经络，影响气血运行，导致肢体关节闭塞不通，出现筋骨、肌肉疼痛、酸楚、重着、麻木，或关节肿胀、僵硬、屈伸不利甚至变形的病变。《素问·痹论》曰："风、寒、湿三气杂至，合而为痹也。其风气胜者为行痹，寒气胜者为痛痹，湿气胜者为着痹也。"一般认为，行痹的特点是关节呈游走性疼痛；痛痹的特点是疼痛剧烈且痛处固定不移；着痹的特点是痛有定处且有沉重感，即重着不移。但就临床所见，往往三者并见，如关节疼痛剧烈走窜，且有沉重感。导师认为痹证之发生，往往如《素问·痹论》所说"风、寒、湿三气杂至，合而为痹"，即痹证多由风、寒、湿三种邪气共同致病，不过"三气"之中有所偏重而已，临床很少见三者之中一气独至者。所以，治疗风寒湿痹患者，必祛风、散寒、除湿之药共用，才能取得良好疗效。但祛风、散寒、除湿之中，又以祛风为主，先以祛风之品发散风邪，再以散寒、除湿之品协同，方能显效。导师指出，提出这种论点的依据是"风为百病之长"，"风、寒、湿三气杂至"，每以风邪为先导。祛风之品多属辛温，此类药物不独有祛风之功，且能温散寒邪，即《素问·调经论》"寒则泣不能流，温则消而去之"之谓。辛温之品不仅能祛风、散寒，且有除湿之功。薛生白所谓"风药能胜湿"，就是指辛温散风的药物有辛散、温化湿邪之功。

导师于临床治疗风寒湿痹，在以祛风为先的原则指导下，多采用荆防败毒散合桂枝汤、麻黄附子细辛汤加减。常用药物为防风、荆芥、川芎、桂枝、白芍、生姜、大枣、炙甘草、麻黄、制附子、细辛等，方中用荆芥、防风、麻黄、细辛祛风散寒除湿以宣痹。桂枝汤祛风解肌，其中白芍一般用20～30g，配炙甘草15g，以缓急止痛。麻黄附子细辛汤祛风散寒，温散寒湿，解痉挛以镇痛。川芎为气中血药，其性辛温，行气活血以宣痹止痛。本方既有祛风散寒除湿之功，又具行气活血，柔筋解痉以止痛之效，临床疗效颇佳。

在临床应用中，导师每视疼痛部位之不同随证加减。若痛以肩、背为主，加片姜黄、羌活；若以腰痛为主，加干姜、茯苓、生白术，与方中炙甘草共同组成干姜苓术汤；若以下肢痛为主，则加川牛膝、苍术、生薏苡仁，是为三妙汤。

另外，对于长期患风寒湿痹且服药不方便的患者，导师常用自配药酒治疗，其方为桂枝 10g，追地风 10g，益母草 10g，川芎 10g，以白酒（38°以上）一斤浸泡一周后，每日饮酒适量。导师解释说，方中桂枝、追地风有祛风散寒除湿之功，益母草、川芎、白酒均为活血药，有温通血脉之功，使血行畅达则痹阻通而疼痛止，即所谓"治风先治血，血行风自灭"之谓也。此方药味不多，药量不大，药价不贵，每配一剂可服用 10～15 天，疗效可靠，非常受患者欢迎。

第二节　刘景源教授治疗妇科病证学术思想和临床经验的整理研究

刘景源教授曾说：妇科，古代又称女科，专门诊疗妇人之疾。妇女有不同于男子的经、带、胎、产四大方面的生理特点，在临床上，也就相应的有月经病、带下病、妊娠病、产后病、妇科杂病等不同于男子的病症。在妇科病种的诊疗方面，中医学独具特色与优势。作为一名中医师，即使不专事妇科，也应当对其常见病、多发病及某些疑难病症有所了解。刘老师对某些妇科病的治疗，确有心得，其经验值得进行整理并深入研究。

一、月经病证

1. 补中益气汤加减治疗月经愆期

月经愆期，是指月经周期紊乱，或提前或错后 1～2 周，连续 3 个月经周期以上者，又称为月经先后无定期。

关于月经愆期的治疗，历来多从肝郁与肾虚论治。因于肝者，盖因肝藏血而主疏泄。肝气条畅，血海满溢以时，则月经按期而至。若郁怒或暴怒伤肝，疏泄失常，冲任失调，则月经周期紊乱。或因肝之疏泄太过，血随气涌，月事提前；或因肝之疏泄不及，血随气滞，则月事错后，以致月经愆期。

因于肾者，盖因肾为先天之本，主封藏。肾中精气不足，则封藏失职，冲任失调，血海蓄溢失常，而致月经不以时下。或封藏不及，关门失阖，则月事提前；或封藏太过，关门难启，则月事错后，以致月经愆期。

导师认为，肝郁与肾虚导致月经愆期，临床虽然不少，但脾胃气虚，中气不足所导致的月经愆期患者，临床更为多见。因脾胃为水谷之海，气血生化之源。若后天不足，脾胃化源不充，则多见气血两虚，且尤以气虚为主。气为血帅，气虚则生血不足，统血失权。生血不足，则血少而血海不充，月事不能以时下而错后；统血失权，则血失约束而妄行，月事往往提前而至。可见，中气不足，既可导致经期提前，又可导致经期错后，从而发为月经前后无定期，此类患者多同时伴见倦怠乏力，面色无华，头晕，气短，纳呆食少，小腹下坠，绵绵而痛，舌淡嫩苔薄白，脉细弱，导师常以补中益气汤加减治疗，每获良效。

补中益气汤中以生黄芪、党参、生白术、炙甘草补益中气，使气充则血生，且得以统摄。柴胡、升麻与生黄芪配伍，有升阳举陷之功，促统血而使月经以时而至。当归补血以生气，盖血为气母也。陈皮行气和胃，行中气以促脾运。诸药配伍，使中气充盛则血液生化、统摄复原而月经周期恢复常态。在临床中，若中气不足而又兼肾虚，伴腰膝酸软、头晕耳鸣者，于方中酌加熟地、山萸肉、枸杞子、菟丝子、沙苑子以补益精气。若又兼小腹冷痛者，酌加小茴香、炮姜、企边桂、乌药以温经散寒。若又兼肝郁气滞，两胁胀痛，经前乳房胀痛者，酌加柴胡、郁金、香附、苏木等以疏肝理气。总之，辨证论治，随证加减，以平为期。

导师尝谓，月经愆期之病，其病因种种，但究其病机，总不外气血失调，其病位，多不离脾、肾与肝三脏。其在脾、肾者多责之虚，其在肝者多责之郁。三者虽各有所病，但因其病非一日而成，故三者又往往交错杂见。所以临床治疗虽有补脾、补肾、疏肝之别，但三者又往往交互运用，方能切中病情而不失于偏颇。

2. 月经先期、过多、经期延长与崩漏从气虚与血热辨治

月经先期，是指月经周期提前七天以上，甚至十余日一行者。月经过多，是指月经周期基本正常而经量较以往明显增多者。经期延长，是指月经周期基本正常，但行经时间超过七天以上，或淋漓半月未净者。崩漏，是指经血非时而至，或暴下量多（谓之崩中），或淋漓不尽（谓之漏下），崩与漏二者往往交替出现，故统称崩中漏下，简称崩漏。月经先期是指月经周期失常的病变，月经过多是指经量失常的病变，经期延长是指行经时间失常的病变，崩漏是经期与经量均失常的病变。四者虽属不同病种，但其病因病机又有相同之处，而且往往月经先期与月经过多、经期延长互见，或致崩中漏下。因此，在证候相同时，治法亦相同，这正是中医学异病同治的具体体现。导师认为，这类月经病的病因多为气虚或血热，或气虚与血热并见。

气虚者，责之于脾，或因饮食劳倦，或因摄入不足，以致脾气不足，气不摄血，冲任不固，至月经先期而至、或经血量多、或行经时间延长、或崩中漏下。同时伴见月经色淡，质稀，或如咖啡色，面色苍白或萎黄，倦怠乏力，气短懒言，小腹空坠，舌胖淡嫩苔薄白，脉沉弱无力。治疗此类证候，导师常用补中益气汤加减。方中以生黄芪、党参、生白术、炙甘草补益中气，气充则摄血有权。生黄芪、柴胡、升麻相配补气升阳，使气升于上则血止于下。当归养血和营，并补血以益气之生。陈皮理气和胃，使方剂补而不滞。方中常加阿胶、鹿角胶以养血止血。若病情较重，血量较多，小腹冷坠者，加陈棕炭、炮姜炭以温经止血。

血热者，或因于郁怒伤肝，肝郁化热；或因于阴虚内热。以致热扰血海，冲任不固，发为月经先期、量多、经期延长或崩漏。肝郁化热与阴虚内热二者虽有虚实之分，但往往又互相关联。盖肝郁日久可化热，化热日久则必伤阴，故往往虚实夹杂。常伴见月经色红，质稠或有血块，胸胁乳房胀痛，急躁易怒，或两颧潮红，手足心热，舌红苔薄黄或少苔，脉弦细数。治疗此类证候，导师常用丹栀黑逍遥散加减。丹栀逍遥散是在逍遥散中加丹皮、栀子，黑逍遥散是在逍遥散中加生地或熟地。两个加减方合用，药只一两味之差，但作用不同，导师称之为丹栀黑逍遥散。逍遥散有疏肝健脾之功，加丹皮清透血分郁热，栀子清泄气分之热，导热下行，从小便而出。故肝郁化热而阴伤不甚者，以丹栀逍遥散为主方。肝郁化热而阴伤明显者，则用丹栀黑逍遥散，生地与熟地同用，滋阴以清虚热。关于逍遥散中的柴胡，导师认为生柴胡发散之力太过，于出血见症不利，主张用醋柴胡，取其疏肝理气之功而制其燥烈发散之弊。如阴虚内热甚者，选加玄参、麦冬、白茅根、白芍、阿胶、龟板胶、地骨皮、青蒿等以滋阴清热。

在临床中，气虚与血热又往往同时出现，这种情况多因气虚日久而致阴血不足，虚热内生；或气虚与肝郁化热伤阴并见。其治疗，导师一般以补中益气汤为主方，若兼阴虚内热者，则合知柏地黄汤；若兼肝郁化热伤阴者，则合丹栀黑逍遥散加减。总之，以上方药灵活加减组合运用，每获良效。

3. 月经后期、过少与闭经从脾肾辨治

月经后期，是指月经周期延后七天以上，甚或四五十日一至者。月经过少，是指月经周期基本正常，经量明显减少，甚或点滴即止，或经期不足两天，经量

亦少者。闭经，是指女子年逾十八周岁月经尚未初潮，或已行经但又中断达三个月经周期以上者。月经后期是月经周期失常的病变，月经过少是月经量失常的病变，闭经是月经闭止不行的病变。三者虽属不同病种，但其病因病机又有相同之处，而且月经后期与月经过少往往互见，二者发展到严重程度又皆可导致闭经。因此，三者在证候相同的情况下可以异病同治。导师在临床治疗此类证候多从脾肾两脏入手。

导师认为，脾虚则气血生化乏源，肾虚则精血不充，均可导致血海空虚，冲任失调，月事不能以时下而发为月经后期，或月经过少，甚至闭经。

以脾虚为主的证候，一般表现为气血两虚，多伴见面色萎黄晦暗，倦怠乏力，头晕眼花，心悸怔忡，舌淡嫩少苔，脉细弱。治以补益气血为法，方用人参养荣汤加减。药用生黄芪、炙黄芪、党参、茯苓、白术、炙甘草、当归、川芎、熟地、白芍、枸杞子、阿胶、鹿角胶等以补益气血，血充则月事以时下而经量复常。

以肾虚为主的证候，多伴见面色晦暗，腰膝酸软，眩晕耳鸣，足跟痛，舌淡嫩，脉沉弱尺甚。治以补肾养血为法，方用《景岳全书》小营煎加减。药用当归、熟地、白芍、生山药、枸杞子、炙甘草，加山萸肉、巴戟天、肉苁蓉、菟丝子、沙苑子、阿胶、鹿角胶、龟板胶等。

在临床中，气血两虚与肾虚又常同时并见。盖脾为后天之本，肾为先天之本。后天不足日久必累及先天，而先天不足又每易累及后天。二者互为因果，日久则脾肾两虚。治疗以补益先天、后天为法，用上述方药综合加减。

临床中，此类患者虽以虚证居多，但又每有兼夹，有夹寒者，有夹气滞者，有夹血瘀者，有夹痰湿者，治疗则随其证而加减。如夹寒者，酌加炮姜、小茴香、企边桂、川椒、桂枝、仙茅、淫羊藿等；夹气滞者，酌加香附、柴胡、郁金、绿萼梅、木香、厚朴、枳实等；夹血瘀者，酌加赤芍、丹皮、鸡血藤、生蒲黄、五灵脂、桃仁、红花、苏木、延胡索等；夹痰湿者，酌加清半夏、制天南星、白芥子、苍术、石菖蒲、泽兰、泽泻等。

导师还强调，月经后期、月经过少、闭经患者，其病变以虚证居多，但因虚而至月经延后、过少甚或闭止，终属不通之兆。故在补益的同时，还当视其具体情况酌加行气、活血之品，使其补中有通，经血方能畅行。但其证毕竟是因虚而致，故通之又不可太过，防其损伤正气，辨证用药当视其证而存于心，方能取得良好的疗效。

4. 痛经多虚寒，其治在温散

痛经，又称经行腹痛，是指妇女月经经期或经行前后出现周期性小腹疼痛，或伴腰部酸痛，甚至剧烈疼痛以致晕厥的病变。

导师在临床中治疗妇科疾病每获良效，尤以治疗痛经见长。导师尝言，从理论上讲，痛经一般分为气滞血瘀、寒湿凝滞、气血虚弱、肝肾亏虚、湿热下注等类型。然近年来临床所见，每以气血两亏，下元虚寒者为多见。究其原因，中年妇女多因正气渐亏而致气血两虚，青年女性多因节食减肥而致摄入不足，再加贪凉饮冷，即成虚寒之证。此类患者多见月经周期或提前或错后，量或少或多，经色浅或色深而有血块，月经前两至三天或月经第一天小腹冷痛，或伴下坠感，或伴腰痛，甚则恶心欲吐，经行两至三天后块下痛止，伴见倦怠乏力，面色不华，舌淡嫩苔薄白，脉细弱。

导师认为，此类患者多以气虚为主，因气不生血而致血虚，后天不能充养先天则肾气亦亏，日积月累，终至气血两亏，下元虚寒。其月经周期提前或量多，是因气不摄血，故血不以时下而提前。月经周期错后或量少，是因气血不足，化源不充。经色淡，是因血虚之故。色深或有血块，则因阳气不足，血失温化而凝滞。月经初起小腹冷痛者，是因下元虚寒，血凝于胞宫，不通则痛。伴下坠感，是气虚不升之故。腰为肾之府，下元不足，肾气亏乏，腰失所养，故酸痛。恶心欲吐，是阳虚肝寒，冲气上逆犯胃所致。倦怠乏力，面色不华，舌淡嫩，脉细弱，均为气血不足之象。

导师认为，此属虚寒之证，其治疗应以温散为法。常用人参养荣汤、《金匮要略》温经汤加减。药用生黄芪、党参、生白术、茯苓、炙甘草补气健脾以充后天。当归、炒白芍、熟地、阿胶、鹿角胶补血以培经水之源。怀牛膝、巴戟天、肉苁蓉、菟丝子以温肾助阳。小茴香、乌药、企边桂、桂枝、炮姜、川芎、鸡血藤温经散寒，活血通脉以止痛。若伴腰痛者，加炒杜仲、续断、桑寄生、金毛狗脊、怀牛膝，以平补壮腰。若伴恶心欲吐者，加吴茱萸以暖肝散寒，平冲降逆止呕。若伴小腹下坠者，加柴胡、升麻，与生黄芪等补气健脾之品相配则为补中益气汤之法，有升阳举陷之功。导师特别强调，桂枝辛温，走而不守，能温经通脉以止痛；企边桂为桂中之上品，守而不走，有温肾助阳之功，桂枝与企边桂同用，温经通脉而不耗伤气血，而普通肉桂不宜用，防其耗散之弊。用炮姜而不用干姜者，因干姜入中焦而温脾，炮姜入下焦而温下元，但炮姜炭则为止血之药，此证却不宜用。恶心欲吐不治胃而用吴茱萸治肝者，因其恶心欲吐，病不在胃而在肝，是下虚肝寒，冲气上逆而犯胃，故用吴茱萸暖肝平冲而止呕，此乃《金匮要略》温经汤之法。阿胶与鹿角胶同用者，以二者均有补血之功，但阿胶滋阴补血而鹿角胶补血温阳，二者同用相得益彰。若寒重而痛甚者，亦可加细辛以散寒镇痛。

导师又言，虚寒痛经虽为痛证，但其之所以痛，原因有二：一是气血两亏，经脉失于温煦、濡养，乃为不荣则痛；一是寒主收引，主凝滞，虚寒则血脉收引，血行涩滞，因而不通则痛。所以治疗应从补益气血与温经散寒入手，不宜过多使用活血药，防其过用反有伤血之弊。

另外，导师治疗此类疾病不主张长期连续服药，而是视病情轻重而定，病轻者月经前一周服药，病重者月经前半个月服药，中病即止。

导师在临床中用以上药物随证加减，疗效甚佳，轻者一个月经周期即愈，重者也仅治疗两三个月经周期而已，因其疗程短而效优，故颇受患者称赞。

5. 疏肝健脾益肾法治疗妇女绝经前后诸证

妇女绝经前后诸证，是指妇女在绝经期前后出现与绝经有关的证候，如月经周期紊乱，烦躁易怒，烘热汗出，潮热，眩晕耳鸣，心悸失眠，或腰背酸痛，面目、下肢浮肿，纳呆便溏等临床表现者。又称为经断前后诸证或更年期综合征。此类证候，一般多从肾虚论治。

导师认为，绝经前后诸证的发生，是妇女进入老年期，脏腑功能衰减，气血阴阳失调而发生的生理病理性改变。因体质不同，故其变化也因人而异，体质壮实者，一般没有明显反应即平安渡过。体质不强或受环境影响，有些人反应比较强烈，但表现也不尽相同。有偏于虚者，多表现为脾肾不足；有偏于实者，多表现为肝郁气滞。而多数患者既有脾肾之虚，又有肝气之郁，呈虚实夹杂之证。其病程亦长短不一，有数月或经年而愈者，亦有迁延数载甚或十数年始愈者。

分析其病机，多与肝、脾、肾三脏有关。妇女年过半百而阴气自半，脏腑功能衰退，脾肾之气渐亏。脾气虚则气血化生乏源，肾气亏则阴精阳气不充。气血阴阳不足，则血海空乏，冲任虚衰，天癸竭而地道不通，以致月经断绝。在此过程中，由于脾肾虚衰，故阴阳气血失调而诸症丛生。因先后天之本虚衰，肝血必然不足，血不养肝则气机失常，肝失疏泄或疏泄太过之证皆可由此而生。因此，治疗应当从疏肝健脾益肾入手。导师临床常以逍遥散为主方合左归饮或右归饮加减治疗，效果较单纯补肾为好。

逍遥散方中以柴胡、薄荷疏肝理气，当归、白芍养血柔肝。疏肝与柔肝并用，使疏而不过，柔而不滞，从而平调气血，燮理阴阳。若阴血亏虚明显者，则用醋柴胡以防耗散劫阴。茯苓、生白术、炙甘草健脾益气。生姜鼓舞胃气以振奋中州。诸药配伍，刚柔相济，使肝气疏则烦躁易怒，烘热汗出可除。若气郁较甚，舌质暗，脉弦劲者，于方中加郁金、香附、绿萼梅以增强疏肝之力。若烘热、潮热甚而尿黄者，加生栀子、丹皮，以生栀子泄气分之热，丹皮泄血中伏热，是为丹栀逍遥散。

偏于肾阴虚者，每见潮热，眩晕，耳鸣，心悸，失眠，舌红苔薄白，脉弦细数，用逍遥散合左归饮加减。左归饮中熟地、山药、枸杞子、山萸肉皆为补肾益阴之品，而茯苓、甘草培后天以养先天。

偏于肾阳虚者，每见腰背酸痛而凉，面目下肢浮肿，纳呆便溏，舌淡嫩苔白多津，脉沉弱而弦，用逍遥散合右归饮加减。右归饮方中以熟地、山药、山萸肉、枸杞子、当归滋阴养血。鹿角胶、菟丝子、杜仲、肉桂、制附子温肾助阳。方中诸药配伍，于水中求火，温而不燥，滋而不腻。

导师认为，绝经前后诸证患者以情绪不宁，急躁易怒，喜怒无常为多见，故其治疗重点在肝。然而肝之失调，又与脾肾之虚密切相关，故在治肝的同时又必健脾益肾，从而调理气血阴阳，使之恢复平衡，则诸症自除。

二、产后病证——产后身痛治在血与风寒

产后身痛，是指妇女产褥期出现肢体疼痛、麻木、重着者，其临床表现与痹证相似，治疗及时，多可获愈，若治不及时，则迁延时日而为痹证。

导师认为，产后身痛的发生，与血虚、风寒有关。妇女产后血脉空疏，肌肉筋脉关节失养，最易招致外邪侵袭，若产时或产后开窗受冷或衣被过薄，疏于保暖，感受风寒，最易发生产后身痛。因其病因多为血虚而又感受风寒，故其治疗重点在于血与风寒，即补血益气，祛风散寒。

此类患者，临床多表现为虚实夹杂之证，如面色萎黄或苍白无华，头晕，心悸，周身肌肉关节酸楚疼痛，或屈伸不利，甚则剧痛难忍，肿胀，麻木，喜暖畏寒，舌淡暗苔薄白，脉弦细等。分析其疼痛之病机，责之虚实两端。虚者，乃因血虚而肌肉、关节失于濡养，以致拘急挛缩疼痛，此谓不荣则痛。实者，乃

风寒邪气乘虚而入，痹阻经络，以致肌肉、关节气血不通，此谓不通则痛。"不荣"与"不通"相兼，故疼痛、拘挛之产生属虚实夹杂。其治疗，应遵循"虚则补之""实则泻之"之治则。补虚，以补血为主，因气为血帅，故补气之品亦当加入。泻实，以祛风散寒为法，药用温通之品。导师于临床多用人参养荣汤、桂枝汤、独活寄生汤、麻黄附子细辛汤加减，集补血、益气、祛风、散寒之品于一方，一以扶正，一以祛邪。

常用补血药如当归、熟地、白芍、山萸肉、枸杞子、阿胶等，补气药如生黄芪、党参、生白术、炙甘草等，祛风散寒药如桂枝、防风、荆芥、羌活、独活、细辛、秦艽、威灵仙、川牛膝、桑寄生、杜仲、仙茅、淫羊藿、炮附子等。另外，产后身痛必致经络关节气血不通，故活血通络之品亦必不可少，导师常用川芎、鸡血藤、桃仁、红花、苏木、地龙等。在临床中，用以上药物随证组方，每获良效。

导师特别强调，产后身痛的治疗与痹证的治疗有同有异。同者，皆肌肉关节痹阻不通之证。不同者，产后体虚而异于常人，故补虚之品必不可少，否则一味辛温发散反而更伤气血。简而言之，二者皆有"不通"，而产后身痛又有"不荣"，以此为别。

产后身痛与产后头痛往往同时发生。头痛者，病在上，导师认为，"高巅之上，唯风可到"，故在治疗时每加入散风上行之品，如白芷、柴胡、藁本、羌活、细辛、蔓荆子、川芎等，以散风止痛。

因产后身痛病在肌肉关节部位，尚属表证。因此，导师还常选以上药物组方，装布包煎汤，嘱患者泡澡或泡足，以汗出为度，使邪从表解。因每包药可反复使用，用一周后再换新药，效优价廉，故颇受患者欢迎。

三、妇科杂病——乳癖、瘿病治在气、痰、瘀

乳癖，是指妇女乳房有结块形成，轻者小如黄豆，散发二至三枚，重者大如鸽卵，按之坚硬，相当于西医学中的乳腺增生。瘿病，是指颈前喉结两旁弥漫性肿大或有结块的病变，相当于西医学中的单纯性甲状腺肿、甲状腺炎、甲状腺结节等。

乳癖与瘿病虽然发病部位不同，但都有局部肿块形成，或软或硬，均有胀痛感。导师认为，从病因、病机而言，二者均多以情志不遂、肝气郁结为发病的主

要因素。肝气郁结则气机不畅，气滞则津液输布障碍，日久则液聚成痰。痰气阻滞，血行不畅，日久则成瘀。气越滞则痰、瘀越阻，痰、瘀越阻则气越滞。气滞、痰凝、血瘀三者互为因果，迁延日久，则形成肿胀、结块。在临床上，女性患者乳癖与瘿病多同时发生，而且每与月经周期有关。临床表现多见月经前乳房、颈部胀痛，胸胁胀闷不舒，急躁易怒，月经色暗，小腹胀痛，经后诸症皆减，舌暗苔白厚，脉弦。

究其病机，是因气滞、痰凝、血瘀，气机不畅。经前血蓄未行，气滞更甚，故胀痛明显，而经后血泄于外，气得宣泄，故诸症悉减。

此类证候的治疗，导师谨守病机，从气、痰、瘀入手，取理气行滞，化痰软坚，活血化瘀之法，以逍遥散为主方加减。药用柴胡、当归、白芍、茯苓、生白术、炙甘草、生姜、薄荷。理气行滞加香附、郁金、路路通、皂角刺、王不留行、漏芦、蜂房等；化痰软坚加清半夏、浙贝母、瓜蒌皮、白芥子、生牡蛎、夏枯草、威灵仙等；活血化瘀加川芎、鸡血藤、丹皮、赤芍、丹参、三棱、莪术等。若肝郁日久化火灼津，则有舌红，脉数，口干等火旺阴伤之象，酌加黄连、黄芩、生地、玄参、天冬、麦冬、北沙参、玉竹、石斛等泻火育阴之品以滋阴降火。若久病耗气，见倦怠乏力，气短，心悸等气虚之象，酌加党参、黄芪、黄精等味以补其气。

导师强调，乳癖与瘿病之肿块形成，以气滞为本，故理气行滞是治本之法，气行则津行，气行则血行，气、血、津液畅通，则肿块自消。导师用柴胡、香附、郁金疏肝理气，肝气得疏则气机自畅。因气滞而导致痰凝血瘀，反过来痰与瘀又加重气滞，若仅用柴胡、香附、郁金理气行滞，则其力不足，故导师每用路路通、皂角刺、王不留行等走窜之品以通气机，而且用量偏大，每味均用15g之重。关于化痰药物的使用，导师强调重用白芥子，一般用15g，因为白芥子辛温走窜，有透入作用，能祛皮里膜外之痰，是消除肿块之首选。软坚散结之品，首选威灵仙，而且导师每用15～30g。导师认为，威灵仙有治鱼骨鲠喉之功，可见其软坚散结功效之强，故重用之，对软坚散结，消除肿块功效尤佳。至于病变日久，化火伤阴，耗伤正气者，随其证而兼治之，但总以其本病为主。

另外，导师治疗乳癖之证，每嘱患者在服药的同时用芒硝外敷乳房，通过皮肤透入而消肿散结。

导师用以上方法治疗乳癖与瘿病效果良好，曾有一名50余岁女性患者乳腺增生以致乳房肿大如气球，黑瘀坚硬，治疗三年未效，日渐加重，来诊时破溃流脓血，经上法治疗约三个月，脓血止，肿块消减，病情大为好转，用原方改为散剂续服至愈，患者及家属均啧啧称奇。

第三节　刘景源教授治疗小儿外感病证学术思想和临床经验的整理研究

刘景源教授曾说：儿科，古代又称哑科。其所以称之为哑，是讲小儿不能陈述病情，临证全靠医者望、闻、切诊以判断病情，因此，其诊治较成人更难。小儿质禀纯阳，后天未充，易虚易实，每多外感夹食滞之证。刘老师治疗此类病证采用宣表化滞之法，往往一二剂即愈。

小儿外感，是小儿常见病，包括的病证也较多，最常见的是感冒与咳嗽，而且二者往往同时出现。感冒，是指以发热，恶寒，头痛，鼻塞，流清涕，打喷嚏为主症的病变。咳嗽，有咳与嗽之别。有声无痰者为咳，有痰无声者为嗽。咳与嗽往往同时出现，故统称咳嗽。感冒与咳嗽虽然病种不同，但又常同时出现，即感冒常伴咳嗽，咳嗽也常常有发热恶寒症状，故治疗小儿外感病中的感冒与咳嗽法亦相通，不过有所侧重而已。

导师认为，小儿外感的病因以风邪为主，或兼寒，或兼热，故一般多分为风寒与风热两种类型。因为小儿脏腑柔弱，饮食难以控制，故每多夹饮食积滞。积滞日久，化热生火，俗称"食火"，再遇外邪侵袭，食火内郁不得发越，往往呈表里同病。无论在表者是风寒还是风热，里热则一，所以治疗必须表里兼顾。表证，用解表法，表寒者用辛温，以散寒解表。表热者用辛凉，以清解表热，但又必少佐辛温之品以发郁散风，银翘散中用芥穗、淡豆豉即为此也。发热与恶寒之轻重，是判定风寒与风热的关键。因小儿往往表述不清，故恶寒之轻重往往难以判断。而因其内多有滞热，其舌质多偏红，苔往往见白厚，脉多呈数象。所以小儿之外感，里热易辨而表之寒热难分。导师在临床中治疗此类病证一般采用宣表化滞法。所谓宣表，是指宣肺解表。选用辛温与轻凉之品相配，导师称之为辛平表散法。常用药物如辛温的防风、荆芥、苏叶、白芷、淡豆豉配伍轻凉的银花、连翘。如此配伍，既有辛散透表之功，又有寒凉清透之效，不仅解表，且有宣泄里热之功，表寒与表热皆可用之。临床中根据其表证寒热的不同，可适当调整辛温与轻凉药的剂量。如热重、咽红而痛者，加羚羊角粉冲服。所谓化滞，是指消食导滞，常用焦山楂、焦麦芽、焦神曲、鸡内金，重者用炒莱菔子，使食积消则滞热解。宣表与化滞药物共用，表里双解，使其表解里和则愈。

若以咳嗽为主症者，于方中酌加炙麻黄、杏仁、黄芩、地龙、炙甘草、炙款冬花、炙紫菀、桑白皮以宣肺止咳。黄痰多者，加鱼腥草、浙贝母、黛蛤散；白痰多者，加清半夏、陈皮。鼻塞流涕者加辛夷、苍耳子、细辛。

小儿质秉纯阳，脏腑未充，外感每易夹惊，或见睡卧不安，躁扰不宁，或惊叫夜啼，或咬牙啮齿，甚或抽动。可于方中酌加白僵蚕、蝉蜕、钩藤、天竺黄，惊搐者加紫雪。

小儿易虚易实，药证相符则易于痊愈。治疗小儿外感只要辨证准确，用药及时、精准，一般一二剂即可获愈。

第四节　刘景源教授治疗外科病证学术思想和临床经验的整理研究

刘景源教授曾说：外科疾病其病在外，或在筋骨，或在皮毛。但人体乃有机整体，病虽在外而根源在内，所以治疗外科病除采用相应的外科方法外，还必须辨证论治，求其本以治其里，才能获效。在跟师期间，导师治疗肠痈、结石、皮肤瘙痒、痤疮，确有独到特点。

一、大黄牡丹汤治疗肠痈验案

肠痈多因饮食不节、暴饮暴食损伤脾胃，导致肠道功能失调，或饱食后急剧运动，导致气血瘀滞，肠道运化失司所致。其病机为糟粕积滞，败血浊气壅遏，积于肠道而成痈。其主症是腹痛，但与内科疾病的腹痛又有不同。内科疾病的腹痛常见先发热，后腹痛，疼痛一般不甚剧烈，痛无定处，压痛不甚明显。肠痈之腹痛多起于脐周、右下腹，疼痛呈持续性、进行性加重，麦氏点有压痛、反跳痛并伴有先疼痛，后发热，恶心，呕吐等特点。

关于肠痈的治疗,《金匮要略》中有大黄牡丹汤的记载,后世又辅以清热解毒、行气活血、祛湿排脓等法。但近年来此类患者多到西医处急诊就诊,故采用中医药治疗者少见。

在跟师侍诊时,于2012年7月9日上午接诊一名17岁女性肠痈患者,疗效甚佳。

该患者于3天前突发右下腹疼痛,伴发热,恶心呕吐,遂到某西医院急诊而留院观察。实验室检查白细胞总数为11000×10^9,诊断未明确,予抗生素治疗3天未见缓解,高热不退,体温39℃。医院拟行腹部探查,患者拒绝手术而来导师处就诊。诊见:高热不退,体温39℃,屈身卧位,右腿不敢伸直,腹壁紧张拒按,右下腹麦氏点压痛、反跳痛,恶心呕吐,3日来未排大便,舌红苔黄厚腻,脉滑数,诊为肠痈酿脓期。导师用通腑泄热,祛湿解毒,破瘀消肿法治疗,方用大黄牡丹汤合五味消毒饮加减。处方为:

生大黄6g,牡丹皮15g,桃仁10g,赤芍15g,冬瓜子20g,生薏苡仁30g,金银花15g,连翘15g,蒲公英30g,紫花地丁30g,延胡索15g,白芍20g,生甘草10g。2剂,水煎3次兑匀温服。

7月16日,患者又来诊,自述回家后即煎药服用,当天下午服第一剂药第一煎后腹痛、呕吐即止,4个小时后体温即下降至正常,连称中药"神奇",此次复诊是来调理月经。

导师分析其病证及方剂云:六腑以通为顺,患者之所以出现剧烈腹痛,是因湿热壅滞于肠道,不通则痛,进而血肉壅滞腐败成脓而成痈。壅腐不通,故气逆而上,出现恶心呕吐。脓血内壅,故高热不退。导师特别强调:痈者,壅也。湿热壅滞而成痈,故治疗必须以通为法,去其湿热壅结,则腑气自通而病可解。方中用生大黄清热凉血,通腑破结,是为方中君药。因其为湿热结聚,故去大黄牡丹汤方中咸寒之芒硝,以防其过泻而伤阳气,反致湿浊冰伏。牡丹皮、桃仁,再加赤芍以凉血活血,助生大黄以逐瘀。冬瓜子、生薏苡仁利湿泄浊,生薏苡仁又有排脓之功,但二者药力和缓,故用量宜大。蒲公英、紫花地丁、金银花、连翘为五味消毒饮之加减方,有清热解毒、利湿消痈之功效。延胡索理气活血,有止痛之功。白芍配生甘草缓急止痛,为止痛之要药,生甘草又有泄热解毒之功。诸药合用,共奏通腑泄热、祛湿解毒、破瘀消肿之功。导师又指出,一般治肠痈常用败酱草以消痈解毒,但近年来市场上败酱草品种混乱,故不选用,而用五味消毒饮，其清热解毒之效更优，且无毒副作用。一般医生用五味消毒饮剂量较轻，导师强调，方中银花、连翘以 15g 为宜，蒲公英、紫花地丁以 30g 为宜，剂量过小则清热解毒之力不足。但也需注意，方中银花、连翘、蒲公英、紫花地丁其味甚苦，且其性寒凉，高热者宜重剂，若热势下降则需减量。若病势盛而因循裹足，则药力不达；若病势已衰而仍重剂猛攻，则剋伐正气，故方药剂量全仗医者化裁。

二、治疗结石症以化石排石为法

尿路结石（包括肾结石、尿道结石、膀胱结石）与胆石症为临床常见病。尿路结石古称砂淋、石淋，多表现为腰痛，甚则绞痛难忍，若结石进入输尿管，可见小便淋沥涩痛，小腹胀痛，甚则尿血。胆石症多表现为右胁痛，甚则剧痛汗出，连及肩背。尿路结石与胆石症病变部位虽异，但其病变均由结石引起，故治法相同，均旨在排出结石。

关于结石形成的原因，导师尝引清代内科大家沈金鳌《杂病源流犀烛》之论："盖石淋者，膀胱蓄热积成，如汤在瓶中，日久结成白碱也。""砂淋者，茎中有砂涩痛，尿卒不易出，有细砂沉在缸底，乃膀胱阴火煎熬，津液凝结也，轻则为砂，重则为石。"这就是说，结石之形成，是因内热煎熬津液，使之凝聚成石。因此，对结石之治疗应以清热通利为法。通利者，行气、活血、化石、排石之谓也。

导师治疗尿路结石与胆石症临床常用自拟"四金排石汤"，其方剂组成为：金钱草 60g，海金沙（包煎）20g，鸡内金 15g，郁金 15g，石见穿 20g，三棱 10g，莪术 10g，川芎 15g，川牛膝 15g，茵陈 30g（治胆石症用），滑石粉（包煎）15g（治尿路结石用），当归 15g，生甘草 10g，柴胡 15g，泽泻 15g，白芍 30～60g（无疼痛者不用），生黄芪 30g。

方中以金钱草为君药，其味甘咸、性微寒，入肝、胆、肾、膀胱经，善消结石，尤宜于石淋，临床用量宜大，方能收化石、排石之功。海金沙味甘咸、性寒，有利尿通淋止痛之功。鸡内金味甘、性平，有化坚消石之功。郁金辛寒，行气活血，促结石之排出。以上四味为方中主药，且药名中均有"金"字，故方名"四金排石汤"。其他诸药有行气、活血、利湿、清热之功，互相配伍可促使结石排出。白芍与甘草相配，解痉止痛之效优。生黄芪补气，既能扶正，又能与行气药协同，增强行气之功。全方诸药相伍，攻补兼施，共奏行气活血、化石排石之效。

关于此方之煎服法，导师特别强调，以病人每日饮水之量为度。能喝多少水，即煎出多少药液，频频代茶饮，使体内有药液持续存留。药液存留体内，浸泡结石，使之逐渐松散，最终化大为小，排出体外。导师以此方法治疗尿路结石与胆石症多例，服药时间最短者1周，长者3个月，一般均能使结石排出。曾有一中年女性肾结石患者，行激光碎石术后结石嵌顿于输尿管，疼痛难忍，大量尿血，用四金排石汤加白茅根60g以止血，服药1天结石即排出体外。

导师总结治疗结石之经验，强调三个字：化、推、排。化，指化石，就是使结石散化，由大化小，便于排出。推，指推动结石，使之外行，以便排出。排，是指排出结石。化石，主要是金钱草与鸡内金之功。推与排，则赖行气、活血、通利、补气诸药之功。化与推、排相辅相成，最终达到排出结石之目的。

三、皮肤瘙痒治在风与血

皮肤瘙痒，属皮肤病范畴，它不是单独的病种，而是多种皮肤病如各种癣、皮炎、各种疹、皮肤瘙痒症等所引起的以皮肤瘙痒为主症的一类病变，导师统称之为皮肤瘙痒。这类病变以皮肤瘙痒为主，多伴有或轻或重的皮肤改变，有的表现为丘疹；有的为水疱；有的皮肤干燥脱屑；有的皮肤渗出水液；有的结硬痂，剥落后皮肤嫩红。其表现多种多样，不一而足，但总以皮肤瘙痒为主症。导师认为，皮肤瘙痒的发生，主要有三方面的原因：一是风邪外袭，导致营卫不和，气血不畅，皮肤失于濡养故作痒，而且往往是皮肤干痒脱屑或发疹，前人统称之为"风胜则痒"。二是湿邪蕴积，或因脾湿内蕴泛滥于肌肤，或因外感湿邪侵袭肌肤，或内外相合而湿邪蕴于肌肤。总之，湿邪蕴于肌肤则气血受阻，皮肤失养而作痒，而且往往见疱疹、流水，前人统称之为"湿胜则痒"。三是血虚、血瘀或血热。血虚则皮肤失荣；血瘀则血难以达于肌肤，亦可导致皮肤失荣；血热内扰，则见热痒。

因为导致皮肤瘙痒的原因主要在风、湿、血三个方面，所以导师治疗皮肤瘙痒常从风与血入手，用散风、活血、凉血之品。因风药能胜湿，所以因湿致痒者亦以散风之品为主。

导师常用的散风除湿药有防风、荆芥、白芷、麻黄、桂枝、威灵仙、羌活、藁本、白鲜皮、秦艽、白蒺藜、白僵蚕、蝉蜕、乌梢蛇等。

常用的养血药有当归、白芍、生地、玄参、阿胶等。

常用的凉血药、活血药有水牛角丝、生地、丹皮、赤芍、益母草、紫草、川芎、红花、鸡血藤、刘寄奴、苏木、凌霄花、月季花、玫瑰花、王不留行等。

在临床中，针对不同病情，以散风除湿，养血活血之品相配组方。若风胜而皮肤干燥脱屑者，以散风养血为主，酌加养阴润燥之品，如麦冬、火麻仁、北沙参、石斛等。若湿胜而有水液渗出者，则酌加祛湿之品如茯苓、苍术、白术、泽泻、泽兰、萆薢等。

用以上药物加减治疗皮肤瘙痒，每获良效，甚至有多年瘙痒顽疾，治疗两至三个月而愈者。如果瘙痒发于手、足或下肢，导师亦每配合或单独用外洗方浸泡患部。药用龙胆草、苦参、白鲜皮、白蒺藜、地肤子、蛇床子、自然铜、火麻仁布包煎汤，浸泡半小时，每日一次，每剂药可反复用七日。导师特别强调，方中自然铜为必用之品，止痒效果特佳。皮肤干裂者用火麻仁以润燥。若皮肤破溃流水或感染红肿者，则去火麻仁，加银花、连翘、公英、地丁。疗效确切，有时比内服效果更佳。

另外，导师认为肺合皮毛，若汗少而痒者，每重用麻黄、桂枝以发其汗，使邪有出路。若有热象者，则加桑白皮以清泄肺热。

治疗皮肤瘙痒的基本方，导师自拟"五白饮"，由白芷、白鲜皮、白蒺藜、白僵蚕、桑白皮组成，临床加减化裁，每获良效。其组方依据是，肺合皮毛，白色入肺，瘙痒发于皮毛，故用"五白"入肺以宣泄风邪，实则此五味药皆为散风止痒之品也。

四、痤疮之治重在风、热、痰、瘀

痤疮，是一种毛囊、皮脂腺的慢性炎症性病变，以面部、胸背部居多，尤以颜面部为主。其临床特点是皮肤见粉刺、丘疹、脓疱、结节、囊肿等损害，皮损严重者可见瘢痕累累，且常伴见皮脂溢出。此病多见于青春期之男女，近年来临床所见以女性居多。

导师认为，痤疮之病因为内外合邪。一般是外感风热，内蕴痰湿，痰湿郁久则阻滞血行而成瘀。因此，导师对其病因、病机以风、热、痰、瘀立论。因风热为阳邪，其性上行，风热上攻，故多见于面部。内蕴痰、瘀，气血不畅，郁结成毒，故皮肤起粉刺、脓疱。尤其青年女性，每与月经及排便相关。月经前经血欲出而未出，气机不畅；便秘者气血受阻，浊气不下，蕴热上攻，故月经前与便秘者尤为多发。

论其治疗，对风热之邪，导师遵循《素问·六元正纪大论》"火郁发之"之论，采用辛味发散之品，以散风清热，常用药物有防风、荆芥、淡豆豉、苏叶、白芷、威灵仙，辛温发散以疏表散风，配以银花、连翘、竹叶轻宣透热。若郁结较甚者，偶用麻黄，取其辛散宣透之力雄劲也。因肺合皮毛，故导师亦常用桑白皮以清泄肺热。对痰、瘀之治，导师采用化痰行瘀之品。化痰药常用清半夏、浙贝母、瓜蒌皮（便秘者用全瓜蒌）、白芥子等；行瘀药常用川芎、鸡血藤、丹皮、赤芍、紫草、茜草、刘寄奴、苏木等。若痤疮日久或坚硬者，加软坚散结之品如夏枯草、浙贝母、生牡蛎以促其消散。若便秘者，除用大剂量全瓜蒌外，还可加火麻仁、生白术、厚朴、枳实、大腹皮等以导滞通便。若肝郁气滞而致月经不调者，常合用丹栀逍遥散以疏肝理气调经。

痤疮日久，皮损严重，瘢痕较多者，非行气破结不能散，故导师每于方中加路路通、皂角刺、王不留行、漏芦等走窜之品以消肿化瘀。

痤疮反复发作、脓疱密集者，乃热毒蕴积，则于方中加重金银花、连翘之剂量，又加蒲公英、苦地丁以清热解毒。

临床中常见用外用药治疗或经美容挑治而皮损加重者，导师认为是治标不治本之过。导师强调，痤疮之形成乃痰、瘀与风、热合邪，郁积于皮肤，邪无出路，不得消散，故其治疗必以疏风清热，化痰行瘀为法，方能表解里通，使邪有出路，痤疮消散。若涂抹外用药，或挑破、或用化妆品过多，反而阻滞毛孔，使邪无出路。故每嘱患者素面朝天，不用任何化妆品，且勤用中性肥皂洗脸，以使毛孔保持清洁，气血通畅，邪气有外达之机，痤疮自易消散。依导师之法治疗，疗效显著，多有痤疮屡发，数年不愈而经治数周即愈者。

第五节　刘景源教授应用外用药学术思想和临床经验的整理研究

中医学的临床治疗，除内服药外，还常常采用外治法，使用外用药，或内服与外用结合，往往取得良好临床疗效。

导师在临床治疗痹证时，往往采用内服与外用药相结合的方法，有时单纯使用外用药，疗效极佳，值得认真学习总结。痹证，包括风湿性关节炎、类风湿性关节炎、骨性关节炎、颈椎病、腰椎病、感受风寒引起的颈、肩、腰、腿各关节疼痛等。导师认为，痹证导致的疼痛，是因风寒湿邪侵袭所致，正如《素问·痹论》所说："风寒湿三气杂至，合而为痹也。"因此，治疗应以祛风散寒除湿为法。《素问·调经论》云："寒则泣不能流，温则消而去之。"风寒湿邪阻滞肌肉关节，导致气血不通，不通则痛。因此，治疗应选用温性药物以祛风散寒除湿，温散活血通络。邪去络通则疼痛自解。

导师常用的外治方药是：

川乌 15g，草乌 15g，桑枝 15g，桂枝 15g，羌活 15g，独活 15g，防己 15g，防风 15g，威灵仙 20g，刘寄奴 20g，川芎 20g，红花 20g，海风藤 20g，络石藤 20g，荆芥 15g，麻黄 15g，细辛 15g，川牛膝 15g，片姜黄 15g，追地风 15g，白芥子 15g，补骨脂 15g，仙茅 15g，淫羊藿 15g，生黄芪 30g。

用法是：上诸药装入布包中，冷水浸泡半小时。如全身关节痛，则将药包煮沸 40 分钟，倒入浴缸中泡浴，每天半小时。若无浴缸则将药包煮沸 40 分钟，倒入木桶或盆中泡脚，每天半小时，以汗出为度。若治颈椎病、腰椎病，则将药包用冷水浸泡半小时后拧干，放入笼屉中蒸 40 分钟，将布包放在患处熥熨 20～30 分钟。为免烫伤，药包下要垫布，以不烫为度。药包上面加盖塑料薄膜，上面再盖棉被以保湿、保温。此法是通过热熨使药物之作用透入肌肉、关节，以祛风散寒除湿，温散活血通络。每天进行 1 次，连续治疗 1 周再换药，每包药可使用 1 周。一般 1 周内可收到良好效果，病重者不过 4 周，疼痛可大减或消失。这种方法既可避免长期服药损伤脾胃，又节省药物，颇受患者欢迎。

导师治疗手足干裂、瘙痒、蜕皮的病变，亦常采用外用药熏洗的方法，常用的方药是：

龙胆草 20g，苦参 20g，白鲜皮 15g，白蒺藜 20g，地肤子 20g，蛇床子 20g，自然铜 20g，火麻仁 30g。

此方有清热解毒，散风止痒，润泽肌肤之功。用法是将药装入布包，冷水浸泡半小时后，煮沸 40 分钟，用之泡手或足，每日 20～30 分钟，一包药可连续用 1 周。一般都能取得良好效果，较之内服更为有效，亦为患者所乐于接受。

导师治疗带状疱疹亦常采取内、外合治之法。带状疱疹，中医称蛇串疮、缠腰龙，以红色丘疹呈簇状分布、皮肤潮红灼痛为特点。导师常用龙胆泻肝汤、银翘散合方加减内服。外用青黛粉，以芝麻油调成糊状外敷，上用纱布块覆盖。其清热解毒止痛效果良好，较之单纯用内服药止痛快，一般一两日内即可使疼痛大减。

第六节　刘景源教授对古今用药之异的论述

药以疗疾，药物质量的优劣及配伍是否允当决定着疗效的好坏，因此临床用药必须慎之又慎。古人云"用药如用兵"，也就是说，对药物性、味、归经、升降浮沉等诸方面的特性，必须了然于胸，才能熟练运用，药到病除。导师在临床中特别强调要熟练掌握药物质量、剂量、配伍诸方面的知识，又经常指出古今用药的不同。

一是药材的产地不同。中医学历来强调道地药材。同一种药材，产自不同地区，疗效大有不同。这是因为某地的气候、土壤、温度等诸因素适宜某种植物的生长，则其有效成分必优于其他地区所产者，如秦当归、怀山药、怀牛膝、辽细辛等。古时之药道地者多，今时因人口急剧增加，药材用量大增，道地药材供不应求，故每以非道地者代用，因此用量需加大，以求药力之应病。

一是野生与栽培之不同。野生药材生长环境差，生长周期长，有效成分充足，故药力雄厚。而栽培者多施肥料，特别是施用化肥，使药材成熟加速，看似饱满，实则有效成分大减，如野山参与栽培人参其药效大有不同，故用量亦需加大。

一是古今饮食及生存环境之不同。古人之食物，以粮食为主，而其粮食多用农家肥，产量虽低但污染少，纯天然，纯绿色。而今人所食之粮，广施化肥、农药，产量虽高，污染亦重。加之近年来大气之污染，食品添加剂之多，使今人"耐毒性"增强，"耐药性"亦增，再沿用古代之剂量则如杯水车薪，故用量亦需加大。

一是古今医疗条件与病情不同。古代科学不发达，医疗条件差，每遇小病，能忍则忍，很少用药，故用药则效。今人医疗条件优越，有病即医，甚至多有过度医疗，故用药多且杂，耐药、抗药性大增，守古方小剂小量每难取效，故必用重剂始能见功。

以上种种原因导致古今用药有所不同。读古人之书，特别是明清时期江浙名医之医案，其方中药物不过数种，多不过十数种，其剂量一般在三钱左右，多不过五钱，甚至用一钱以下。而今之医者，沿袭其法多不见效，大方重量方能中病，古今之势异也。

导师常言，古今之势不同，守古方，强调小方，不能尽愈今病，故临证中不可拘泥，方当大则大，药量当重则重，总以中病愈疾为目的，方可称为良医。

第五章　刘景源教授专科专病临证经验

第一节　刘景源教授应用经方辨治不寐经验述要

不寐，今称为失眠症，是目前临床上的多发病、常见病，中医古籍记载为"不寐""不得卧""目不瞑"。主要表现为持续性（多为 3 周以上）睡眠时间、深度的不足，可见入睡困难，多梦易惊，醒后再难入睡，甚至彻夜不眠等睡眠障碍。长此以往，严重影响正常的工作、学习、生活。随着生活节奏的加快，现今不寐症的发病率不断提高，流行病学调查显示，不寐症发病率在美国为 33%，欧洲为 4% ～ 22%，在中国亦高达 10% ～ 20%。相对于西药的依赖性和不良反应，中医中药的辨证论治有其独特优势。目前，中医多认为不寐系心、胆、脾、肾的阴阳失调，气血失和，以致心神失养或心神不安。刘景源教授对于不寐症的辨治，临证常分营卫不和、心肾不交、肝郁气滞、痰浊扰心等证辨证论治，师古而不泥古，常获良效。现将刘老师治疗不寐的经验整理如下，以期对不寐的治疗有所启发。

一、调和营卫，燮理阴阳

中医学认为"天人相应"。生理条件下，人之阴阳盛衰应随自然界的阴阳转化而变化。人的寤寐由环形无端的营卫二气所司，《灵枢·营卫生会》曰："卫气行于阴二十五度，行于阳二十五度，分为昼夜。故气至阳而起，至阴而止……夜半而大会，万民皆卧，命曰合阴，平旦阴尽而阳受气。如是无已，与天地同纪。"文中指出，若营卫二气在体内的循行失其常度，卫气不得入于阴，则出现"目不瞑"的病理状态。刘老师援引《灵枢·邪客》所言"卫气者，出其悍气之慓疾而先行于四末、分肉、皮肤之间而不休者也。昼日行于阳，夜行于阴，常从足少阴之分间行于五脏六腑"，认为卫气昼夜循行规律，决定了白昼阳气主事，夜间阳入于阴的自然规律。若"厥气客于五脏六腑，则卫气独行其外，行于阳不得入于阴。行于阳则阳气盛，阳气盛则阳跷陷，不得入于阴，阴虚，故目不瞑"。由此可见，邪气客于五脏六腑，卫气运行受阻，独行于阳分而不得入阴，阴阳失调则不寐。

《伤寒论》第53、54条分述了营卫不和的自汗症，指出治当调和营卫，宜桂枝汤发汗则愈。针对营卫不和的不寐，刘老师认为，其症虽与自汗相异，但其病机相类，故常活用桂枝汤，外燮营卫，内调气血，使卫气能入于阴，阴阳正常交合而人能入睡。若心悸加龙骨、牡蛎镇静安神。若动辄汗出，心烦者，加附子扶阳固表，白薇清热除烦，成"二加龙骨牡蛎汤"，陈修园谓"此方探造化阴阳之妙，用之得法，效如桴鼓"。

此外，刘老师还常合用半夏秫米汤燮理阴阳。半夏秫米汤即《灵枢》所载之半夏汤，专为治不寐而设，现代医家都认为其主治痰湿内阻，胃气不和之失眠。刘老师援引《灵枢·邪客》"此所谓决渎壅塞，经络大通，阴阳得和者也"，指出半夏秫米汤实能使"阴阳已通，其卧立至"。半夏性温味辛能通阳降逆而通泄卫气；秫米性味甘凉，李时珍谓其"治阳盛阴虚，夜不得眠。半夏汤（即半夏秫米汤）中用之，取其益阴气而利大肠也，大肠利则阳不盛矣"。"流水千里以外，扬之万遍"者，取其源远流长，能荡涤邪秽，疏通下达，用其煎药可调和阴阳。半夏、秫米（刘老师常以薏苡仁代之）合用，具有沟通阴阳，和利营卫之功，故以其与桂枝汤合用为治疗营卫不和，阴阳失调之不寐的基本方剂。

二、泻南补北，交通心肾

心肾不交，是不寐中最常见的证型之一。心主火在上，肾主水在下，心火下降，肾水上升，心肾交通，水火既济，阴阳为之平衡。若肾水亏虚不能上济于心阴，心火独亢不能下温肾水，则心肾不交，故心烦不寐。此类患者或因素体阴虚，或因房劳过度，阴衰于下，不能上济于心，水不济火，心火亢盛，致心肾不交而神志不宁。症见不寐，入睡困难，心烦，多梦，口干口苦，头晕，耳鸣，腰膝酸软，五心烦热，舌红或绛少苔，脉细而数等。

《伤寒论》第303条言："少阴病，得之二三日以上，心中烦，不得卧，黄连阿胶汤主之。"黄连阿胶汤是后世用来治疗心肾不交之失眠的常用经典方剂，陈修园《长沙方歌括》有歌诀曰："四两黄连三两胶，二枚鸡子取黄敲，一芩二芍心烦治，更治难眠睫不交。"方中清心火之黄连用到四两，以泻火为主，直折心火，以治心烦，故吴鞠通谓此方"邪少虚多者，不可服之"。刘老师认为，该方滋肾阴之力不足，且苦寒太过，恐伤及脾胃，故常减少黄连用量，加企边桂、百合、生地黄，合用栀子豉汤。以栀子、淡豆豉助黄连清心除烦，百合清热养阴，生地黄助阿胶滋肾水，企边桂益火之源，致津液。如此加减，药味简而不繁，却融栀子豉汤、百合地黄汤、交泰丸于一体，旨在使肾水上奉于心，君火下交于肾，水火既济，阴平阳秘，则不寐自愈。刘老师还指出，心肾不交者，未必都是心火亢与肾阴虚同时并见。其有肾阴虽不虚，但因五志之火亢于上，则心火独亢，亦不能下交于肾而致心肾不交。其治疗仍以黄连阿胶汤为主方。盖泻南即所以补北，补北即所以泻南，二者相辅相成也。

三、疏肝解郁，健脾和胃

肝郁脾虚也是不寐患者比较常见的证型之一。此类患者往往因工作压力大或生活琐事，肝气郁结，甚至郁而化火，上扰心神。症见不寐，重则彻夜难眠，心烦，急躁易怒，口苦，舌质红，脉弦而数等。同时，木旺乘土，故肝气郁结型患者常伴随着脾胃虚弱的症状，如食欲不振，腹痛，泄泻，烧心泛酸等。现代研究表明，睡眠与抑郁有着共同的病理生理学基础，睡眠改变常出现在抑郁症发作之前，并持续到发作之后。同时，人体的胃和小肠在晚上会产生一种对消化道黏膜有修复作用的化学物质，睡眠不足会影响该物质的产生，从而增加消化道疾病的发病概率。四逆散被称为疏肝解郁之祖方，《伤寒论》第318条言："少阴病，四逆，其人或咳，或悸，或小便不利，或腹中痛，或泄利下重者，四逆散主之。"对于此条原文，历代医家认识不一，近年来多认为其病机是气机不畅，阳气郁滞。刘老师认为，本方为疏肝柔肝，调和肝脾之祖方，后世的柴胡舒肝散、逍遥散等均依此方加减化裁而成。故常选用四逆散或丹栀逍遥散为主方，疏肝解郁，调和肝脾。酌情加用绿萼梅、代代花、玫瑰花、白梅花、白菊花等花类药以调畅病人情志。又宗"见肝之病，知肝传脾"，对兼见消化道症状如食欲不振、胃胀、呃逆、吐酸等者，选用焦三仙、制酸五味方（黄连、吴茱萸、乌贼骨、浙贝母、煅瓦楞子）等。

临床所见，病情常错综复杂，并非一方一证所能及。刘老师多年临床经验发现，经方叠用可大大提高临床疗效。如兼见沉默寡言，精神恍惚不定，口苦，小便赤，舌红少津者，可合用百合地黄汤。症见小腿痉挛拘急疼痛者，可合用芍药甘草汤。若心神不安，则加生龟板、生龙齿、生牡蛎、茯神镇摄安神。若头疼者，酌加天麻、钩藤以平肝潜阳。刘老师还提出，要多读书，从古人那里汲取营养，借鉴一些成熟经验，提高临床水平。如《冷庐医话》引《医学秘旨》云："一人患不睡，心肾兼补之药遍尝不效，诊其脉，知为阴阳违和，二气不交。以半夏三钱，夏枯草三钱，浓煎服之，即得安睡。"夏枯草辛、苦，微寒，补肝血，缓肝火，解内热，散结气。半夏配伍夏枯草，辛开苦降，寒热平调，调气机而沟通阴阳。二药相伍，益阴和阳，以治不寐。刘老师常在此基础上加生薏苡仁助半夏除痰和胃，胃和则神安。加珍珠母平肝潜阳定惊，且有清肝火之功，无疑是对半夏秫米汤的进一步发展。

四、祛痰化浊，降逆和胃

刘老师治疗不寐，十分重视化痰和胃。若痰湿内蕴，郁而化热，或素有痰湿，郁怒后不寐者，常以温胆汤加味治疗。湿浊困阻于内，气血运行不畅，阴阳失交，阳不入阴，则入睡困难。湿邪、痰浊郁久化热，湿热阻滞于手少阳三焦经则心烦，口渴不欲饮，痰火扰于足少阳胆经则惊悸不安。痰湿日久，气血不通，则生瘀滞，痰、湿、瘀易合而为患。故《景岳全书·不寐》曰："痰火扰乱，心神不宁，思虑过伤，火炽痰郁而致不眠者多矣。"此类病证多见于中老年人群中的"三高"患者以及代谢综合征患者，其人常嗜食肥甘厚味，损伤脾胃，内生痰湿，或脾胃素弱，运化不及，聚湿生痰。

温胆汤源于姚僧垣《集验方》，《备急千金要方》收载本方，由半夏、竹茹、枳实、橘皮、生姜、甘草组成，言"治大病后，虚烦不得寐，此胆寒故也"。《三因极一病证方论》依据《备急千金要方》又加茯苓、大枣。此后方书均沿用之，刘老师所用之温胆汤亦是此方。全方有燥湿化痰，清热除烦，和胃清胆之功。若患者头晕、头重如裹的症状明显，常加生白术、天麻、钩藤，即半夏白术天麻汤加钩藤。血压偏高的患者加川牛膝、茺蔚子、益母草；血脂偏高，有冠心病史者加佩兰、荷叶、山楂、牡丹皮等。

除温胆汤外，刘老师还常用半夏泻心汤平调寒热，健脾和胃治疗不寐，即《素问·逆调论》所言"胃不和则卧不安"者也。曾诊治一老妪，失眠反复发作，屡治不愈，日渐严重，竟至彻夜不眠，胃脘满闷，泛泛欲呕，便溏不爽，刘老师认为欲使安眠，先要和胃，用半夏泻心汤辛开苦降甘补，加枳实行气导滞，食欲恢复，睡眠显著改善。此案启示，若失眠患者伴随胃肠症状，要重视治疗胃肠病，解决了胃肠病，失眠的难题或可迎刃而解。

五、验案举隅

患者×××，女，2012年9月10日初诊。

失眠2个月。妊娠5个月余，怀孕3个月左右时开始出现入睡困难，睡后多梦易醒，醒后再难入睡，伴见手脚心发热，神疲乏力。因怀孕恐西医安眠药对胎儿有影响，遂来中医求治。刻诊：入睡困难，多梦易醒，醒后再难入睡，伴手脚心时有发热，神疲乏力，舌苔白中心略厚，脉滑数左大。证属：心肾不交，营卫不和。治当交通心肾，调和营卫，方用黄连阿胶汤合桂枝加龙骨牡蛎汤加减。

处方：白芍20g，阿胶（烊化）15g，黄芩6g，黄连6g，鸡子黄（冲）2枚，茯苓神（各）30g，合欢皮20g，首乌藤20g，桂枝6g，生姜3片，大枣20g，炙甘草10g，龟板（先煎）15g，醋柴胡10g。

7剂，水煎服，分温2服。

2012年9月18日二诊：服上方7剂，睡眠好转。刻诊：每夜睡眠由之前的两小时增至五小时，但仍多梦易醒，便秘。仍交通心肾，调和营卫，方用黄连阿胶汤合桂枝加龙骨牡蛎汤加减。

处方：阿胶（烊化）15g，白芍20g，黄连6g，黄芩6g，制首乌15g，茯苓神（各）30g，首乌藤20g，合欢皮20g，桂枝10g，生姜3片，大枣20g，炙甘草10g，生龙牡（先煎）（各）30g，清半夏15g，生薏苡仁30g，龟板（先煎）20g，当归15g，肉苁蓉15g，炒酸枣仁20g，赤芝20g，生白术30g。

服上方14剂，诸症痊愈。1个月后随访，未见复发。

心得体会：本案患者妊娠后出现失眠，入睡困难，多梦易惊，醒后再难入睡，且伴见手足心发热，舌苔白中心略厚，脉滑数左大。证属：心肾不交，营卫不和。刘老师以黄连阿胶汤泻心火，滋肾水，使心肾既济而能入睡。桂枝加龙骨牡蛎汤调和营卫，使卫气能合于营阴，龙骨、牡蛎镇惊安神。用半夏秫米汤调和阴阳，健脾祛湿和胃。刘老师用药不拘于一法一方，常常两三个方剂加减合用。但方剂的合用并非机械的堆药，而是有结构、有层次的结合。对于长期不寐的患者来说，营卫不和，心肾不交，肝郁气滞，痰浊内阻的病机可以互为因果，相互作用。多个临床证型可以并见，如肝郁气滞型不寐，肝郁日久化火，肝火上炎，心火必旺，心火旺则肾水不济，心肾不交。见肝之病，知肝传脾，木旺乘土，脾虚则内生湿浊，致痰浊内阻。而肝郁化火、心肾不交、痰浊内阻皆将导致营卫不和，阴阳失调。故刘老师在治疗不寐病人时，遵循"有是证则用是方"的原则，常使用复方，如逍遥散合黄连阿胶汤、交泰丸，桂枝加龙骨牡蛎汤合逍遥散、黄连阿胶汤，温胆汤合逍遥散、交泰丸，三仁汤合黄连阿胶汤等。

第二节　刘景源教授辨治胸痹经验述要

胸痹，是指以胸部闷痛，甚则胸痛彻背，喘息不得卧为主症的一种疾病，轻者仅感胸闷如窒，呼吸不畅。现代临床常见的心血管疾病如冠心病心绞痛等，多属于中医学胸痹范畴。刘景源教授在内科杂病的诊治方面积累了丰富的临床经验，疗效卓著，现将其辨治胸痹经验介绍如下。

一、溯病机，宗本虚标实

胸痹是以"胸"言病位，以"痹"名病机。《灵枢·本脏》载"肺大则多饮，善病胸痹，喉痹，逆气"，指出胸痹与肺有关。《金匮要略·胸痹心痛短气病脉证治》不但明确提出"胸痹"病名，并系统地阐述了其病因病机与主症，谓"夫脉当取太过不及，阳微阴弦，即胸痹而痛，所以然者，责其极虚也"。指出胸痹心痛是由于胸中阳气不足，下焦阴邪偏盛，痰浊寒饮上乘阳位，搏结于心胸，阻塞气机所致。刘景源教授认为，"责其极虚"，一语中的，指明了胸痹病的根本病机所在，即"虚"是胸痹之本，临床应该给予充分重视。然到底虚在何处？仲景续云："今阳虚知在上焦，所以胸痹心痛者，以其阴弦故也。"上焦，即胸中，为心肺所居之处。阳虚，即胸中阳气虚衰，当是指宗气而言。《灵枢·邪客》云："宗气积于胸中，出于喉咙，以贯心脉而行呼吸焉。"对此，尤怡《金匮要略心典》曰："胸中，阳也，而反痹，则阳不用矣。阳不用，则气之上下不相顺接，前后不能贯通，而喘息、咳唾、胸背痛、短气等证见矣。"

"责其极虚""阳虚知在上焦"强调了阳气虚是胸痹发病的内因，而"以其阴弦故"，则强调阴邪盛是其外因。仲景所言"平人无寒热，短气不足以息者，实也"与"责其极虚"，看似矛盾，实则是对比发明，提示胸痹在发作时多以标实为主，恰恰反映出胸痹主要病机为心脉痹阻，本虚标实，虚实夹杂。盖气为血帅，气行则血行。阳气不足，无力推动血液正常运行，久则瘀，气虚不能敷布津液，则痰浊阻滞。胸阳不足，阴寒之邪乘虚侵袭，寒凝、气滞、血瘀、痰阻，则痹而疼痛。因此，刘老师认为：胸痹之病总属本虚标实，气血阴阳俱虚是胸痹的发病根本，寒凝、气滞、血瘀、痰阻、水停，痹阻心脉，是胸痹的病机关键，故察气血，审阴阳，辨寒、瘀、痰、水是胸痹的审证要点。

二、立治法，重通阳化浊

《素问·调经论》云："寒气积于胸中而不泻，不泻则温气去，寒独留，则血凝泣，凝则脉不通，其脉盛大以涩，故中寒。"《素问·痹论》云："心痹者，脉不通，烦则心下鼓，暴上气而喘。"又云："痛则寒气多也，有寒故痛也。"指出寒邪凝滞，痹阻心脉而痛。仲景遵"寒淫所盛，平以辛热"的原则，针对阳伤胸痹，清气不运，每以辛滑微通其阳，并创瓜蒌薤白白酒汤、枳实薤白桂枝汤等9方（九痛丸大多认为系后人所附，非仲景方）。其中通阳祛邪者8方，补虚者1方。用药20种，以白酒、桂枝、干姜、人参、蜀椒、附子、乌头通阳益气，以瓜蒌、薤白、半夏、生姜、橘皮、厚朴等行气化痰散结，以茯苓、白术、薏苡仁等健脾运化水湿。正如喻嘉言《医门法律·痹证》所言："盖胸中如太空，其阳气所过，如离照当空，旷然无外。设地气一上，则窒塞有加。故知胸痹者，阳不主事，阴气在上之候也。仲景微则用薤白、白酒以通其阳，甚者用附子、干姜以消其阴。以胸痹非同他患，补天浴日，在医之手眼耳。"基于以上认识，刘老师常引《临证指南医案》所述"胸痹伤阳，清气不运，仲景每以辛滑微通其阳"，认为通阳化浊是为胸痹基本治法，指出治胸痹当以通阳益气为主，务使胸中气机通畅，方能推动血液运行，水湿运化，寒邪宣散，如此血脉得以濡养而痹痛缓解，进而根据不同的症状表现或活血、或化痰、或养阴、或补血，随证辨治，方能取得疗效。

刘老师认为，胸痹的治疗，当以补为主，以通为用，通补结合，补虚泻实。补其本则独重心脾。盖心主血脉而贯宗气，培补宗气可使心脉充实而流畅全身。化浊则须辨明气滞、寒凝、血瘀、痰湿、水饮等邪之不同。气滞当调，血瘀可逐，痰阻应豁，饮停可化。若两种或多种浊邪相搏为患，则择其善而并用之。然于浊邪之辨，刘老师十分重视舌、脉。如，咳唾痰浊，固为辨痰阻之力证，然必察于舌，凡苔腻或白或黄，纵无咳唾痰浊，亦可以痰浊或痰热内蕴视之。若得"沉滑无力"或"滑数"之脉，则更属痰浊壅滞。再如，舌痿唇青固是瘀血内阻，但凡心痛如刺如绞，舌有瘀斑、瘀点，多从血瘀论治。刘老师并不推崇一见胸痹心痛就不加辨证，而唯用活血化瘀止痛之法。妄投攻破，不但无助于心脉畅通，反有耗气破血之弊。盖心为阳中之太阳，其生理是以阳为主而主血脉。故而提出，不论虚证、实证或虚实夹杂，治当终使心阳之气通达，血脉流通，"以补为主，以通为用"的通阳化浊之法，理应在胸痹的诊治中得到重视和肯定。这一认识，与清代以前医家治疗胸痹心痛以温里通阳药为基本药物，理气、活血、化痰是其增效和辅助配伍的用药规律相一致。

三、组方药，精合方加减

仲景有云"胸痹之病，喘息咳唾……关上小紧数，瓜蒌薤白白酒汤主之"，"胸痹不得卧，心痛彻背者，瓜蒌薤白半夏汤主之"，"胸痹心中痞，留气……枳实薤白桂枝汤主之，人参汤亦主之"，"胸痹，胸中气塞，短气，茯苓杏仁甘草汤主之，橘枳姜汤亦主之"等。依此，刘老师常选用半夏、瓜蒌、厚朴、枳实等药，化痰开结，宽胸理气，温运阳气，主治痰结胸中，闭阻气机所致之胸痹。由此可见，仲景辨治胸痹，因阳虚、阳郁、阴寒、浊邪所痹阻的轻重微甚不同，已为后人立万世之法门。刘老师对此推崇备至，临证常从方证与病机相应的角度出发，依仲景所言"病皆与方相应"，合方辨治加减，融瓜蒌薤白半夏汤、枳实薤白桂枝汤、橘枳姜汤、茯苓杏仁甘草汤等合为一方。因胸痹之病，有偏气与偏饮、偏痛与偏闷之不同，并常相兼而作，故而合方，以力求全面而切于实际。俾上焦之寒得宣，上逆之浊阴得降，则胸痹可解。

如此合方，看似罗列《金匮要略》疗胸痹诸方药，假兼备以幸中，实不知刘老师之治学，上溯内、难、伤、杂，下及东垣、叶、吴诸家之学，且博览深思，知源识流，融会贯通。虽时方、验方亦很重视，并采撷所长，运用独具匠心。如气阴两虚者，合以生脉散或生脉保元汤，以益气滋阴；气血瘀滞则加丹参饮或冠心2号方，活血化瘀，行气宽中止痛；阴寒凝滞则以宽胸丸，散寒通阳。此外，刘老师临床最重辨证论治，强调治病求本，活法随机。其组方既有温阳通阳之桂枝、薤白、姜、附，亦常以生地、阿胶、麦冬等滋阴养血。不仅以人参、茯苓、远志、柏子仁、酸枣仁等益气安神，而且用桑寄生、杜仲、牛膝等平补肾气。既有调气的枳实、桔梗、枳壳、香附、郁金，亦有祛痰化浊的瓜蒌、半夏、南星，活血止痛的丹参、红花、桃仁、延胡索及平肝清热之天麻、钩藤、菊花等。总之，刘老师组方用药，通阳而不耗气，滋阴而不碍阳，通补兼施，温而不燥，滋而不腻，以平为期。

四、病案举隅

患者×××，男，59岁，2013年9月16日初诊。

形盛体胖，患冠心病10年。2003年因心前区阵发性剧烈绞痛，住国外医院确诊为心绞痛，经治疗缓解。近日，因劳累心绞痛发作频繁且程度愈来愈重，故来求诊。症见：心前区疼痛，每日发作4～5次，须含硝酸甘油方能缓解，伴胸闷气短，心中痞塞，疲乏，便溏，寐差，自汗、盗汗，恶风寒，手足冷，舌淡暗苔白厚，脉沉滑无力。西医诊断：稳定性心绞痛。中医诊断：胸痹，证属：胸阳不振，气阴两虚，气滞痰瘀，血脉痹阻。治当通阳化浊，心胃同治，方用瓜蒌薤白半夏汤、生脉散、茯苓杏仁甘草汤、橘枳姜汤等合方化裁。

处方：瓜蒌皮15g，薤白15g，清半夏10g，桂枝10g，茯苓30g，茯神30g，杏仁10g，炙甘草10g，橘皮15g，枳实10g，生姜3片，党参30g，麦冬10g，五味子6g，生黄芪30g，炒白术30g，防风10g，川芎10g，红花10g，丹参20g，檀香10g，砂仁10g，乌枣20g，生地黄10g，阿胶10g，荜茇6g。

14剂，水煎服，每日1剂，分3次，饭前1小时温服。

上方服14剂，觉体力渐增，心前区疼痛发作频率减为2～3次，疼痛减轻，且发作时隐痛可忍，但仍心悸气短，舌质微黯，脉沉细而弱。上方加减继服2个月，除劳累后偶有心慌、心前区隐隐刺痛外，别无不适。

心得体会：本例胸痹，气短疲乏，自汗、盗汗，便溏，手足冷，舌淡，脉沉滑无力，是以心气心血两虚为本。心中痞塞而痛，舌苔厚腻，示痰湿水饮停聚。心前区刺痛，舌黯则为瘀阻脉络之征。治当通补兼施，补则益心阳，健脾气，养阴血，以气血同补，心胃同治。通则行气化痰，活血行瘀。药用瓜蒌薤白半夏汤宣痹通阳，豁痰开结，加桂枝以鼓振心阳，驱逐阴邪。用生脉散、复脉汤益气养血；玉屏风散固表实卫；茯苓杏仁甘草汤宣肺利水；橘枳姜汤和胃降气；丹参饮活血化瘀，行气止痛。诸药合用，共奏通阳化浊之功。

第三节　刘景源教授辨治胃脘痛经验述要

胃脘痛，是消化系统常见病、多发病，临床上以上腹胃脘部近心窝处疼痛频发为主症，常伴有胀满不适，灼热泛酸，恶心纳差等症。见于急慢性胃炎、胃溃疡、十二指肠球部溃疡、胆汁反流性胃炎、胃肠功能紊乱等多种疾病。病程迁延日久，反复发作，不易根治。刘景源教授在内科杂病的治疗，尤其是治疗胃脘痛方面积累了大量临床经验，疗效卓著。笔者有幸跟师侍诊，获益匪浅，兹将刘老师辨治胃脘痛经验整理如下。

一、治法纲要，首重建中固本

古今文献对胃脘痛论述颇多，综合来看，多数医家认为胃脘痛病位在心下，即上腹胃脘；论及脏腑，则主要责之于中焦脾胃、肝胆。其发病多与暴饮暴食，恣食辛辣生冷，过食肥甘厚味，或饮食偏嗜，饥饱失常，情志不畅等原因有关。对于其辨证分型，历代医家认识虽不尽一致，但多遵"六腑以通为用""通则不痛"之原则，遣方用药或疏肝和胃，或祛痰理气，或活血化瘀，或消导行滞，或温阳散寒等。刘老师认为，无论侧重于哪个方面，或素体脾虚，或久病伤脾，或劳倦过度，或饮食寒凉等，均可损伤脾胃，导致脾胃虚寒，中气不足，纳运失司，升降失调。提出胃脘痛的治疗当重点从整体上对"气"进行调理，在临证中时刻注意把握"气"，尤其是"脾胃之气"，或称"中气"这个重点。

脾升胃降是中焦气机运动的基本形式，中气实是维持中焦气机调畅的基本保障。中气一虚，则升降即因之失调，清气不升，浊气不降，气机为之郁阻。若复因六淫、饮食、情志、劳逸过度重伤脾胃，中气升降更为不利，气滞、痰湿、食积、瘀血阻滞中焦，不通则痛，即导致胃脘痛发生。《冯氏锦囊秘录》云："夫中者，上下四旁之枢机。若中脘之气健旺有余，则驱下脘之气于大、小肠，从前后二阴而出。惟其不足，则无力运之下行，反受下脘之浊气，以致胃中清浊混乱，为痛、为胀之所由也。"对于其治疗，清代张必禄《医方辨难大成》谓："中气宜温不宜寒，中气宜盈不宜亏。盖中气既温，则妙其熔铸之能，而饮食无停蓄不化之为患。中气既盈，则神其赞化之盛，而津液无枯燥为殃之足虑。否则中气致馁于平昔，外邪客乘于一旦，势必变证卒生，痛苦立见。"基于以上认识，刘老师认为，胃脘痛病变核心病机为中气不足，提出温中益气为首要治法，遣方多用黄芪建中汤温中补虚，温建中州，缓急止痛。选药则生、炙黄芪同用，白芍炒用。若胃中虚寒明显，则酌加毕茇、企边桂等，更具辛甘温通、升降平调之妙。

二、平调寒热，升清降浊并用

脾胃为水谷之海，气血生化之源，后天之本。脾主升，胃主降。脾为阴土，喜温燥恶寒湿；胃为阳土，喜凉润忌燥热。脾病以阳虚湿盛常见，胃病以壅滞不畅居多。病程日久，郁而化热，则寒热之邪错杂于中，中气失却斡旋之力，枢纽废弛，以致脾胃升降失常，中气为之变动。临床症见心下痞塞不适或伴有恶心欲吐，胃脘部有灼热感，肠鸣作泄，舌苔黄腻，脉弦数。如《伤寒论笺注补正》曰："痞者，否也，天气不降，地气不升之义也。"

对于其治疗，刘老师常寒热平调，升清降浊并举，苦寒泄热与甘温补中兼施，调畅气机。脾胃纳运升降功能恢复，则痞满自除。临证常在清热药中佐以温中药，温中散寒中佐以苦寒药，以达到寒热平调之功。如用清热药时常配合桂枝、干姜，用温补药时常加黄连、黄芩之属。方如半夏泻心汤，以黄芩、黄连之苦寒而泄热燥湿降泻；以干姜之辛温以温中暖脾化饮。干姜与黄芩、黄连相伍，辛开苦降，宣降结气，以泻心消痞。党参、大枣、甘草补益脾胃，助其复脾升胃降之职。本方以五味而论，则辛开、苦降、甘调，以药性而论，则寒温并用，以功效而论，则温脾阳散寒化饮，清胃热祛湿化痰，且又健脾胃以助其恢复功能。

三、疏肝和胃，合用治酸对药

脾胃功能失常可影响其他脏腑，其他脏腑有病也可影响脾胃，其中脾胃与肝胆的关系最为密切，脾胃五行属土，最易受肝木影响。生理上肝木疏土可助其运化，病理上肝气横逆可犯胃而发嗳气泛酸，甚则吐酸脘痛。现代流行病调查也发现，女性、中老年人、脑力劳动者以及受教育程度高者更容易因情志因素而引发胃脘痛。家庭关系失和，人际关系不睦，是胃脘痛发病的主要始发因素。与胃脘痛发病有关的情志因素以怒、思、忧等负性情绪为主，其中怒是最主要因素。刘老师诊治胃脘痛，不但重视中焦脾胃，又承张仲景"见肝之病，当先实脾"之论，擅长从肝入手，立足于气机失调，将疏肝和胃作为其主要治法，方用四逆散、逍遥散等加减。

泛酸、吐酸多为胃脘痛、胀的伴随症状，是胃食管返流、反流性食管炎、消化性溃疡和慢性胃炎等病证的主要致病因素。《素问·至真要大论》谓："诸呕吐酸，暴注下迫，皆属于热。"又谓："少阳之胜，热客于胃，烦心心痛，目赤欲呕，呕酸善饥。"历代医学家多承袭《素问》之说，从肝热论治。如刘完素认为："酸者，肝木之味也。由火盛制金，不能平木，则肝木自甚，故为酸也。如饮食热则易于酸矣……是以肝热则口酸。"《医家心法·吞酸》亦云："凡是吞酸，尽属肝木曲直作酸也。"刘老师细研诸家，结合临床实践，发现泛酸、吐酸不尽属热，寒证亦很常见。其寒者，始为寒邪或水湿之邪犯胃，积滞中焦，郁久则肝郁化热而成酸。若以热攻之，浊气不降，中满益甚；妄用寒凉，又易变生他症。刘老师因而提出：此类泛酸，总因中焦虚寒，胃气上逆，又兼肝郁化热。治当温中益气，以复健中焦升降之枢，佐以清肝和胃，降逆开结。临证善用党参、陈皮、白术等益气健脾，运中除湿，配半夏辛燥化饮，降逆开结，使饮聚者散，木郁者达，气逆者平，以防饮邪聚生。制酸用吴茱萸辛温暖脾胃而散寒邪，则中自温、气自下。又取左金丸方义，配黄连以泄肝安胃（黄连与吴茱萸用量为 6∶3）。辅以乌贼骨收敛制酸止痛，浙贝母、煅瓦楞子软坚散结，消痰化瘀。五药同用，共为制酸之剂，称为"五味制酸方"，取效甚捷。

四、遵循生理，佐以消导行气

胃脘痛的病人临床多有胃胀、腹胀、饮食不消化等症，刘老师根据"六腑以通为用"的基本生理特点，临证亦善于应用消导之法。刘老师常说，相比于西药的促进胃肠动力药，中药也有自己促进胃肠动力之佳品，而且副作用更小。如入脾经的陈皮、沉香等，入胃经能理气和胃的木香、苏梗等，入肝胆经能疏肝理气的香附、青皮、郁金等，入肠经能理气宽胸通腑的生白术、枳实、枳壳、大腹皮、厚朴等。针对肉食积滞、面食积滞则以山楂、神曲、麦芽、莱菔子等对症酌加之。

胃脘痛病变，随着疾病本身的发展，病程日久胃肠功能逐渐衰弱在所难免，不难辨证。但亦有患者因过用消食药、通腑药、破气药，致使胃肠功能衰败，改变了胃肠的冲和之气，亦是虚胀的常见病因。刘老师告诫我们，实证胀满可辨证选用消导行气之品，但对于虚胀，则慎用消食除胀药，以免犯"虚虚之戒"。治疗时常变通厚朴生姜半夏甘草人参汤"三补七消"之制，变为重用补气的党参，佐以消导行气。这是因为，消食除胀药只有在胃肠消化功能还不算太虚弱的情况下，才能发挥消化饮食的作用。如果胃肠虚弱的程度很重，只能先健补脾胃，不能设想撇开胃肠的作用，只靠神曲、麦芽就能把所进的食物消化。相反，在胃肠功能极为衰弱的情况下，这些药非但不能消食，反而还能消耗胃气。

五、谨守病机，随证灵活加减

刘老师在临证过程中用药灵活，随证加减。处方遣药过程中，刘老师常说"加××药后，这样××方就有了"。意即在药味加减时并非只针对孤立症状，按单味药作用进行取舍，更多的是站在复方的角度考虑，加减后是否形成了几个方剂的合方。或问：方剂是由药组成的，方之作用不外是药之作用相加，按单味药作用加减，乃扬药之专长，有何不可？刘老师告诉我们：药物组成方剂之后的功效，绝非其各自作用的机械相加，不同的配伍组合将产生不同的效应，只有从复方考虑，才能真正扬药之长，这样既能克服加减的随意性，又蕴方有合群之妙。用这种认识指导辨证，以着眼于病机，指导用药，可执简驭繁。

如黄芪建中汤证，兼痰湿腹胀者，则合用厚朴生姜半夏甘草人参汤；若胃虚痰阻，嗳气不除时，则酌加旋覆花、代赭石降气止呃，即合入了旋覆代赭汤。如半夏泻心汤证，兼见口苦、胁肋胀满、心烦、失眠，则加柴胡、白芍、阿胶、鸡子黄，即合入了小柴胡汤、黄连阿胶汤；兼见胸闷痞塞不通，大便黏滞不爽者，则加全瓜蒌、枳实，即合入了小陷胸加枳实汤。可谓读仲景书，善从无字处探求，深谙"病皆与方相应者，乃服之方"之真谛。正所谓圆机活法，仍未离乎规矩之中者也。

六、验案举隅

患者×××，女，52岁，2012年10月18日初诊。

中、上腹反复胀痛3年，加重两周。自3年前始胃脘隐痛，胃镜显示浅表性胃炎伴糜烂。间断服中、西药3年，病情时好时坏。近半个月来因老父亲在××医院住院，陪床操劳，饮食不规律，情绪不佳而病情加重。刻诊：胃脘疼痛，泛酸，胃灼热，畏冷、酸、辣、甜食物，纳谷不馨，伴口干、口苦、神疲乏力，大便先干后溏，排出无力，舌淡胖苔薄黄腻，脉弦滑数。证属：中焦虚寒，肝胃不和，寒热错杂。治当温中散寒、疏肝和胃。方用黄芪建中汤合小陷胸加枳实汤加减。

处方：生黄芪、炙黄芪各20g，桂枝10g，炒白芍20g，生姜3片，焦山楂、焦麦芽、焦神曲各10g，乌枣20g，炙甘草10g，黄连6g，全瓜蒌30g，清半夏10g，炒枳实10g，吴茱萸3g，炒鸡内金10g，乌贼骨15g，煅瓦楞子（先煎）30g，浙贝母15g，生白术60g，川朴10g。

7剂，水煎服，日3次，饭前温服。

2012年11月6日复诊：服上方7剂，胃脘痛、胃灼热、泛酸已基本痊愈。因父亲做手术，未能及时复诊，现已停药10天。刻诊：胃脘痛已除，但左胁下疼痛，B超显示无异常。右侧耳鸣，胸闷，下午自觉面颊红，有热感，咳嗽，咯少量白痰黏稠，舌淡胖苔厚白，脉弦滑数。证属：肝胃不和，痰湿阻肺。治当疏肝和胃，健脾祛湿，化痰止咳，方用黄芪建中汤合小陷胸加枳实汤、小柴胡汤加减。

处方：柴胡12g，黄芩9g，黄连6g，姜半夏12g，全瓜蒌15g，党参30g，炒枳实10g，桔梗10g，川牛膝10g，旋覆花（包）15g，桂枝10g，炒白芍15g，炙甘草10g，橘皮10g，炙黄芪20g，生山药30g，延胡索10g，干姜10g。

14剂，去滓再煎，分3次温服。

服上方14剂，诸症痊愈。1个月后随访，未见复发。

心得体会：本案患者胃脘痛，病程日久，食冷、酸、辣、甜食物或劳累后加重。大便先干后溏，舌质淡胖苔白厚，脉弦滑数，证属中焦虚寒。兼见泛酸、胃灼热、口苦、口干，脉弦，证属肝热犯胃，故首诊辨证为本虚标实，寒热错杂。刘老师用黄芪建中汤以健脾益气，温中散寒，辅以小陷胸加枳实汤清热化痰，消痞散结。针对胃脘痛兼有泛酸、胃灼热之症，用左金丸以制酸，但不拘原方黄连与吴茱萸6:1的用量比例，而改为2:1，乃因其寒多热少也。再加乌贼骨、浙贝母、煅瓦楞子更增制酸之力。

刘老师临证颇为重视患者兼症的治疗。本案中，针对患者便秘之症，用大剂量生白术健脾以运肠，全瓜蒌润肠通便，川朴行气导滞。针对患者纳差之症，选焦山楂、焦麦芽、焦神曲、炒鸡内金以消食增纳，使患者全身得以综合调理，而助疾病痊愈。本案二诊时，刘老师考虑患者胃痛已大减、胃灼热、泛酸已愈，但左胁下疼痛，伴见耳鸣，面颊烘热，证属肝气不舒，郁而化火，横犯脾胃，故仍以黄芪建中汤合小陷胸加枳实汤为基本方，合以小柴胡汤，加旋覆花、延胡索、桔梗、川牛膝以和解枢机，理气止痛。针对患者痰湿阻肺之兼症，加干姜、生山药、橘皮，以温肺健脾，行气化痰，如此继服14剂而愈。

第四节　刘景源教授辨治功能性便秘经验述要

功能性便秘，是一种持续性排便困难、次数减少或有排便不尽感的功能性肠道疾病。流行病学调查显示：北京地区 18 ～ 70 岁人群中本病发病率为 6.07%，且呈现逐年上升趋势。功能性便秘不仅可引发痔疮、肛裂等疾病，还能诱发或加剧心脑血管、哮喘等疾病，严重影响生活质量。中医学认为，饮食不节，情志失调或体弱劳逸，以致脏腑功能失调，脾胃运化失司，大肠传道功能失常，糟粕滞于肠道，则发为便秘。便秘病位虽在大肠，实则与肺、脾、胃、肝、肾等脏腑功能失常均密切相关。刘老师在参阅既往医家诊治便秘经验的基础上，临床强调从气虚论治，通过宣降肺气，健脾益气，舒畅肝气，补益肾气，调畅三焦气机，以治疗功能性便秘，疗效卓著。

一、明确诊断，辨证为先

对于功能性便秘的诊治，刘老师指出，首先应明确诊断，辨病与辨证相结合。目前，国际上诊断功能性便秘，依据的是罗马标准，必须包括下列症状中的两个或两个以上：①至少有25%的排便感到费力；②至少有25%的排便为块状或硬便；③至少有25%的排便有排便不尽感；④至少25%的排便有肛门直肠的阻塞感；⑤至少有25%的排便需要人工方法辅助（如指抠、盆底支持）；⑥每周少于3次排便，如果不使用泻药，松散便很少见到。诊断肠易激综合征依据不充分，患者须在诊断前6个月出现症状，在最近的3个月满足诊断标准。诊断时，除以上条件，还应综合评价患者病情以指导进一步检查，如甲状腺功能检查，排除甲状腺功能低下等全身性疾病。尤其对于年龄偏大，有发热、消瘦、腹痛、便血等报警症状及结肠癌家族史的患者，应行肠镜检查，明确诊断。

从以上标准可以发现，罗马标准所列出的功能性便秘的诊断，比较强调粪质的改变，即硬便或块状，松散便少见，这与现代临床实际有一定差距。刘老师认为，导致便秘的原因不一。如目前，饮食以粮食精细、肉食者为多，喜食肥甘厚腻，久则运化失司，湿邪内生，蕴久化热，常致湿热互结，气机阻滞。竞争激烈，压力增大，抑郁焦虑增加，肝失疏泄，木郁乘土，致脾虚湿生，胃虚食停，湿热与食滞互阻，引起便秘。再如，很多患者长期使用通腑泻下或滋补类药物，损伤脾胃，湿邪内生。此外，由于长期久坐，活动减少，脾胃运化失调，水湿停滞，导致便秘。由此可见，现今临床功能性便秘，发病多以脾胃虚弱，运化失司为主。现代研究也证明，慢性功能性便秘虽然以多种证型复合为特点，但其中以脾胃气虚兼气滞、气虚兼血虚最为常见。

脾胃同居中焦，脾升胃降，水谷精微靠脾气升散敷布，浊气糟粕赖胃气通降，由大肠经魄门排出体外。脾胃虚弱，运化失常则清气不升，浊阴不降，故而大肠传道失常而导致便秘。这种便秘，证属气虚湿阻，其辨证要点是：①虽多日不大便，但粪质多不干结，或先干后稀，或溏黏不爽，或溏稀；②排便无力，有排不尽感；③便意匮乏或毫无便意；④服用通下泻药虽可排出，但随泻药应用时间延长，便秘症状愈来愈甚；⑤腹胀满不甚，下午或劳累后加重；⑥气短乏力，努力便后更为明显；⑦舌淡胖嫩苔白厚或黄厚腻，脉沉滑无力或沉弦滑数等。刘老师认为，功能性便秘中医辨证以气虚湿阻最为常见，其根源是由脾胃虚弱升降失常所致，以上症状具备2～3项，即可诊断，不必拘泥罗马标准。

二、辨证论治，调气为本

气机的升降出入是人体生命活动的基本形式，如《素问·六微旨大论》指出："非出入，则无以生、长、壮、老、已；非升降，则无以生、长、化、收、藏。是以升降出入，无器不有。"对于功能性便秘来说，气机失调尤为显著，无论湿热阻滞，抑或气虚、血虚，均影响气机畅达，致浊气下降不及，引发便秘。因此，刘老师认为，治疗功能性便秘时疏调气机尤为重要，主要体现在三个方面。

1. 宣降肺气

肺与大肠互为表里，肺之宣降与大肠传道息息相关，肺气宣降有常，有助于腑气通畅。肺气郁闭于上，则可形成上窍闭塞而下窍不通的便秘，治当提壶揭盖法。肠腑得通而便秘自除，药物常用紫菀开宣肺气，使宣降调畅，大便得下。尤其对于咳喘伴便秘者，喜用杏仁、桔梗、全瓜蒌、紫菀、苏子等归肺经的药物，既宣肃肺气又可通便。肺经风热咽喉肿痛伴便秘者，常用牛蒡子清热利咽通便。

除宣降肺气外，刘老师还常用生黄芪、生山药等补益气阴之品。这是因为，脾胃虚弱、升降失常者，肺气亦常不足。肺失宣降除邪气阻滞外，正气不足、肺叶不张也是气机升降失常的主要机制。黄芪味甘，气微温，气薄而味浓，可升可降，入手太阴、足太阴、手少阴之经，为补气之圣药，伍当归则气血同补。山药甘平，补脾养胃，生津益肺，补肾涩精。二药生用相伍，具有补气健脾、生津益肺之功，补气而不燥，养阴而不腻。

2. 升健脾气

脾属阴土，喜燥恶湿，主运化水谷，以升为健。脾与胃同居中焦，为"仓廪之官"，脾胃为气机升降之枢，如《伤寒论直解》指出："阴阳与水火，位居上下，而土居其中，上下交合，必由中土。"脾气不升，则水谷精微输化失常，易停湿停痰，郁阻气机，可见脘腹胀满、纳呆，排便不畅，或有排不尽感，大便黏腻等症，治当健脾祛湿，升发脾气。刘老师喜用补中益气汤，并重用生白术。用白术治疗便秘，启发于《金匮要略·痉湿暍病脉证治》，文中云："伤寒八九日，风湿相搏，身体疼烦，不能自转侧，不呕不渴，脉浮虚而涩者，桂枝附子汤主之；若大便坚，小便自利者，去桂加白术汤主之。"去桂加白术汤又名白术附子汤，即桂枝附子汤（桂枝、附子、生姜、大枣）去桂枝加白术而成。《王旭高医书六种》认为："白术生肠胃之津液，大便硬是肠之津液干枯，故加白术。"《灵枢·口问》谓"中气不足，溲便为之变"，"溲便为之变"，即大小便异常，这种异常既可表现为腹泻，也可表现为便秘。白术具有健脾补益中气的作用，既可健脾止泻，也可健脾运肠，具有双向调节作用。

《本经逢原》谓："白术得中宫冲和之气，补脾胃药以之为君。脾土旺则清气升而精微上，浊气降而糟粕输。"即谓白术能健脾益气，运化脾阳，增强胃肠蠕动。脾气得升则胃气得降，气机之枢协调，进而促使肠腑得通，且无泻下伤气，停药反复之弊，反有益气健脾，药效持久之效。刘老师告诉我们，应用白术治疗便秘要注意三点：①适用于脾虚内湿蕴结证，见舌苔腻，大便虽然困难但并不干硬甚或难以成形者；②用生白术而非炒白术，生用虽苦温但不伤津耗液，无补气助火壅滞之弊；③剂量宜大，参已故名老中医魏龙骧先生之经验，少则一二两，重则四五两。

3.疏肝理气

肝主疏泄,调畅全身气机,其疏泄功能正常,则胃受纳、脾运化,进而升清降浊,营养精微物质敷布周身,糟粕从二便而出。若木郁乘土,气机不畅,则脘腹胀满,大便排出障碍。正如《血证论》所云:"木之性主于疏泄,食气入胃,全赖肝木之气以疏泄之,而水谷乃化。设肝之清阳不升,则不能疏泄水谷,渗泄、中满之证,在所不免。"故治疗时,刘老师常用柴胡、枳壳、陈皮等疏肝理气之品,则三焦气机通畅,气化则湿化,气行则血行,邪去正复,则大便排泄正常。

功能性便秘虽以气虚湿滞为主,但临床症状复杂,也应据证灵活加减:津亏便干者,加火麻仁、当归润肠通便。湿蕴化热,见大便黏滞,口苦咽干者,加黄芩、夏枯草、龙胆草、栀子等清泄肝胆郁热。若湿重热轻,以排便不畅,大便黏腻,脘腹胀满,纳呆,泛泛欲恶为主症,则加生薏苡仁、炒薏苡仁、苍术、白扁豆等健脾祛湿。如木郁乘土,胃气上逆,频频嗳气,嘈杂,呕吐酸水者,加黄连、苏叶、吴茱萸、旋覆花、代赭石等和胃降气。肾司二便,若肾阳虚衰,又宜温补肾阳,润肠通便,常加肉苁蓉、怀牛膝等补肾益精,润肠通便。如兼夹饮食积滞,见大便不爽,脘腹饱胀,恶心欲吐等症,可加焦三仙、鸡内金等消食助运。

三、调治结合,防止复发

有些患者认为,便秘是小病,随便买些药来吃即可,更有很多患者长期使用泻药,如果导片、大黄、番泻叶、开塞露、芦荟等通便。却不知这些药多有干扰肠道生理活动和营养物质吸收等不良反应,长期应用会降低肠壁神经感受细胞的应激性,以致肠内即便有足量粪便时也不能产生正常蠕动和排便反射。久而久之,不使用泻剂或灌肠就难以排便,必须依赖泻剂排便。对于这种类型的便秘患者,刘老师总是告诫患者首先要停用所有泻药,应用健脾升阳,益气运肠之法,坚持服用,以恢复大肠传导之功。

功能性便秘的发生与饮食、生活习惯等多种因素有关。药物治疗,取效容易,但停药易反复,关键在于善后调理,不能单纯依靠药物来保持大便通畅。如需根治,则需多方面配合,因此在应用药物治疗的同时,还应重视对其进行健康宣教以达到综合调理。刘老师在面对便秘患者时总是耐心仔细询问其饮食习惯、生活习惯，在辨证用药同时，并针对患者情况提出相应的调养措施。如鼓励多食富含纤维素的五谷杂粮、蔬菜等，并尽可能规律进餐时间，养成良好的生活习惯，规律排便时间，并保持心情舒畅，积极对待生活、工作及学习中的问题，适量活动或顺时针按摩腹部，以促进胃肠蠕动。综合调理，以巩固疗效，防其复发。

刘老师特别强调，便秘之证与饮食情况密切相关。《伤寒论》治便秘用三承气汤者，盖因当时生活条件艰苦，肠道少油脂，易发肠燥便秘，尤其高热伤津者则更甚。近年来生活条件改善，饮食油腻偏多，肠道多油脂，致使气机阻滞，肠蠕动无力而便秘，其治当补气祛湿，切记苦寒攻下。古今之势异也，当随证变法，同病异治。

四、验案举隅

患者×××，男，65岁，2014年5月19日初诊。自诉既往胃肠动力弱，常需多食水果、蜂蜜，辅以按摩，方能保持1～2天排出大便一次。近半年来，便秘越来越重，3～5天排便一次，先干后溏，有时需要努争方出，便后乏力，汗出，舌苔白厚，脉沉滑。既往有高血压史，服西药可控。证属：气虚便秘。治当补益气血，行气通便，方用补中益气汤加减。

处方：生白术100g，川朴15g，炒枳实15g，大腹皮15g，白蔻仁10g，佩兰15g，生黄芪20g，党参20g，柴胡15g，杏仁10g，升麻6g，泽泻15g，川牛膝15g，当归15g，防风10g，陈皮15g，炒白芍15g，天麻15g，清半夏10g，炙甘草10g。

20剂，每日1剂，水煎服，日3服，饭前1小时温服。

2014年6月9日复诊：药后大便通畅，每日一行，但仍费力，舌苔白略厚，脉弦滑。仍补气健脾，行气通便。

处方：生白术50g，川朴15g，炒枳实10g，大腹皮15g，白蔻仁10g，佩兰15g，生黄芪30g，柴胡15g，升麻6g，泽泻15g，川牛膝15g，防风10g，清半夏10g，益母草20g，决明子20g。

患者坚持服用3个月，辅以饮食和生活调理，后随访，大便已恢复正常。

心得体会：本案患者排便困难，需努争方得便出，临厕后乏力，证属气虚便秘。关键在于脾之运化乏力，故治当健脾复运，以补中益气汤加减。黄芪甘温，归肺、脾、肝、肾经，善补肺脾之气。杏仁降肺气，润大肠，使肺气下达肠腑，通利大便。白术补脾和中，与黄芪共用以健运中焦。枳实性味苦、辛、温，理气消胀，消积导滞。升麻升举阳气，开宣肺气，在此为升降相因，欲降先升之意，与枳实相伍，一升一降，使清气得升，浊气得降，三焦通畅。患者舌苔白厚，脉沉滑，为脾虚湿滞，故首诊时加白蔻仁、佩兰、泽泻等。又因患者素有高血压病，故加天麻、半夏、川牛膝等健脾祛湿、化痰息风。刘老师在应用补中益气汤治疗气虚便秘时，除重用生白术外，还酌加柴胡。盖柴胡用量有三：一为大剂量（多在 15g 以上），常配伍黄芩等，和解少阳，透邪清热；二为中剂量（6～15g），常与白芍、当归等同用，疏肝理气与柔肝并行；三为小剂量（少于 6g），多与黄芪、党参相配，以升阳举陷。本案患者证属气虚，柴胡本应小剂量应用，刘老师用中剂量在于兼取其疏肝理气之功，以调畅气机。

第五节　刘景源教授应用"风药"辨治泄泻经验述要

泄泻，是以大便次数增多，粪便溏薄或完谷不化，甚至泻出如水样为主要临床表现的病证。关于泄泻的记载，《内经》可谓种类繁多，有"濡泄""洞泄""飧泄""溏泄""注泄"等不同表述，但就其病因、病机，多责之于脾胃运化失司，湿邪内盛。其证型有寒湿、湿热、脾虚、脾肾两虚等不同，但健脾除湿实为治疗泄泻的第一要务。刘老师治疗泄泻，在健脾、利湿、化湿、燥湿等基础上，依据"风药能胜湿"之论，往往适时辅以风药，相较而言，可明显提高疗效。

"风药"之谓，始于张元素，其在《医学启源》中谓"羌活，气微温，味甘苦，治肢节疼痛，手、足太阳经风药也""藁本，气温，味大辛，此太阳经风药，治寒气郁结于本经，治头痛、脑痛、齿痛"。李东垣师承其说，针对脾胃病清阳不升，浊阴下泄的病机特点，立升阳除湿法，在处方用药上配伍羌活、升麻、防风等升散之品。清代徐大椿在《神农本草经百种录》中指出："凡药之质轻而气盛者，皆属风药。"由此观之，风药主要指那些具有辛香发散，疏散升通，宣通气机作用的祛风药，如薄荷、紫苏、防风、升麻、柴胡、羌活、独活、荆芥、白芷、苍术、葛根等，其性多辛，轻清上升，具有升、通、发、散、化等作用。

依据"风药能胜湿"理论，在辨证论治基础上，刘老师认为配伍"风药"治疗泄泻有五个方面的作用：①风药辛香之性发汗解表邪，使湿邪自毛窍而出；②风药通过宣散以疏通气机，使清阳升，浊阴降，内生湿邪从汗或小便而解；③风药能醒脾，脾健则湿化，使湿邪从内而消；④风药可以疏肝，使气机调达，疏泄有序，有助于脾升胃降，运化水湿；⑤风药助肾气之气化，使水浊之邪化为尿液排出。试举例说明如下。

一、发散表邪

此法治泄泻兼表之证。仲景《伤寒论》谓"太阳与阳明合病者，必自下利，葛根汤主之"，"太阳病，桂枝证，医反下之，利遂不止，脉促者，表未解也，喘而汗出者，葛根黄芩黄连汤主之"。仲景创疏表止利法，治风寒束表，内迫（或热迫）大肠而下利。葛根汤、葛根黄芩黄连汤二方均用葛根汤发汗解表，升津止利，使表解而里滞除，所谓从表陷者仍由里出表，如逆水挽船上行之意，后世称之为"逆流挽舟法"。

对于泄泻兼表者，刘老师宗仲景之意，而有所发挥，从寒湿和湿热辨证论治。寒湿者，用藿香正气散加减，以藿香芳香化湿，辛温散寒。白术、茯苓健脾除湿。更辅以厚朴、大腹皮、紫苏、陈皮、白芷散寒解表，燥湿行气。既健脾化湿，又散寒解表，使湿浊内化，风寒外解而泄泻自止。湿热者，用葛根黄芩黄连汤合六一散加减，黄芩、黄连清热燥湿，葛根清热解肌，升清止泻，六一散清暑利湿止泻。验案举隅：

患者×××，女，27岁，2015年4月9日就诊。

因不慎淋雨，恶寒，发热，腹泻清冷，泛泛欲呕，胃痞胀满，舌胖嫩苔白厚，脉沉细滑弱。证属：寒湿外袭，脾失健运。治当散寒除湿，方用藿香正气散合干姜苓术汤加减。

处方：藿香15g，白芷10g，大腹皮10g，半夏曲10g，苏叶15g，炙甘草10g，桔梗10g，陈皮15g，茯苓30g，生姜3片，大枣15g，炒白术30g，干姜10g，防风10g。

3剂而愈。

二、升阳除湿

此法治脾肺气虚，阳气不得升发，清气在下，水浊不化之证。表现为倦怠身重，食欲不振，腹胀泄泻，舌质淡苔薄白，脉细缓等。刘老师常效法李东垣，以人参、黄芪、白术、甘草等补益脾胃之气，以半夏、陈皮、茯苓、泽泻等祛除湿邪，以羌活、独活、柴胡、升麻等补脾益胃，发散升举，以除内湿。此乃取风能胜湿之义，使脾胃恢复升降之职，则湿浊可去，泄泻可止。方如升阳益胃汤、升阳散火汤等。验案举隅：

患者×××，男，25岁，2015年6月22日就诊。

因服用寒凉药物后腹泻，每日6次，腹痛不堪，泄泻后痛减，舌嫩裂苔白剥脱，脉沉滑无力。证属：脾虚中寒，水湿下注。方用参苓白术散合痛泻要方加减。

处方：茯苓30g，炒白术20g，炒白扁豆20g，陈皮10g，炒山药20g，炙甘草10g，莲子肉20g，炒薏苡仁30g，白蔻仁（后下）10g，砂仁（后下）10g，桔梗10g，藿香15g，白芷10g，苏叶15g，厚朴15g，半夏曲10g，炒白芍20g，防风10g，干姜6g。

7剂病愈。

三、疏肝解郁

此法治肝气乘脾之证。脾胃与肝关系密切，肝失疏泄，可致脾失运化，肝木妄行，横逆乘脾，影响脾胃升清降浊，使水谷不化，而致泄泻。表现为胸胁胀闷，呃逆嗳气，腹痛便溏，粪质清稀，泄后痛减，小便短少，全身困乏，舌苔白腻，脉弦滑。刘老师常用逍遥散或痛泻要方治疗，疗效满意。痛泻要方治土虚木乘之泄泻，刘老师认为，在补气健脾、柔肝理气的配伍中，加入防风，寓意深刻，他赞赏汪昂《医方集解·和解之剂》中所言："防风辛能散肝，香能舒脾，风能胜湿，为理脾引经要药。"验案举隅：

患者×××，男，42岁，2013年10月10日就诊。

每日凌晨4点开始腹痛欲泄，泄后痛稍减，每日4～6次，便溏稀夹少量鲜血，肛门灼热，腹中时觉有凉感。证属：寒热错杂，肝气乘脾。治当平调寒热，疏肝健脾，方用葛根黄芩黄连汤、半夏泻心汤、痛泻要方合方加减。

处方：葛根20g，黄芩10g，黄连6g，干姜10g，清半夏10g，柴胡15g，伏龙肝 200g（另煎代水），防风 10g，炒白术 30g，炒白芍 20g。

7 剂后，诸症好转，继服 14 剂痊愈。

四、助火疏土

此法治脾肾阳虚之证。肾阳不足，命门火衰，不能温养脾胃，脾失运化，泄泻多在黎明晨起之时，小腹作痛，痛即欲泻，甚至完谷不化，滑脱不尽，伴畏寒肢冷，腰背冷痛，夜尿频多，舌淡苔白，脉沉迟。刘老师常用四神丸、甘姜苓术汤等益气健脾，温补肾阳之品，暖脾止泻。此外，常伍以葛根、防风、秦艽等风药，助阳化气，则肾阳得复，气化湿除。验案举隅：

患者×××，女，77 岁，2014 年 1 月 17 日就诊。

晨起必大便一次，尚能成形，间隔 1 小时后，须再便，则不成形。此后时时有便意，便溏稀，恶冷食，舌淡黯苔白厚，脉沉弦滑无力。证属脾肾阳虚，寒湿下注，治用痛泻要方、理中丸合四神丸加减。

处方：清半夏 10g，陈皮 10g，茯苓 30g，炒白术 20g，诃子肉 10g，党参 30g，炙甘草 10g，干姜 10g，肉豆蔻 10g，炒白芍 15g，五味子 6g，补骨脂 12g，白蔻仁（后下）10g，葛根 15g，防风 10g，川朴 6g，吴茱萸 3g。

7 剂后症减，继服 14 剂大便正常。

综上所述，刘老师认为，风药与其他药物配伍可增强疗效，如风药与陈皮、枳实等理气药配合，可起鼓旋作用，调畅气机。与黄芪、党参等补气药配伍，起宣发升散作用。与理血药配合，可起推动作用，加强活血化瘀之功。与祛寒药配伍，能温阳散寒，等等。但只是配伍应用，其用量一般不宜过大、疗程不宜过久，以防耗气伤津，更不可替代应有的健脾、补肾、疏肝、祛湿、活血等药物。

第六节　刘景源教授辨治复发性口腔溃疡经验述要

口腔溃疡以口腔黏膜局限性溃疡损害为主要临床表现，好发于唇、舌、颊、软腭等黏膜部位，具有红、黄、凹、痛的特点，常以不同的复发间隔反复发作，困扰患者生活。中医称口腔溃疡为"口疮"，既往多认为其病机为心脾积热，如

《任斋直指方》云："唇舌焦燥，口破生疮，盖心脾受热所致也。"《圣济总录》谓："口疮者，心脾有热，气冲上焦，熏发口舌，故作疮也。"刘老师在继承历代医家经验的基础上，结合现代人贪食寒凉、辛辣和肥甘厚味的生活习惯，从脾失健运，湿蕴化热立论，以《伤寒杂病论》甘草泻心汤为主方加减治疗口腔溃疡反复发作者，疗效满意。

一、辨病识机，重中气不足，寒热错杂

口疮虽发生在口腔，却与脏腑功能失调密切相关。这是因为，脾开窍于口，舌为心之苗，足少阴之脉循喉咙系舌本，两颊及牙龈又属胃和大肠。口疮的发生与多脏相关，其中主要是脾胃，多因脾胃损伤而发病，如过食辛辣煎炸、肥甘厚味、郁怒忧伤、劳倦过度等。刘老师认为，现代生活条件显著改善，空调、冰箱的普及应用，使人们贪图凉爽，恣食冷饮；更因工作压力大，夜生活丰富，耗伤阳气，使得现代人多脾气不足，甚至脾虚寒。又因好食肥甘厚腻，喜炙烤，嗜烟酒，少运动，易酿湿蕴热。脾失健运，清阳不升，胃聚湿热，浊阴不降。脾寒胃热，湿热蕴结，不得泄越，化火生毒，熏蒸上炎，则发痈疮。基于这一认识，刘老师提出治疗口腔溃疡采用甘温、辛开、苦降复法，以健脾升阳，泄热降火，尤以健运中气为要。

中气，即脾胃之气。脾升胃降，在气机升降中有着重要作用。脾胃升降的正常运行可使清阳上出心肺，浊阴下归。中气充实灵动，是一身气机调畅和脏腑功能正常运转的基本保障。同时，脾升胃降的正常进行，是人体一身气机条畅的基本前提。中焦气机阻滞则常引起其他脏腑相兼为病，故《四圣心源》曰："中气者，和济水火之机，升降金木之轴，道家谓之黄婆，婴儿、姹女之交，非媒不得……中气衰则升降滞……四维之病，悉因于中气。"刘老师认为，口腔溃疡反复发作与中气的充实灵动与否关系密切。因而常根据《伤寒明理论》所言"中气得和，上下得通，阴阳得位，水升火降"之论，通过补益中气，调理中焦气机升降，交通心肾，以达到平调寒热的目的。临床上若"脾胃气衰，元气不足，而心火独盛。心火者，阴火也，起于下焦，其系系于心，心不主令，相火代之"，因而热盛于上焦。日久而病因不除，就会导致口腔溃疡的反复发作。症见不能食，少气乏力，溃处淡红，肿痛不甚。更有甚者，中气虚甚，土不能伏火，少气乏力，动则加重，自觉发热或低热，舌淡尖红，溃处淡红，脉虚大无力。对于这种由于阴火

上泛而致的口腔溃疡，治疗亦不离中气，"当以甘温之剂，补其中，升其阳，甘寒以泻其火则愈"。正是由于中焦脾胃在气机升降和脏腑正常生理功能的维持中的重要作用，以及其在平调寒热治法中所占的重要地位，刘老师对于口腔溃疡反复发作的辨治注重中气。

二、遣方用药，借用成方，师古不泥

治疗反复发作性口腔溃疡病，刘老师常以甘草泻心汤加减化裁。甘草泻心汤证出自仲景之论，《伤寒论》说："伤寒中风，医反下之，其人下利日数十行，谷不化，腹中雷鸣，心下痞硬而满，干呕，心烦不得安。医见心下痞，谓病不尽，复下之，其痞益甚，此非结热，但以胃中虚，客气上逆，故使硬也，甘草泻心汤主之。"《金匮要略·百合狐惑阴阳毒病脉证治》说："狐惑之为病，状如伤寒，默默欲眠，目不得闭，卧起不安，蚀于喉为惑，蚀于阴为狐，不欲饮食，恶闻食臭，其面目乍赤、乍黑、乍白，蚀于上部则声喝，甘草泻心汤主之。"甘草泻心汤在《伤寒论》中用炙甘草，在《金匮要略》中用生甘草。在《伤寒论》中，针对胃气重虚、寒热错杂的心下痞、呕、利病机要点，用炙甘草和人参、大枣甘温益气补中；在《金匮要略》中，针对湿热虫毒蕴结的狐惑病特征，用生甘草、黄芩、黄连清热燥湿，泻火解毒。

狐惑病是由湿热虫毒所引发，是因为湿热内壅，气机升降失调，湿热虫毒流溢于口腔、咽喉和前后二阴所致，其中犯于口腔者即表现为口腔溃疡。后世医家在此基础上又加以发挥，如清代徐彬在《金匮要略论注》中云："药用甘草泻心汤，谓病虽由湿热毒，使中气健运，气自不能逆而在上，热何能聚而在喉？故以参、甘、姜、枣壮其中气为主，芩、连清热为臣，而以半夏降逆为佐也。"该方重用生甘草四两清热解毒利咽，配黄芩、黄连之苦寒以泄热，半夏、干姜之辛温以散寒，人参、大枣之甘温以补中焦脾土，匡扶胃气。此方的特点为寒热并用，辛开苦降。刘老师认为，辛开苦降之法对上热下寒，脾胃湿热型口腔溃疡有良好的疗效，于临床上多种证型的口腔溃疡亦可加减变化。刘老师应用甘草泻心汤加减治疗口腔溃疡反复发作时，常生、炙甘草同用。甘草生用清热解毒，炙用则补中益气，分别针对患者上焦热盛和中气虚弱。现代研究表明：甘草中甘草素有类激素作用，甘草泻心汤具有抗炎、免疫调节和镇痛作用，对口腔溃疡有很好的治疗效果。

三、谨守病机，合方应用，精于配伍

冉雪峰先生曾说："欲知病之从何而去，当知病之从何而来。"辨证论治、辨病求因、辨病与辨证相结合，是中医起沉疴、愈顽症的前提。刘老师在临证中谨守病机，无失气宜，重视分析病机，注重把握疾病过程中因阴阳失调、正邪交争、升降失常等而表现出来的主症，以明确病势和预后，进而遣药组方，使主症从根本上得到改善，同时针对诸多兼症进行选方用药和具体施治。临床上口腔溃疡常作为一些疾病治疗的副反应或作为疾病的伴发病证出现，刘老师对其辨治更为重视辨证求因，识病明理，以合方组方，不囿于成法。

合方组方一法始于汉代《伤寒杂病论》一书。张仲景以桂枝麻黄各半汤、桂枝二麻黄一汤、桂枝二越婢一汤，治表郁轻证，以桂枝去芍药加麻黄细辛附子汤治疗水气病，开合方之先河。合方，是在辨病识机的基础上，合参证候以确立治法，处方时将已有的方剂方方相合，形成几个方剂的合方。合方既可以使组方药味精而不杂，克服随意加减之弊，又如柯琴《伤寒来苏集》所言"两汤相合，犹水陆之师，各有节制，两军相为表里，异道夹攻"，功效相加，甚至产生新效。

刘老师临证中对于心火亢盛和肾阳不足而致口腔溃疡反复发作者，基于心肾之间特殊的生理联系，常取《吴医汇讲》中所言"水不升为病者，调肾之阳，阳气足，水气随之而升；火不降为病者，滋心之阴，阴气足，火气随之而降"之义，将心肾作为一个整体调理，于甘草泻心汤中加入企边桂与黄连相合成交泰丸之义，以交通心肾。若"壮火食气"，气阴两伤者，加入麦冬、五味子与党参相合而成生脉散之义，以益气养阴。火旺阴伤者，加入生地、玄参、麦冬而成增液汤之义，以泻火养阴。伴失眠属心肾不交者，加白芍、阿胶、鸡子黄，而成黄连阿胶汤之义，泻心火，滋肾阴，以交通心肾。如风团瘙痒和口腔溃疡并作，常于甘草泻心汤加入防风、银柴胡、乌梅、五味子而成过敏煎之义，一则酸收以修复黏膜，一则辛开苦降、解表和里以畅枢机。若伴升降失常，兼见胸闷痞塞不痛，大便不畅，舌苔厚腻者，常加入全瓜蒌、枳实，而成小陷胸加枳实汤之义，以开胸散结。对于口腔溃疡时作，伴颈、颌下结节者，多加入夏枯草、生牡蛎、玄参、浙贝母，而成消瘰丸之义，以散结消肿，并随证加入扶正补虚降火之品。对于口腔溃疡因于外感风火时毒者，常于甘草泻心汤中减干姜、半夏温燥之品以及人参、大枣扶正之品，合用五味消毒饮以清热解毒，并酌情加入浮萍、荆芥等透散之品以透邪外出。有因于食积内停、郁久化热而为口腔溃疡者，刘老师常以甘草泻心汤加入焦三仙、大腹皮、鸡内金以除宿食，浙贝母、连翘以散结清热。若伴有反酸、胃灼热、胃疼者，酌情加入吴茱萸而成左金丸之义，并加入煅瓦楞子、乌贼骨以制酸止痛。若脾虚中气凝滞不耐消伐者，加入生、炒白术，以增补气之力，并酌情加入荷叶、白僵蚕等轻清灵动之品，以复中气之升降。

四、验案举隅

患者×××，女，24岁，2014年1月3日因常年口腔溃疡反复发作就诊。

患者自诉口腔溃疡反复发作，若在北方生活则会并发身痒，困扰日久，痛苦异常。症见舌边溃烂，舌嫩苔白略厚，脉沉滑。证属：风邪外袭，升降失常。治当祛风止痒，辛开苦降，方用甘草泻心汤加减。

处方：党参30g，干姜10g，清半夏10g，黄连10g，黄芩10g，生甘草10g，炙甘草10g，大枣20g，生黄芪20g，生地20g，玄参15g，防风10g，白蒺藜10g，白鲜皮15g，秦艽15g，当归10g，荷叶15g。

7剂，代煎，每剂药装3袋。日3服，饭后1小时温服。

2014年1月10日复诊：自述药后身痒减轻，舌边溃疡已基本痊愈。症见舌苔白略厚，脉弦滑左细。仍属风邪外袭，升降失常。仍祛风止痒，辛开苦降，方用甘草泻心汤加减。

处方：党参30g，干姜10g，黄连10g，黄芩6g，生、炙甘草各10g，大枣20g，生黄芪30g，生地20g，企边桂3g，制附子10g，白蒺藜10g，白鲜皮15g，玄参15g，防风10g，荆芥10g，丹皮10g，秦艽15g，当归10g，荷叶15g。

7剂，代煎，每剂装3袋。日3服，饭后1小时温服。随访未再复发。

心得体会：本案患者口腔溃疡常年发作，若在北方生活则身痒，就诊时间属于冬春之交，正当北方风寒主令之时，当属风邪外袭、升降失常证。故以辛开苦降，升降并调之甘草泻心汤为基础方。其中生、炙甘草同用，取龚廷贤《药性歌括》所说"甘草甘温，调和诸药，炙则温中，生则泻火"之义，虚实兼顾。以生黄芪补益中土，托疮生肌。因患者又兼风邪外袭，故以防风、白蒺藜、白鲜皮、秦艽祛风止痒。生地、玄参、当归和营养血止痒，寓"治风先治血，血行风自灭"之义。荷叶升达清阳于腠理以助祛风止痒。7剂之后，诸症减轻。但口腔溃疡反复发作虽减而未愈，故取《丹溪心法》"口疮服凉药不愈者，因中焦土虚"之义，又因其瘙痒予祛风和营止痒药后当愈未愈者有卫气不固之嫌，当调补中气，整体论治。故重用生黄芪至30g，以补中益气固表。加入企边桂、制附子，而寓交泰丸之义。一则补火生土；一则交通心肾，引火归元；一则因"卫出于下焦"，可助实卫气。用药精当，终愈顽症。

第七节　刘景源教授辨治Ⅱ型糖尿病经验述要

Ⅱ型糖尿病的病因和发病机制目前尚不明确。西医学认为，其病理生理学特征为胰岛素调控葡萄糖代谢能力的下降（胰岛素抵抗）伴随胰岛β细胞功能缺陷所导致的胰岛素分泌减少（或相对减少）。流行病学资料显示，我国糖尿病患病率超过9.7%，其中Ⅱ型糖尿病占90.0%以上。糖尿病属中医学消渴范畴，传统中医理论认为，本病病机主要在于阴津亏虚，燥热偏胜。刘老师根据现今临床糖尿病患者的临床表现，认为脾虚痰湿、肝郁气滞、痰瘀阻滞亦是其常见证候类型，临床不可一味苦寒清热，养阴生津。

一、大法清热养阴

既往认为，典型糖尿病患者，以口渴多饮、多食、多尿，而疲乏无力，形体肥胖而日渐消瘦，即"三多一少"为主要临床表现，同时兼见舌红苔燥，脉细数等。此病早期为肺、胃火邪炽盛，后期则火邪灼伤阴津，精气失藏或耗伤，濡养五脏之源不足，则肺、胃、肾阴虚津亏，心阴暗耗，阴虚无力制阳，阳气躁动而生内热。长期阴虚内热消耗，渐渐形成气虚。其治疗，以滋补肾阴为本，兼以清胃生津，伍以补气。通过对历代消渴名方的效用分析发现，益气养阴类方比例超过50%，清热类方接近三分之一。对于糖尿病证属阴虚火旺者，刘老师通过多年的临床摸索，自拟滋肾清金降糖方，以生地黄、熟地黄、山萸肉、玄参、天门冬、女贞子滋补肾阴为本，以黄精、百合、北沙参、麦冬、天花粉、石斛、生石膏、黄连清肺胃燥热而生津。诸药配合，使阴虚得滋，津亏得益，燥热得清，气虚得补。

二、重视健脾益气，理气祛湿

此型糖尿病患者多有饮食不节史，平素嗜食肥甘厚腻，致脾失健运，痰浊积热内生而耗伤津液。对此，《黄帝内经》早有论述，如《素问·奇病论》云："有病口甘者，病名为何？何以得之？岐伯曰：此五气之溢也，名曰脾瘅。夫五味入口，藏于胃，脾为之行其精气，津液在脾，故令人口甘也，此肥美之所发也。此人必数食甘美而多肥也，肥者令人内热，甘者令人中满，故其气上溢，转为消渴。"文中指出饮食不节，过食肥甘醇酒厚味，脾胃运化失职，积热伤津而发为消渴。《素问·通评虚实论》亦指出："消瘅……肥贵人则膏粱之疾也。"《黄帝内经》明确指出了不可过食肥甘厚味、节制饮食的重要性。

依据《黄帝内经》理论，民国名医张锡纯先生则提出了气虚论，认为"消渴之证，多由于元气不升"，"胸中大气下陷"，故而治疗倡用健脾益气法，药如山药、黄芪、葛根等，创制治消渴名方玉液汤。近代名医施今墨先生也认为三消表现仅为糖尿病的一个方面，很多患者甚至没有明显的三消表现而仅见尿糖阳性、血糖升高，同时伴有神疲，乏力气短，喜卧自汗，或日渐消瘦，舌胖有齿痕，脉沉缓或沉弱无力等气虚之症。刘老师在治疗糖尿病的实践中，逐渐体会到患者多饮、多食，其受纳、运化的负担增加，脾胃功能易趋衰退，此其一。血糖波动不稳，患者焦虑、不安、失眠，"忧思伤脾"，此其二。长期服药，苦寒伤中，此其三。血糖是饮食所化之精微，若脾失健运，血中之精微不能输布于脏腑，营养四肢，反使血糖蓄积而增高。因此，脾失健运、精气不升是其关键。

刘老师在前人经验基础上，总结用药特点，将其分为补气健脾、理气祛湿两大类。补气健脾药常用黄芪、党参、白术、黄精、山药、莲子肉等。理气祛湿药常用厚朴、藿香、佩兰、苍术、陈皮、砂仁、白豆蔻、鸡内金、生薏苡仁、泽泻等。

三、兼顾疏肝泻火养阴

《灵枢·五变》曰："怒则气上逆，胸中积热，血气逆流，转而为热，热则消肌肤，故为消瘅。"指出情志过激，喜怒无常，化热化火与消渴发生密切相关。盖肝主疏泄条达，可调节肺、脾、胃、肾等脏的气机升降。若肝失疏泄，则影响肺之清肃、脾之健运、肾之开合，使水液不能气化输布而病消渴。人有七情六欲，情绪反复无常，常致心情不畅，肝气郁结，日久则有化热生火之变，即所谓"气有余便是火"，火邪伤津耗气，可发生消渴或加重消渴病的病情。可见，消渴病不仅与上焦肺、中焦脾胃、下焦肾之病理变化有关，而且与肝之病理变化也有密切关系。

临证所见，此证型多见于形体偏瘦的中年人，或因从事脑力工作，长期工作压力较大，或因家庭矛盾等因素，患者生活不规律，长期精神紧张焦虑、失眠、急躁而发病。常见症状有口干，多饮，多尿，消瘦，焦虑，胸胁胀满，心烦，不寐，大便干，舌苔黄燥少津，脉弦细等。治当疏肝泻火，养阴生津。刘老师常用黑逍遥散加枸杞子、女贞子、天花粉、麦冬等治疗。刘老师认为，疏肝之品多辛燥，易耗气伤阴，故柴胡当用醋炒，配伍白芍、沙参、生地等柔肝养阴之品，疏理肝气而无伤阴之弊。本证为郁火伤津，火郁宜宣发，不可过用苦寒，否则更易凝滞气机，使肝郁不易疏解，肝火不易清化，且苦燥更伤阴液。若下焦肾阴不足，则与六味地黄汤或杞菊地黄汤合用，以肝肾同补。

四、始终化痰活血通络

糖尿病的主要危害在于各系统的并发症，如心、脑血管病、眼病、神经病变、肾病、闭塞性动脉硬化及坏疽等。临床发现相当多的老年糖尿病患者及久治不愈的患者，其燥热之象并不突出，但常伴头昏，困倦，头晕，乏力，嗜睡，或兼口腻，肢麻，纳差，目昏，渐致失明。望之面色晦暗无华，舌质淡胖或瘀暗，紫黯有瘀斑，或舌下静脉曲张暗红，舌苔厚腻，脉沉滑或沉弦，呈现一派痰瘀阻络之象。现代研究亦表明糖尿病患者全血黏度、血浆比黏度及血球压积显著高于正常人，其微血流流态明显障碍，血液中易形成网络结构，具有易形成血瘀及血栓倾向。概括其病机特点，主要为痰浊瘀血，从痰瘀论治糖尿病及其并发症，已得到较普遍的认同。

痰瘀之形成，是因为五脏功能的正常发挥，必赖人体的气机调顺，气化功能的正常。在五脏中，肝主疏泄而调畅气机，如郁怒伤肝，气机阻滞，血行不畅，则见瘀血阻络。肝失疏泄，必致他脏功能紊乱，如肺失宣肃，津液不布则水湿停聚；心气郁滞，则瘀血闭阻；脾失健运，则水谷精微不化而聚湿生痰；肾气不足，不能温化水液则停而为痰为饮。痰瘀阻络是糖尿病病情发展传变的主要环节。但痰瘀之邪并非只存在于中后期，本病的初期亦夹杂痰瘀之象。故刘老师认为，消痰逐瘀之法应贯穿于糖尿病治疗的始终，只不过后期更为重要。因瘀血与痰浊往往互结，阻于脏腑经络，故刘老师对同时兼有体质肥胖、痰湿壅滞的患者，则加用化痰之品，如燥湿化痰之半夏、苍术，理气化痰之陈皮、橘红，宽胸化痰之瓜蒌，咸寒化痰之海藻、昆布，散结化痰之生牡蛎、黛蛤散，开窍化痰之郁金、石菖蒲等。治痰可使痰瘀分消，若化痰得法，血脉瘀阻之症亦可随之消减。对于化瘀通络药，刘老师则针对继发病证辨证选用，如消渴继发胸痹，证属胸阳不振，痹阻不通者，则配合瓜蒌薤白半夏汤加丹参饮等以宣痹通阳活血。若下肢疼痛、舌紫暗，或有瘀斑，或舌下静脉青紫、曲张，常加川芎、丹参、当归、桃仁、红花以活血化瘀。

五、验案举隅

患者×××，男，50岁，2014年8月4日初诊。

患糖尿病10年，空腹血糖8.3mmol/L，糖化血红蛋白8.2mmol/L，餐后1小时血糖15.60mmol/L，餐后2小时血糖11.4mmol/L，餐后3小时血糖9.1mmol/L，尿糖（＋）。动辄汗出，乏力，气短，心悸，头晕，纳呆，腿沉，舌胖淡黯苔白厚，脉沉弦滑。西医诊断：II型糖尿病。中医诊断：消渴。证属：脾气亏虚，痰湿内盛，清阳不升。治当健脾益气，升清化浊，化痰祛湿，方用升阳益胃汤加减。

处方：生黄芪60g，党参30g，生白术30g，茯苓30g，炙甘草10g，黄连15g，干姜10g，泽泻15g，白芍20g，清半夏10g，羌活10g，独活10g，柴胡15g，陈皮10g，防风10g，麦冬10g，五味子6g，浮小麦30g，五倍子10g，苍术20g，天花粉15g，桑白皮15g，地骨皮15g，川芎15g，红花10g。

21剂，每日1剂，水煎服。同时嘱患者注意饮食，戒酒，适当运动，劳逸结合。

2014年8月26日复诊：症状明显改善，精神好转，心悸，气短消失，汗出减少。检查血糖显示：空腹血糖7.2mmol/L，餐后两小时血糖8.5mmol/L，尿糖（－）。后继续以本方加减治疗，血糖控制良好。

心得体会：刘老师认为，脾的运化和升清降浊与消渴病的发生密切相关。脾虚失运、痰湿停聚也是糖尿病的主要病机之一。因此，在治疗中十分重视脾气健运的重要性，时常告诉我们不能只看到阴虚火旺，忽略脾虚湿盛。本案患者乏力，气短，心悸，动辄汗出为气虚。头晕，纳呆，舌苔白厚为痰湿停聚，清阳不升。腿沉为湿邪下注。综合辨证属脾气亏虚，痰湿内盛，清阳不升。故以升阳益胃汤加减，重用黄芪，配伍人参、白术、甘草补气养胃。柴胡、羌活、防风、独活祛风除湿，升举清阳。茯苓、陈皮、泽泻、半夏、黄连除湿清热。川芎、红花、白芍养血和营，活血通络。佐以五味子、浮小麦、五倍子，补心安神，收敛止汗。药证相符，故而取效甚捷。

第八节 刘景源教授辨治高血压病经验述要

高血压病，是以体循环血压升高为主要表现的综合征，是多种心、脑血管疾病的重要病因和危险因素。目前，其发病机制尚未明确，西药治疗能有效控制患者的血压，部分缓解症状。但是长期西药治疗，临床不良反应发生率较高。根据其临床表现，刘老师参考眩晕、中风、头痛等病证，辨病与辨证相结合治疗高血压，遣方用药特色鲜明，临床疗效满意。

一、诊断经验

西医学诊断高血压，以收缩压或（和）舒张压增高为标准。刘老师经过多年的临床观察和体会，发现高血压患者多有特异性的脉象、舌象和症状，结合测量血压，有利于中医辨证分型。从面色来看，实证高血压肝阳上亢患者颜面多外红内黄，额面赤，两目肉轮色青黯，耳轮色红，口唇黯红而干，舌红多有齿痕或瘀斑，苔多白黄相兼。虚证高血压舌质多胖而淡暗，苔少或薄白。如果伴有心、脑血管病变，属瘀血型者，除舌质紫黯、瘀斑、瘀点外，常见舌下络脉迂曲怒张，舌体或左或右歪。头晕、头胀痛的中老年人，若时常耳鸣或耳内发痒，多属肾阴不足，肝风内动。若颈项强硬，肢体麻木，甚至步履无力，如踩棉絮者，多为肝阳上亢，瘀血阻滞。

高血压病人的脉象以弦脉最为常见，刘老师告诉我们，如果出现弦硬脉，甚至脉上鱼际者更有诊断价值。即两手脉长"上盈于寸，下盈于尺"，且弦劲有力，并上于鱼际，很多时候是高血压特有的脉象，尤其是收缩压增高、压差大者，更为特有。其病机为肝火上炎，气火窜扰血脉或阴不敛阳，肝阳上亢。若以舒张压增高为主，脉压差多不大，此时多见脉弦细或细涩，属肝肾阴亏，虚火上浮或气虚血瘀。以血压计测量，大多能得到验证。

二、分型证治

刘老师认为，高血压病的基本病机是本虚标实。本虚是肝阴亏虚，肝阳上亢或肾精亏损，水不涵木。标实多为气火上逆，或肝阳化风。在发展过程中，常牵及脾、肾，日久则气病及血，阴损及阳。因此，临床治疗高血压病，不能唯肝论治，要注意肝肾阴亏、阴阳两虚、气血不足、痰湿阻滞等证型的辨证治疗。

1. 肝为核心

高血压病以肝为核心，其病多具有肝风之性，其形成又与肝郁、肝阳、肝火、肝虚有关。七情失调是导致高血压和血压波动的主要原因，由于精神紧张，忧思焦虑，悲愤恼怒等，导致肝气郁结，气郁化火，肝火上炎；或气机逆乱，肝阳暴涨，肝风旋动；或气郁痰结，风痰上扰；或肝郁气滞，气不行血，血瘀风动。久病体虚之人，肝肾不足，阴不敛阳，阳亢风动，构成高血压病的基本病机。临床常见血压升高与波动，头项胀痛，晕眩昏蒙，行走步履不稳，面红目赤，口苦口干，烦躁易怒等症。在中青年高血压病患者，以肝郁、肝阳、肝火等实证为多见。在老年人，病以虚证为多，或虚实夹杂，如肝肾阴虚、阴虚阳亢、风痰夹瘀等。

本病与肝的关系至为密切，治肝确实是治疗高血压病的重要环节。调肝之法包括疏肝、清肝、泻肝、养肝、柔肝、平肝、镇肝等。平肝潜阳息风为其基本治法，刘老师常用药物有天麻、钩藤、白芍、白菊花、代赭石、石决明、生牡蛎等。同时针对肝风形成之因，分别配合疏肝（醋柴胡、川楝子、郁金、白梅花）、清肝（菊花、牡丹皮）、泻肝（龙胆草、泽泻）、养肝（旱莲草、女贞子、桑椹）、柔肝（山萸肉、白芍、制首乌）、镇肝（代赭石、生磁石、石决明、珍珠母、龟板、鳖甲、生龙骨、生牡蛎）之品。

2. 肝肾阴亏

调肝虽为治疗高血压病的重要环节，但治肝不一定局限于肝经之药。以五脏相关理论指导高血压病的治疗是刘老师的特点，也是其基本临证思路。刘老师引用《临证指南医案·肝风》云："肝为风木之脏，因有相火内寄，体阴用阳。其性刚，主动主升，全赖肾水以涵之，血液以濡之，肺金清肃下降之令以平之，中宫敦阜之土气以培之，则刚劲之质得为柔和之体，遂其条达畅茂之性，何病之有？"说明高血压病肝脏阴阳失调是关键，而肝脏的阴阳平衡，又与其他各脏有密切的关系。

在五脏之中，肝与肾的关系最为密切，前人用母（肾）与子（肝）形容两者的关系。高血压病的阳亢风动基本病机是肾阴不足，水不涵木，尤其是年老体虚患者，大多存在肝肾亏虚，故耳鸣耳聋，头晕眼花，腰膝酸软，行走无力，漂浮不稳是常见之症。若病情发展，阴损及阳，可引起阴阳俱虚。肝藏血属木，肾藏精属水，肝肾同源，精血互生，滋肾水即可柔养肝体。刘老师认为，镇摄潜阳属急则治标之法，欲降上亢之阳，当滋阴养血以培其本，这是保持血压平稳的重要一环，此类证型的治疗要点是滋阴以息风，用六味地黄汤加味补益肝肾。药用生地黄、熟地黄、山萸肉、山药、泽泻、牡丹皮、茯苓、枸杞子、菊花、白蒺藜、怀牛膝等。若有热象或风象，可以加地骨皮、鳖甲。

3. 阴阳两虚

阴阳两虚者，多因年老体衰，脏腑虚损，病久阴损及阳以致虚阳上浮，或妇女年届更年期，冲任失调而致。症见眩晕，耳鸣，腰膝酸软，畏寒肢冷，夜尿频数、口干、自汗，便溏水肿，舌淡胖，脉沉细。特点是可见头面烘热，腰膝以下发凉，舌淡胖等上热下寒，阴阳失调之象。治当阴阳双补，方用桂附地黄汤加川续断、杜仲、桑寄生、怀牛膝、淫羊藿等。妇女更年期高血压常用二仙汤加减（仙茅、淫羊藿、巴戟天、知母、黄柏、当归）合二至丸（女贞子、旱莲草）等药。刘老师指出，有很多人治疗高血压，不敢用黄芪、升麻、附子、肉桂等温补升提之品，认为这些药物可以升高血压，忘记了中医辨证论治的特色。高血压属肝阳上亢、阴虚火旺者，固然不宜用补气药、升提药、温热药，但如属气血两虚、阴阳两虚、虚阳上浮者，则又非参、芪、桂、附不能取效。

此外，刘老师治疗高血压，最善在辨证基础上加益母草、茺蔚子、决明子、川牛膝、桑寄生、天麻、钩藤、菊花、夏枯草等药。现代药理研究表明，这些药均有不同程度的降压作用。在中医辨证论治原则下，刘老师常用的降压药主要有以下几类：清热泻火类，如黄芩、栀子、黄连、夏枯草、槐花、白薇。平肝息风类，如决明子、珍珠母、磁石、代赭石、生龙骨、生牡蛎。活血化瘀类，如茺蔚子、红花、川芎、生山楂、泽兰、益母草、鸡血藤、当归。引药下行类，如茺蔚子、川牛膝、泽泻。

4. 气血不足

除肝肾之虚外，高血压病亦有中气不足、清阳不升者，在治疗中不能将升阳和升血压等同起来，而忌用升阳益气之法。临床应辨证论治，治当补气升提，清阳升则阴浊降。方随法出，常用补中益气汤化裁，方中党参健脾益气，白术燥湿强脾，陈皮理气开胃，脾胃调则气机升降顺畅。刘老师认为，生黄芪和当归对血压具有双向调节作用，合用能补益气血，当归还能润肠通便。气虚兼血瘀症患者还可适当加量，并根据不同情况伍用他药：高血压兼颈项痛者，黄芪加葛根；高血压伴浮胖者，黄芪加益母草、防己；高血压合并糖尿病者，黄芪加山药、天花粉、葛根等。升举则用升麻、柴胡，使清阳升则浊阴降，血压亦随之而降。

5. 痰湿阻滞

自古以来，中医认为眩晕与痰饮关系密切，如张仲景用苓桂术甘汤、真武汤、五苓散、小半夏加茯苓汤、泽泻汤等治疗"头眩""身为振振摇""冒眩""眩悸""振振欲擗地"，其治为温化痰饮法。朱丹溪更是提出"无痰则不作眩，痰因火动"之论，认为眩晕多为气虚而痰火上攻所致，并非一概从痰论治。他又指出："眩者，盖虚极乘寒得之，亦不可一途而取轨也。又风则有汗，寒则掣痛，暑则热闷，湿则重滞，此四气乘虚而眩也。"刘老师认为，因痰导致的眩晕多由过食肥甘厚味，或嗜酒过度，损伤脾胃，脾失健运，聚湿生痰，痰浊中阻，上蒙清窍，致使清阳不升所为。脾气不足，痰浊内蕴，风痰上扰亦是高血压病的病机之一。其临床表现为眩晕，头昏头重，视物旋转，如坐舟车，甚至不能站立，恶心呕吐，胸闷，纳少，舌苔白厚，脉弦滑，常采用半夏白术天麻汤、泽泻汤合方化裁。

三、验案举隅

患者×××，男，44岁，2014年8月29日初诊。

头晕、头胀反复发作3年。3年前突然出现头晕、头胀，于家中自测血压170/100mmHg，服用硝苯地平后症状缓解，未继续服用药物。刻下症：头晕目眩，视物动摇，甚则欲扑地，劳累后加重，伴有恶心，胸闷，舌苔白腻，脉弦滑。血压160/120mmHg。西医诊断：高血压病。中医诊断：眩晕。证属：痰湿中阻。治当化痰祛湿，平肝息风，方用半夏白术天麻汤合泽泻汤加味。

处方：清半夏 10g，茯苓 30g，陈皮 15g，炙甘草 10g，枳实 10g，竹茹 15g，川牛膝 15g，益母草 20g，茺蔚子 20g，决明子 20g，生杜仲 20g，续断 20g，桑寄生 30g，夏枯草 15g，泽泻 15g，生白术 20g，天麻 20g，菊花 10g。

7 剂，水煎服，日 1 剂，服 3 次，饭前 1 小时温服。

2014 年 9 月 5 日二诊：眩晕症状减轻，上方加白芍 15g。7 剂，煎服法同前。

2014 年 9 月 12 日三诊：上述症状均明显改善。继服上方 14 剂，巩固疗效。

心得体会：患者中年男性，形体肥胖。肥人多痰，痰阻清阳，肝抑生风，风痰上扰清空，故头晕目眩。风性主动，肝风内动，上扰头目，则视物动摇，甚则欲扑地。湿痰中阻，阻碍气机，胃气不降，则见恶心、胸闷。舌苔白腻，脉弦滑皆为脾虚痰湿壅盛之征。方中半夏燥湿化痰，降逆和胃。白术健脾燥湿。枳实破气消痰，散结除满。陈皮理气燥湿而化痰，既助半夏以祛痰，又增积实调气之功。配以甘淡微寒之竹茹，清胆和胃，清热化痰，除烦止呕。茯苓健脾渗湿，以治生痰之源。天麻平肝阳，息肝风。钩藤、夏枯草、菊花清肝热，息肝风。川牛膝引血下行，以利肝阳之平降。益母草、茺蔚子、决明子、生杜仲、续断、桑寄生、泽泻互伍，共奏活血利尿益肾平肝之功。

第九节　刘景源教授辨治尿路结石经验述要

尿路结石，是泌尿系统各个部位结石病的总称，根据结石所在部位的不同，分为肾结石、输尿管结石、膀胱结石和尿道结石。尿路结石若非手术摘除或自动排出，很难自行融化，易导致尿路梗阻或感染，常见腰腹绞痛，血尿，尿频，尿急，尿痛等症。尿路结石属中医石淋、砂淋等病证范畴，既往多认为其病因病机为肾虚膀胱热。巢元方《诸病源候论·淋病诸候》曰："诸淋者，由肾虚膀胱热故也……石淋者，淋而出石也。肾主水，水结则化为石，故肾客砂石。肾虚为所乘，热则成淋。"刘老师认为，除下焦湿热外，切勿忽视气滞血瘀，而对于病程日久者，当虑及肾阴或肾阳不足，故而综合采用化、导、推、排等法，溶石、排石，疗效满意。

一、病因病机——下焦湿热，气滞血瘀

现代研究表明，尿路结石的发生除了与代谢紊乱、社会生活环境、泌尿系疾病和遗传因素有关外，与不良的饮食习惯也有密切关系。新世纪全国高等中医药院校规划教材《中医外科学》宗巢元方《诸病源候论》中"肾主水，水结则化为石，故肾客砂石。肾虚为热所乘，热则成淋"之说，从肾虚和下焦湿热立论。

刘老师认为，从临床实践出发，尿路结石的发生确实多因湿热蕴结于下焦，煎熬尿液，日积月累，结成砂石。但结石一旦形成，则留滞于尿路，阻滞气机，形成气滞血瘀的病理状态，同时又阻塞尿液通路，使小便排出不畅，甚至尿频、尿急、尿痛。若结石损伤血络，则会伴见肉眼血尿或尿中潜血，最终形成湿热、气滞、血瘀共同为患的局面。如清代尤在泾《金匮翼·诸淋》中指出："清热利小便，只能治热淋、血淋而已，其膏、砂、石淋，必须开郁行气，破血滋阴方可。"刘老师认为，此论颇有见地。因而临证中多从湿热、气滞、血瘀治疗尿路结石。

二、缓急有别，未必一味强攻

近年来，针对尿路结石下焦湿热这一病机，应用清热利尿配合西药强力快速利尿，甚或配合电针，总攻排石，是临床最常用的治法。但临床发现，很多患者经总攻或强攻治疗后，常有乏力、腰痛、小腿拘挛疼痛、食欲不振、腹泻等表现，表明单用清利湿热，往往收效不佳。刘老师认为，对结石小、病程短、体质好的患者，宜采用一鼓作气的"总攻"疗法。对于年纪较大、体质较差，或结石日久、过服攻利之剂者，多有气虚或阴虚之象，但同时又存在砂石所致的腰酸疼痛、血尿、尿道刺激征等。若纯用攻利之法，不但结石难于攻下，反而更耗正气，纯用补益之品又有助湿生热之弊，治当攻补兼施，缓缓图之。

三、化、导、推、排，诸法齐头并进

治疗尿路结石，刘老师常化、导、推、排等诸法并用，齐头并进。

1.化

化，又称化石、溶石。常用大叶金钱草、海金沙、鸡内金、石见穿、鱼脑石、威灵仙等消石磨坚化石。大叶金钱草，即广金钱草，刘老师认为其气厚力雄，其清热利湿与排石之功效较之其他种类金钱草尤强。海金沙甘、淡寒，淡能利窍，

寒以清热,《玉楸药解》谓其"清泻膀胱湿热,治膏、血、砂、石诸淋",兼能止"茎痛"。鸡内金生用善化结石、除积滞,张锡纯先生谓其"为消化瘀积之要药","无论脏腑何处有积,鸡内金皆能消之"。石见穿苦、辛、平,健脾胃,消积滞,助鸡内金攻坚化石,以上四药专为化石而设,为化法主药。

2. 导

导,即导石下行。常用川牛膝、滑石、冬葵子、桃仁、延胡索、穿山甲(可用川芎代)等滑润攻窜导下之品,以导结石下行。结石属有形实邪,停留于体内,阻滞气机,不通则痛,故结石患者常于结石活动时出现腰与少腹胀痛、绞痛。而气机阻滞,津血运行失常,瘀血水湿内生,又可加快结石形成,使病情缠绵难愈。肝主疏泄,调畅气机,泌尿系结石之疼痛多位于少腹,为肝经循行部位,治疗上常选善入肝经之药,如郁金、香附、枳实、厚朴、青皮、佛手等,疼痛明显者可加用枳壳、白芍、延胡索,以柔肝行气导滞,缓解输尿管痉挛,以利于导结石下行。

3. 推

推,即补气益阴,行气活血之法,以推动结石下行,常用补气益阴,行气活血的药物,气血同治,升降结合以推石下行。

补气益阴:补气药如党参、生黄芪、生白术,益气利水,欲降先升,一升一降,重在通利,加强推动结石排出。益阴药适于病程长,久用通利之品而阴津不足,或素为阴虚体质者,常重用生地、麦冬、石斛、知母、白芍等,补充其阴液,实为若欲通之,必先充之,增水以行舟之法。刘老师认为,补气养阴之品亦可达到通淋排石之功效,临床需要根据患者本虚与标实之程度,在药物配伍中有所侧重。如气阴两虚者,加党参、麦冬以补益气阴;腰或少腹胀痛者,需加香附、乌药行气止痛;肾阳不足者,加巴戟天、菟丝子、仙茅、淫羊藿、车前子以温肾助阳;血尿明显者,加生地榆、白茅根、生地、小蓟以凉血止血;脾虚者,可兼用补中益气法以补益中气。刘老师认为,这些加减皆为寓通于补之法,补法亦可以达到通淋排石的目的。

行气活血:行气药如青皮、陈皮、枳实、厚朴、柴胡、川牛膝、香附、乌药、延胡索、郁金、琥珀、姜黄、沉香等。尤其是柴胡性升达,能解郁行气。牛膝利尿通淋,还能引药下行直达病所,引热下行自小便排出,与姜黄、柴胡相配,一升一降,调畅气血。活血药如当归、赤芍、川芎、桃仁、红花、三棱、莪术、泽兰、穿山甲、王不留行、五灵脂、生蒲黄等。刘老师尤其喜用三棱、莪术，破血逐瘀，使坚牢之物排出。

当然，对于肾阳虚衰者，刘老师亦辨证选用温阳祛寒之品，如肉桂、仙茅、淫羊藿、沙苑子、菟丝子、附子等。对于下焦湿热，热毒炽盛者，常酌加苦地丁、车前草、连翘、蒲公英、黄芩、黄柏等。

4. 排

排，即排下结石之法。常用石韦、瞿麦、萹蓄、海金沙、泽泻、金钱草、滑石粉、生甘草等清热利尿通淋药，促进结石排出。在排石过程中，刘老师告诫我们，一定要注意：服药中途，若出现绞痛伴恶心、呕吐等症，多为结石下移，若结石直径超过 0.4 厘米或尿路畸形、狭窄者，要考虑结石梗阻尿路，造成积水，应考虑手术治疗，以免造成肾功能损伤。

总之，尿路结石的形成乃日积月累所致，非一日之患。若体内气机调达、血行通畅之人，虽有结石也能顺尿路而出，故刘老师认为，在治疗尿路结石时，如仅一味利湿通淋并不能取得满意疗效。基于此点认识，刘老师临证立化、导、推、排诸法同用，着眼于排石通淋，但用药又不仅限于利湿通淋，兼用理气活血、补气养阴，祛邪而不伤正，扶正更促祛邪，久服亦无大碍。此外还要注意服药方法，如若常规煎煮，每日 3 次服用，多难获满意疗效。刘老师常叮嘱患者煎药代茶，不拘时饮用，配合适当的体育活动，多获捷效。时时代茶频饮者，是使体内时时有药液存储，以之浸泡、溶化结石，使之松散，变大为小，易于排出。

四、验案举隅

患者×××，男，53 岁，工人。因肾结石腰及少腹痛于 2013 年 9 月 23 日来诊。

反复腰及少腹疼痛，尿中断而痛。泌尿系 B 超示：右肾盂处见 0.2cm×0.5cm 结石两枚。尿常规红细胞（++），白细胞（+），蛋白（−）。症见：腰痛，少腹痛，小便黄，排尿时疼痛，舌红苔黄腻，脉弦滑。西医诊断：肾结石。中医诊断：石淋。证属：膀胱湿热。治当清利湿热，通淋排石，方用四金排石汤加减。

处方：大叶金钱草 60g，海金沙 20g（包煎），郁金 20g，鸡内金 15g，石见穿 20g，三棱 10g，莪术 10g，柴胡 15g，当归 15g，滑石粉 20g（包煎），生黄芪 30g，白芍 60g，生甘草 10g，炙甘草 10g，泽兰 15g，泽泻 15g，川牛膝 15g，枳壳 15g，生地 30g。

15 剂，每日 1 剂，水煎 3 次，兑匀，时时代茶频服。

2013 年 10 月 9 日二诊：上方连服 15 剂，其间尿中排出结石 1 枚。患者自诉腰痛较前加重，尿中带血，复查尿常规：红细胞满视野。原方加白茅根 30g，侧柏叶 15g，三七粉 3g 冲服，再服 7 剂。

2013 年 10 月 17 日三诊：药后腰痛及小便带血较前好转，但未见结石排出。上方去侧柏叶、三七粉，再服 20 剂。服药期间尿中见结石排出，复查双肾 B 超：未见结石影。后以补中益气汤善其后，并嘱多饮水，勤运动以防结石复发。

心得体会：本例患者长期嗜食肥甘厚味，兼以体劳过度而致脾气不足，湿热内蕴，煎熬尿液，日久而结聚成结石。刘老师以排石通淋，补气行气，养血滋阴为法，治以四金排石汤加减。诸症悉因结石所作，其治疗亦着眼于结石。在重用通淋排石药物的同时，佐以行气活血之品，令全方集清利湿热，通淋排石，行气活血于一体，以求结石速排。至二诊排出结石一枚，因结石伤及血络故腰痛较前加重，尿中带血，当需止血，故加白茅根 30g，侧柏叶 15g，三七粉 3g，凉血止血而不留瘀，防其有碍于结石排出。二诊用药见效，三诊腰痛及小便带血较前好转，故守方加减。结石全部排出后又针对素体脾气不足而用补中益气汤以善其后。

第十节　刘景源教授从三焦辨治癃闭虚证经验述要

癃闭，是以小便量少，排尿困难，甚则小便闭塞不通为主症的一种病证。其中小便不畅，点滴而出，尿量短少，病势缓者称为"癃"；小便闭塞不通，点滴皆无，病势急者称为"闭"，二者统称癃闭。

一、癃闭虚证的病机

导师认为，在临床实践中，癃闭患者以虚证居多。究其病机，主要责之于肺、脾、肾三脏。肺为水之上源，脾主运化水湿，肾主蒸腾气化。水液的代谢，尿液的排出，首先由脾之运化上输于肺，再由肺通调水道，下输膀胱，由肾的蒸腾作用气化而出。即《素问·经脉别论》所说："饮入于胃，游溢精气，上输于脾，脾气散精，上归于肺，通调水道，下输膀胱，水精四布，五经并行。"由此可见，小便虽由膀胱而出，但其生成、气化过程，则与上、中、下三焦之肺、脾、肾三脏密切相关。所以导师于临床中治疗癃闭多从肺、脾、肾三脏入手。

二、癃闭虚证的诊断与治疗要点

癃闭虚证患者的诊断要点是：排尿困难，甚则小便闭塞不通，往往伴见身形倦怠，面色无华，舌淡嫩苔白厚，脉沉弦或沉滑无力等肺气失宣，脾气不升，肾气不足征象。对其治疗要点，导师总结为：癃闭虚证之病机乃肺气失宣，脾气不升，肾气不足。因此，取启上闸，振中州，温下元之法为治，使肺气宣，脾气升，肾气充，则其流自畅。肺为水之上源，肺气宣则水道通。因此，治肺之法主要是宣降肺气以通调水道，上源开则下窍通，即通常所说的提壶揭盖法。脾为后天之本，主水液运化，其运化之路是上行以升清，即"脾气散精，上归于肺"。脾气健则清气升，清气升则水能上行于肺。因此，治脾之法主要是补气健脾以升清。肾主蒸腾气化，为水液代谢之动力。因此，治肾之法主要是温肾气以促水行。总之，上焦宣通肺气，中焦补益脾气，下焦温肾化气，是导师治疗癃闭虚证的常用方法，疗效显著，值得深入总结，继承发扬。

三、治疗癃闭虚证的常用方药

在新世纪全国高等中医药院校规划教材《中医内科学》中，癃闭虚证分为脾气不升证与肾阳虚惫证两种类型，分别用补中益气汤合春泽汤或济生肾气丸加减治疗。导师认为，在临床中，癃闭之虚证往往是脾肾气虚与肺气失宣并见，因此单从某一脏治疗，效果并不理想。有鉴于此，导师在多年临床实践中总结出从肺、脾、肾三脏入手的治法。导师治疗癃闭虚证的常用方剂是三拗汤合补中益气汤加温肾助阳之品。其常用药物有麻黄、杏仁、炙甘草、生黄芪、党参、生白术、茯苓、陈皮、柴胡、升麻、当归、吴茱萸、小茴香、炮姜、乌药、企边桂。麻黄走表以宣肺，杏仁苦降以肃肺，二者互伍，宣降互促，升降相因，可使肺气宣降、水道通调，是为提壶揭盖法。以生黄芪、党参、生白术补益脾肺之气，使气行则水行，阳气升则水下行。导师特别强调这三味药的剂量一定要大，否则补气之力不足，徒有补气之名，而无升阳之实，不仅水液不行，反而壅滞不通。根

356

据患者病情，这三味药一般用30g，取其补气升阳力雄之功。生白术、茯苓健脾祛湿，促水液下行。导师特别强调，在北京市处方中写"白术"则药房付炒白术，必注明"生白术"方可。因为炒白术功在补气健脾止泻，而生白术才具补气祛湿之功，若用炒白术则疗效大减。陈皮理气行滞，使补中有通。柴胡、升麻均为升提之品，配生黄芪则升提之力更增，可使脾气升而水上行，肺气宣而水道通。当归养血活血以行血中之气，与陈皮相伍，则气血畅达而利于水道之通。三拗汤重点治肺，补中益气汤重点治脾。然脾为肺之母，培土则可以生金，补脾即所以补肺，宣肺气亦可以促脾运，二方合用，可谓相得益彰。吴茱萸、小茴香、炮姜、乌药、企边桂皆属辛温之品，有温下元、振气化、行水气之功。在温肾之品中，以企边桂为主，该药为肉桂中之上品，含油量大，味甘辛而性温，甜而微辣，香气突出，温而不燥，守而不走，温肾助阳效果极佳。临床中若见舌苔白厚者，是湿浊重之象，导师每于方中加清半夏、白芥子以燥湿行气；若舌苔水滑者，是水气不化之象，则于方中合入五苓散以化气行水，促其气化以通利水道。

气虚不能行水，不仅可为癃为闭，亦可致液聚成痰而生痰浊。气不行血，亦可致血瘀。气滞、痰阻、血瘀互为因果，导致气机不畅，更可使癃闭加重，成为虚中夹实之证。因此，若临床见气滞、痰阻、血瘀者，导师每于方中加行气、化痰、活血、软坚散结之品。行气药常用路路通、皂角刺、王不留行、漏芦、柴胡、郁金、厚朴、大腹皮、乌药等。化痰药常用清半夏、浙贝母、白芥子等。活血药常用川芎、红花、益母草、牡丹皮、赤芍、鸡血藤、茜草、紫草、川牛膝等。软坚散结药常用夏枯草、生牡蛎、刘寄奴、威灵仙、鳖甲等。

四、病案举隅

患者×××，男，62岁。因不能自主排尿1个月于2013年6月6日就诊。

患慢性前列腺炎、前列腺增生8年余。3周前因出国坐飞机时间过长，而后又连续一整天端坐开会，突然不能排尿，小便闭塞不通，小腹胀满。急赴某医院就诊，查膀胱已充满尿液，小腹如鼓，胀痛难忍。B超示：前列腺7cm。急插导尿管导尿，已3周，不导尿则点滴不出，医生建议手术治疗。症见：小腹膨隆，面色灰滞无华，气短乏力，纳谷不馨，睡眠欠佳，舌胖嫩淡暗苔白略厚，脉沉滑无力，时有结代。导尿见小便浑浊，色黄。中医诊断：癃闭。证属中气不足，痰瘀阻滞。治当宣肺补脾，温肾行水，佐以化痰活血，软坚散结，方用三拗汤合补中益气汤加减。

处方：麻黄 8g，杏仁 10g，桔梗 10g，炙甘草 10g，生黄芪 20g，党参 30g，生白术 30g，茯苓 30g，陈皮 10g，柴胡 10g，升麻 6g，当归 15g，夏枯草 15g，乌药 15g，小茴香 15g，路路通 15g，皂角刺 15g，牡丹皮 15g，赤芍 15g，川牛膝 10g，浙贝母 15g，金银花 15g，连翘 10g，防风 10g。

7 剂，水煎温服，日服 3 次，饭前 1 小时服。

其气短乏力，舌胖嫩色淡，脉沉弱时有结代，乃气虚之兆，舌苔白而略厚是水湿停蓄之征。故方中用三拗汤加桔梗、防风以宣肺，用补中益气汤以补益脾气，合乌药、小茴香温肾以行水。其舌质暗与苔白略厚并见，说明除水湿停聚外，还有痰瘀内阻之象，故方中加浙贝母、夏枯草、川牛膝、牡丹皮、赤芍、路路通、皂角刺以行气化痰，活血化瘀，软坚散结。因其尿液浑浊且黄，故加金银花、连翘以清透其郁热。

2013 年 6 月 13 日复诊：服上方 3 剂后即能自主排尿，遂拔出导尿管。但仍排尿无力，每次排尿需 30 分钟。原方再服 7 剂，后又以上方加减连续治疗 50 余日，服药 50 余剂，排尿恢复正常。

导师曾于 1 个月内治疗 5 例中老年癃闭患者，都是经西医治疗无效，插导尿管以维持排尿者。其插导尿管时间长者已 1 年余，最短者也已 1 个月余。经上法治疗后均已拔掉导尿管，恢复自主排尿。疗程最短者 1 周（服药 7 剂），最长者 3 周（服药 21 剂）。

心得体会：在临床上，男性癃闭患者多见于前列腺病变。一般常见急性前列腺炎、慢性前列腺炎、前列腺增生等类型。前列腺炎初起多呈急性发作，迁延日久则转为慢性，而慢性前列腺炎又往往容易急性发作。老年慢性前列腺病变患者，往往表现为前列腺增生。从临床实践来看，慢性前列腺病变患者多见尿等待、余沥、尿频，特别是夜间往往排尿四五次以上，严重影响睡眠。病情严重者，则表现为癃闭，甚至要插导尿管导尿。此类患者，一般多属肺气失宣，脾气不升，肾气不足，日久则因气虚而生痰、致瘀，虚实夹杂。导师以上述方药加减治疗，每获良效。

第十一节 刘景源教授辨治乳腺增生经验述要

乳腺增生症，西医学又称为乳腺结构不良，是乳腺间质的良性增生，包括乳腺单纯增生与乳腺囊性增生。乳腺增生症是育龄女性的常见病和多发病，约占妇女全部乳房疾病的 75%，且有逐年上升趋势。本病属中医学乳癖、乳中结核的范畴。刘老师认为，乳癖多起于肝郁气滞而成于痰瘀，其治应重在疏肝理气，消痰活血散结。然郁久则气血必耗，若徒消痰而不扶正，是犯虚虚之戒，又当补气养血以扶正。

一、详察病机——肝郁脾虚，痰瘀互结

刘老师认为，乳癖的发生和肝、脾胃密切相关。从经络循行上来看，乳房为足阳明胃经循行之处，而足阳明胃经与足太阴脾经互为络属。乳头为足厥阴肝经支络所属。冲、任二脉皆起于胞中，且与肝、脾、胃三经交会而与乳房相连。从脏腑生理功能分析，肝藏血，主疏泄。脾胃所化生之气血能够上养乳房，下注冲任而为月经，与肝的调节密切相关。病理情况下，若情志不遂，郁怒伤肝则可致肝气郁结，疏泄功能失常，冲任气血失调。同时肝郁克伐脾胃，水湿不运，则痰自内生，气血、痰浊壅滞，而成乳癖，并常伴月经失调。正如《外科正宗》所言"忧郁伤肝，思虑伤脾，积想有心，所愿不得志，致经络痞涩，聚结成核"，指出忧郁损伤肝脾，痰瘀互结，是乳癖发病的重要因素。

二、据证立法——疏肝健脾，化痰消瘀

肝郁气滞是乳癖的原发病因。肝体阴而用阳，主藏血，主疏泄，郁久则易化火伤阴，耗伤肝血。刘老师认为，对于肝郁气滞证，一方面，治宜疏肝解郁，行气化瘀，以达疏其气血，令其条达的目的；另一方面，当兼用柔养之法，使肝血得复。

脾胃气虚，痰瘀互结，是乳癖的重要病机之一。痰的形成，有外感六淫之邪，也有内伤七情之变，但不论病因是由于外感还是内伤，均主要责之于脾的运化功能失职，水谷不能化为气血，反而变为痰湿停滞。气郁痰阻，血行不畅，久则成

瘀，痰瘀胶结于乳络则为乳癖。痰与瘀均属阴邪，对脾胃气虚，运化失常，痰瘀互结之患，治宜健脾益气，温化痰瘀之法。乳癖表现为包块或结节状，为有形之邪，因此，又需加软坚散结消积之药。

三、依法组方——逍遥散消痰散结通络

刘老师在治疗乳癖时，特别重视从肝脾着手，处方则首推《太平惠民和剂局方》之逍遥散。肝体阴而用阳，其功能发挥有赖于肝血滋养，且肝为刚脏，非柔润不能趋于正常，所以刘老师在调肝之时，特别强调在养肝基础上疏肝，选药上常重用当归、白芍、丹参、鸡血藤之类养肝、柔肝。疏肝则首选柴胡，取其宣畅气血，推陈致新，疏达肝气郁结之长。又常加麦芽，既能疏肝，又能消食和中。肝病易于传脾，脾为气血生化之源，亦为生痰之源，健脾既有助于养血柔肝，又有助于化痰，实有一举两得之妙，故用茯苓、白术、山药之属，健脾祛湿，杜绝生痰之源。

《医学心悟》言："肝主筋，肝经血燥有火，则筋急而生瘰。瘰多生于耳前后者，肝之部位也。"消瘰丸为治疗瘰病之名方，刘老师认为，既然肝火郁结可使痰火结聚于耳前耳后肝经所行部位而成瘰疬，肝经亦循行于乳房，若肝郁日久，化火伤阴，炼津成痰，致使痰火胶结，阻于乳络，亦可形成乳癖。因此刘老师常将消瘰丸用于痰火郁结之乳癖。消瘰丸中玄参清热降火凉血，养阴生津，解毒散结。浙贝母味苦性寒，清热化痰，散结解毒。牡蛎咸寒软坚。三药同用，滋阴泻火，化痰散结，切合乳癖病机。若病程日久，乳癖之肿大坚硬，则重用生牡蛎，酌加穿山甲、皂角刺、夏枯草、王不留行、路路通、漏芦、鳖甲、露蜂房等以增强滋阴降火，化痰软坚散结之功。若火盛者，可酌加蒲公英、山慈菇，以增清热解毒，消痈散结之力。痰多者，宜加昆布、海藻、橘核、白芥子、泽泻、荔枝核之类，以消痰软坚利水。

针对乳络不通的病机特点，刘老师还重视活血药的运用，选用延胡索、赤芍、乳香、没药、桃仁、红花、郁金、丹参、三棱、莪术等药物活血通络，行气消瘀。香橼、佛手既善疏肝理气，又能和中化痰，且无伤阴之弊，亦为刘老师常用之药。对于乳癖较大，病程日久者，刘老师还注意通补兼施，如穿山甲（可用川芎代）、皂角刺善于走窜，性专行散，通经达络，破坚积而理肝血。黄芪、白术、炙甘草合用补气健脾。诸药相伍，散而不破，补而不滞。

四、验案举隅

患者×××，女，48岁。因经前乳房胀痛反复发作20年，加重3个月，于2013年9月12日来诊。

患者以双乳胀痛为主，时而刺痛，双腋下胀痛抽掣不适，自扪有块，大小不等。每于行经前10天开始疼痛，月经来潮则疼痛减轻。近3个月因生气后乳痛明显。月经周期28天，经期7天，平素经量可，色暗红，有血块，情志抑郁，急躁易怒，纳食可，二便调，舌暗苔薄白，脉沉弦细。乳腺B超：双侧乳腺腺体增厚，右侧大者1.1cm，左侧大者0.8cm，内部回声不均匀，呈蜂窝状改变。四诊合参，证属：气血不足，肝郁气滞，痰瘀互结。治当补气养血，疏肝理气，化痰行瘀，软坚散结，方用逍遥散、消瘰丸加减。

处方：当归15g，白芍30g，柴胡15g，茯苓30g，生白术20g，炙甘草10g，薄荷（后下）6g，生姜3片，大枣20g，皂角刺15g，王不留行15g，路路通15g，川芎15g，鸡血藤20g，浙贝母15g，防风10g，夏枯草15g，威灵仙20g，生黄芪30g，白芥子15g，玄参15g，麦冬10g，露蜂房10g。

30剂，水煎服。日1剂，饭后1小时分温3服。

2013年10月13日复诊：家属代诉：药后乳房疼痛已除，但身热，自汗。治以疏肝解郁，滋阴清热，益气固表，软坚散结。方用逍遥散、生脉散、玉屏风散、消瘰丸加减。

处方：党参30g，五味子6g，银柴胡15g，丹皮15g，当归15g，白芍30g，柴胡15g，茯苓30g，生白术20g，炙甘草10g，薄荷（后下）6g，生姜3片，大枣20g，皂角刺15g，王不留行15g，路路通15g，川芎15g，鸡血藤20g，浙贝母15g，防风10g，夏枯草15g，威灵仙20g，生黄芪30g，白芥子15g，玄参15g，麦冬10g，露蜂房10g。

30剂，水煎服，日1剂，饭后1小时分温3服。

2013年11月20日随访，汗出大减，身热已去，乳房已无疼痛，遂停药。

心得体会：乳癖多责之情志郁结伤肝，致气机阻滞不畅，痰凝血瘀而形成乳房局部肿块，常出现与月经周期相关的疼痛不适。本案患者自诉长期心情抑郁，情志不舒，以致经前乳房胀痛，治用逍遥散疏肝解郁。痰瘀互结于乳房，选用皂角刺、王不留行、路路通、川芎、鸡血藤、浙贝母、夏枯草、露蜂房、威灵仙等以行气活血，软坚散结。二诊时患者出现身热、自汗，乃是肝郁日久化火，肝肾之阴受损而阴虚内热，同时，气滞日久亦可导致气虚而体内津液失于固摄所致。改用丹栀逍遥散以清泻肝火，疏肝解郁，加用生脉散、玉屏风散等以益气养阴止汗。

第十二节　刘景源教授辨治痤疮经验述要

痤疮，又称粉刺，是临床上最常见的毛囊与皮脂腺的慢性炎症性皮肤病，好发于头、面和胸、背，严重影响青少年心理和社交。痤疮发病机制仍未完全阐明，遗传、雄性激素诱导的皮脂大量分泌、毛囊炎脂腺导管角化、痤疮丙酸杆菌繁殖、炎症和免疫反应等因素均与之有关。中医治疗本病主要从肺经风热、肺胃积热、脾胃湿热、痰瘀凝结论治。治疗以清热解毒、清热利湿、活血化痰软坚为常法，枇杷清肺饮、五味消毒饮、黄连解毒汤、清胃散等为主要方药。刘老师根据《黄帝内经》"郁乃痤"之论，细究其病因病机，认为痤疮患者面部热证（或上热证）为表象。其内在病因病机由寒湿之邪郁于肌表，卫阳郁滞，湿蕴化热，渐至痰瘀阻络而发病，治疗则借鉴温病学理论，灵活采用散、透、清、化等法，常获良效。

一、论病机，主阳气郁结

关于痤疮的病因病机，刘老师强调应重视《素问·生气通天论》所说"汗出见湿，乃生痤痱"，"劳汗当风，寒薄为皶，郁乃痤"。在这里，明确提出，湿和寒是其主要病因。对此，明代马莳《黄帝内经素问注证发微》注曰："人当汗出之时，玄府未闭，乃受水湿，则阳气方泄，寒水制之，热郁皮内，湿邪凝结，遂为痤痱。痤则较痱为大，其形类疖；痱则较痤为小，即所谓风瘾是也。又人于劳苦汗出之时，当风取凉，使寒气薄于玄府之中，始则为皶（俗云粉刺），郁久则为痤，较皶则稍大矣。凡若此者，皆阳气不固使然也。"文中明确指出，阳气不足，寒湿外袭，肺卫郁闭，蕴久化热而成痤痱，即所谓"郁乃痤"。当然，阳气郁闭，气化失司，可进一步产生痰、瘀等病理产物，阻滞气机，加重郁结。

然而，遗憾的是，《黄帝内经》"郁乃痤"之论，并未得到后世医家的充分重视和进一步阐发，而多从肺经风热、肠胃湿热、痰湿郁滞、肝肾不足等论治。如葛洪《肘后备急方》认为痤疮发生在于"年少气胜"；巢元方《诸病源候论》谓"面疮者，谓面上有风热气生疮，头如米大，亦如谷大，白色者是"，又云"此由肤腠受于风邪，搏于津液，津液之气，因虚作之也"。吴谦《医宗金鉴·外科心法要诀》曰："肺风粉刺，此证由肺经血热而成。每发于面鼻，起碎疙瘩，形如黍米白屑。"《中国痤疮治疗指南》（2014修订版）则推荐中医药内服应按照肺经风热、脾胃湿热、痰瘀凝结、冲任不调四种证候类型进行辨证施治。近20年治疗痤疮的文献分析也发现，清热解毒、凉血除湿类中药如黄芩、甘草、赤芍、丹皮、栀子、生地、桑白皮、当归、枇杷叶、黄柏等最为常用。刘老师认为，上述治法方药虽常可取效，但停药后易反复发作，更有部分患者因过用寒凉，折煞阳气，甚至出现脘腹胀满不适，大便稀溏，月经迟后等虚寒之证。

二、谈治法，主开郁散结

刘老师认为，根据"郁乃痤"的病因病机，在痤疮的辨证及治疗中，应重视开散郁结之阳气，散寒除湿。

此外，刘老师认为，在痤疮的辨治过程中还应关注以下四点：

（1）脾胃阳气。贪凉饮冷，穿衣暴露，易外感寒湿，阻遏阳气；或过用苦寒，脾胃虚寒，升降失常，寒湿之邪久蕴腠理，阳气不得通达四布。

（2）肝气。由于生活节奏快，工作压力大，情志不畅，易肝气郁结，郁而化火。

（3）湿热。平素嗜食肥甘油腻，喜熬夜，脾胃失运，长久形成食积、痰积，可见面垢油腻。

（4）血瘀。气滞不通，瘀滞日久，发于面部则见囊肿、结节，瘀结下焦可见月经失调或有血块，即为血瘀。

三、遣方药，显温病特色

刘老师认为，痤疮的本质是郁热，即火郁也，究其病机，皆因邪气阻滞气机，内郁不宣，邪气不得泄越，蕴蓄于里，造成火郁之证，其郁越甚则火越炽，火越炽则郁越甚。对于温热证和湿热证的治疗，温病学有成熟的理论和行之有效的理法方药。刘老师是温病学家，从事温病学理论和临床研究50余年，临床辨治痤疮时常应用卫气营血和三焦辨证，遣方用药，疗效满意。

1. 辛凉轻解

用于痤疮初起。风寒、寒湿侵袭皮毛，或风热外袭肺卫，肺卫失宣，热邪内蕴，上炎头面。症见：丘疹样痤疮为主，偶见脓疱，舌边尖红苔薄白或薄黄，脉浮数。由于初期热邪郁滞在肺卫，即为表证，叶天士言"在表，初用辛凉轻剂"，治当就其近而逐之，故以辛凉宣透为要，用银翘散加减。刘老师告诉我们，银翘散中以君药银花、连翘与臣药芥穗、淡豆豉配伍共同组成辛凉之剂，有疏风、清热、透表的作用，给热邪以出路，使从表而入之邪，还从表解，截断了邪气向里传变的道路。切不可因痤疮外呈热象，而弃辛温的芥穗和淡豆豉。相反，对于阳郁较甚者，还需加入防风、白芷、麻黄、细辛、白蒺藜、威灵仙、刘寄奴等辛散之品，方能透邪解郁。此即《黄帝内经》"火郁发之"之谓也。

2. 分消走泄

用于湿热内蕴，留恋三焦，尚在气分者。湿热邪气上行，熏蒸颜面，毛窍壅闭者。症见：颜面油腻，皮疹间有脓疱、结节，病情缠绵，口中黏腻，神倦乏力。因其病因病机具有湿热病的特点，刘老师常用三仁汤、温胆汤宣畅气机，清热利湿，并借鉴湿热病辨治理论，随证加减，使热与湿分离，湿去则热易清。

3. 透热转气

用于痤疮由气分缠绵不解，内传营分之证。症见：丘疹色红，心烦，寐差，口干，舌绛少苔，脉细数。治疗遵叶天士"入营尤可透热转气……"之论，用水牛角丝解营分热毒。丹皮、赤芍凉血散瘀。玄参咸寒解毒凉营。银花、连翘、竹叶等清热解毒，轻宣透邪。或加栀子、淡豆豉，清宣郁热，促邪透出气分而解。

此外，或有肝经郁热者，或兼其他脏腑郁热，或夹痰瘀化热者，治疗皆在清泄郁热大法指导下，或疏肝解郁，或化痰软坚，辨证论治。

四、验案举隅

患者×××，女，30岁，2013年9月19日初诊。

既往素喜麻辣烫、麻辣香锅等辛辣食物，颜面油垢，颌下及面颊痤疮密布，脂栓较多。为掩盖多发的痤疮，不得已每日化浓妆，但痤疮更甚。曾服用苦寒泻下类药物，痤疮稍减，但停药后旋即复发。大便黏滞不爽，口中黏腻，舌胖嫩苔薄黄腻，脉沉弦滑。证属：风热痰瘀。治当疏风透表，化湿清热，化痰软坚，方用三仁汤合温胆汤加减。

处方：白芷 10g，黄芩 10g，杏仁 10g，白蔻仁 10g，生、炒薏苡仁各 30 克，川朴 15g，清半夏 10g，通草 6g，茯苓 30g，生白术 80g，白芥子 15g，陈皮 10g，枳实 10g，威灵仙 20g，刘寄奴 20g，川芎 15g，鸡血藤 20g，防风 10g，荆芥 10g，淡豆豉 15g，银花 15g，连翘 10g，紫草 15g，晚蚕沙 20g，皂角 1.5g，荷叶 15g，佩兰 15g。

15 剂，水煎服，日 1 剂，分 3 次饭后温服。

2013 年 10 月 10 日复诊：药后面部油脂减少，痤疮新发逐渐减少，最近 5 天未出现新的痤疮。痤疮的脂栓亦减少，面色较前光亮，大便通畅。舌胖嫩苔白厚，脉沉滑无力。仍上方加减。

处方：白芷 10g，防风 10g，芥穗 10g，淡豆豉 15g，杏仁 10g，白蔻仁 10g，生、炒薏苡仁各 30 克，川朴 15g，清半夏 10g，茯苓 30g，生白术 80g，白芥子 15g，陈皮 10g，枳实 10g，大腹皮 15g，威灵仙 20g，刘寄奴 20g，川芎 15g，银花 15g，连翘 10g，紫草 15g，晚蚕沙 20g，皂角 1.5g，炒山楂 20g。

20 剂，水煎服，日 1 剂，分 3 次饭后温服。随访，痤疮基本消失。

心得体会：本案患者嗜食辛辣食物，湿热内蕴，故症见面油垢，大便黏滞不爽等。用苦寒泻下之品，虽可清热，但不利于湿。湿热为病，忌过用苦寒，否则更伤脾阳，反致运化失司，湿邪内蕴。证属脾胃湿热，治宜宣上、畅中、渗下，故用三仁汤、温胆汤加佩兰、荷叶、晚蚕沙等芳香化湿，分消走泄。加防风、豆豉、芥穗、白芷等辛温发散，疏风透表；银花、连翘、紫草、黄芩等清热解毒；威灵仙、刘寄奴祛风除湿，活血通络，消痰散结。

第六章　抗疫篇

第一节　中医抗疫史话 [①]

新型冠状病毒肺炎（简称为新冠肺炎）自 2019 年末爆发，时至今日，仍然来势迅猛，威胁着人们的健康。这是由于感染病毒引起的，能够在人与人之间、动物与人之间、动物与动物之间相互传播的一类疾病，且变异迅速，在全球范围内新冠病毒变异毒株已经发现上千种。

疫病，即流行性急性传染病，伴随着整个人类史。自古以来，人类就在与疾病进行着顽强的斗争，也从而推动着医学的发展，并在医学实践中积累了丰富的经验。20 世纪以来，随着科学技术的发展，特别是抗生素的广泛应用与合理的防治措施，使不少传染病得到了有效的控制，有些传染病甚至已经被消灭，这是人类在对传染病的斗争中所取得的重大成果。

但是也应当看到，传染病并未在地球上绝迹，而且有些已被控制的病种发病率又有上升趋势，还有一些未被认知的新病种也悄然袭来，例如这次的新冠疫情。面对诸如此类的新问题，目前医学界的困惑是：对病毒性疾病，尚无有效的抗病毒药物；对细菌性疾病，虽然抗生素有确切疗效，但因近年来滥用抗生素而导致了细菌耐药性的弊病，致使药量越用越大，而疗效未必越好，而且其毒副作用难以控制；还有一些新病种，由于人们对其知之甚少，所以也谈不上及时、有效的治疗。

而中医学在这次抗击新冠疫情期间，发挥了其独到的、不可或缺的作用。中医是通过给邪气找出路，利用人体自身的免疫机制来抗邪，使得人体"正气存内，邪不可干"。

翻开中国医学史的篇章，自《黄帝内经》以降，历代典籍中都不乏关于疫病的

[①] 本文乃2022年5月28日应中华人民共和国商务部国际商务官员研修学院之邀，在线上为海外听众讲座的讲稿。

记载。数千年来，中医学抗疫的记载，从灾难中总结出来的宝贵防治经验，著述甚丰。在举国抗疫的今天，更彰显出其独有的价值，指导着抗疫临床实践。

下面就从中国古代关于疫病的历史源流出发，给大家介绍中国古代先民抗击疫邪。

在中国，有文字记载之后，疫病最早见于《甲骨文》，里面叫作"疾年"。顾名思义，"疾年"就是疾病多发的年份。什么情况下疾病多发呢？应该就是传染性的疾病，这是最早关于疫病的记载。在周代的文献中，也有疫病的记载，提到了"疫"这个名词。东汉许慎的《说文解字》中说："疫，民皆疾也。"顾名思义，"疫"就是很多人同时得的疾病，也就是说具有传染性。在古代，非中医文献中记载疫病的内容也不少。最早的医学文献《黄帝内经》中就提到了"疫"，特别是在《素问·六元正纪大论》中多次提到了疫病。

关于疫病的治疗，应该说最早见于距今近两千年的东汉末年张仲景所著的《伤寒论》。张仲景在《伤寒论》的序中提到，他的家族有二百多口人，是个大家族，从汉献帝建安纪年起，不到十年时间，死亡了三分之二，在这三分之二的人里面，伤寒占了十分之七。也就是说，二百多口人中有一百多死于伤寒。他所说的伤寒，包括受寒后得的其他的病，其中应该包括寒疫。寒疫是疫病的一种，要不然不可能十年死那么多人，说明这个寒证不是一般的寒证，应该是寒疫，具有传染性，所以死亡的人数很多。

张仲景《伤寒论》中的很多方剂都是能够治疗疫病的，比如说这次的新冠肺炎，在临床抗疫一线中用到的一些汤剂，如麻黄汤、麻杏甘石汤、白虎汤、小柴胡汤等，多是来自《伤寒论》，都对寒疫的治疗有很好的作用。

晋代葛洪的《肘后备急方》、唐代孙思邈的《千金要方》、王焘的《外台秘要》都有不少关于疫病的治疗与预防的方法。也就是说，在唐朝以前，中医学对于疫病就有了深刻的认识。唐以后，宋代、元代对疫病都有记载。

明朝末年，有位医学家名叫吴又可，他著了一部书叫作《温疫论》。书中记载，1641 年闹了一场大温疫，波及了 4 个省，面积很大。在这场疫病中，吴又可通过治疗，总结了一套治疗方法，对于发病的源头、病因、传播途径等有了深刻的认识，提出"疫病"是从"口鼻而入"，即我们现代所说的致病微生物从呼吸道进入人体，病位是在"膜原"，并创立了相应的方剂"达原饮"。这次的新冠肺炎也用到了这个方剂。吴又可的这本书写得非常好，非常完整、系统地论述了当时发生的那场"疫病"。

如今我们认识到新冠肺炎是新型的冠状病毒感染人体所致。在吴又可的时代没有显微镜，观察不到病毒的形态，但是当时他已经认识到"疫病"的传染性非常强，能够传染到 4 个省，并且把症状描述得非常清楚。他同时又指出，疫病可以单独传染，也可以人畜共患，人可以传染动物，动物也可以传染人，像这次新冠肺炎可能就与动物传染人有关。

在中国医学史上，甚至在世界医学史上，《温疫论》都是非常优秀的第一部传染病专著，对后世有很大的指导意义。从吴又可的《温疫论》问世之后，明、清两代传染病很多，据历史资料的不完全统计，明、清两代传染病每 4 年大流行一次，中医学对于疫病的认识越来越深刻，治疗的经验也越来越丰富，治疗的方法也越来越普及。

其中最突出的医学家有清代的叶天士、薛生白、吴鞠通、王孟英，这四位温病大家从不同的角度对温病、疫病进行了论述，创立了新的辨证体系。

叶天士提出了"卫气营血辨证"，把温病（其中包括温疫）的发展分为四个阶段，即卫分证、气分证、营分证、血分证。

卫分证是指表证，也就是外感的邪气侵犯人体先侵犯体表，影响到人体的保卫功能，也就是现代所说的免疫功能，导致疾病的发生。风热邪气侵袭体表后导致体表的保卫功能异常，人就会生病，出现发热、轻微恶寒这些症状。如果人体的第一道防线卫分证不解，邪气就会深入，就像打仗一样，敌军打到国境线，如果国境线没有封锁住，那么就会深入里面去，深入到体内。

第二步就是气分，即脏腑功能失常的阶段。由于体表的保卫功能失常，再往里深入就会深入到脏腑，导致脏腑的功能失常，主要是脏腑功能亢奋，出现高热，这就是气分证。邪气一来，人体的正气就要和它斗争，正邪相争，人体功能亢奋，这就是气分证的表现，所以气分证以实证居多。

如果气分高热证，脏腑亢奋的状态再继续发展，就会深入血脉，第一步就会先消耗血中的津液，津液受损出现一系列津伤阴虚的表现。若再进一步发展，就导致耗血、动血，临床见出血或者肝血肾精大量的损伤，出现血分证。所以说，卫气营血辨证，是把外感温热邪气侵犯人体分为了四个阶段，即卫分、气分、营分、血分，表现不同，治法不同。

清代的吴鞠通根据叶天士的理论和临床经验，同时加上自己的经验总结，写成了《温病条辨》一书，倡导"三焦辨证"，把人体分为上、中、下三个部位：上焦是心、肺；中焦是脾、胃；下焦是肝、肾，也包括膀胱。把人体分为三大部位，也就是定位诊断。上焦温病是心、肺的病变，中焦温病是脾、胃的病变，下焦温病就是肝、肾的病变。根据热邪侵犯人体先上后下、从上往下发展的顺序把病变分成三个部位，也可以说是三个阶段。

在《温病条辨》中，把"三焦辨证"和"卫气营血辨证"结合起来运用，用"三焦辨证"定位，"卫气营血辨证"划分阶段。也就是说，温病（包括温疫）定性为外感热邪，定位为上、中、下三焦，阶段是卫、气、营、血，这样诊断是相当明确的。从大范围到小范围，把这个病确定到某个部位，针对部位进行治疗。

治疗上焦温病用轻清的药透邪外出，治疗中焦温病保持脾胃的升降平衡，像秤杆一样保持平衡，去除邪气，恢复脾胃的正常平衡。下焦温病肝肾阴虚，容易导致虚风内动，出现动风，治疗用重镇的药潜阳息风。

由此可见，中医学历代先贤对于疫病的认识是非常详细而深刻的，他们在临床中总结经验，著述成书，给后世留下了宝贵的财富。中华民族是非常伟大、非常勤奋、非常优秀的民族，发生一次疫病就会进行一次总结，传给后人，给我们留下了宝贵的经验。应该说，中华民族的医学是非常先进的，这是中医学到现在保持长盛不衰的原因。

对于这次的新冠病毒，我们将其称为"疫邪"或"疫毒"。在临床中是辨证论治，有这个证候便针对证候治疗，中医学强调因时、因地、因人制宜，不同时间、不同季节、不同地区、不同的人，得了病治法就不一样。大流行的传染病，无论老少，发病的症状表现都相似。致病原因有自然界的风、寒、暑、湿、燥、火、疠疫邪气等外在致病因素，也有人体自身抵抗力强弱的内在因素。疫病传染人，病证相似，因此有统一的治法，但是根据个人体质不一样，应当有所变化。同一个人，不同阶段的用药也不同，治疗很灵活。正是因为其灵活性的特点，所以中药用了几千年，不存在抗药性的问题，病来了就能上，战之就能胜。疾病的过程就是正邪不断地相争的过程。遣方用药，务必精确判断正邪之势，对则一战驱敌，错则一败涂地。尤其是急危重症，生死在一线间，如不能准确用药，甚至辨证错误，会雪上加霜。用药如用兵，正确的调兵遣将方能一战而胜。

对于新冠肺炎这一类的传染性疾病，最重要的还是要注意防护，不接触传染源就不会感染，如果已经确诊，应积极隔离治疗。中医的预防方法和西医很多地方是相同的。比如说保持空气流通、不到人群密集之处、经常喝温水、戴口罩、见面别握手、对病人采取隔离措施。我们古代中国人见面是作揖而不握手，这是非常科学的，可以避免互相的传染。从药物预防的经验来讲，古代有很多预防经验。晋代葛洪的《肘后备急方》，唐代孙思邈的《千金要方》、王焘的《外台秘要》，都有一些措施，比如制成药物，通过烧烟熏进行预防。具体来说，病变的关键是人体免疫力的强弱。《黄帝内经》讲得很清楚"正气存内，邪不可干"，就是说，人体的免疫力强，抗病能力强，一般不会得病。"邪之所凑，其气必虚"，就是说，体质虚的人就容易得病。从增强免疫力的角度，可以简单用一些预防的药物，比如玉屏风散，只有黄芪、白术、防风这三味药，它能固表。什么是"固表"？即增强人体体表对自然界致病因素的抵抗能力，也就是增强免疫力。黄芪、白术、防风这三味药药性偏燥，不是所有人都适合。有的人，比如阴虚的人就不太适合，可以配合生脉散，现代成药有生脉饮。生脉散是由人参、麦冬、五味子这三味药组成的，这里面就有养阴生津的药物。这两个方剂配合起来，玉屏风散、生脉散一共是六味药，既能补气固表，又能养阴生津。对于增强免疫力，非常有好处。但是它对外界的邪气作用不强，主要是增强人体的免疫力。疾病已经开始大面积流行了，必须芳香辟秽。清代医学家喻嘉言说，在疫病没有发病之前，"先饮芳香正气药"，采取预防措施。藿香、银花、苏叶、白芷这些药物都有芳香辟秽解毒的作用。所以我建议用玉屏风散、生脉散，这两个方合起来一共有六味药，再加上藿香、银花、苏叶，一共是九味药，既能够增强免疫力，又能够辟秽解毒。同时如果有湿的话，还能去湿，芳香能够化湿浊。中医师的处方，与厨师做菜是一个道理。做菜要用很多调料，比如要做酸辣白菜这道菜，就要放醋和辣椒，还要放少量的白糖，就成了具有酸、辣、甜味的"酸辣白菜"。白菜本身既不酸，又不辣，也不甜，加入调料，所需要的味道就出来了。中医师调配方剂和厨师的调味是一样的道理，在治疗疾病时，根据病情，把性味不同的药物调配在一起，使它们共同发挥作用，增效减毒，才能达到临床治疗的要求。

如果用成药的话，玉屏风散有颗粒剂，6g一袋，可以冲服，生脉饮有口服液。一袋玉屏风散合一支生脉饮，再用藿香、银花、苏叶各5g，开水冲，送服就可以了。药物量不要太大，也不要太偏，这样能够保持既不伤阴，又不伤阳，能够增强人体的免疫力，同时能够辟秽解毒。应当说明的是，这是预防的方法，不是治疗用药。

此外，目前报道的死亡病例，大多数是体质虚弱或基础病较多者，即使一个普通流感也有可能有生命危险。有些青年死亡病例和自身体质免疫机能不足有关，但这毕竟是极少数，大家不必过分恐慌。怎样以最小的代价换取最大的疗效，尽快阻断传染，尽快治愈疾病，尽量少死人，尽量减少后遗症，这是医生的最终目的。

事实上，在此次抗击新冠疫情期间，用中医治疗效果是非常好的，包括中药、针刺、艾灸等各种手段。因此中医的介入十分重要，中医讲"辨证论治"，因为证候是疾病发展过程中的某一个阶段所出现临床表现的归纳，它不是全过程。从入院开始一直到病人痊愈，全过程观察，大量地观察病例之后，再总结出治疗方案来，这样的治疗才有指导意义。特别是和西医配合起来。面对冠状病毒类急性传染病，中医的宏观治疗与西医的对症支持缺一不可，不应有中西之争，而是应携手并进。中医辨证用药加上西医支持疗法，能有效降低死亡率，减少后遗症。比如说，高热的病人，由于长期高热的消耗体液，可能导致电解质不平衡了，中医就是说伤阴了，如果采取西医的方法，适当地给一些液体，支持疗法也是必要的。中西医结合起来，疗效会更好。总而言之，为人民服务，为患者服务。大家共同努力，把这场疫情扑灭，是我们的最终目的。

第二节　面向国际的中西医结合防治新型冠状病毒肺炎诊疗建议方案（汉英对照）（摘）

《面向国际的中西医结合防治新型冠状病毒肺炎诊疗建议方案》（汉英对照）一书[①]中刘景源教授的处方[②]：

匡扶正气散

【处方来源】由中国国家级名老中医、北京中医药大学刘景源教授选用宋代陈师文等撰《太平惠民和剂局方》记载的《藿香正气散》、金代张元素《医学启源》记载的《生脉散》、元代《丹溪心法》记载的《玉屏风散》合方加减化裁而成。

---

① 人民卫生出版社 2022 年 1 月出版。

② 曾由内蒙古药厂制成冲剂，捐赠给中国驻外使领馆及古巴、非洲国家。

【组成】广藿香、紫苏叶、白芷、麦冬、防风、黄芪、党参、五味子、白术、北沙参、石斛、甜叶菊。

【功能】气阴双补，增强免疫力，用于未感人群预防使用。

解毒益气散

【处方来源】由中国国家级名老中医、北京中医药大学刘景源教授选用经典古方《止嗽散》、宋代陈师文等撰《太平惠民和剂局方》记载的《藿香正气散》、元代《丹溪心法》记载的《玉屏风散》合方加减化裁而成。

【组成】广藿香、紫苏叶、白芷、党参、清半夏、黄芪、北沙参、麦冬、防风、浙贝母、金银花、黄芩、薤白、杏仁、瓜蒌皮、炙款冬花、炙紫菀、桑白皮、桑叶、石斛、甜叶菊。

【功能】药物寒温并用、祛邪扶正并用。补气与补阴并用，药性平和、适用于疑似病例、轻型、普通型患者，重症患者配合西医支持疗法使用。